# 五行辨证
## WU XING BIAN ZHENG

## ——张德英临证思辨录

编 著　张德英

协 编　谷银强　韩红伟　宋春侠

　　　　申晓伟　马海涛　陈　静

　　　　齐二静　刘少灿　李鲁钦

中国中医药出版社

·北京·

**图书在版编目（CIP）数据**

五行辨证 : 张德英临证思辨录 / 张德英编著. --北京 : 中国中医药出版社，2015.10（2023.9重印）

ISBN 978-7-5132-2735-3

Ⅰ.①五… Ⅱ.①张… Ⅲ.①五行（中医）—辨证论治 Ⅳ.①R226②R241

中国版本图书馆CIP数据核字（2015）第203656号

中 国 中 医 药 出 版 社 出 版

北京经济技术开发区科创十三街31号院二区8号楼

邮政编码　100176

传真　010-64405721

山东润声印务有限公司印刷

各地新华书店经销

\*

开本 710×1000　1/16　印张 20.75　字数 357 千字

2015 年 10 月第 1 版　2023 年 9 月第 5 次印刷

书号　ISBN 978-7-5132-2735-3

\*

定价 65 .00 元

网址　www.cptcm.com

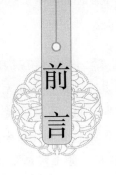

# 前言

　　五行，一名五运，与阴阳俱为天地之大道。《素问·天元纪大论》曰："夫五运阴阳者，天地之道也，万物之纲纪，变化之父母，生杀之本始，神明之府也，可不通乎！"大道在此，自当明而志之，遵而行之。然自近代以来，五行之大道，几如美玉掩于埃尘、紫芝隐于蒿蓬，沉迷不明，甚或蒙受嘲讽污蔑。如此美玉诬之为珷玞，原因何在？此盖因我国长期属于专制社会，制度落后，唯权势为贵，蔑视科技，贱视学识，致使国势渐衰。后列强崛起，华夏多受侵凌。自西学东渐，乃有学者痛感国之落后，萌生崇西贱中之心，遂将古圣之遗产，一概视同敝屣。五行大道，自斯沉沦；中华文明，一蹶不振。殊不知纲既废，目怎张！方向已迷，前途何奔？致令华夏亿众，空怀崛起之心，终抱落伍之憾。

　　余自热衷岐黄，迄今岁逾三十，每读《内经》(《黄帝内经》的简称)，感其哲理之深，医理之切，未尝不心潮澎湃，击案叫绝。感慨既罢，遂生无名之悲。五行、阴阳本为《内经》之两条纲领，今之号称专家学者辈竟忽焉而不求，社会名流等竟欲废此而创"新"，吾知其害中医必矣，害国政定矣。何者？《内经》所言之脏(原作"藏"，藏者，有贮藏之意，为精气贮藏之所，藏之于内，显像于外)腑(原作"府"，府者，聚也，有府邸之意，聚散之意，人之六府，乃水谷传化之所)，乃五行在人之化身也，舍五行何以谈脏腑？若譬脏腑如毛，则五行如皮，舍五行之皮，脏腑之毛何存？余尝有言：人之病，外感、内伤两大宗也。外感之疾，论之始从经络，终归脏腑；内伤之疾，论之始终皆从脏腑。脏腑者，五行也。故五行辨证施治，确为内伤杂病之规矩，理法方药之纲领，若舍脏腑，医道安在？若舍五行，辨治有何头绪？余观当今之就诊者，病家若得外感之疾，发病之初，多有不知问策于中医者；而内伤之病，西医恒乏良策，患者求中医者甚多。然世间之庸医，既弃五行之大道，则病位无着，病机莫辨，一俟临证，顿坠十里迷雾，茫然不识东西。手足既已无措，只恃胶柱鼓瑟、刻舟求剑——彼之所谓对症处方、对病用药，一如瞎猫捕鼠，效果几稀，小恙抑或不痊，大病更难侥幸，病家因之而尤中医，医者由之而倍增迷惑。遂致医者、病者疑怨交加，岐黄大道，焉不沉沦？余每思之，痛彻心扉！

昔仲圣创六经之辨证，伤寒之诊治乃有规可依；天士开卫气营血之路径，温病之医疗遂有章可循。明清以降，内伤杂病无系统之规矩，脏腑之辨证渐弃中而西化。观中医基础诸书，取《内经》之皮毛，既难深入，又多谬误，遂使后之学者昧于本原，渐渐迷失，年移代革，致令医术日低，大医鲜有。诸专家名人辈竟提出（附和）"脾无实证，肾无实证"，致《内经》五行辨证残缺，使岐黄剜疮之刀乃折，良可叹也！

感世间五行之未明，伤医家诊治之无着，叹卞和宝璧之未识，余不敢忌一己之浅陋，谨将多年临证之际循五行诊治之所得以飨读者。内中增肾实、脾实之证，治法有泻脾、泻肾之方，五行之体系因之而完整，《内经》之宝璧于是无缺。但愿五行辨证大法因我而重光，中医之宝鉴由我而复明，冀医者览此乃悟临证之门径，纵吾千虑一得，庶可令后学者读此书得以明诊治之规矩，知病位之辨析，晓病理之机转，虽粗知梗概，则余心慰焉。设若更有知音得遇，同心切磋，发余之未明，正余之差误，再出新作，更上层楼，岂不美哉！

张德英

2015 年 7 月

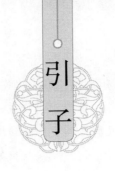

　　五行乃远古圣贤参悟天地之哲学。前贤的明智就在于：他们认为世界是联系着的、互相影响着的一个整体。所以他们一开始就不是孤立地研究人、孤立地研究病。这就是所说的整体观念，就这个整体的哲学观来说，最简单的可谓"太极－元气"学说，这是追求世界本原的一种哲学。将这种本原性的哲学进一步分化，就产生了二元论的"阴阳学说"。二元论的阴阳学说进一步分化，就产生了"五行学说"。五行学说可以说是阴阳学说的进一步深入或细化。无论阴阳学说还是五行学说，既非玄奥，亦非无稽。可以说参天、究地、察人，莫非此理，皆可征验。且以五行来论：抬头望天，金、木、水、火、土，五星悬耀，昭然运行；低头视地，东、西、南、北、中，五方分域，自然方位；平视审人，幼、青、壮、衰、老，五期依次，括尽人生；审思时节，春、夏、长夏、秋、冬，季节如序，年复如此。非独以上所列，若以五分法来观，颜色者，五色也；味道者，五味也；声音者，五音也……事实上，草木虫鱼，事件情节，朝代更替，万物兴衰……莫非五行之理。

　　五行如此重要，如此司空见惯，故早期中华文明即有正确的认识及记载。木、火、土、金、水皆属最早期的中国文字之范畴。据《尚书·洪范》（洪范：大法，基本规范）记载，早在大禹时代，五行就作为哲理规范着人们的行为。《洪范》还对五行——木、火、土、金、水有了系统性的概况描述——水曰润下，火曰炎上……在秦代以前，五脏、五味、五色等频见于典籍，如《孙子兵法》《吕氏春秋》等，就对时节、气候与五行的相关性进行了深刻的揭示。就连朝代的更迭，当时人们也是按照五行的理论来解释。如周朝禀火德，秦灭周，则自命水德，故尚黑色，连民众也戴黑巾，称为"黔首"。

　　医学方面，在《内经》时代，五行学说就已经成为医学的核心体系。《内经》所论述的五脏是其核心理论之一，而五行是五脏的灵魂。例如：在《素问》第二篇《四气调神大论》里讲述了季节与五脏的关系，第三篇《生气通天论》阐述了五味和五脏的关系，第四篇《金匮真言论》更是系统地论述了五方、五色、五味、五星、五嗅、五音、五窍、五畜、五体与五脏的对应关系。可以说，《内经》的绝大部分篇章都直接、间接、或多或少地涉及五行内容。说五行学说是《内经》

的纲领，绝不为过。

在汉代，五行学说亦体现在遣方、用药的各个方面。以张仲景为例，他明确地提出"人禀五常（指五行）"，在方药中充分体现了五行的运用。无论是青龙汤、白虎汤的命名，还是"见肝之病，知肝传脾，当先实脾"，都是五行学说的具体运用。拿第一名方桂枝汤来说，此病为风寒伤人，风者属木，寒者属水，制风木者取辛味、金药、土药，制寒水者取温热、火药、土药。此五行制克、消耗之理也（下文有专篇论述）。桂枝味辛属金而制风，性热属火而祛寒，正好制风寒之邪；芍药味酸入木，色白、质重而属金，乃木中之金药，正好入风木之内而制风木；甘草色黄、味甘，乃土家之要药，土则制寒水，消耗风木之气；姜味辛属金而制风木，性温而胜寒水，色黄而有土性，土则胜寒水而消风木；大枣色黄、味甘而属土，土则消风木，味辛属金而制风木，性温而胜寒水。诸药相合以制风寒，真乃绝妙之五行运用也。除了桂枝汤，在方剂中体现五行学说的还有很多，此处不再一一例举。后文《五行辩证问答》尚有例证。

随着时间的推移，五行学说在近现代竟被当作"不科学"的代表，成了某些人反中医的靶子。其实早在秦代，中国就有了恶政的模子。学者、智人都被强权压在下面，愚民众而稳政权成了统治者的最大追求。秦朝暴政的覆灭，并没有遭到后世统治者发自内心的厌恶，而是加以完善和补充。他们对于广大民众抬出适合统治阶级对人民进行奴役的说教进行欺骗和洗脑。对于那些不易愚弄的聪明人，或收买于科场，或诛之于刑场。如此一来，广大的愚民——奴隶和一帮较聪明的走狗稳定了权贵们的宝座。但稳定或可暂求，衰弱不可避免。于是亡国者再。到了近代，落后的中国和迅速崛起的西方形成了巨大的差距，也自然受到了西方强有力的冲击。屡受侵凌之后，促使智者反思。既明政治之落后，欲弃旧而图新，怎奈不分良莠，误将中医视为落后制度之同体，几如判犯人与受害者同罪，把当时之科学作为圭臬，将中医大道目为落后，欲废中唯西。所污蔑、攻击者，以五行学说为最。他们把原本属于哲学范畴的五行学说物化为五种物质，既而提出五种物质不能涵盖人体，实际是自己先对五行做出谬解，然后予以批判（按：此批判实乃批判自己的谬误解释）。然而这种自扇耳光的伎俩不仅迷惑了一般民众，连中医界的平庸之辈也站立不住，不敢也没有能力来护卫大道。更有中医界的糊涂之辈，没能参透五行之道，妄说脾无实证，肾无实证，于是，五行学说便残缺不全，这种自我毁损的后果就是：中医学渐入歧途，五行学说渐遭冷落。

余幼喜文学，早年受传统文化、古典思想之启蒙。临读初中之时，"文革"发生，中学虚设，大学停办，学业荒疏。1972年草草高中毕业，回乡务农，后任民办教师，然彼时之民办教师地位低下，国家没有给予一般教师应有的待遇，村人亦将民办教师视同农民。20世纪70年代，"文革"结束，高考恢复。余在农村，谋考大学，既不知补学何课，又乏良师导以解惑析迷，只好盲目摸索。苦索之余，竟高考成功（当时考取大专生、中专生的比例相加只占考生的2%）。考取中医系后，初读《内经》，感其哲理之明，医论之切，如见仙书，喜不自胜。思悟之后，乃知五行者天下之通理，世界之哲学。人皆以天地之气而生，四时之法而成。所谓四时之法者，即五行之道也。有五行合于人，于是成五脏。有五脏，乃立岐黄学术之核心。舍五脏何以谈生理、病理？何以论病位，何以论药？治疗又何以下手？是知：无五脏即无医学，无五行即无五脏。悟道终归切用。五行既明，乃知临证之际望五色者是以病色知病脏——知五行之所病也；脉寸口者，所以求五脏——五行之有余不足也；遣方用药者，所以调五味之偏以纠五行——五脏之偏颇也。其理既甚明了，其效自如桴鼓。大学尚未毕业，牛刀小试，获效再三。毕业次年，休假之时出诊，日诊乃逾三十。诊疗三十余年，循五行而临证多无疑惑，患者脏腑常如洞开于眼前。是知五行者，临证之宝器，治病之纲领。乃留意于诊疗之际，择五行诊治之记录载于此书。学者倘能缘此而悟，则天下之病何可掩藏？遣方用药庶几无惑！百病虽难尽已，治疗可望无差。则知病之在人，并非皆为难解之结；沉疴缠身，常为可雪之污。如是，决闭、拔刺、雪污、解结，纵横捭阖，游刃有余，施术于羸弱，积德于冥冥，不亦尚乎！

张德英

2015 年 7 月

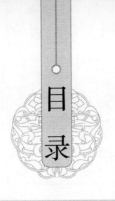

# 目录

## 病案举要

## 五行辨证问答

# 五行论道

## 一、五行征之可验，饱含哲理

"行"字原作"十"，象街道，表示人之所行。后人省笔，或取其左，而为"彳"，或取其右而为"亍"。其意义皆为小步行走。故"行"之本意，原为"行走"。《说文解字》：行，人之步趋也，从彳，从亍。"行"由行走引申为"运行""流动"，故五行又称五运。《论语·阳货》："天何言哉？四时行焉，百物生焉。"意思是：天不用说、不用为，随着四时的运行，万物自然生长变化。故五行乃"天之五个时节（五种时气）的运行"之义。五行取名"木、火、土、金、水"者，乃用于比照时节（时气）的特点：草木生机勃勃而日日向上，以此比照春天；火性炎热而蒸腾，以此比照夏天；土性湿黏沉浊而化生万物，以此比照长夏；金性凉而多用于杀伐（摧残、砍斫草木、杀戮动物等），以此比照秋天；水性凉，潜藏而深沉，以此比照冬天。

以法天则地为基础，通过广泛观察和实践，从而概括出哲理，这是古代圣贤的治学方法。前圣以此"木、火、土、金、水"之五行为出发点，广泛联想宇宙及万事万物，发现纷繁世界竟可皆以五行概括解释。于是，五行便成了一个哲学命题。哲学不是某一种具体的学科，而是泛科学——对各种学科都具有指导作用。所以，五行学说对世界多领域都具有广泛的指导作用，且举数端。

以天而言：人们抬头，可见五个经常运行的星——青色的是木星，像草木之色；红色的是火星，像火之色；黄色的是土星，像土之色（古人从中原观察土色黄。土以黄色为主要色彩。至于土分五色，乃五行中之相互包含）；白而明亮的是金星，像金（古人所谓的金，通常指银，而今人所谓的金，古人则加一黄字，称黄金）之色；与太阳很近的是水星，因阳光照耀不黑而明亮（古人认为太阳为寒水）。

以地而言：分为东、西、南、北、中五个方位。且东方土青，南方土赤，西方土白（沙石），北方土黑，中央土黄。是故东风吹则天将温和，春天至，草木萌生；南风吹则天将火热，夏天至，万物繁茂；少风之时则天气闷湿，长夏至，草木化，物易腐；西风吹则天将凉燥，秋天至，草枯物敛；北风吹则天将寒冷，冬天至，草木摧折，虫兽闭藏。

以人而言：人当少年，生机勃勃，如春；人当成年，身壮力盛，精力鼎盛，如夏；人当壮年，稳重平衡，有家庭，有子女，有事业，身体、精力也面临变化，此如长夏；壮年以后，人体渐衰，然事业有成，原之奋斗，今见成果，有了一定的经济基础，子女已长大成人，学业亦达辉煌，此如秋之收；人至老年，精疲力竭，身体衰残，悲凉惨楚，闭藏收敛，此如冬。是故青壮之年如春夏，病常有余，多实证、热证；衰老之年如秋冬，病常不足，多虚证、寒证。

可见上至天文，下及地理，中逮人事，近观于身，远察于物，大至宇宙，小至毫毛，莫不可以五行论之。是故戏剧角色分之为五：生、末、净、旦、丑；戏剧功夫分为五：唱、念、做、打、舞；音律分为五：角、徵、宫、商、羽。连儒家道德也分为五：仁、义、礼、智、信。孙子兵法中亦广泛应用五：五地、五胜等。至于中医之经典著作《内经》，其中的五类分法更是俯拾皆是：五味、五色、五方、五果、五谷、五畜……后人不思，昧于中医方法之学，不解五行之理，堕入近代科学之中，自贬七分看经典，低估了古人的思辨能力，误解五行，将其称为五种元素，强近近代之科学，以赶时髦取宠，谬莫大焉。正因如此，五运遂变五停，五变乃作五定，五类遂成五物，五行因是而枯，大道由之而废，这也是导致中医五行遭受批判的根源。其实，五行原本就不是什么元素。即使按照化学的观点，水亦不是一种元素，而是"H"和"O"这两种元素的化合物；木更不是一种元素，而是内含许多有机物质和复杂物质的合体；火是一种现象，和元素风马牛不相及；土是多种有机物和无机物的混合物，也不是元素；金可能是指铁，也可能是指铜、银等，还可能是指合金，也不是指一种元素。所以，那种认为五行是指五种元素的观点，既不合于古代的认识，也不合于当今的化学，而是出于向近代科学靠拢所造出来的谬误。正是这种谬误，导致了中医理论的不伦不类，非驴非马，也招致了西医或现代科学的批评。值得注意的是，这些杜撰家，本大大低于古人的思维能力，却自以为比古人高明或假作高明，师心自用，画虎不成，反类于犬，成了他人的笑柄。

## 二、五行根在实践，推而不垮

随着西方近代自然科学方法的传入和兴盛，我国的中医可谓倍受摧残、历经磨难，这是由两种不同的科学体系，两种风格迥异的方法论所造成的。无论是余云岫辈的取消中医派，还是贺诚类的贬低中医派，其思想根源大率缘此。但中医毕竟没能被取消，根本原因是其疗效确切。汪精卫原是主张取缔中医的，但施今墨的妙手医治了他的疾病，动摇了他取缔中医的主张。

长期以来，由于中医具有临床的实效性，经得起诊疗实践的检验，所以，尽管百姓们对中医似懂非懂，但他们坚信中医是有用的。一些本来看不起中医的人，虽然不懂也不认可中医的理论，但他们也看到了这种疗效，不过他们不明白这种奇妙的疗效正是在那些"诡谲莫测"的中医理论指导下才产生的，于是产生了废医存药论。在所要废的"医（中医理论）"中首当其冲的就是五行理论了。有的人不明白医学是社会、环境、心理、生物的合成模式，只把人看成一个单纯的生物体，于是说五行是哲学，不是医学，不应当掺和到医学中来；有的人未能参透中医五行学说的微妙及其机变，仅以僵死的五种元素看待中医的五行，于是说五行是机械、呆板的，难契合于人的生理、病理；有的人由于在人体解剖中看不到五行的实体，就认为中医的五行缺少组织解剖等实体基础，因而证据不足；更有思想僵化的人，戴上有色眼镜，只是根据中医五行理论产生的年代，就武断地说五行是宿命论，是封建思想的残余。这些人看法虽异，但有一点是共同的：他们不知道中医的五脏就是五行在人体中的别名，离开了五行就无法论五脏，无法论五脏也就没有了中医理论。至于实体，中医的五行学说，正是在对人体实体及其生命现象进行认真观察、思考、实践验证的基础上创立的，只是这个理论已经超出了简单的、分裂的、孤立的形体罢了。试想解剖确实无法找到人体内的"火"，但这种火确实存在着，不然人在寒冬身体何以会温暖？

"人以天地之气生，四时之法成"，五行—五脏学说的创设，正是"人法自然"的必然产物。这样的人体，已经远非简单的生物体，而是蕴涵了自然、社会、心理、环境等多种复杂的因素。这种认识，西医只是在现代刚有所觉悟，而中医对此的认识已经是历史悠久了。造化之机，不可以无生，亦不可以无制。无生则发育无由，无制则亢而为害。人体正是由各个脏腑互相生、消、助、制、化而构成了一种复杂而微妙的、变化而动态的平衡。这种平衡在西医中已经有所认识，但尚未在人体这个整体上形成系统明晰的理论。中医采用这种简便、明了的说理方法，不仅揭示了人体的妙理，而且有效地指导了临床实践，可谓简明而高妙。疾病虽多，无非是五行的偏盛偏衰，以相生相制之理纠正之，人即安康。如肝阳上亢者，制之以金药菊花，平柔以木家阴凉之白芍，潜之以玄参、龟板等沉潜之品，使其不再上亢，则斯病可愈。中药虽多，无非是五味，以五味属五行入五脏而纠其五行之偏，则药可愈病。如筋属木，筋之急者，选木中之金药白芍入木以阴柔之，配土家之正药甘草扶土抑木，则筋急可愈。名医论病处方，难离五行。奈何不懂中医之辈，竟欲取消五行，美其名曰"现代化"，这样的现代化其实质是散去中医的灵魂，使中医西化，灭亡中医。学者当警惕，莫为谬论所迷惑。

# 三、五行功在临床，痰证举隅

余临床三十年，注意到时代生活之变迁，留意人们饮食之变化，现皆摄入热量过盛，遂著《痰证论》一书（2007 年 4 月，中国中医药出版社），此书即以五行为纲领辨证论治，临床甚有成效。此试举一隅，可明五行之效。痰之生，初在中焦脾胃，所谓"脾为生痰之源"，此盖公论，少有疑义。然"肺为贮痰之器"之说，虽亦正确，然尚有可商榷之处。盖肺诚可贮痰也，以其贮痰，故可见咳嗽痰涎。但可贮痰者，则非独肺也，五脏皆然。是故膏粱厚味而致心脉不通者，痰实心也，是心脉为贮痰之器也；痰浊为患，日久导致头昏蒙不清，反应迟钝者，是痰浊伤肝，致罢极失准、不胜谋虑也，如是，则肝亦为贮痰之器也；痰浊下溜，二便失常，腰脚痹痛者，痰伤肾也，是肾亦为贮痰之器也。由是而观之，则五脏皆为贮痰之器也。总因痰出于中，随升降出入，因经络血脉而无处不可到，无脏不可伤也。故痰证之初，治在脾胃，日久则随其所伤而辨证施治，总以五脏察病位，概从五行明病机，皆自五生①明消长，尽因五制②明治则。如是则痰证之辨证论治乃有法度，用于辨证则两目清明，用于治疗则进退自如。不独痰证，凡内科杂病，何不以五脏为根本，何不以五行为纲纪？如是而观之，则五行者，中医之大宗也，医家之圭臬也，岂可忽之！

---

① 五生：此指五行之相生。如水生木，木生火。其言生，则消在意中，盖木生则水消，火生则木消。故下文曰"明消长"。

② 五制：此指五行之制或克。如：火胜则以寒水之药，肝亢则以金石之品。

# 五行论药

## 一、木家药概说

1. 东方色青，入通于肝，故色青之品，木家药也，青黛、茵陈色皆青。

2. 其味酸，先走肝，故味酸之品，木家药也，山楂、山萸肉皆酸也。

3. 肝、胆属木，于时合春，故春生、春采之物，木家药也，麦芽、茵陈是也。

或谓：草木之类，多生于春，当作何解？曰：草木之品，故多木药也；金石之品，故多金药也，此何疑焉？然草木之品亦非独生、独采于春，白菜生于秋，荞麦生于秋，菊花采于霜降，是此等草木，入金之品也。

## 二、火家药概说

1. 南方色赤，入通于心，故色赤之品，心家药也，桂枝、丹参、朱砂色皆赤。

2. 其味苦，先走心，故味苦之品，火家药也，黄连、桃仁味皆苦。

3. 心、小肠属火，火性蓬勃开张，于时合夏，故夏开之花属火，红花之类是也。

## 三、土家药概说

1. 中央色黄，入通于脾，故色黄之品，土家药也，藿香、白术、大黄色皆黄。

2. 其味甘，先走脾，故味甘之品，土家药也，甘草、大枣味皆甘。

3. 脾胃属土，时合长夏，故长夏生、采、制之品，土家药也，神曲、砂仁是也。

## 四、金家药概说

1. 西方色白，入通于肺，故色白之品，金家药也，石膏、银杏皆白。

2. 其味辛，先走肺，故味辛之品，金家药也，葱白、苏叶皆辛。

3. 肺、大肠属金，时合于秋，故秋生、秋采之品，金家药也，菊花、大白菜是也。

# 五、水家药概说

1. 北方色黑，入通于肾，故色黑之品，水家药也，补骨脂、干地黄皆黑。
2. 其味咸，先走肾，故味咸之品，水家药也，玄参、龟板皆咸。
3. 肾、膀胱属水，时合于冬，水性下潜闭藏，故闭藏沉潜之品属水，牡蛎、籽类多为水药。

# 六、药多兼行概说

哲人有言："人得五行之全，物得五行之偏，故以物之偏，纠人之偏，乃能已病。"此理诚确。人难五行平均，物鲜单禀一行，故人人皆有五行失常之疾，而物多为数行皆具，但五行不均，气有偏胜耳。是故紫苏不单入脾，亦可入肺；干地黄①不独入肾，亦可滋脾。学者苟能格物之性，尽知物之优劣短长，则临床妙用，效如桴鼓者必矣。

---

①地黄：生于黏土之处，色黄多汁（晒干方黑），《神农本草经》云其"主折跌绝筋，伤中……长肌肉"，夫色黄，治伤中而长肌肉，其入脾必矣。然今之《中药学》乃云其"归心、肝、肾经"，此未妥。

# 五行说病

西医论病，甚重解剖，病变之所，力求明确，既已明确，更求精确。中医论病，虽异于西医，不唯解剖之精确定位，然未尝不求病位也，第中西所论病位各不同耳。盖五脏各有分属，病证各有部区，此实不可不予深究。故病为某证，脏腑之病位，意在其中矣。试思《内经》中所论：肝有邪，其气流于两腋；膝者，筋之府；诸筋者，皆属于节；腰者，肾之府，如此等等，不一而足，无非在论病位。昔张圣仲景之《金匮要略》，实首开脏腑定位之先河，如呕吐哕下利病之篇，脾土湿邪之证也；肺痿咳嗽上气之篇，肺金之证也。类列疾病于篇首，其病位之意昭著者也。病位、病因既明，病机了然于胸，病之进退在于指掌，辨证论治自可无差。奈何后人不敏，忽不加察，竟弃纲领而趋歧路，渺渺茫茫，陷于迷途，良可叹也。余今所选病案，愿效仲圣，以脏腑分类，力求使读者一目了然，心若明镜。然疾病千变万化：有病本在上，竟害于下；有疹见于皮，源乃中戾；有病初或发一脏，终可及五行，举凡此类，若必求使每病分类精详准确，不亦难乎？故所分未当者，还求高明之人厘而正之，是所盼焉。

## 一、木家病概说

1. 木合于肝胆，肝脏、胆腑之初型基于肝脏、胆囊，故肝脏、胆囊之病位在木家。如西医之肝炎、胆囊炎之类皆是，至于何邪伤肝胆、何脏之病累及肝胆，临床须详辨。

2. 风合于木，故病生仓猝、变化迅速、动摇不定、抽搐瞤动之类，主责肝胆木。

3. 肝合于颠，风性上扰，诸般气逆、颠顶诸疾，多涉于肝风。

4. 木苦急、主怒，诸凡拘急、紧张、暴躁、易怒之类，病在木家。

5. 肝主筋，筋合于节，故关节之病，职属木家，如关节疼痛、屈伸不利之类皆是。

6. 肝木主藏血、主筋，故血络满张、青筋暴露、静脉曲张、慢性失血、血瘀青斑，病在肝木。

7.肝主两腋，腋下之病，责于肝木。

8.肝主谋虑，为将军之官;胆主决断，为中精之府，故刚暴怯懦、优柔寡断、昏沉不清、是非不明、判断迟缓，病在肝胆。

9.肝开窍于目，其华在爪，诸凡目视诸疾、爪甲类病，病在肝胆。

10.肝主疏泄，凡调畅不及、疏泄失度，责于肝胆，如抑郁寡欢、便秘、癃闭、泄泻、静脉曲张、低压升高诸疾，病在肝胆。

# 二、火家病概说

1.火合于心、小肠，心脏、小肠腑之初型基于心脏、小肠，故心脏、小肠之病，位在火家，如西医之冠心病、心力衰竭之类皆是，至于何邪伤之、何脏之病累及，临床须详辨。

2.暑热合于火，故发热、伤暑、畏寒、身冷之类，责在火家。

3.火性烈张，诸凡膨胀、暴张之病，责在心火，如局部猝胀之类皆是。

4.火性上炎，诸凡头脑、口齿、耳目之疾，病在上者，多涉于心火。

5.火色赤，诸凡红赤之色，病涉心火，如斑疹鲜红、面颧色红、局部红赤、出血势急且色鲜红者，多属心火之病。

6.火性盛壮、热烈，诸凡高声、势猛烈、青壮年人多为火病。

7.汗为心液，诸凡汗证多涉于心火。

8.心主脉，主喜，开窍于舌，凡舌病、脉动失常、喜笑不休，多因心火。

9.心主神明，凡两目无神、气色枯悴，责在心火。

# 三、土家病概说

1.土合于脾胃，脾脏、胃腑之解剖初型基于胰腺、胃，故胰腺、胃之病，位在土家，如西医之胰腺炎、胃炎之类皆是，至于何邪伤脾胃、何脏之病累及脾胃，临床须详辨。

2.湿浊（湿热）合于土，故病见污浊、黏滞，如面色油污、头发油污、大便黏浊、头昏蒙如裹，主责脾胃。

3.土性主静，故凡体沉头重、怠惰欲卧，主责脾胃。

4.土居中焦，大凡胃脘满闷、大腹便便、上腹干瘪、皮薄肉少，责于土家。

5.肉合于土，土主奉养四脏，诸凡肉少骨立、肉多体臃、血中养分过多、过少，责在土家。

6.脾主四肢，开窍于口，诸凡四肢疾患、唇口之病，责在脾胃。

7.土主思、主化，凡思虑纷纭、食入不化，责在中土。

8.脾为气血生化之源，故疲劳、乏力之症多责诸脾。

# 四、金家病概说

1.金合于肺、大肠，肺脏、大肠腑之初型基于肺脏、大肠，故肺脏、大肠之病，位在金家，如西医之肺炎、结肠炎之类皆是，至于何邪伤之、何脏之病累及，临床须详辨。

2.凉燥合于金，故口鼻干燥、皮肤干、洒淅身凉之类，责在金家。

3.金性收，诸凡脉见收降或肺脉不收之病，责在肺之失职，如喘息抬肩、食则如厕之类皆是。

4.金性下降，诸凡悲观、冷漠、降下之疾，如悲哭、水泻等多关肺、大肠。

5.金色白，诸凡白淡之色，病涉于金，如面色淡白之类，多属肺、大肠之病。

6.金性衰减，诸凡虚乏、不足、中年以后之人多为金病。

7.涕为肺液，诸凡多涕，多涉于肺金。

8.肺主皮，开窍于鼻，诸凡鼻病、皮肤诸疾，求之肺金。

9.肺主气，凡咳嗽、喷嚏，属气之失常，责于肺金。

# 五、水家病概说

1.水合于肾、膀胱，肾脏、膀胱腑之初型基于肾脏、膀胱，故肾脏、膀胱之病，位在水家，如西医之肾炎、肾衰之类皆是，至于何邪伤之、何脏之病累及，临床须详辨。

2.寒冷合于水，故身寒、小便清长、肿而凉之病，责在水家。

3.水性下趋，诸凡腰脚、二阴、足部之病，责在肾水，如下肢水肿之类皆是。

4.水性闭藏，诸凡封藏禁闭之疾，如汗不出、尿不出等多涉于肾水。

5.水色黑，诸凡晦暗之色，病涉肾水，如面色黑暗、皮肿而色暗者，多属肾水之病。

6.水性潜藏，诸凡声微、息微，在暮年之人多为水病。

7. 肾主骨，主生殖发育，开窍于耳，诸凡骨病、生殖之病、发育失常、耳聋、耳背，多因肾水。

8. 肾藏志，凡健忘失志，责在肾水。

# 五行证治纲要

欲从五行论治，当先明确五行之间有何关系。教科书将五行之间的关系习惯概括为：生、克、乘、侮。其实，此种概括既不够完善，也不够系统、条理。何者？乘，即克之过，克与乘不当并列，若并列则如同大标题和小标题并列；侮与克，亦不当并列，若并列则亦如同大标题和小标题并列。故克、乘、侮三者其实一源，都来源于克。克是一级标题，而乘、侮是从属于克这一级标题下的分支。

尽管教科书在对"克"的表述中出现了大小标题并列的情况，但总算对"克"的诸种关系有了多点的认识。而对比之下，教科书对五行之间"生"的诸种关系之表述则只有一个"生"，如此表述，实欠完备。

列出五行的线性图：木→火→土→金→水→木→火……我们看看五行之间有哪些关系呢？显然，五行之间每一行和其他任何一行的关系只有两种：①相邻的关系。如土和火、金的关系，水和金、木的关系。这种相邻的关系也就是"生"的关系。②相隔的关系。如土和木、水的关系，水和土、火的关系。这种相隔的关系也就是"克"的关系。所以，五行之间从大的分类来讲就只有"生"和"克"这两种关系。

我们把"生"和"克"比作一级标题，以这两种关系为纲，可再进一步衍生出二级标题。

"克"，这种关系衍生了"乘"和"侮"（侮，《素问·六节藏象论》称"薄"）。乘，是"克"的过分、太过；侮是"克"的不够、不及，以致形成反方向的"克"（如木不及，土相对太过而反克木；火不及，金相对太过而反克火；土不及，水相对太过而反克土；金不及，木相对太过而反克金；水不及，火相对太过而反克水）。

同理，生，是资长、资助，是相邻两行——母行对子行（如水对木、木对火、火对土、土对金、金对水）的基本关系。如同克的关系有不正常的乘侮一样，在生的关系中也有不正常的关系。其一，是"传"。何谓传，传者传承。母行之病传给子行（如水先有病，然后累及木病；木先有病，然后累及火病；火先有病，然后累及土病；土先有病，然后累及金病；金先有病，然后累及水病）。其二，是"累"。何谓累，累者拖累。子行之病累及母行（如水先有病，然后累及金病；木先有病，然后累及水病；火先有病，然后累及木病；土先有病，然后累及火病；金先有病，然后累及土病）。其三，是"耗"（或曰消）。何谓耗，耗者消耗。耗即所谓子盗母气。即子行过度消耗母行（如水行太过导致金行过度消耗，木行太过导致水行过度消耗，火行太过导致木行过度消耗，土行太过导致火行过度消耗，金行太过导致土行过度消耗）。

如同"生"这种关系有三个分支一样，在"克"的关系中，除了乘、侮以外，也还有一种关系：泄。何谓泄，即克制其余某一行时，由于发挥克制作用而消减了本行之气。如木在克制土中消减了木之气，火在克制金中消减了火之气，土在克制水中消减了土之气，金在克制木中消减了金之气，水在克制火中消减了水之气。

如此，五行关系就简明清晰化了。大的有两纲：生、克。两纲各分四支，生，包括生、传、累、耗（消）；克，包括克、乘、侮、泄。举例如下。

生：脾胃属土，肺、大肠属金。食入于胃，达于脾，脾将谷气上达于肺，胃将浊厚之物下达于大肠，是谓土生金。肺得谷气之养而气充，于是见饥饿之人得食后气力乃增，大肠得胃所下之物乃充，于是腹内不空。

传：脾生痰，上传于肺，则肺中痰多。尝见有患者病痰，每次饭后，痰大盛，吐痰不断。胃受纳阴浊有害之物，则下达大肠，引发泄泻。

累：慢性肺结核导致人体消瘦。肺属金，瘦者肉少也，脾土虚也。大肠因泻而处于中空状态，且胃部亦空，所谓前心贴后心，金虚导致土虚也。

耗（消）：大肠乃传导之官，大肠泄泻日久，人乃消瘦，瘦者肉少，脾主肉，是大肠金病累及土病也。长跑、劳作而费力气，肺主气，是肺金之亏虚也，此时患者常见饥饿思食，是肺金累及脾土也。

克：人所摄入之食，需氧化生成热量和能量，此实质即是燃烧。但人哪堪火烧，其实此燃烧是在体液中进行，是火受水克，如是则人得热之利而无烧之害。

乘：如水气上泛之水气凌心即是，此外，肝木克脾土等亦是。

侮：如火盛致肾水亏乏，上见口舌生疮，下见小便短赤热涩即是。

泄：如身寒脚肿予肉桂、八角等火热之药，大热、脉洪予白虎，肝木亢盛用脾土之药等皆是。

人得五行之和顺而康健，人失五行之和顺则患病，人五行之某一行缺绝则无治。然则，人所以病者，不外乎五行之太过、不及。

五行调治，不外乎抑其太过，扶其不足。

《内经》论述了五行太过之克制："木得金而伐，火得水而灭，土得木而达，金得火而缺，水得土而绝，万物尽然，不可胜竭"（《素问·宝命全形论》）；"味过于酸，肝气以津，脾气乃绝"（酸助肝，肝太过则乘脾土）；"味过于咸，大骨气劳，短肌，心气抑"（咸助肾，肾太过则乘心火）；"味过于甘，心气喘满，色黑，肾气不衡"（甘助脾，脾太过，则乘肾水）；"味过于辛，筋脉沮弛，精神乃央"（辛助肺金，肺金太过，则乘肝伤筋）（《素问·生气通天论》）。

《内经》论述了五行不及之补法："心欲苦，肺欲辛，肝欲酸，脾欲甘，肾欲咸，此五味之所合也。""色味当五脏：白当肺辛，赤当心苦，青当肝酸，黄当脾甘，黑当肾咸。故白当皮，赤当脉，青当筋，黄当肉，黑当骨。"（《素问·五脏生成篇》）

《内经》还论述了五行不及补母之法："心色赤，宜食酸（酸合于木，补木即助心火）……肾色黑，宜食辛。"（辛合于金，补金即助肾水）（《素问·脏气法时论》）

如木之太过：①以金克之。如天麻钩藤饮中所用天麻、石决明、菊花等；镇肝熄风汤中所用白芍、代赭石等。②以土泄之。如见肝之病知肝传脾，当先实脾。逍遥散之用甘草、白术等。③散火以耗之。如逍遥散之用薄荷散透其火则木气自耗。

木之不及：①繁木以补之。如拙拟之木疏汤中的茵陈、麦芽等。②滋水以生之。如滋水以涵木之法，四物汤之用生地黄之义。③平抑土金。如地龙、鸡内金等。

兹将五行不足、有余之证候及治疗分列于下。

# 一、肝木太过

【代表性证候】

1.肝脉弦而太过。盖弦主肝，弦之不足，肝虚；弦之太过，肝实。

2.眩晕。眩晕者内觉动也，风主动，动之太过，木过也。

3.攻冲而胀。病发猝暴，盖肝为将军，其性本急暴也。

4.上行之病。肝为木，性上行，故颠顶痛，头胀，呕吐、嗳气等皆是。

【治疗方略】壮金制木，如生石膏、菊花、白芍、代赭石、石决明等是也。

【代表方】伐木汤：生石膏 10～20 克，浙贝母 10～15 克，丹皮 10～15 克，白芍 15～30 克，败酱草 10 克，白鲜皮 10 克，茯苓 10～15 克。

【其他方略】

1. 崇土耗木，或作扶土抑木，如甘草、白术等土家药是也。

2. 宣泄耗木，将军心有不平，直须适度宣泄，暴怒既发，木气则散，如川楝子、槟榔、三棱、莪术等是也。

# 二、肝木不及

【代表性证候】

1. 肝脉不弦，沉而不起。盖肝脉不升，风气不令是也。

2. 头目昏沉，项力不足。盖木气不上，上气匮乏。部分低血压、脑缺血属于此类。

3. 疏泄不利。如大便虽非干硬而排出不畅，小便排出无力，尿线变细，淋漓难尽。

4. 谋虑不及。如头脑迟钝、反应不灵敏、计算能力下降等。

5. 胆小乏勇。如无端害怕、遇事胆怯等。

【治疗方略】繁木，补肝，益胆，如生麦芽、竹茹、山萸肉、黄芩等是也。

【代表方】木疏汤：茵陈蒿 10～15 克，竹茹 10～15 克，生麦芽 10 克，黄芩 8～10 克，枳实 12～15 克，厚朴 10 克，焦神曲 10 克。

【其他方略】

1. 壮水生木，如山药、川续断、玄参、川牛膝等是也。

2. 益气升提，如黄芪、柴胡、党参、升麻等是也。

# 三、心火太过

【代表性证候】

1. 心脉洪数或洪数太过。盖洪主火盛，数主热炽。

2. 心烦。心主火，火性上炎，心火贵在下蛰于肾水，下蛰者心不烦，今火不下蛰、上炎于心，故心烦也。

3. 心悸。火性膨胀，燥烈不安，心火不得下蛰，亢烈于上，乃心悸也。

4. 色赤。面见红色,疹色鲜红,出血而血色鲜红。火之本色，张扬于外所致也。

【治疗方略】滋水熄火，如玄参、生地黄、黄连等药是也。

【代表方】熄火汤：玄参 12～15 克，麦冬 15～30 克，生地黄 15～30 克，芦根 8 ~ 10 克，夜交藤 10 ~ 20 克，天冬 12 ~ 20 克。

【其他方略】

1. 增金耗火，如知母、生石膏、沙参等是也。

2. 降火升水，如天花粉、葛根、生牡蛎、夜交藤、黄连、肉桂、附子等。

# 四、心火不及

【代表性证候】

1. 心脉不洪，脉沉而迟。盖心火太弱，膨胀无力，火势衰微，不得外达是也。

2. 身心冷凉，趋温就热，添衣加被犹四肢不温。盖火性温煦，今因火衰而温之不及也。

3. 情绪低沉。盖火本热烈，今火衰故也。

4. 面色晦暗。盖火本鲜明，今火衰则不烛照是也。

【治疗方略】繁木增火，如黄芪、艾叶、桂枝、丹参、桃仁等是也。

【代表方】壮火汤：桂枝 5 ~ 10 克，丹参 10 ~ 15 克，桃仁 8 ~ 10 克，八角 8 ~ 10 克。

【其他方略】

1. 益气生火，如黄芪、红参、白术等是也。

2. 繁木消水，如生麦芽、黄芪、艾叶、茯苓、瞿麦等是也。

# 五、脾土太过

【代表性证候】

1. 右关脉滑、实、盛、壅。盖痰浊属于土实，土性壅满等是也。

2. 痞满。盖土实则壅，乃木疏不及是也。

3. 面色黄，黄为土之色。土盛则黄而太过也。

4. 身体沉重。盖土性静浊是也。

5. 形体肥胖。盖土主肉，土实则肉多是也。

【治疗方略】繁木泻土，如大黄、竹茹、黄芩等药是也。

【代表方】泻土汤：黄芩 10 ~ 12 克，清半夏 10 ~ 12 克，枳实 12 ~ 15 克，厚朴 10 克，大黄 8 ~ 10 克，竹茹 10 ~ 15 克，槟榔 8 ~ 12 克。

【其他方略】

1. 生金耗土，如厚朴、败酱、石菖蒲、丹皮、桔梗等是也。

2. 繁木壮水，如炒莱菔子、楮实子、苏子、竹茹、黄芩等是也。

# 六、脾土不及

【代表性证候】

1. 右关脉弱、细。盖脾家亏虚，气血生化不足是也。

2. 形体瘦削。盖脾虚无以生肉是也。

3. 乏力。盖脾为气之化源，脾虚化气不足，无气则无力也。

4. 神疲。盖食气入胃，浊气归心，脾家亏虚，食气上奉心神不足是也。

【治疗方略】补益中土，如白术、甘草、鸡内金、焦神曲等药是也。

【代表方】崇土汤：炒白术 10 ～ 12 克，甘草 10 ～ 15 克，焦神曲 10 克，鸡内金 8 克，大枣 5 枚，党参 8 ～ 15 克，藿香 8 ～ 12 克。

【其他方略】

1. 助火生土，如丹参、肉桂等药是也。

2. 益气生津，如太子参、生地黄、麦冬等是也。

# 七、肺金太过

【代表性证候】

1. 右寸脉盛或浮洪。盖金为秋气，性收降，如蛰虫之将入地，若反见浮洪，则为金气不收，火气鸱张也。

2. 咳嗽。肺之变动为咳，咳者邪伤肺也，肺为金，木击金则鸣，故外邪犯肺，多有咳嗽。

3. 胸满闷。肺在胸中，有邪阻、邪犯，则见实证，邪实故觉满，如痰浊从土及金，火邪内达肺金，肝气郁结于肺，均见胸闷、胸满。

4. 皮表之病。盖肺主皮，肺病在内，病见于外也。

【治疗方略】清金肃邪，如桔梗、贝母、半夏等是也。

【代表方】化金汤：厚朴 10 克，桔梗 10 ～ 15 克，清半夏 10 克，茯苓 10 ～ 12 克，旋覆花 8 克、瓜蒌 10 ～ 18 克，石菖蒲 10 克，郁金 15 克，牡丹皮 10 克，苏子 10 克，贝母 6 ～ 10 克。

【其他方略】

1. 化金为水，如丹皮、炒莱菔子、石菖蒲等是也。

2. 调制木火，如风邪犯肺者用苏叶、桑叶、前胡之属；火邪犯肺者用菊花、生石膏、白鲜皮之属是也。

3. 降中化浊，如土令金实者用厚朴、枳实、旋覆花之属是也。

# 八、肺金不及

【代表性证候】

1. 右寸脉弱，或浮略芤。盖肺金不足则弱，金虚而火反张则浮而空也。

2. 肩背寒痛。盖肩为肺经所过，背为肺之所应，肺气不足，故见寒痛。

3. 少气不足以息。盖肺主气，肺虚则无以主气。

4. 鼻塞不利。盖肺开窍于鼻，肺虚则窍不利。

5. 咳而无力。肺主咳，肺虚则咳而无力。

【治疗方略】生金收肃，如生石膏、苏叶、白果、杏仁等是也。

【代表方】生金汤：茯苓 10 ~ 12 克，苏叶 6 ~ 8 克，杏仁 8 克，百合 8 ~ 12 克，白果 6 ~ 10 克，浙贝母 10 ~ 15 克，瓜蒌 10 ~ 20 克。

【其他方略】

1. 培土生金，如白术、扁豆、茯苓等是也。

2. 调木降火，如前胡、桑叶、冬瓜皮等是也。

# 九、肾水太过

【代表性证候】

1. 尺脉实或洪盛。尺脉主肾，肾主水，水性下沉而藏，肾实则脉实，水中受邪则脉不得沉藏。

2. 脚肿。脚者小腿以下，肾之所主。肾主水，水亏则井泉干涸，水实则洪流泛滥。水性下流，故见小腿肿胀，按之窅然不起。

3. 二便闭塞。肾主藏精，藏之太过，疏泄不及，故有余而实。

4. 小腿及足冷凉。肾主寒，寒之太过，故见冷凉。

5. 腰腿痛胀。肾主腰脚，腰脚有邪痹阻，故见痛胀。

【治疗方略】泄水通降，如大黄、防己、槟榔、牵牛子等是也。

【代表方】泄水汤：牵牛子 3 ~ 9 克，防己 8 ~ 12 克，大黄 8 ~ 12 克，木通 3 ~ 6 克，泽泻 8 ~ 12 克，椒目 3 ~ 9 克。

【其他方略】

1. 疏木泄浊，如三棱、莪术、槟榔、厚朴等是也。

2. 交济水火，如芦根、肉桂、地龙、黑附子等是也。

3. 崇土制水，如白术、茯苓、藿香、菖蒲等是也。

# 十、肾水不及

【代表性证候】

1. 尺脉无力。尺脉主肾，肾水亏虚，故见尺弱。

2. 腰脚酸软无力。肾主腰脚，肾虚则腰脚无力。

3. 滑泄不藏。泄泻，滑精，早泄，不寐等是也。

4. 作强不得。怵劳，怵事，无勇。

5. 骨、脑表现。不任久立，健忘，发落。

【治疗方略】助水藏精，如地黄、天冬、山药、五味子等是也。

【代表方】增水汤：女贞子 8 ～ 12 克，五味子 8 ～ 15 克，生地黄 12 ～ 30 克，天冬 10 ～ 15 克、山药 12 ～ 20 克，怀牛膝 15 ～ 20 克，玄参 12 ～ 20 克，丹皮 10 ～ 15 克。

【其他方略】

1. 助金生水，如丹皮、白鲜皮、冬瓜皮、桔梗、贝母等是也。

2. 泻土降火，如黄柏、石菖蒲、麦冬、栀子、地榆等是也。

一脏虚实，常关他脏，当审病机，适当调制。如肾虚者继发火旺，譬如更年期之心烦，则当灭火滋水；土实乘水，譬如体重过高而腰腿发病，则当补肾泻土。医者贵在临证不惑，随机化裁，灵活变通，调制有方，不可胶柱鼓瑟。

# 病案举要

## 一、肝木病案

### 1. 肝火案

肝主风，主升，其性上行，其始虽阴，其终则阳。彼春之暖，为夏之暑。故风木之动，终必生火。故肝火炽烈，每达于上部，乃至于颠顶，而见头胀、头晕诸般颠疾。

肝藏魂，肝火扰动，则魂难安于舍，每见睡眠不佳，或多梦纷纭。

肝在志为怒，肝火有余，则怒甚。

肝开窍于目，肝火上扰，则见目赤、目胀等。

耿某，女，33岁，无极县耿家庄人。初诊时间：2006年2月12日。主症：头晕，左胁下疼痛，月经一月再至。兼见：易怒，恶心，泄泻，性欲冷淡。脉弦，滑急。此为肝火夹痰为患。肝布于胁，火炽则失于调畅，不通而痛作；肝主经血之疏泄，火迫血妄行而经行者再，下泄于大肠而见泄泻；肝性升，乘胃则恶心；肝主风，主升而制土，肝火炽则恶心；肝升太过，下必空虚，肾水亏则性欲冷淡。治当清肝火，化痰浊。处方：黄芩、龙胆草、栀子、川楝子、黄柏以泻肝火，败酱、白芍、柏叶以调理金木（木之亢，金必失其制木之职，故制肝之火，当用凉金之力，木遇金则亢自平，火遇金则热力自耗。败酱色青白，性凉；柏叶色青白，叶扁而指向东西方，两者乃调肝肺之药。白芍味酸而入肝木，色白、性凉乃金之性，是入木之金药也），甘草、薏苡仁以缓肝火之急（肝苦急，急食甘以缓之），地榆凉而下以止其胞中妄动之血，生麦芽以和肝（在此大队伐肝药中，加此谷类保肝药以为反佐），竹茹以化所夹之痰。3剂血止，仍恶心、头晕、胁痛。去龙胆草、甘草、柏叶、地榆、生麦芽、川楝子，加半夏、桔梗、苏子、石菖蒲、炒莱菔子以化痰、壮金。6剂后，头晕、胁痛均愈。停2月余，又发头晕、泄泻，复于5月6日来诊，用黄芩、半夏、桔梗、苏子、前胡、神曲、麦芽、茯苓、沙参、白芍、石菖蒲、厚朴、竹茹。1周后诸症减，但尿急、尿频而灼热，《内经》

云："前阴者，宗筋之所聚，太阴阳明之所合也。宗筋者，关乎肝也；太阴阳明者，关乎脾胃，脾胃生痰也。肝火痰浊下移于前阴，故见是症。"处方：黄芩、半夏、苦参、桔梗、神曲、茯苓、白芍、藿香、败酱、茵陈、龙胆草、白茅根。1 周后诸症减轻，调方，加养阴之品，2 周痊愈。

张某，女，32 岁，藁城市康村人。初诊时间：2008 年 1 月 12 日。患者颠顶胀，头晕，口苦，易怒，心悸，心口处难受，健忘，脉弦滑，尺脉弱，力度不一。此为痰火引肝火。处方：白芍、黄芩、郁金以平肝木之亢（白芍味酸则入肝，色白性凉质重则属金，乃入木之金药；郁金味酸而如玉如金，亦入木之金药），牡蛎以潜上亢之木，甘草（甘者属土，土可缓急）、藿香（香者属土，土可缓急）、薏苡仁（崇土而缓肝木之急）、清半夏、苏子、石菖蒲、茯苓、竹茹以除痰火。服药 1 周，晕消，口苦减，悸减；随症调方，3 周愈；后复因腰痛、背痛来诊，仍宗上法，3 周愈。

陈某，女，54 岁，无极县店尚村人。初诊时间：2010 年 3 月 27 日。患者尿急而遗于裤内。脉滑数，右弦，尺脉弱，肝脉滑。脉数为热，尺脉弱者肾虚，水亏不能涵木，木火内扰，肾水不藏，肝急而遗（前阴者，宗筋之所聚，主疏泄剩余之水，其嗅臊，故合于肝，肝急则疏泄急迫）。处方：山药、五味子以助肾之封藏，白芍、黄芩以泻肝火而缓肝木之急，竹茹、山楂、石斛以调肝之疏泄，清半夏以生金而折降木气。1 周症减，2 周愈。

**2. 罢极失准案**

《素问·六节藏象论》讨论人体五脏之功能，曰："肝者，罢极之本，魂之居也。"对其"罢极"二字，历代注释者多以"疲劳"为解，此非当。盖疲劳为病理，此文乃讨论生理，此不通之处一也；大凡疲劳，主责脾胃，以其为气血生化之源，主肌肉、四肢，责于肝，则不合常理，此不通之处二也。通观《内经》，肝为将军之官，主谋虑；胆与之为表里，为中正之官，主决断。此方为肝最主要、最基本之功能（或曰基本特性）。故"罢极（極）"，本为"正确判断"之义。罢（罷），同"副"，读作 pì，四声，意从刀，原意为剖分，为分析，为审，为判断。如：《尔雅·释诂下》曰："副，审也。"极从木，原指房屋的中栋，正梁。意为"中，正中"。如《广雅·释言》曰："极，中也。"合而观之，"罢极"之义为"中正分析""正确判断"。如此，则与《内经》其他处所论之"肝主谋虑，胆主决断"恰恰合拍。"将军之官"贵在"有谋虑"；"中正之官"贵在"明辨是非"。如此，"罢极"之义，昭然而明朗。人有罢极失准（参见拙著《痰证论·医学求真篇》中国中医药出版社，2014 年 7 月），则头脑不清，谋虑不佳，昏蒙不清，遇事无主见，对答或失当。

此当责之于肝。如湿热乃土气，湿热一盛，风气乃不振，人伤于湿热，则头昏蒙如裹，此土实侮木也。凡诸此类，病主求之于肝胆。

丁某，女，56岁，无极县南汪村人。初诊时间：2006年4月15日。患者驼背。自诉下肢、脊柱、背部、头部难受，头脑计算能力甚差，欲寐而不得寐，血铅72μg/L（正常0～65μg/L）。脉洪滑，左反关。为痰热内扰，肾虚不能潜藏。肝主谋虑，胆为中精之府，肝胆受痰热之侮则谋虑不得，不中不精，故见头脑计算能力差。处方：瓜蒌、半夏、苏子、贝母、竹茹、黄芩以化痰热，茯苓、牡蛎、夜交藤以助潜藏之功，柏子仁补肾而潜阳，阳潜于阴乃能得寐，地龙通达上下，既化痰热，又助潜藏。服药1周，已不觉难受，寐仍差，头脑计算能力差；随症调方，2周后血铅50μg/L，调方继服；因吃油腻，病一度反复，调方再服，2周病愈，复查血铅42μg/L。2007年8月18日复来诊，痴呆，头脑时时糊涂，背、肢体时时自动，烦而不停走动，夜不寐，脉滑急，弱尺甚。头脑时时糊涂者，胆失中正，肝不谋虑也；身动者，肝困于痰，时欲求伸也；行不停者，动则气血稍畅，肝气稍舒也；不寐者，痰困而肝魂不藏也。此痰困肝胆使然。处方：瓜蒌、前胡、白芍、沙参、茯苓、清半夏、桔梗、石菖蒲、合欢皮、秦皮、鸡血藤。随症调方，服药2周，诸症减，3周头觉清爽，7周愈。

司某，女，43岁，无极县南汪村人。初诊时间：2006年8月12日。患者主因眩晕来诊。询之，言语或误，自诉时常言不知所云，出门时常忘记路径。兼见：下肢乏力，左肩背及左上肢疼痛，月经先期，小腹坠胀，乳房胀痛，健忘，白带多，多梦。脉滑数，稍细，弱尺甚。此属肝肾亏损而有痰热。痰热属土，肝肾为木水，痰热盛则木水伤；肾虚则健忘，下肢乏力；肝虚则言语误，多梦；痰热下流则白带多，小腹坠胀；头晕乃肝肾虚，风动于内。处方：瓜蒌、贝母、半夏、桔梗、败酱、茯苓、厚朴以化痰热，黄芩、竹茹以助胆（按：方中不加肝药者，因有风动之眩晕也），牡蛎以助潜藏而息风，山药、丹皮以补肾水。服2剂后，渐觉筋如抽，大便急；2周后乳房已不胀，大便每日一行，已不急；调方继服，头晕等症状皆消。

按：丹皮乃牡丹之根皮，牡丹之繁殖不靠籽而靠根，乃丹皮所以主生殖发育者也，故入肾。丹皮色白带赤而凉，具金性，金可生水，根合于肾，故丹皮乃补肾之良药。肾主水，水贵在藏火，丹皮之赤色乃心火入肾之象，所以潜火于水也，妙哉，肾气丸之选丹皮，殆此义也。

冯某，女，41岁，无极县东两河村人。初诊时间：2006年10月21日。患者主诉：头不能明辨事情，时时转向（或称掉向，即迷失方向），喜笑不休，畏刺激场景，额部觉重，健忘。脉弦滑（痰伤肝也），尺脉弱（肾水亏也），舌苔黄腻（痰热也）。分析：胆者中正之官，肝者谋虑出焉，此为痰伤肝胆，肾家且虚。肾水亏则火易旺，火属心，痰火实心，心有余则笑不休。痰伤肾则健忘，伤肝则罢极失准。处方：清半夏、败酱、浙贝母清化痰热，石菖蒲、远志开其窍，化其浊，麦芽、柴胡、黄芩、竹茹以扶助肝胆，苏子化痰且益肾（肾藏精，主生殖发育，植物之种子乃其藏精、生殖之本，故种子类药多可补肾）。加减服药9周，头脑转清，已不转向。

按：或问痰生于脾胃，为脾土实，脾土实则易乘肾水，此患者肾水又虚，何以方中补肾之药甚少耶？答曰：滋肾水之药如地黄类多为滋腻之品，有助痰之嫌，故不用，苏子既可化痰，又能益肾，故用之。

李某，男，71岁，无极县西郝庄村人。初诊时间：2006年8月20日。患者头脑不清，言语善误，问其年龄，答曰：50或60岁。他症兼见：脘憋，气短，呃逆，嗳气。舌苔腻，脉弦滑，时促。此为痰滞心脉，土实侮木。处方：茯苓、枳实、厚朴、石菖蒲、苏子、瓜蒌、远志、黄芩、麦芽、郁金、地龙、神曲、竹茹。服药3周，回答问题已准确；调方，继服2周，巩固疗效。

刘某，女，55岁，无极县西高村人。初诊时间：2006年9月2日。患者每夜半"嘿嘿"自笑，问其年龄，回答皆误，自述头昏蒙，时时自言自语。在省二院诊断为早老性痴呆。脉滑、促、弦洪。此为痰热实心。心有余则笑不休，痰乃土实，土实则多语。痰热伤肝则脉弦滑而语误、昏蒙。处方：栀子、知母、生石膏、丹皮、玄参、白芍、贝母、瓜蒌、半夏、竹茹、苏子。服药1周，笑减，头昏蒙已不著；调方继服3周，脉滑促减，自言自语偶发；调方，继服1周，症大减，停药。

谷某，女，48岁，藁城市冯村人。初诊时间：2006年9月2日。患者神情呆滞，思维不合常理，被亲人强劝来诊。寐极少或彻夜不寐，觉四肢胀，心下、胃脘憋疼，血压200/110mmHg，易怒，或哭，头痛，心前区闷，回答问题欠当。脉弦滞。此为痰瘀交阻。处方：丹皮、合欢皮、赤芍、川芎、地龙、鸡血藤、苏木、半夏、苏子、石菖蒲、竹茹。服药2周，情绪稍稳定，寐达四五个小时，左脉转滑，血压180/100mmHg；随症调方，精神基本正常，回答问题准确，寐超5小时，无显著不适，血压160/95mmHg；继服1周，停药。

卜某，女，55岁，无极县田庄人。初诊时间：2007年1月6日。患者感觉脑子不灵活，心中无缘无故害怕，夜间不敢闭灯。头似麻木，畏热，时眩，心中难受，面赤，尿频，下肢烦。舌苔腻，脉浑滞（浑脉参拙著《痰证论·痰之脉证篇》中国中医药出版社，2014年7月），尺脉欠。分析：痰热阻滞故头麻木，肝肾亏虚故脑子不灵活而恐惧。处方：瓜蒌、半夏、贝母、石菖蒲、苏子、败酱以化痰浊，黄芩、麦芽、竹茹、秦皮以助肝胆，地龙、白茅根以通滞阻。服药1周，脉浑滞减，尿频减；随症调方，2周后诸症消失。

张某，女，45岁，无极县南汪村人。初诊时间：2007年2月3日。自述：脑子不够使，见熟人叫不出名，虽非生疏之路，亦时时辨错方向，难寐，头晕，经色晦暗。舌苔白腻，脉滑急，尺脉弱，肝脉有郁象。此为痰伤肝肾，木不罢极。处方：半夏、地龙、石菖蒲、贝母以化痰，鸡血藤、麦芽、柴胡、茵陈、竹茹、黄芩以繁木，苏子化痰而益肾。诸药共奏繁木化痰之功。1周减，3周愈。

马某，男，54岁，石家庄市药检局官员。初诊时间：2006年7月28日。患者胸脘满闷，全身按之则噫气，健忘，脑子觉转弯慢，头脑不清，腰及两胁后出皮疹如粟，大便数而不稀，小腿软。苔腻黄，脉滑，浮见肝位，右尺脉弱。此为痰火，肾虚，木虚而罢极失准。处方：白鲜皮、浙贝母、败酱、红藤、瓜蒌、前胡、半夏、丹皮、秦皮、黄芩、冬瓜皮、桔梗、苏子。1周，苔黄减，胸脘满闷减，腹中仍有气，或上攻；2周，皮疹大部愈，大便日2行；4周噫气消；6周后诸症近消。

耿某，男，44岁，无极县北丰村人。初诊时间：2007年3月31日。自诉：头脑转弯慢，蒙，大便不畅，阳弱（指男子阴茎勃起不坚，筋弱不刚。下同），阴囊湿，项急。苔黄厚腻，脉滑略洪，肝不弦。夫头脑转弯慢，罢极失准也；蒙者，胆为中精之府，胆虚则不中不精也；大便不畅，疏泄失职也；阳弱、阴囊湿者，痰湿侮木也（前阴者，宗筋之所聚，太阴阳明之所合也）；项急，筋不舒也；脉滑略洪，肝不弦，苔黄厚腻者，痰热伤肝胆之象也。处方：藿香、瓜蒌、石菖蒲、清半夏、苏子以化其痰浊，生麦芽、黄芩、桑寄生、茵陈、竹茹、柴胡以助肝胆。服药1周，蒙减，阴囊湿减；随症调方，共服8周，痊愈。

李某，男，44岁，无极县齐洽村人。初诊时间：2007年7月8日。主诉：头脑迟钝（肝失谋虑而不罢极），蒙（胆不中不精，决断失准），目不适（木受伤），脉浑滞，肝脉不足，尺脉稍欠（凡木虚者，设若肾水充足，则木得生，只缘水亏，肝木无母，故亏乏，此木乏源所致也）。考虑为痰伤肝。处方：瓜蒌、贝母、前胡、石菖蒲、藿香以化痰浊，生麦芽、柴胡、茵陈、青风藤、鸡血藤以繁木（凡藤类像人之青筋，青筋藏血而属肝，故藤类助肝），黄芩助木以化痰，地龙通经以导滞。服药1周，症减；随症调方，2周脉变滑；3周后头脑觉灵敏。

按：茵陈色青，当春先绿（有新生之茵陈，有旧年之茵陈，旧年茵陈常在春季到来之时从枯枝根部再生新绿，因其陈而生其新，殆命名之由乎），虽干而不改其青（草色皆青，然晒干后多有色变而不青者），采于阳春三月，得木气最雄，故为肝木之要药。待其长成,高可数尺,是为青蒿。长夏有虫,其名为蚊,湿热愈盛,其虫愈旺,可噬人致疟,此因土虫(湿热、长夏属土,蚊为土虫)困肝木,故见寒热往来,彼时农人并无蚊香,夜热避暑,频遭蚊咬,乃将青蒿结绳,燃于身旁,蚊虫闻而远避,以此驱蚊,亦木克土之效也。

李某,女,32岁,住无极县城。初诊时间:2007年9月16日。患者罢极失准,言不达意,眩晕,遇稍乱之场景则尤甚,目难睁,经期错后,现数月未至,健忘,嗳气。脉濡滑,弱而尺脉尤甚。证属肝肾虚而痰湿阻滞。肾虚则健忘,木失条畅则晕而目难睁,疏泄不畅而肾虚则月经后期,木不疏土则痰湿盛而嗳气,木虚则罢极失准,遇乱而谋虑不得。处方:川续断、石菖蒲、茯苓、鸡血藤、清半夏、苏子、厚朴、玄参、怀牛膝、丹皮、竹茹、石斛、山药、扁豆。服药1周,晕减;随症调方,2周后带下多,此痰湿下降;3周后月经来潮,目舒,头觉清,白带尽。继服1周痊愈。2008年5月3日复因欲生二胎来诊,仍宗上法。

范某,女,61岁,住无极县城。初诊时间:2009年2月14日。患者体形肥胖,罢极失准,答话慢,头晕,烧心,头胀,先见带下,晨4点加重。脉沉滑,关脉亦滑。肥人痰盛,痰盛者土实,土实者木受侮,晨木当旺,与土争而症状加重。处方:枳实、厚朴、槟榔、三棱、莪术、地龙、焦神曲、生麦芽、石菖蒲、鸡血藤、茵陈、柴胡。2周头晕减,4周愈。

刘某,男,63岁,住石家庄市振头四街。2009年3月4日由其妻带之来诊。其人有癫痫病史,现神情痴呆,默默少语,出门即不识家,故每出门必有人陪伴。耳鸣多年不愈,健忘,寐时跌下床而致面部青斑,或二便失禁。西医曾查出心供血不足,腰椎间盘突出,血压140/90mmHg。舌胖,苔偏黄腻,脉浑滑,尺脉弱,左关脉郁。夫脉浑滑、舌苔腻者,痰热阻滞;左关脉郁者为痰郁木;尺脉弱者肾水亏。肾者水脏,主骨生髓,脑为髓之会,肾水亏故健忘、耳鸣;肝木受痰浊之郁,谋虑不得、罢极失准故见痴呆;木受伤而胆不中不精、不能决断,("中精"之本意参拙著《痰证论·医学求真篇》中国中医药出版社,2014年7月)故出门不识其家。处方:清半夏、浙贝母、桔梗、茯苓、枳实、厚朴以化其痰浊,石菖蒲开其痰闭而通窍,苏子化痰兼益肾水,合欢皮、竹茹、炒麦芽、黄芩以繁木,痰生在中焦,焦神曲以和之。1周后症减,前方加减;2周后症大减,面部青斑已消而见赤色,手或麻;4周后动作敏捷,手麻消,昼时困倦;6周后自己来诊,未走错门,偶糊涂;7周后话语多,间或有幽默之语。10周后偶有头晕,耳鸣、头痛减轻,罢极失准近愈。2012年6月8日复诊:痴呆愈,偶发癫痫。现身痒半月来诊,调方治愈。

按：痴呆之证，病位在肝胆木，治者多云补肾，实误。肾藏志，健忘为肾水亏，而痴呆为罢极失准，属于肝木之病。年老肾水亏，不生肝木，可继发痴呆，但不能据此而将病位定在肾水。

### 3. 厥证案

人之气机，有升有降，有进有出。升降出入若调适则人安，反之则病。肝主升者也，但升不宜太过，升且须与降相因、相须，若升而太过则气机不相接续，厥证乃作。故升甚而气厥者，责之于肝也。

刘某，女，72岁，无极县司家庄人。初诊时间：2006年6月25日。患者晨起时常发作昏厥不知人（晨起时肝木旺而欲行疏泄，现失于疏泄也）。兼见：口苦，易怒（肝郁气结也），大便每日一行，血压190/110mmHg。舌苔黄腻，脉弦、洪滑，时促（痰热结滞，气机不畅也）。脉洪滑、舌苔黄腻为痰热，痰热乃土实，土实则引发肝木来疏之，疏泄失职，肝木与痰热交结，故脉弦滑，痰热肝气交结，阴阳气不相顺接，故发厥证。处方：半夏、桔梗、瓜蒌、龙胆草、贝母以化痰热。龙胆草协白芍泻肝木之亢（按：芍药味酸，入肝木，质重、色白、性凉者为金之性，是芍药乃木中之金也，金则克肝木之亢）；甘草、茯苓土药也，土以泄肝木之气；厚朴、黄芩、竹茹化痰热而降肝逆（按：黄芩、竹茹性凉，乃胆家药，胆木凉降而化痰热，且平肝木之亢，厚朴乃和胃化痰之药）；牡蛎化痰热而使肝木静谧。服药1周，厥未发，口苦减；调方继服，2周后症状尽消，血压130/80mmHg，唯脉仍促，停药。

谭某，男，60岁，住石家庄市长安区。初诊时间：2006年9月15日。患者咳痰，脘腹、胆区胀，走路则气上窜至胸，或短暂不知事，脑中一片空白，耳鸣眩晕，下肢无力，纳差。苔稍白腻，脉弦滑数，尺脉弱。夫脉滑数者，痰火也，痰火为土实，土实则引动木来疏之，故脉弦。木火皆主升，痰随之，气升太过，阴阳不相顺接则厥。此痰引动肝火，气逆而厥。行走则引发肝动，盖肝主动也。肝气亢则气循胁而上窜，肝气至脘腹则胀而纳差，至肺则咳痰、胸胀，上至头则眩晕，气厥逆则头不知事，上实者下必虚，故下肢无力。处方：清半夏、瓜蒌、桔梗、苏子、浙贝母、竹茹化其痰火，天麻、败酱、石菖蒲、茯苓，丹皮合半夏、桔梗、浙贝母以助金而平肝之亢逆（生金以克木也，色白、性凉者助金），焦神曲和中利气，地龙通达上下。2周后诸症减，气胀下至脐部；调方继服1周痊愈。

李某，男，59岁，辛集市人。初诊时间：2006年10月20日。患者先欲吐泻，继猝然仆倒，移时醒，唇麻，饭后半小时口麻，脘偶胀满。苔黄腻，脉滑实而数。痰热阻滞，气机不得上升故厥，证属痰厥。处方：清半夏、槟榔、三棱、莪术、浙贝母、黄芩、地龙、鸡内金、石菖蒲、竹茹、焦神曲、瓜蒌、苏子、桔梗。1周后，诸症大减；继服1周，症消。随访半年，未复发。

按：痰为脾土之实，又得饭食，则土实更甚，中路阻滞，气机不上，故见口麻。方用化痰热而通利之品，故厥愈。

郑某，女，31岁，河北辛集人。初诊时间：2007年4月20日。患者晕，曾厥不知人。现欲厥，兼情志抑郁，寐不实，多梦，痛经，面色无华。苔偏腻，脉弦急，细。此为阴血亏，木郁。处方：鸡血藤、当归、赤芍、丹皮、合欢皮、黄芩、浙贝母、瓜蒌、地龙、竹茹、石菖蒲、桔梗、苏子。服药1周后晕减，头不清，寐稍安，梦减；调方继服1周后晕大减，未厥，寐可，梦已少，脉弦细减；继服2周而愈。

刘某，男，58岁，辛集市垒头村人。初诊时间：2009年10月24日。患者曾患脑梗死，现晕甚，晨4点牙关紧闭，目闭，意识短时丧失，耳鸣，鼻干，血压190/120mmHg。脉弦滑。滑者病痰，痰阻可发脑梗死，脑梗死而血瘀，痰瘀阻滞而木郁，郁而木亢，木亢而见鼻干，亢极而厥。处方：前胡、桑叶、川楝子、甘草12克（按：此处独标甘草之量，常医多用甘草调和诸药，药量通常3~6克，此不善用甘草者也。甘草色黄，味甘，典型土药，土可泄肝木之亢，此处承当大任，12克之量不为多也）、白芍、黄芩、清半夏、瓜蒌、败酱、牡蛎、丹皮、石菖蒲。服药1周，鼻干减，右脉见柔，晕大减；2周后血压170/110mmHg，厥未再发，脉柔和；继服2周，血压160/100mmHg，症状全消。2010年5月8日血压复高，180/110mmHg，晕，药后未再厥，处方：藿香、前胡、川楝子、甘草12克、浙贝母、清半夏、瓜蒌、败酱、丹皮、三棱、莪术、石菖蒲，服药1周后血压160/112mmHg；2周后血压140/110mmHg；3周后血压140/90mmHg，症状全消。2011年12月4日鼻中觉有怪味来诊，此仍为痰郁，木生怪味出于鼻使然（俗云少见多怪，怪者不常见也，变异也，变则属于肝木），宗前方，化痰热，调肝木，1周消。

李某，男，39岁，石家庄市城管局职工。初诊时间：2007年9月7日。患者7天前虚汗多，喝水而不减，乏力，身难动，口难言如厥，口腔溃疡不断，健忘，大便日一行。脉滑，尺脉弱，右尺弦。此为肾气虚弱，痰湿中阻。处方：浙贝母、黄芩、败酱、白芍、石菖蒲、清半夏、茯苓、旋覆花、白鲜皮、五味子、竹茹、桔梗、苏子。1周症减，4周痊愈。

刘某，男，57岁，无极县南焦村人。初诊时间：2010年5月29日。患者昨夜休克，已发生2次，血压160/110mmHg，腰痛，下肢乏力，头不清。舌苔腻，脉浑滞，力度不一，尺脉弱。此因痰滞伤肾，肾虚而肝气上逆，阴阳气不相顺接。处方：黄芩、瓜蒌、清半夏、苏子以化痰，枳实、厚朴、石菖蒲、竹茹以降浊、降气，炒莱菔子以补肾,(肾藏精,主生殖发育,种子类药常在植物收成、根株枯槁之际藏其精于种子,待来年种下重新生殖发育,故种子类药多可补肾。炒莱菔子亦是)红藤、地龙以通经。1周后血压130/100mmHg,2周后血压110/80mmHg。下肢觉有力,未再休克。2011年1月8日复因目昏来诊,前病未复发。

### 4. 肝虚善悲案

肝主怒,肺主悲;肝主升,肺主降。肝气若虚,则肝升不及而肺降有余,怒不足而悲情盛。故《内经》曰:"肝有余则怒,不足则悲。"

万某,女,34岁,无极县人。初诊时间2006年7月1日。患者时时欲哭,头晕,小腹胀,大便两三天一行,稍干而不畅,面生雀斑。脉濡细而弱,近滞,肝脉缓而不弦。此缘肝虚,木不升发则晕;肝血不畅,面失滋养,复加痰浊而斑生;木不疏泄则小腹胀;疏泄不及则大便不畅;木不及则金少消抵之力,故肺气盛而悲作。处方:黄芩、麦芽、当归、竹茹、茵陈、佩兰(佩兰虽干犹青,善治湿热、痰浊,是禀肝气而善制土者)以繁木,半夏、苏子合竹茹、黄芩等以化痰,鸡血藤、石菖蒲、枳实、厚朴行气血,以遂肝木条畅之性。2周后悲减,频欲尿;此肝升发、条畅之力渐复;调方继服,2周后诸症近消,斑亦大减。

齐某,女,13岁,无极县牛辛庄人。初诊时间:2009年1月28日。患者夜寐常哭,自述多梦,面黄,大便初硬后溏。舌苔略黄,脉滑细,尺脉弱,肝脉不弦。脉滑为痰,细者血虚而肝无所藏,肝脉不弦,是肝木不足。木虚痰又伤之,金因木虚而相对偏盛,故悲。处方:黄芩、生麦芽、山楂、竹茹以繁木,瓜蒌、桔梗、清半夏合竹茹等以化痰,竹茹且繁胆木,炒枣仁、柏子仁养肝肾而安心肾。4剂减,2周愈。

### 5. 肝炎案

试想中医理论形成之初,五行始分,五脏初判,其确立五行之依据,盖观于脏器,察其形色,以所见为起点,加以哲理思考,乃确立五行—五脏之理论。故人之体内有色青之脏器,合之于木,命之曰肝(即西医所称肝脏),为木之一行(观于色赤之脏器,合之于火,命之曰心,即西医所称心脏,为火之一行……),以此为中心,外延而合于胆,合于筋,合于爪,合于目,为整个人五系统之一。故西医之肝脏病,多责之于中医之肝。如乙型肝炎之病,虽有湿、火诸邪,究其所伤,乃在中医之肝。

张某,男,74岁,无极县田庄人。初诊时间:2006年9月24日。患者在县医院就诊,发现乙肝,大三阳,血压170/100mmHg,尿黄赤,听力下降,舌干,舌苔黄腻,脉弦滑硬。夫脉弦硬者,肝木郁也。苔黄腻、脉滑者,此为痰热，痰热之性壅滞，血行不畅，故肝木郁而血压高；痰热为土实，土实则乘肾水，肾水即亏。处方：半夏、瓜蒌、黄芩、败酱、神曲、茯苓、桔梗、石菖蒲以化痰浊，郁金、麦芽、白芍、竹茹以调肝木。服药1周后苔腻减，脉硬减；3周后舌苔净，尿色正常，血压160/105mmHg，咽已不干；调方继服3周，血压140/90mmHg，化验肝功能及乙肝五项均正常。2008年10月4日复因胸脘满痛来诊，5周愈，前病未复发，血压亦正常。（按：大三阳常难消，但少数患者确实可消。无论消与不消，症状、舌脉等皆顺则无碍）

王某，女，6岁，无极县正村人。初诊时间：2006年7月29日。患儿纳呆，化验为大三阳，谷丙转氨酶58U/L，谷草转氨酶76U/L。舌苔中心厚腻，脉滑数。此痰食积滞，土实侮木，肝不任疏泄使然。处方：黄芩、茵陈、生麦芽、山楂（山楂味酸入肝，色赤入血，乃肝血之药。木能疏土，山楂所以消食，功缘于此）以繁木，藿香、枳实、厚朴、陈皮、茯苓以化痰食之浊，神曲以和中。随证化裁，3周后化验：谷丙转氨酶正常，谷草转氨酶37.4U/L。

郭某，男，21岁，无极县佛堂营村人。初诊时间：2006年5月28日。患者纳少，食荤则恶心，全身乏力。化验为大三阳。肝功：谷草转氨酶高，间接胆红素高。舌苔黄腻，脉滑数，洪，尺脉弱。此为痰热伤肝肾。处方：黄芩、瓜蒌、前胡、贝母、苏子、神曲、麦芽、柴胡、败酱、半夏、茵陈、竹茹。服药1周后苔腻减；2周后舌苔已净，身觉有力；3周后纳增；4周后症状近消，化验：谷草转氨酶41.1U/L，间接胆红素16.5μmol/L；调方，继服2周后症消，肝功能正常后停药。

齐某，男，21岁，无极县佛堂营村人。初诊时间：2006年5月13日。患者纳呆，乏力，厌恶油腻。化验：大三阳。肝功：谷草转氨酶50.5U/L；直接胆红素7.4μmol/L；间接胆红素14.5μmol/L。舌苔偏腻，脉弦滑细，右尺脉弱。此为痰伤肝肾。处方：半夏、桔梗、藿香、陈皮、苏子、前胡、神曲、麦芽、黄芩、贝母、茵陈、石菖蒲。随症调方，服药5周，谷草转氨酶降至39.9U/L；直接胆红素降至4.6μmol/L；间接胆红素降至12.1μmol/L，纳增；调方继服2周，肝功正常后停药。

韩某，男，18岁，无极县东年村人。初诊时间：2007年2月3日。患者经检查为乙型肝炎。苔腻，脉滑弦，尺脉欠，细。此为痰伤肝，血虚。处方：焦神曲、生麦芽、黄芩、柴胡、清半夏、前胡、桔梗、党参、扁豆、茵陈。随症调方，3周后正常。

高某，男，16岁，无极县人。初诊时间：2007年4月28日。患者乙型肝炎月余，肝功能检查：谷丙转氨酶51.2U/L，谷草转氨酶39.8U/L。苔腻，脉弦滑数。证属痰火伤肝。处方：黄芩、败酱、佩兰、清半夏、桔梗、前胡、焦神曲、生麦芽、瓜蒌、茵陈。服药1周，苔已不腻，但项起皮疹如小粟；加秦皮、白鲜皮、藿香，去佩兰，服药1周，疹愈，共治疗3周，愈。

梁某，男，35岁，无极县东池阳村人。初诊时间：2007年7月22日。患者乙肝，8月3日化验：HBV-DNA3.0×10⁵copies/mL。舌苔白腻，脉弦滑，乏力，此痰热滞肝。处方：黄芩、清半夏、苏子、红藤、石菖蒲、桑枝、青风藤、鸡血藤、地龙、藿香、败酱、生麦芽、茵陈、竹茹。随症调方，服至9月26日，HBV-DNA1.0×10⁵copies/mL；至11月28日，HBV-DNA9.7×10⁴copies/mL；继服1月，化验正常，停药。

朱某，男，43岁，无极县西两河村人。初诊时间：2008年8月9日。患者右胁疼痛，肝大，谷丙转氨酶高（67U/L），纳呆，心悸，乏力，B超显示肾积液。舌苔后部腻，脉浑急，弱而尺脉尤甚。此痰伤肝，肾虚。处方：茯苓、厚朴、扁豆、山药、清半夏、桔梗、前胡、瓜蒌、陈皮、茵陈、黄芩。2周诸症减，3周后化验正常。2009年7月18日复因脘痞来诊，前证未复发。

刘某，男，48岁，无极县东南丰村人。初诊时间：2008年5月3日。患者纳呆，乏力，目胞有拘急感。化验结果见列表。在县医院诊断为酒精肝合并乙肝。舌苔滑腻白，脉滑急而实（痰热盛），尺脉欠，肝脉濡滑（痰伤肝）。处方：黄芩、佩兰、（佩兰以兰名，兰则入肝胆，气香则和中土，性又化浊。《素问·奇病论》云数食甘美而肥，发病消渴，治之以兰，此亦以兰繁木治土盛也）柴胡、生麦芽、藿香、苍术、清半夏、前胡、苏子、陈皮、厚朴、败酱化其痰浊。3月余愈。

| 日期 | 谷丙转氨酶 | 谷草转氨酶 | γ-谷氨酸转肽酶 |
|---|---|---|---|
| 5月9日 | 327.8 U/L | 111.3 U/L | 78.3 U/L |
| 5月16日 | 247.3 U/L | 173.8 U/L | 112.2 U/L |
| 6月6日 | 106.1 U/L | 100.5 U/L | 149.4 U/L |
| 7月12日 | 35.5 U/L | 32.0 U/L | 99.6 U/L |
| 8月16日 | 42.1 U/L | 30.0 U/L | 56.0 U/L |
| 9月1日化验均正常（托人告知，数值略） | | | |

朱某，男，46岁，无极县北丰村人。初诊时间：2008年1月29日。患者右胁偶痛，谷丙转氨酶90 U/L，低密度脂蛋白升高，血压160/100mmHg，偶发

头晕。舌苔腻，脉滑，肝脉浑，尺脉弱。此为痰滞肝，肾虚。处方：枳实、厚朴、黄芩、清半夏、苏子、石菖蒲、败酱、槟榔、三棱、莪术、茵陈、生麦芽。服药至12月20日，谷丙转氨酶34.17U/L。

贾某，男，37岁，市建设局职工。初诊时间：2008年12月26日。患者大三阳，间接胆红素14.96μmol/L，总胆红素20.39μmol/L，丙氨酸氨基转移酶70.61U/L，面赤，胃脘胀，寐差，醒后难寐，胁胀。脉数洪滑，木浑。为痰火伤木。处方：黄芩、瓜蒌、藿香、败酱、吴茱萸、清半夏、焦神曲、炒麦芽、茵陈、竹茹、浙贝母、桔梗、苏子。2周胁胀减轻，"昼不精"；3周寐好转，随症调适。

司某，男，28岁，无极县司家庄人。初诊时间：2009年2月7日。患者2008年5月17日因脘胀，恶心，头晕，感冒不断来诊，6周痊愈。现因醉酒，前症复发，总胆红素24.15μmol/L，间接胆红素16.71μmol/L。脉滑略洪，肝脉不弦反滑。考虑痰伤肝木。处方：黄芩、生麦芽、败酱、柴胡、佩兰、瓜蒌、桔梗、白芍、茯苓、秦皮、茵陈、藿香、苏子。5周后化验：总胆红素20.86μmol/L，间接胆红素13.81μmol/L，谷丙转氨酶87.80U/L。至5月3日，诸症消，化验皆正常。

吴某，男，30岁，住石家庄市体育大街。初诊时间：2009年3月25日。患者双下肢酸，大便一两天一行或带血，乙肝，心前区下方不适。脉略弦，滑数，左关郁，尺脉欠。为痰火木郁水亏。处方：黄芩、龙胆草、生麦芽、茵陈、瓜蒌、焦神曲、浙贝母、冬瓜皮、秦皮、白芍、桔梗、苏子。4月8日查谷丙转氨酶80U/L；4周双下肢已不酸，大便偶带血，心无不适；6周大便未带血；5月11日查谷丙转氨酶43U/L；8周下肢有力，症近消；继服1周。

陈某，男，43岁，无极县固汪村人。初诊时间：2010年2月20日。患者黄疸性肝炎后脂肪肝，直接胆红素9.0μmol/L，胆固醇7.55mmol/L，感冒不断，食少而痞。舌苔中间一块腻，脉滑急，尺脉欠。证属痰火滞，肾虚。处方：黄芩、竹茹、枳实、厚朴以化痰，茵陈、麦芽、山楂以繁木，炒莱菔子以助肾，焦神曲、藿香以和中。2周纳增，3周痞消，4周症状消。5月19日化验胆固醇6.24mmol/L，胆红素正常，6月29日胆固醇5.85mmol/L。

马某，女，51岁，无极县东罗尚村人。初诊时间：2010年4月17日。患者乙肝、脂肪肝，谷丙转氨酶521U/L，谷草转氨酶399U/L（4月12日的检查结果），下肢乏力，溏或带血，痰多。舌苔白腻，脉滑，肝脉不弦，脾脉盛实。此证属痰伤肝。处方：黄芩、生麦芽、合欢皮、清半夏、苏子、厚朴、山楂、茵陈、藿香、竹茹。随症调方，至5月13日，谷丙转氨酶89U/L，谷草转氨酶64U/L。至6月13日，化验正常，停药。

卢某，男，19 岁，无极县牛辛庄人。初诊时间：2010 年 3 月 20 日。患者午后发热，现 37.5℃，肝区难受，谷丙转氨酶 545U/L，谷草转氨酶 119U/L，巩膜黄染。舌苔后部腻，脉滑急，肝脉亦滑。苔腻、脉滑为痰，急脉为热，痰热为土实，土实侮肝，故见此病。处方：黄芩、生麦芽、茵陈、竹茹、佩兰以繁木，瓜蒌、清半夏、苏子、藿香、桔梗以化痰热，栀子以泻土。1 周热消；3 周后谷丙转氨酶 54U/L，谷草转氨酶正常；调方再服 3 周，谷丙转氨酶 25U/L，巩膜黄染消失。

叶某，女，50 岁，邯郸大名人。初诊时间：2012 年 5 月 11 日。患者黄疸，黄而亮，目黄，左侧颧、鼻翼、口角麻，下肢肿胀，不能行走，大便呈白色，日一行，便质干，易醒，易急躁。肝功不正常。（曾就诊于协和医院、302 医院，皆不效）2012 年 5 月 9 日曾在协和医院化验，结果：谷丙转氨酶 313U/L，谷草转氨酶 169U/L，碱性磷酸酶 1173U/L，总胆红素 268.3μmol/L，总胆汁酸 143μmol/L。舌苔黄腻，脉滑急。黄疸者，黄太过，土盛之病也（土色黄），土盛必因木疏泄不及。证属痰火伤木。用茵陈汤化裁：赤芍、黄芩、竹茹、藿香、地龙、红藤、茵陈、厚朴、防己、大黄、生麦芽、合欢皮、栀子、桔梗、苏子。1 周后黄疸减。复诊：体胖减，腰痛难行。2012 年 6 月 15 日复诊：上肢肿，难行，黄疸，激素已减至 1 片（原每日 10 片）。2012 年 8 月 15 日复诊：症大减，激素已停，纳呆。断断续续治疗至 11 月 30 日，症大减，已可行走，体重减 50 斤。2013 年 5 月 17 日复查：谷丙转氨酶 93U/L，谷草转氨酶 61U/L，总胆红素 168.3μmol/L，总胆汁酸 67.7μmol/L。服药 2 周。2013 年 12 月 2 日复诊，谷丙转氨酶 49U/L，谷草转氨酶 77U/L，总胆汁酸 16.6μmol/L。诸症消失，纳可，行走便利，服药 2 周停药。

### 6. 胁痛案

《灵枢·经脉》曰：足厥阴肝经"布胁肋"。是胁肋者，肝之部区也，故胁肋之病，责之于肝。

俱某，女，61 岁，无极县牛辛庄人。初诊时间：2006 年 7 月 15 日。患者左胁痛，用力则甚。兼见：腰骶酸，大便头硬而后溏（拙著《痰证论》曾指出此为痰浊之表现）。脉滑急（痰火也），弦（肝木不畅也）。证属痰火困木。处方：清半夏、桔梗、石菖蒲、枳实、厚朴以化痰浊，黄芩、炒麦芽、竹茹以繁木且化痰，苏子化痰兼益肾，神曲、茯苓、藿香调其中焦土家。服药 1 周，大便利；2 周，胁痛消。

寇某，女，36 岁，无极县人。初诊时间：2006 年 8 月 20 日。患者患有胃炎、胆囊炎并发胆结石，曾在县医院、省二院就诊。现觉左胁胀痛，腰痛，头面胀。舌苔腻，脉滑数。证属痰热，肝肾虚。处方：枳实、厚朴、黄芩、半夏、苏子、石菖蒲、神曲、麦芽、鸡内金、竹茹。随证化裁，2周症状消失；2月后又见不适，仍以此方治愈。

吴某，男，无极县东丰村人。初诊时间：2006年9月24日。患者脘及右胁胀，饿则甚，多梦。脉弦，滑急，尺脉弱。属肝火，痰郁。处方：茯苓、桔梗、甘草、白术、党参、瓜蒌、半夏、合欢皮、青皮、茵陈。服药2周，症消；隔4周，因酒后复发，复来就诊，仍宗原方，加生姜三片，服后难受，舌苔又腻；去姜，继服2周，诸症全消。此证乃痰引肝木来制，故见胀连脘胁；饿则土亏，土亏则木更亢，故加生姜，姜味辛，色黄，所不利者，肝也。肝木受姜之制，故服后不适。由是知五行生化制乘之理，丝毫不爽也。

杨某，男，33岁，河北曲阳人。初诊时间：2006年11月24日。患者右胁痛，食后痞，小腿酸，健忘，尿黄，大便数日一行，不畅。苔白腻，脉滑，稍沉实，尺脉弱。属肾虚，肝不疏泄，痰积。处方：黄芩、清半夏、浙贝母、竹茹、桔梗、苏子、石菖蒲、茯苓、炒麦芽、前胡、茵陈、败酱、枳实、厚朴。1周后，右胁痛减，食后痞减，大便1~2日1次，脉滑实减；2周后，右胁隐痛，食后已不痞；4周后，右胁偶痛，大便已正常；6周后，尿已不黄，小腿不酸，苔已不腻；8周痊愈。

张某，女，44岁，无极县西两河村人。初诊时间：2007年7月28日。患者先见泄泻，服西药泻止，止后腹痛，右胁满痛，脉滑急，肝脉弱，此医之误治。痰浊中阻，肝木疏之下行而作泻，医不知因势利导，妄止其泻，遂致肝失疏泄，木为痰扰（痰乃土实，土实则侮木），急疏之：槟榔、枳实、厚朴、三棱、莪术、败酱以导痰浊之滞，黄芩、生麦芽、藿香、茵陈繁木且以制土实，焦神曲以和中土。服药1周症减，2周愈。2009年3月8日复因腹痛、头晕来诊，仍宗上方，2周愈。2011年4月2日复因感冒不断来诊，亦宗繁木泻土之法，1周减。

魏某，女，36岁，无极县田庄人。初诊时间：2007年10月27日。患者胁肋痛，牵及后背、二阴，易怒，月经多血块，迁延已10天，烧心，恶心。脉弦滑（滑者痰，弦者肝木）。此缘中焦痰积，肝受困而化火。中焦痰积，肝木欲上疏，故见恶心；肝受困而见胁痛，脉滑弦；化火而见烧心，月经迁延，有血块；痰郁而成肝火，故见胁肋痛，牵及后背（后背为病，多关肺、心）、二阴（肝脉绕阴器，布胁肋，通于肺）。处方：赤芍、郁金、黄芩、败酱、红藤、枳实、厚朴、清半夏、苏子、柏叶、合欢皮、竹茹、生麦芽。诸药合用，所以扶肝木，化痰浊。服药1周经血止，胁肋等部位疼痛均减；3 周后疼痛近消，脘舒。

### 7. 眩晕案

《素问·至真要大论》曰："诸风掉眩，皆属于肝。"试观大自然，何者主动，曰风。肝合于风。故眩晕之证，责之于肝。在人之身，肾者属水，为人体静定沉守之势力；肝者属风，为人体动荡变革之势力（故曰风者善行而数变）。当风木既盛，必消耗肾水，水亏之处，风气常盛，如此则稳定不足而动荡有余，于是眩晕频作矣。

刘某，女，35 岁，无极县南汪村人。初诊时间：2006 年 9 月 2 日。患者眩晕，头痛，血压 180/120mmHg，每日服用降压药维持。兼见：脘腹时痛，腰酸痛，健忘，大便数而不稀，困倦而难寐。舌苔偏腻，脉滑洪（痰则滑，火热则洪），尺脉稍弱。此属痰热，肾虚而风内动。处方：瓜蒌、旋覆花、清半夏、桔梗、枳实、厚朴、败酱、槟榔、贝母、神曲、竹茹。嘱其渐停降压药。服药 1 周，舌苔如常；第 2 周头痛 1 次，泄泻 2 天，脘腹疼痛消失；3 周，眩晕愈，低头仍憋，血压 140/100mmHg，调方，嘱其血压正常后停药。2010 年 8 月 28 日复发，仍宗上方治愈。

按：风火相煽，故火盛则动风。痰属土实，土实则引风木来疏之，亦可动风。观脑梗死之病，常先见经脉中痰浊阻滞（如血脂高、血压高等），阻而甚，乃发脑梗死，中医称为中风。此患者脉滑洪，是既有痰又有热，风之动在所难免。风动而眩晕，治以清半夏、浙贝母等清化痰热之品，半夏、浙贝母、桔梗等或凉乃金之性，或白，乃金之色。金既可降其痰浊，又可平其肝木之风，金性肃降，故药虽无大黄之属，竟发泄泻，泄泻者，痰下出也。故脘腹疼痛随之消失而病皆减。医家当识病机，药后之反应，必了然于胸，乃不至于对药后状况莫知吉凶、茫然无措矣。

牛某，女，43 岁，无极县西两河村人。初诊时间：2006 年 8 月 12 日。患者头晕，右头后一小块拘挛，在县医院诊断为脑血管痉挛，着急时则心悸，腰酸，左上肢乏力，月经量少，健忘，面赤。舌苔偏腻，脉沉滑（时非冬季，脉沉者痰深积也，滑脉者痰也），尺脉弱（肾水亏）。此为肾虚血亏，夹有痰热瘀阻（肾者属水，水亏而火相对盛，故见面赤）。处方：川芎、郁金、怀牛膝、鸡血藤、黄芩、丹皮、合欢皮、赤芍、石菖蒲、半夏、苏子、地龙、竹茹。服药 1 周，无明显变化；2 周，晕减；至第 4 周，调方为：川芎、郁金、鸡血藤、丹皮、合欢皮、赤芍、石菖蒲、半夏、苏子、地龙、地鳖、竹茹。服 3 剂，晕渐加重，至第 4 剂晕渐减，而腰酸痛乃加。余考虑晕所以加者，乃瘀阻将被推荡，其势相激之故，及其既已推荡，则通畅而舒，故晕减。但所推荡之瘀浊乘机向下，故下之腰部症状遂加，当继服。继服1周，觉舒服，停药。隔1月，其父病，陪床，症状又加，复以前方治愈。

付某，男，25岁，平山人。初诊时间：2006年3月24日。主症：头晕，背如气顶，面色青暗，大便每日2行，肝脉沉弦，肺脉滑盛。证属肺痰肝郁。处方：柴胡、黄芩、吴茱萸、生麦芽、茵陈调扶其肝胆，浙贝母、茯苓、半夏、石菖蒲、瓜蒌、前胡、苏子化痰理肺。2周症状减，肝脉沉减。5周头晕愈。6周，食则汗多，苔黄略腻，关脉盛（按：先肺脉盛，今关脉盛，痰下之象），滑急。处方：瓜蒌、黄芩、前胡、浙贝母、半夏、桔梗、苏子、茵陈、枳实、厚朴、大黄、槟榔。又2周，面青减，转红色，背不适，头或昏沉。又2周，头清，背稍顶。又2周，唯干活后背不适。至7月21日，唯阴天难受，肝脉近于常，泄泻2日，变天时头昏沉。处方：黄芩、藿香、白术、瓜蒌、桔梗、苏子、茯苓、扁豆、山药、竹茹、浙贝母。2周痊愈。愈者，不唯药，亦天时土复然。

刘某，女，50岁，辛集市人。初诊时间：2006年9月15日。患者头晕，心悸，两脚乏力，多梦而盗汗，阵热，面黄。脉滑急洪，略弦细，右尺弦。经不正常已1年多。证属血亏，肝亢，夹痰火。处方：当归、鸡血藤、丹皮、沙参、浙贝母、黄芩、红藤、败酱、竹茹、地龙、夜交藤、柏子仁。1周，晕、悸减，脉弦细减，右尺弦减，上方去当归、鸡血藤、红藤、柏子仁，加生牡蛎、天麻、炒枣仁、菊花、山药；2周，诸症减，脉见滑；继服2周而愈。

赵某，女，44岁，河北工业职业技术学院职工。初诊时间：2006年10月22日。眩晕，健忘，腰痛，下肢乏力，不任久站，胸闷，欲太息，脘痛而欲呕，月经不调，或半月而至，或两月而至，大便不调，时下，苔偏腻，脉滑弱，尺甚。此为肾虚，痰湿。处方：清半夏、茯苓、厚朴、石菖蒲、焦神曲、竹茹、黄芩、藿香、浙贝母、地龙、沙参、瓜蒌、桔梗、苏子。1周后，脘痛而欲呕愈，眩晕减；2周后，诸症大减；4周痊愈。于2009年6月19日因左卵巢囊肿剥离术后月经量少前来就诊。现月经1周未净。为有痰火，肝肾亏。处以化痰导滞，凉血疏肝之品。1周后，经净。原方加减。

按：《素问·至真要大论》曰："诸风掉眩，皆属于肝。"是眩晕病在肝胆，肝胆主疏泄。泄者包括排泄，排泄月经、大便、小便，皆为肝胆之疏泄。故大便黏而不畅，乃痰土之盛，木家疏泄不及，故余在《痰证论》中将其作为痰的临床表现之一。今患者月经不调，亦痰浊导致肝胆疏泄失职所致。

刘某，男，50岁，无极县东门营村人，初诊时间：2008年3月16日。患者头晕，健忘，下肢不利，大便日一行，不畅难下，血压 160/100mmH。脉弦硬，近革，欠畅。此为痰阻滞，肝郁而亢，肾虚。肝郁则晕，疏泄失常则大便难下，肝郁则血行不利而血压升高，肝郁而亢则消耗肾水，痰浊为土实亦乘肾水，故肾水亏而健忘，下肢不利（肾主腰脚）。处方：黄芩、半夏、石菖蒲、炒莱菔子、厚朴、红藤、枳实、神曲、败酱、竹茹。3 周症减。2009 年 11 月 21 日复因咳嗽来诊，自云药后血压一直正常。

彭某，女，34 岁，无极县房家庄人。初诊时间：2008 年 7 月 12 日。患者头晕而不能动，动则晕甚难忍，腰、下肢乏力，健忘（肾虚也），经色如酱（痰也），发落而少。脉滑，尺脉弱。此肾虚，痰阻动风。水亏风动，故晕；风木主动，动则助风木，故晕加重。处方：茯苓、石菖蒲、石斛、清半夏、桔梗、苏子、厚朴、鸡血藤、红藤、夜交藤、地龙、山药、黄芩。1 周晕减，5 周诸症消。

按：眩晕之证，病在肝木，但并非皆属肝木之亢。大致而言，肝木盛则晕，肝木虚亦可晕。此患者肝脉未见亢，但痰之实，肾之虚亦可动风。方用半夏、桔梗、厚朴、石菖蒲、茯苓等以化痰，但此类药多属金性，或属土性，患者肝木不亢，金土之药不利于肝木，故加红藤、夜交藤等以配合之。

王某，女，50 岁，住石家庄市振头三街。初诊时间：2009 年 4 月 15 日。患者头晕，腰腿疼痛而凉（肾主腰脚），上身汗多，爪甲（肝主爪甲）枯白，舌痛，反胃，乏力，大便日一行。脉滑弱，尺脉显著无力，左关脉不弦。为木水亏，痰火上扰。处方：夜交藤、茯苓、清半夏、山药、肉桂、瓜蒌、党参、竹茹、丹皮、地龙、鸡血藤、桔梗、苏子。2 周手项及肩腰痛，药后便稀，一日 5～6 次；3 周甲枯减轻，腰、项疼、耳内痒，头晕近愈，恶心；4 周恶心近愈，项肩疼减轻，汗减轻，寐多，指甲复大半；5 周手仍胀，指节疼，大便每日 4 次，略稀，目昏糊，前方加减。嘱其继服 1 周，可停药待其自复。

按：甲为筋之余，为肝所主，此人木水亏而甲失荣养，腰腿疼痛而凉，为肾虚，肝失疏泄，经络不通。故腰项疼、手胀，肝木虚而头晕，痰火旺而上身汗多、恶心。治则为降痰火，益肝肾，交通上下，旧病痼疾即可除也。或问：患者身汗为何用肉桂？曰：汗在上身，热在上也。腿脚凉痛，寒在下也。脉弱而尺脉无力甚，此阳亏于下，肾水鼓动无力使然。用肉桂以温在下之阳，水气上腾则上之火乃降。肉桂乃桂树之根，根者在下属肾水，此物既在下而色赤，性温热，所以温肾水，促水火之既济也。

王某，女，32 岁，无极县西东门村人。初诊时间：2010 年 3 月 7 日。患者晕甚，饥而不欲食，悸。脉滑细急，弦，尺脉弱。滑者痰，细者血虚，尺脉弱者肾虚，急者,阴血亏而生热也,弦者,阴血亏而风动。处方:山楂、丹皮、知母、党参、白芍、山药以养阴血,黄芩、瓜蒌、清半夏、桔梗以化痰而平肝,白鲜皮助芍平肝。1周减,2周愈。11月27日复发,仍宗此方治愈。

刘某,女,58岁,无极县角头村人。初诊时间:2011年4月16日。患者头晕欲仆,两目不清。脉滑细,肝肾脉皆弱。肝气不足,上升乏力,此虚风,故晕;上气不足,重则欲仆。处方:川续断、赤芍、红藤、黄芩、合欢皮、生麦芽、鸡血藤、竹茹以繁木,丹皮、石菖蒲、冬瓜皮以息风,脉滑者有痰,加清半夏、藿香以化痰浊。1周愈。

李某,男,9岁,无极县王吕村人。初诊时间:2012年2月25日。患儿形丰,晕而欲伏卧,乏力,食多,头摇。舌苔中部腻,脉滑沉细。分析:晕以成人多见,此儿9岁即晕,乃不多见。形丰者多痰,痰阻于中,清气不上,故乏力而欲伏卧,痰阻肝木、气郁于中则头摇。处方:清半夏、瓜蒌、黄芩、竹茹去其痰浊,石菖蒲开其痰痹,生麦芽、赤芍、合欢皮、柴胡、茵陈繁木而疏土,山药以鼓舞正气。1周晕时有发生,2周头晕摇大减。

按:此病例不多见。因少年属春、属木、属风,以少年属风,故多动为其常。此患儿少动反欲伏卧,头晕而摇,乃木家虚所致之风,痰浊易侮木,故繁木化痰乃愈。

### 8. 中耳炎案

《灵枢·经脉》曰:"胆足少阳之脉……下耳后……从耳后入耳中,出走耳前。"故耳之病,虽关乎他经,毕竟与胆经干系最大。是故耳有病,首求于胆。

丁某,女,57岁,无极县南汪村人。初诊时间:2006年8月27日。患者右耳流黄水,在县医院诊断为中耳炎,现觉头昏蒙,眩晕,脘痞胀,腰及下肢乏力,不任劳作。脉滑急,略洪,左尺弦。此缘痰火伤胆,胆木不中不精,风盛而眩晕。处方:黄芩、半夏、桔梗、前胡、败酱、红藤、贝母、白头翁、神曲、麦芽、枳实、竹茹、厚朴、石菖蒲。服药1周,头清,右耳已不流水,但觉耳塞,小腹疼痛;调方,继服2周,诸症皆消。

按:多年生之黄芩,中心必枯,故又有腐肠之别名。枯而中空,形似于府(中医学说之脏腑,府者多为空腔),观其色,青而黄,宛如胆汁,故黄芩为胆家药,仲圣治疗少阳(少阳即指胆经)病之名方小柴胡汤,药用黄芩,乃此意也。可参拙著《痰证论》药物部分。

### 9. 静脉曲张、静脉栓、静脉炎案

尝考人体之静脉,其色为青,所藏者血,定其归属,当从肝论。然当今许

多中医人士，受西医解剖之影响，将其归属于循环系统，遂将动脉、静脉混为一体，不加区分。如此类之，思维混乱，实有多端。似此基础不明，起步先错，已是南辕北辙，欲求提高疗效，安可期哉？余力辨其非，验之于临床，乃知静脉之病，当从肝论。所谓静脉曲张者，肝血疏泄之阻碍也。明乎此，则治疗之方向，确定无误矣。

苏某，男，50岁，晋州镇北张庄人。初诊时间：2006年8月12日。患者静脉曲张多年，左下肢肿胀2周，双下肢乏力，视之可见两小腿中段后内侧静脉曲张成团，触之硬。舌苔腻，脉滑弦（滑者痰阻，弦者肝郁），尺脉弱。此为痰阻血行，肝血失于调畅之故。处方：鸡血藤、益母草、丹皮、赤芍以活血而调畅之；半夏、苏子以化痰浊；石菖蒲、地龙以通之；合欢皮、茵陈以条畅肝而助血之畅行；山药以补肾。服药1周，双下肢觉有力；2周肿消，曲张之静脉团变软；继服2周，静脉团块变小，停药。

邓某，女，68岁，住石家庄市平安南大街。初诊时间：2007年12月21日。患者右小腿静脉曲张，憋胀，膝痛，腰酸，耳鸣，右小腿上中段可见10cm×8cm的区域静脉曲张明显，触之中等硬度。舌苔中部黄腻，脉弦涩，时止。此为瘀血夹痰郁积所致。处方：赤芍、丹皮、桂枝、郁金、红藤、鸡血藤、川贝母、地龙、地鳖、黄芩、槟榔、石菖蒲、竹茹、桔梗、苏子。服药5剂后，于前半夜开始觉局部疼痛发作，先后5次，曲张之处遂得伸展，局部变软，下肢觉舒展，脉涩减，稍转滑，时止；随症调方，3周诸症若失。

按：静脉曲张者皆知有血瘀。然血何以瘀？有外伤等原因，但最多见者，乃痰浊阻滞所致。痰为土实，其性壅满，最易阻滞，加之当代营养太过，血管阻滞所致之病乃多。医多主张活血化瘀，此亦为当下时髦之治法，但毕竟非治本之策，学者当须知之。痰浊阻滞，终致瘀血形成，或见青斑，或见肿硬之块，治当化瘀、化痰并行。此患者明显有瘀血之征，故方用赤芍、地鳖、丹皮等化瘀，复加贝母、菖蒲等化痰，更以红藤、鸡血藤畅其青筋中之瘀血，故效。

康某，女，53岁，无极县齐洽村人。初诊时间：2008年4月20日。患者双下肢静脉曲张多年，现两脚（小腿）肿，并觉其血管憋胀，大便5天一行。苔偏腻，脉滑，关实，尺脉实。此乃痰实于下，肝血失于条畅。处方：槟榔、三棱、莪术、合欢皮、大黄、枳实、厚朴、清半夏、苏子、石菖蒲、地龙、鸡血藤、竹茹、生麦芽、红藤、赤芍。随症加减，服药1周，大便畅，下肢肿大减；4周痊愈。

按：患者静脉曲张多年，病已顽固，更有血管憋胀等症，当用导滞之猛药以荡涤之，故用三棱、莪术、大黄辈。

### 10. 风湿热案

西医所谓风湿热者,病多在关节。夫关节者,筋之部也。《素问·五脏生成篇》所谓"诸筋者,皆属(属,读作 zhǔ,连也)于节"是也。而关节所受之邪者,湿也。仲圣所谓"湿流关节"是也。所谓风湿热者,筋合于风,湿则为该病之因,故曰风湿。该病之症虽有热,但其因或为寒,多为风、寒、湿三气作祟也,然寒则凝滞,湿则壅遏,阳气既失条畅通达,郁而作热,在所难免。是热也,或当温散,或不须治热,去其痰湿,热则消散矣。

苏某,男,29岁,无极县店尚村人。初诊时间:2006年11月11日。患者时有发热8个月,最高达43℃,热则关节痛或出红疹,乏力,恶寒,无汗,咽痛。经用激素等西药及输液治疗,效果不著。舌苔偏腻,脉滑洪,略数,弱。此为湿热(痰热)阻滞,气虚。处方:党参、山药、黄芩、藿香、秦皮、麦芽、佩兰、浮萍、薄荷、蝉蜕、茵陈、石斛。服药1周,咽痛消失,体温最高39℃。随症调方,继服2周,身热消失,关节疼痛,夜则身冷,嘱其到医院进行风湿病化验。报告CRP24mg/L,ESR100mm/h。考虑为风湿,中医属痰热滞节。处方:党参、山药、黄芩、藿香、佩兰、白芍、山萸肉、石菖蒲、半夏、苍术、竹茹。随症调方,继服5周,诸症消失,化验复查诸项转阴。

按:风湿热病位在节,内合于肝,本非党参所主,但患者热久脉弱,乏力,气虚之证确矣,当此久久发热,非扶正不足以祛其邪。党参补气之中尚有祛邪之力,故用之。

周某,男,22岁,无极县西南丰村人。初诊时间:2009年4月5日。患者全身关节疼痛,指节痛甚,腕肿,低热,为37℃~38℃,大便3日一行,干,县医院诊断为风湿热。脉滑弱,急,尺脉弱著,肝脉不弦反滑。此痰伤肝木,肾虚而木难复。处方:白芍、木瓜、生麦芽、柴胡、鸡血藤、红藤、桑寄生、川续断、山药、茵陈、白茅根、合欢皮。1周后体温正常;随症加减,3周后关节疼痛减;9周后仅腕踝轻痛;11周痊愈。

宋某,男,72岁,深泽县医生。初诊时间:2010年3月6日。患者为风湿热。ESR:100mm/h,疼痛不能行走。苔黄腻,脉滑洪。此为痰热痹阻。痰为土家之实,易郁而化热,痰热互结,热助痰湿,伤肝伤肾。处方:秦艽、络石藤、鸡血藤、红藤、竹茹、赤芍、桑枝、佛手繁木以治土,地龙、川贝母、苏子、桔梗化痰通经,石斛、知母清热益肾。服药1周后,ESR:26mm/h,疼痛消失,上楼已可,原方加减,近愈。2011年10月14日因肘痛右甚再次就诊,宗前法,2周愈。

按:此方多用藤类药,以藤类象筋而多入肝也。

### 11. 痰溜关节致关节炎案

《素问·五脏生成篇》曰："诸筋者，皆属于节"。故关节之病，筋之病也。筋者，肝主之。故关节之病主治在肝。肝属木，伤木者以湿为最多，因土盛侮木也。痰者湿之类者，故亦易伤筋而害关节。

武某，女，40岁，河北师范大学职工。初诊时间：2007年8月17日。患者两手小关节疼痛，尿酸高，血沉正常，腰不适，月经提前7天，断而复来，有血块。苔略腻，脉滞浑，尺脉欠。此为痰滞关节，肾虚。处方：佛手、桑枝、石菖蒲、鸡血藤、当归、赤芍、红藤、青风藤、丹皮、红花、地龙、合欢皮、桔梗、苏子。服药2周后，小关节痛减，5周近愈。

按：手小关节疼痛，自然病在筋、在肝，然尿酸高亦当主责于肝。何者？酸者之味，合于肝胆。酸之产生，多由肌肉活动产生，正常人体所生之酸，由血液循环疏导入肾，排泄而出。肝主静脉，主血行之调畅，若血液循环欠畅，所生之酸不能充分、顺畅地疏导于肾，或不能顺畅地排泄于体外，则静脉之中可测得多余之酸。由是而知，尿酸之高，主调于肝胆。方用藤类药以和畅筋脉之血，赤芍、红花等活血以畅肝之疏泄，石菖蒲等以除体内痰浊，故效。

张某，女，19岁，无极县牛辛庄人。初诊时间：2006年10月8日。患者腰及小腿疼痛，口内溃疡。舌苔白腻，脉细滑沉，尺脉弱。化验ESR：70mm/h。此为痰湿溜于关节。处方：茯苓、石菖蒲、厚朴、鸡血藤、半夏、败酱、红藤、桂枝、黄芩、山药、竹茹、白芍。服药3周，口腔溃疡愈，ESR：40mm/h。调方继服，至12月2日，ESR：22mm/h，肩胛、足趾关节痛。随症调方，至2007年1月27日诸症消，ESR：15mm/h。其间因月经而暂停治疗。

臧某，女，35岁，石家庄北杜村人。初诊时间：2008年5月21日。患者产后关节痛，头昏蒙，大便不畅，心烦。苔偏腻，脉滑洪，尺脉欠，肝脉弱。为痰浊滞，肝肾亏。处方：黄芩、瓜蒌、败酱、红藤、浙贝母、丹皮、白鲜皮、赤芍、鸡血藤、地龙、茵陈、桔梗、苏子。2周关节疼痛近愈，水洗过多则膝、腕、肩不适，头晕，脉洪减，肝脉复。处方：鸡血藤、郁金、白芍、红藤、丹皮、地龙、石菖蒲、前胡、清半夏、茵陈、桑枝、桔梗、苏子。药后症愈。

按：从历史上看，产后关节疼痛多见于血虚不能濡养筋与关节者。但此患者脉滑、苔腻、头昏蒙，显为痰浊所致。余尝考历史，大凡专制社会，万般皆下品，唯有官权高贵，社会精英之主流不是研究科技、创造财富，而是追求"牧民"（指高居人民之上，作威作福）。同时，最高权贵为了维持既得利益和地位，总是要愚民和洗脑，因为只有愚民才好统治，自己才能稳坐江山。所以，在专制社会，人民之创造力总要受到束缚，经济自然也搞不好。所以，中国数千年之专制社会，人民常处在饥饿、半饥饿状态（考中国历史，饿殍遍野的时期非常多，同时，胖代表营养不缺，代表健康，故历史上的美女多是胖的，直到20世纪五六十年代，人们见面后的恭维语还是"你现在胖了啊"），这种状态人民总是不满，总希望饮食得到改善，但经济条件不允许，只能在"特殊时期"得到片时的满足，节日、婚产等就是这样的"特殊时期"。因孕、产之消耗导致产后总是体虚，所以，坐月子自然要好吃好喝地补上一补。但如今之时代不同了，营养本已偏盛，孕产之消耗"不足言"。但人们却拘泥传统，产后仍要大补一番，故膏粱厚味乃生痰浊。本案其实在当今十分多见。此为产后痰浊滞于筋脉关节，木欠伸达疏导。治以瓜蒌、贝母、白鲜皮、败酱之品化痰浊，降痰火，而以茵陈、黄芩等伸发肝之性，鸡血藤、红藤等入血脉、去经络之痰浊，故愈。方中已有繁木之品，肾水稍亏，待痰浊去，土不乘水，肾水可自复。

### 12. 指（趾）甲枯空、脱落案

肝者，其华在爪，凡爪甲病变，求于肝胆。

阎某，女，32岁，无极县东陈村人。初诊时间：2006年9月30日。患者双手、双足指（趾）甲枯晦，指甲末1/3从甲床分离开来，曾入省二院诊治，排除了真菌感染，予维生素治疗，效果不著。兼见：健忘，月经先期5天。先前曾不寐，便秘。舌苔偏腻，脉洪滑，尺脉欠（肾水不足），肝脉毫无弦意（肝虚）。脉滑、苔腻为痰浊，此缘痰火扰于上，肝肾亏于下。肝主爪甲，肝既虚矣，肾水又不足以生之，痰浊乃足以侮之，遂见斯证。处方：当归、白芍、鸡血藤、竹茹、山楂、秦皮以养肝而制痰，佛手以养肝而引经入爪，知母、沙参、丹皮、玄参以生水而济肝木，白鲜皮、冬瓜皮以调养筋之末而祛浊。服药2周，症大减。11月11日，患者因他病来诊，指（趾）甲基本恢复正常。

张某，女，43岁，北京人。初诊时间：2007年6月22日。患者甲脱，时发泄泻而头昏蒙，寐而脘难受，左下肢肿，右腰胀，月经色黑，或尿淋，或失禁。舌中后苔腻，脉滑弱，尺脉尤甚，左关脉不弦。为痰伤而肝肾虚。处方：清半夏、茯苓、柴胡、生麦芽、陈皮、藿香、茵陈、扁豆、山药、苍术、焦神曲、石菖蒲、桔梗、苏子。1周后，甲脱减，尿可，脘舒；2周后，诸症大减，甲脱近愈；3周痊愈。

按：患者脉滑、苔腻为痰浊，故见脘难受；痰浊在内为土实，土实则木逢旺时则行疏泄，故时发泄泻。但患者肝本虚，疏泄不足，故痰浊无以自清，方加半夏、桔梗、茯苓之属以化痰浊，痰浊去则不伤木；复用麦芽、茵陈、柴胡之属以繁木，则爪甲复；然木家药消耗肾水，故用山药、石菖蒲等益肾。

张某，男，20岁，无极县牛辛庄人。初诊时间：2008年1月6日。患者双手指甲脱落殆尽，红嫩而甲床裸露，唯剩小指指甲，亦呈欲脱之势。舌苔略腻，脉滑弱，肝脉尤甚。此肝虚痰伤。处方：黄芩、生麦芽、鸡血藤、赤芍、白芍、山楂、佛手、桑枝、败酱、苏子、茵陈、川续断。服药1周指甲不再脱落，继服1周停药。

彭某，女，45岁，无极县西里村人。初诊时间：2010年2月20日。患者爪甲黑，头不清，月经提前3天，大便干，4天一行，健忘，下肢疼，膝关节尤著。脉滑急、细，左关及尺脉弱，左关反滑。为木水亏夹痰。处方：川续断、木瓜、白芍、炒山楂、佛手、桑枝、红藤、黄芩、鸡血藤、竹茹、麦芽、合欢皮。1周甲黑减轻，服药继调而愈。

按：左关脉弱而反滑，乃木虚而痰浊乘之。木虚则胆难以中精（胆为中精之府，中者，正也；精者，明也。参拙文《中精的本义及其临床意义》，该文发表于《中医杂志》2005年，第2期，拙著《痰证论》有载）而见头不清；木疏泄失常则月经违时。膝者筋之府，肝主筋，肝木既虚，痰复伤之，故见膝痛。故方用大队木家药。

段某，女，44岁，无极县北牛村人。初诊时间：2011年6月11日。患者主因小腹痛来诊，兼寐差，腰痛，足大趾枯空（灰指甲）。脾脉反弦（木见土脉，克乘脾土也），左尺脉弦。此痰生脾胃，木来疏之而不得，痰下伤肾而见腰、小腹疼。予清半夏、苏子、藿香、石菖蒲以化其痰浊，枳实、厚朴以降中焦之浊，乌药、薤白、槟榔、三棱、莪术以导在下之滞。4剂小腹痛大减；8周后寐佳，足甲竟复常。

### 13. 多梦案

肝藏魂，魂守舍则其寐深熟，设若肝受侵凌，魂不安其宅，则梦作而寐不安。

邱某，男，25岁，河南大学学生。初诊时间：2007年2月10日。患者夜梦纷纭，醒而身乏神疲，腰难受。脉滑弦，尺脉弱。此为痰火上扰肝木，肾虚。处方：黄芩、败酱、红藤、牡蛎、清半夏、桔梗、前胡、夜交藤、丹皮、柏子仁、石斛、苏子。服药3剂后泄泻，每日4次，梦少，腰舒。共服3周愈。

按：脉滑者痰浊，弦者木来疏土，滑弦在中则脘腹胀而难受，滑弦在下或痛泻不爽，滑弦在上则扰动肝魂而寐不静。药用芩、夏等以清肝化浊，用后泄泻者，火降而木上扰改为下行疏泄也。

付某，男，43岁，无极县店尚村人。初诊时间：2007年3月31日。患者多梦，难寐，腰及下肢疼痛，面赤。脉滑弱，稍革。此为肾虚肝郁，痰火上扰。处方：

牡蛎、白芍、茯苓、厚朴、川牛膝、鸡血藤、狗脊、川续断、怀牛膝、山药、清半夏。服药1周减；随症调方，4周愈。

按：革脉乃芤弦相合，弦者肝，芤、弱者虚，滑者痰，是既有痰浊之实、肝家之郁，又有正虚为患，故加山药、牛膝等以扶正，复用厚朴、半夏等以祛浊，更因革脉而用牡蛎、白芍之收敛。要祛痰而不伤正，扶正而不恋邪，收敛而不碍郁。

### 14. 癫证、痫证案

癫者，颠之病也。颠者，高也。颠高之处，唯风可到。肝主谋虑，为罢极之本。观癫痫之证，或谋虑不得，或罢极失准，或猝发不精不明，或猝仆而叫，皆因肝木失常。是斯病变，关乎于风，关乎于肝。

颠高之处，脑所居也，脑为元神之府，颠高既病，元神受扰，神明迷惑，而发癫矣。

卢某，女，23岁，无极县西两河村人。初诊时间：2003年3月6日。患者5岁时患脑梗死，后发痫证，初多日一发，用西药维持，现每日皆发，虽用抗癫痫西药亦不能禁，或每日发作数次。发时先觉心凉，发则仆地有声。时发高热（痰火瘀阻），咳血（脑梗死后有瘀血，故时咳血）。舌苔腻，脉滑数（痰火），左关以下弦。此因瘀血、痰火交结于肝肾（脑为髓海，故主属肾；脉弦于左关为肝，关下及肾），肾家痰火、瘀血胶着，病深而痫。处方：瓜蒌、清半夏、桔梗、苏子、浙贝母清化痰火，竹茹、黄芩化痰且以调木，地龙、地鳖、丹皮、远志肉除其深积之痰瘀，石菖蒲化浊开窍。服药2周，发作次数反见频，但出痰增多，发热减少，咯出血块，调方继服，排下如痫状物，后10天仅发1次。断续服药近1年。2005年12月5日复因月经后期来诊，诉：癫痫数月一发。

刘某，男，16岁，石家庄市平山县人。初诊时间：2009年8月7日。患者3岁时发热后抽搐，近半年时时复发，发则目上翻，牙关紧闭，抽搐，口吐涎沫，大便2～3天1行，不畅。为痰火伤肝，肾水亏。处方：黄芩、藿香、石菖蒲、清半夏、地龙、苍术、槟榔、炒麦芽、合欢皮、竹茹、川贝母、苏子、桔梗、枳实、厚朴。3周咽干，乏力，鼻炎，未发抽搐。

彭某，女，27岁，藁城市彭家庄人。初诊时间：2011年7月9日。患者结婚4年，儿3岁，猝然跌仆，不省人事，牙关紧闭，口吐白沫，喉中有声，每周发作，若月经提前发尤频。脉滑浑，沉，力度不匀，尺脉、肝脉欠。此痰伤肝肾。痰伏于肾，肝伤而不能疏泄外出，与痰相争，累及胆则不精、不知人。肝与痰争，急而牙关闭。月经提前精血下，肝易激惹而发作频。处方：三棱、莪术、槟榔、枳实、厚朴、清半夏、苏子祛痰浊于下，竹茹、赤芍、合欢皮、红藤开肝家之痰蒙，地龙、石菖蒲通其闭塞之窍。服药2周，发作1次。继服，第4周经至，未发。加青礞石、海浮石以出其痰浊，继服1月，发1次，自10月15日至11月12日未再发作。12月9日因多梦、落发来诊，2012年12月26日又因痛经来诊，皆未诉发痫，且得一子。

按：痫乃千古之难证，根治诚难，但余临床体会，若调治得法，多可有效。

刘某，男，38岁，无极县西高村人。初诊时间：2012年4月14日。患者自言自语，自笑，不与人言，时不寐，反应迟钝，面赤。舌苔腻，脉滑急，弦见于脾脉，肝脉反不弦而滑。脉滑、苔腻为痰，脉急则为火，故见面赤、不寐。火属心，"心有余则笑不休"，故见自笑。痰伤肝则脉反滑不弦。反应迟钝、自言自语者，肝谋虑不及、脾土有余（脾主语，痰为脾实）使然。此乃癫证。处方：清半夏、苏子、瓜蒌、黄芩、竹茹、礞石以化痰，石菖蒲以开窍，枳实、厚朴以降浊。3周症减，寐好转；5周自笑消失。11月24日稍复发，复诊1次。

按：今人论脉，多从王叔和，或言27部，或言28部，然诸说均无急脉，余考诸《内经》，其说与王氏颇有出入。如《素问·脉要精微论》有"浑浑革至如涌泉"之语，革者，革脉也。余之《痰证论》曾论革脉，急者，惶急，来也匆匆，去也匆匆，与缓相反。此脉不像数脉那样快，仅稍快或不快，然病理亦似于数脉。

### 15. 脐周冷痛案

脐旁有胃经、肝经通过，而肝脉"抵小腹，夹胃"，故脐周之病，与肝胆关系密切。余临床体会，治疗脐旁疼痛，不似肠之病变，下之难痊，常须疏肝调气。

孔某，女，56岁，河北工业职业技术学院教师。初诊时间：2006年6月2日。患者大便频，细而难下，晨脐周冷痛，如厕后减。脉弦硬，右滑洪。此为痰困肝，气机不畅，疏泄不彻。处方：半夏、藿香、苏子、桔梗以化痰，乌药、薤白以调气，槟榔、三棱、莪术、枳实、厚朴以导滞，竹茹以调胆化痰，焦神曲以安中。1周矢气多，大便下秽，去乌药，加大黄、陈皮；2周后，脉硬减，右洪减，大便次数已少，脐周偶不适。脉弦硬者，肝木郁而少胃，去薤白，加党参、茯苓、浙贝母，4周后痊愈。

崔某，女，52岁，河北工业职业技术学院职工。初诊时间：2007年9月7日。患者脐周痛，按之加，右踝曾伤，时痛，足胀，骑车手麻，尿灼热，量少而黄，去年发尿道炎、阴道炎，子宫已切。后苔黄腻，脉滑，偏沉，尺脉欠，左近滞。此为血瘀，肾虚，痰滞。处方：川芎、赤芍、丹皮、郁金、红花、鸡血藤、地龙、地鳖、合欢皮、苏木、黄芩、乌药、川贝母、桔梗、苏子。诸药合用，活血、导滞、开郁、化痰，服药 1 周后，手已不麻，尿量增，症减；5 周痊愈。

按：或问：患者肾虚，何以不补肾？曰：肾者封藏之本，主蛰，不利于疏泄也。况此患者肾稍欠，方中有苏子、丹皮以益肾，可矣。

李某，男，36 岁。初诊时间：2009 年 5 月 16 日。患者脐冷，体瘦，腰酸，大便日三行。脉滑，左关及尺脉弱，右关反弦。为中痰，木水亏。处方：吴茱萸、藿香、黄芩、石菖蒲、半夏、苏子、厚朴、陈皮、竹茹、神曲、麦芽。1 周左关复，便溏，脐冷减轻；2 周额长黑斑，前方加减；3 周愈。

按：脐冷者，肝寒，吴茱萸善医肝寒者也。温而肝得疏，痰向上出于面则见黑斑。

### 16. 眼胞跳、眼胞肿案

肝开窍于目，诸般眼疾，不远于肝。

王某，男，43 岁，河北省农业厅职工。初诊时间：2006 年 11 月 24 日。患者左下胞跳，胸闷，腹凉，目外眦处白睛赤，晨口苦，血脂高。苔腻，脉弦滑近滞，尺脉弱。分析：苔腻、脉滑为痰，痰为土实，木当疏之，疏而不得乃郁，脉乃弦，风木与痰交争而目胞跳动；痰郁而化热，目乃赤，口乃苦；胸闷者，中焦生痰，上达于心使然。证属痰热瘀滞。方用黄芩、白头翁、秦皮清肝热而化痰，川贝母、石菖蒲、桔梗、苏子、清半夏化痰而开郁结，地龙以通之，远志肉、柴胡、生麦芽、茵陈以调肝木。2 周后，胞跳减；4 周后，腹凉减，脉滞减；6 周后，诸症减；继以此法调理，痊愈。

杨某，女，37 岁，无极县店尚村人。初诊时间：2008 年 4 月 6 日。患者目昏，胞肿，头昏糊，腰及下肢酸沉，经期提前 10 天，大便日一行。脉弱，尺弱甚，木反滑。此为中痰伤肝，肾虚。处方：苦参、地榆、瓜蒌、石菖蒲、枳实、厚朴、黄芩、秦皮、苏子、炒莱菔子、竹茹、半夏。1 周，胞肿减；3 周，下肢减，木滑减；4 周近愈。2008 年 7 月 12 日因他病来诊，原病未发。10 月 4 日因头晕来诊，仍宗上方愈。

按：目昏、胞肿者病在肝木，头昏糊者，痰浊、湿热上而伤木，肝主谋虑，胆主中精，昏糊者，木受浊邪也。余用秦皮，色青带黑，青则入木，黑则生水而灭火，有清利头目之效。

陈某，女，40 岁，无极县西两河村人。初诊时间：2009 年 4 月 26 日。患者目胞肿，难寐，头昏蒙，午后加，血压 140/80mmHg，月经提前 7 天。脉滑洪（痰火也）细，肝脉不弦反滑。为痰火伤木，血少。处方：黄芩、麦芽、败酱、秦皮、冬瓜皮、瓜蒌、半夏、苏子、夜交藤、地龙。1 周胞肿消，寐好转。

按：头昏蒙而午后加重者，午后属土时，痰火属土，故加重。

### 17. 近视案

肝开窍于目，《内经》曰："肝受血而能视。"近视者，视力难及远也，肝之病也。然肝之病，有肝自虚弱者，亦有他病他脏累及者，如痰浊阻滞，则肝木受困；肾水亏虚，水不生木等，学者察焉。

石某，女，28岁，白求恩医学院学生。初诊时间：2006年12月29日。患者1周来视力迅速下降，右眼0.3，左眼0.15，兼月经后期。苔厚腻，脉滑弦，略急洪，心脉太过。脉滑、苔厚腻者，此为痰火，弦者伤肝也，故见近视；肝主疏泄，疏泄失常则月经失期。处方：败酱、栀子、瓜蒌、浙贝母、清半夏以清化痰火，黄芩清化痰火且合生麦芽、茵陈、秦皮以繁木，焦神曲以和中，槟榔导滞亦和中，地龙以通经脉，沙参生金清肝而去痰火。服药2周后，目觉亮；调方继服2周后，左眼0.2，右眼0.8；继服药6周后，左眼0.4，右眼1.0；调方继服1周停药。

按：当代近视者甚多，久视所伤仅为一方面。膏粱厚味，酿生痰浊，痰浊之土伤木所致之近视甚多见也。该患者舌苔厚腻，给余印象深刻，其腻苔甚顽固，治疗很长时间方消。

李某，女，17岁，无极县曹家庄人。初诊时间：2007年2月11日。患者5岁时曾因夜游（寐而乱动，行为异常而不自知）求余诊治，予补肝药治愈。现因近视，视力不及0.6，右目尤甚复来诊治。兼见：右足疼痛，抽筋。脉滑弱，肝脉弱，稍浑滞。此为肝血虚而痰滞。前后之病虽异，肝家之虚则一。处方：鸡血藤、赤芍、当归、生麦芽、秦皮、柴胡、茵陈以繁木，脉浑滞加丹皮以活血而防木药生火，清半夏、苏子、石菖蒲以化痰浊，地龙以通经脉之滞。2周减，视力达0.8以上；7月8日，复因视力下降来诊，仍宗前方，治疗6周好转。

张某，男，13岁，无极县曹家庄人。初诊时间：2007年2月17日。患者近视，戴400度近视镜视物犹欠清，多梦。有额窦炎，鼻时衄。脉滑数，苔白。此为痰火伤肝。处方：黄芩、清半夏、桔梗、前胡、瓜蒌、败酱、焦神曲、生麦芽、枳实、厚朴、茵陈。服药1周，脉数减，苔净；2周后停药。7月28日复诊，诉：治疗后近视渐减，换成300度眼镜，视物犹清。现视力又退步，故来复诊，仍宗上方治疗。

许某，男，9岁，友谊大街小学学生。初诊时间：2008年10月1日。患者近视，大便日一行，脉滑数，尺脉弱。为痰火肾虚。处方：秦皮、黄芩、木贼、芦根、沙参、天冬、鸡血藤、红藤、生麦芽、茵陈、浙贝母、桔梗、苏子。2周视力好转，纳佳；5周，近视减轻，两肩稍累或恶心，遵前法善后。

### 18. 痉病案

*痉缘于筋急。筋者，肝所主。故痉病主责于肝胆。*

刘某，女，45岁，住石家庄市中山西路。初诊时间：2007年4月6日。患者颈强，后头木，头闷，血压高且不稳。苔黄腻，脉滑数，尺脉欠。此为痰郁木。处方：黄芩、败酱、佩兰、葛根、桑寄生、威灵仙、川续断、柴胡、茵陈、红藤、地龙、瓜蒌、浙贝母、桔梗、苏子。服药1周后，后头木减，苔黄腻减；调方继服1周，颈已舒，血压较前平稳；继服2周，诸症近消。

按：痉者筋急不舒也，之所以不舒，有肝亢者，有肝郁者，有痰伤肝木，痰激惹肝木，有肝木失养，当详审病机。此患者脉滑数，是痰热也，痰热盛者，肝必疏泄不及，肾水又欠，水不养木，故致痉。方用化痰热、繁木、通经之药，故效。

高某，男，30岁，河北景县人。初诊时间：2006年8月18日。患者项强，腰疼，腿乏力，不任重负。苔黄腻，脉滑，稍芤。证属气虚，痰湿，筋脉失养。处方：山药、五味子、百合、鸡血藤、怀牛膝、茯苓以扶正，清半夏、桔梗、厚朴、石菖蒲以化痰，竹茹化痰而利筋脉，苏子化痰而益肾家，脉芤加生牡蛎以防气血之散，地龙通经脉。2周后，下肢乏力减，上方去五味子、石菖蒲、百合、茯苓，加黄芪、白芍；4周后，脉芤减，现滑大，尺脉欠；6周后，诸症减；8周后，诸症近消。

按：此案脉滑而芤，是以虚为主，兼夹痰浊也。下虚则气血不足以上达，筋脉失养而痉。补其下，化其痰浊，下足则气血上达而痉乃愈。

曾某，女，41岁，河北工业职业技术学院职工。初诊时间：2006年12月7日。患者项强硬，时落枕，郁怒，月经有血块，月经前一天泄泻，口干，乳胀，目中热。脉弦滑近滞，尺脉欠。证属痰郁木，肾虚。处方：白芍、葛根、丹皮、合欢皮、郁金、川贝母、清半夏、地龙、石菖蒲、鸡血藤、竹茹、苏子、桔梗。2周后，项仍拘，郁怒减；4周后，颈僵大减；6周后，乳胀减；7周后，诸症近愈。

按：木郁则项僵硬，筋失柔则落枕，肝郁则血滞而经有血块。排泄月经者，疏泄也，痰浊随月经一同疏泄，故泄泻。方用合欢皮等以舒肝木，葛根等以舒筋，半夏类以化痰。

### 19. 足猝肿、足痛案

*肝属风，将军之官，性急而多变，故猝发之疾，多关肝胆。肝主调畅气血，气血突受郁遏而不得调畅，在血遏则猝肿，在气滞则猝痛，气血皆阻，既肿且痛。*

刘某，女，45岁，无极县里城道村人。初诊时间：2007年7月7日。患者两足猝发肿胀，按之凹而不起，时重时轻。脉滑，尺脉弱。兼见：健忘，形丰。此乃痰盛，肝肾亏。盖痰缘土实，易伤肝肾，肾虚则健忘；肾虚不足以生肝木，痰复侮之，肝气不得上升，血遂滞于下，肿胀作矣。处方：茯苓、川续断、狗脊、厚朴、石菖蒲、清半夏、苏子、山药、地龙、红藤、鸡血藤、合欢皮。1周肿消，2周愈。

王某，女，22岁，河北工业职业技术学院职工。初诊时间：2007年11月9日。患者扭伤左足5个月，现仍痛，经可，大便可。脉浑急，欲促，尺脉弱，木脉郁。此为瘀血，肾虚。处方：川牛膝、苏木、川芎、地龙、地鳖、赤芍、乳香、没药、鸡血藤、桂枝、红藤、桔梗、苏子。2周症减。

### 20. 面肌痉挛案

*面肌者，筋之谓也；痉挛者，筋急也。求于肝胆，又何疑焉？*

黄某，男，14岁，河北师范大学附中学生。初诊时间：2007年6月4日。患者左外眦、口角时抽掣，大便日1～2次。苔略黄腻，脉滑数，左关脉不弦反滑。此为痰热郁木。处方：秦皮、败酱、瓜蒌、远志肉、前胡、清半夏、生麦芽、茵陈、浙贝母、地龙、红藤、黄芩、桔梗、苏子。服药1周后，抽掣大减，诊时未见抽掣，苔净；调方继服2周，抽掣近消；继服1周而愈。

按：筋急之病，诸医多作肝木亢论，动辄平肝。余临床体会，肝木之亢，固能筋急，然痰浊之侮、木家之虚亦可筋急，且甚多见。患者本木脉不弦，滑脉明显，痰伤木虚明矣，故加麦芽、茵陈等繁木之品。

### 21. 肢体麻、胀——中风先兆案

每见肢体较劲，血液流通不畅，久而麻木遂生。是肢体麻胀，乃气血阻遏使然。阻遏乃气血失于条达——肝病也。思此理：正如大气不流动，局部区域闷热。然此时正酝酿大风，刮起将在顷刻，故肢体麻胀，乃中风之兆也。

杨某，女，35岁，住石家庄市义堂。初诊时间：2006年12月15日。患者双上肢麻，膝痛，后背紧，腹痛，健忘。苔黄腻，脉滑洪，尺脉弱，左脉弦著。按此脉滑洪者，痰火；痰火壅而不通，故肢体麻而膝背及腹痛；木欲疏而力尚不足，蕴郁而弦脉乃过；尺脉弱者肾虚，肾虚而风易动。此乃痰火壅郁，欲发中风（脑出血）。处方：浙贝母、瓜蒌、清半夏、桔梗以化痰热，苏子化痰兼合丹皮以益肾，丹皮益肾兼生金而息风，鸡血藤、合欢皮、红藤和畅血脉以除壅郁，地龙、佛手、桑枝以通经脉。1周后，肢麻减，腹已不痛，苔黄腻减，脉洪及左脉弦减；2周后，左脉已不弦；3周痊愈。

按：余临床所见，上有肢麻、眩晕等痰火之征，脉有弦郁之象者，一旦肾虚，

易发中风。此患者因治疗及时得免。

钱某，男，59岁，无极县店尚村人。初诊时间：2007年4月15日。患者右半身麻木。舌苔偏腻，脉弦，滑近滞。此痰欲阻滞，将发中风（脑血栓）。处方：清半夏、贝母、苏子、黄芩、石菖蒲、地龙、川芎、赤芍、丹皮、鸡血藤、红藤、茵陈。1周减，2周愈。

朱某，女，39岁，无极县曹家庄人。初诊时间：2007年4月8日。患者左半身麻木，腰酸。苔腻，脉滑细，弱尺甚。此人素体肾亏，故血少，复加痰阻，气血将瘀阻。处方：鸡血藤、红藤、赤芍、丹皮、合欢皮、石菖蒲、地龙、山药、党参、黄芪、沙参、茵陈。服药1周，麻木减；随症调方，5周后诸症皆消。2012年4月8日因尿频来诊，前症一直未现。

按：中风——脑血管意外，在中医来看，有虚实两种。实者痰火上扰，肝木暴亢；虚者血虚，如水流之细，几欲阻过而不流。设若再有痰浊混于其间，则阻过将发于旦夕，此患者即是。方用鸡血藤、赤芍等以增江河之水，更用党参、黄芪等鼓荡其流，菖蒲、地龙等畅其河道，病自愈矣。

刘某，男，45岁，无极县七汲村人。初诊时间：2007年6月23日。患者经检查发现高血脂、血液黏稠。现头晕，右膝难以负重，双手麻。舌苔偏黄腻，脉滑偏沉，弦见右脉。此为痰热滞，欲中风。处方：黄芩、石菖蒲、佛手、地龙、苏木、鸡血藤、川芎、合欢皮、清半夏、苏子、藿香、茵陈。服药1周，右脉不弦，舌苔不黄，腻减，晕大减，右膝稍舒；2周愈。

按：患者血脂高者如江河之浊，血液黏稠者如水流之滞，又有脉滑、苔腻、手麻，故当急祛其浊而畅其流。方用半夏、菖蒲、藿香等荡其浊，川芎、苏木、地龙等畅其流，遂效。

张某，女，37岁，藁城市秦家庄人。初诊时间：2007年9月16日。患者侧头痛，手足麻，脑血流图异常，目眩，经少。脉弦滑，尺脉、肝脉皆弱。此为中风先兆。肾虚则木乏生助，木虚而失于条畅，风欲作而麻木、头痛。处方：鸡血藤、白芍、赤芍、柴胡、丹皮、秦皮、合欢皮、黄芩、生麦芽、桔梗、败酱、茵陈、党参。服药1周症减；随症调方，3周愈。

王某，男，47岁，无极县牛辛庄人。初诊时间：2008年6月15日。患者左足跟疼痛麻木，神疲，脘灼，目胞肿。经县医院检查：血黏稠，脑动脉供血不足。血压170/100mmHg。苔偏腻，脉滑浑，尺脉欠。此为痰阻滞，肾虚。处方：清半夏、苏子、槟榔、枳实、厚朴、合欢皮、地龙、败酱、红藤、石菖蒲、竹茹、王不留行。1周，跟痛消，但麻；2周，目胞不肿，血压140/90mmHg，觉精神增；6 周痊愈。

按：在西医来看，肢体麻木是因为有脑血管病变、神经病变及骨质增生等刺激压迫血管、神经等多种原因，但从中医来看，总不离肝木。盖肝主疏泄，肝藏血，主筋。血不畅行，筋脉不利，难免麻木。此患者足跟麻木，虽不似脑血管意外之凶，但血行不畅仍是关键。血行不畅，内有痰阻，则血压由之上升，荡其痰浊，畅其经脉，不唯足麻，血压亦得恢复。

魏某，女，60 岁，无极县角头村人。初诊时间：2010 年 1 月 31 日。患者手麻，头脑迟钝。腰及下肢疼，健忘，头痛，便少而黏。脉滑洪，尺脉欠藏，肝脉不弦而力度不均，左尺弦。为痰火伤木水。处方：黄芩、秦皮、败酱、鸡血藤、地龙、竹茹、火麻仁、瓜蒌、丹皮、红藤、赤芍、夜交藤、石斛。2 月 27 日再诊，头痛减轻，腰及下肢疼减轻，手麻减轻，血压 170/100 mmHg，前方进退；2 周后血压降至 130/78mmHg，症近消。

郭某，女，69 岁，无极县东马村人。初诊时间：2010 年 4 月 11 日。患者走路不稳，倒脚（走路时不稳定，而左右歪、晃）欲仆，懊恼，头昏蒙不清。脉滑洪，上盛而尺脉弱。此痰火上涌，肾水亏乏，内风将动。处方：旋覆花、桔梗、败酱、丹皮、厚朴以降痰火、平上亢之木，瓜蒌、竹茹、清半夏以化痰，白鲜皮、沙参、石菖蒲以生金而奏平肝、生水之功。1 周减，3 周愈。

### 22. 膝病案

膝者，筋之府，筋属肝胆，故膝病责于筋，病在肝胆。

孟某，女，58 岁，无极县牛辛庄人。初诊时间：2007 年 3 月 18 日。患者自觉两膝憋胀而难屈伸，以致行走困难，着急则脑子乱。脉滑弦，寸脉过，尺脉欠。此痰伤肝肾。处方：黄芩、合欢皮、白芍、郁金、川续断、桑寄生、苍术、木瓜、清半夏、苏子、竹茹。服药 1 周，症减，脑稍清；随症调方，5 周痊愈。

按：两膝憋胀者，痰湿之邪壅郁于此，筋伤而失其柔、刚、舒、劲之能，故难屈伸而害于行。方中之药，化痰浊，繁木而已。

朱某，女，58 岁，无极县西中铺人。初诊时间：2007 年 2 月 24 日。患者双膝胀，难迈步，下蹲，髋酸，下肢无力。脉弦滞急，左尚滑大。此为痰郁滞，肝不舒。处方：独活、威灵仙、清半夏、苏子、石菖蒲、鸡血藤、川牛膝、桑寄生、木瓜、狗脊、地龙、竹茹、白芍、川续断。服药 2 周，下肢有力；随症调方，继服 2 周，行走自如，下蹲可。

杨某，女，60 岁，无极县西东门村人。初诊时间：2006 年 10 月 28 日。患者双下肢疼痛，右甚，膝夜难伸直，昼难屈伸，兼见脘痞。舌苔中部偏腻，脉弦滑，略硬,尺脉欠。此为痰溜于关节而害于筋。筋者,肝主之,故为痰伤肝而兼肾虚。处方:独活、威灵仙、半夏、苏子、石菖蒲、厚朴、茯苓、川牛膝、地龙、鸡血藤、竹茹。服药1周,脘舒,纳增,加川续断、桑寄生、白芍,去厚朴、茯苓、川牛膝;服药2周,症大减,继服2周以加强疗效。

按:肾主腰脚,膝者筋之府。故膝部之病,常由肝肾两虚而致。肝属木,肾属水,木水之共同对宫为土,土可伤肝肾也。肾水亏则生肝木之力欠,终致肝木虚;肝木虚则累及肾水,使肾水亏耗。此五行中母子关系使然。试观年老之人,肾虚则下肢无力、耳聋,继而累及肝木,肝木虚,乃老眼昏花。明乎此,则补木、益肾、抑土,又何疑哉!

张某,女,62岁,无极县牛辛庄人。初诊时间:2007年2月10日。患者右膝疼痛,不任远行,虽数百米,亦赖骑车。苔厚腻,脉滑急,右尺弦,左尺脉弱。此为痰伤肝肾。处方:清半夏、石菖蒲、独活、威灵仙、三棱、莪术、槟榔、地龙、黄芩、枳实、厚朴、竹茹、桑寄生、鸡血藤。随症调方,1月后,可步行近1公里。

按:临床所见,双膝病者,虽有邪,常因虚;单膝病者,常以邪阻为主,故方中多用通达导滞之品。

陆某,女,45岁,石家庄南高基人。初诊时间:2007年7月6日。患者左鹤膝,膝痛致烦而不寐,腰痛,健忘,大便日一行。苔黄腻,脉滑急,略洪,尺脉弱。此为肝肾虚,痰热。处方:石菖蒲、前胡、地龙、清半夏、黄芩、藿香、竹茹、炒麦芽、秦艽、青风藤、夜交藤、川贝母、桔梗、苏子。服药2周后,膝痛减,仍肿;4周后,苔净,下肢乏力;7周近愈。

按:鹤膝者,以形名病。膝之所以肿大者,必有邪阻焉。应化痰、除湿、祛瘀,贵在审因而治。

田某,女,30岁,无极县户村人。初诊时间:2009年2月28日。患者时值哺乳100天。主诉:膝先凉后疼,健忘,足后跟痛,目不任久视,大便不畅,3~4天一行,腹痛。脉滑急,肝脉亦滑(痰湿之邪伤肝木),尺脉弱。为肝肾亏,夹痰火。处方:木瓜、秦皮、川续断、鸡血藤、黄芩、当归、赤芍、地龙、茵陈、瓜蒌、麦芽、败酱。1周后,便秘减轻,但初硬后溏;继服1周,膝疼下至胫骨前;又1周后,腹不痛;加减继服1周,唯膝凉,大便日一行。

按:麦芽者,大麦之芽。大麦种于初春,熟于初夏,独得一春之气,其色带青,其味酸,是肝木之药也,故张锡纯有麦芽舒肝之体会。但历代医家发掘其药理甚欠,以致仅将麦芽作为消食、回乳之药——是只知中药之用,不知中药之理也。余多用该药治疗哺乳之妇,时遭"该药回乳"之诘责,余乃告之,此补肝之药,不独回乳，亦可增乳，效用之妙，在医之匠心耳。

张某，男，68岁，无极县牛辛庄人。初诊时间：2009年8月15日。患者右膝软，时发而不自主蹲下，耳背。脉弦硬，滑欲促，尺脉弱。此为痰火郁，水亏。水亏失于滋荣，肝木亢而不能调达，痰火复郁，膝遂病。处方：川牛膝、郁金、鸡血藤、红藤、赤芍、狗脊、地龙、清半夏、瓜蒌、苏子、丹皮。1周膝不再发软。2011年6月4日因头晕复诊，宗前治愈。

### 23. 抑郁症案

肝喜条达而恶抑郁，故情志抑郁，病在肝胆。

秦某，男，19岁，辛集人。初诊时间：2006年8月11日。患者抑郁，易怒，语塞，痤疮，多汗，大便日2～3次。苔中后黄腻，脉弦急，左关尤滑。此乃痰热引肝。处方：瓜蒌、合欢皮、白鲜皮、白头翁、黄芩、浙贝母、半夏、丹皮、前胡、远志、竹茹。2周后，痤疮大减，脉滑急减，有郁象；4周后，头汗多，咽仍有痰，健忘，学习静不下心；6周后学习已能静下心来，继以此法调理5周近愈。

**按**：痰热引肝者，痰热生于脾胃，是脾胃之邪，邪气盛则实，故痰热属土实。土实者，木乃尽其疏泄之职。试观人进食以后，则胃中酸液分泌增加（酸者属木），大雾产生，则风（雾属湿，为土实，风属木）来散之——此土实引木来克制也——人之和谐机理如是。然有食物过多，木疏不彻（食积乃成），雾霾甚重，风气难来，此即土实引木，木克不逮也。逢此，则当急泻土实，扶肝益胆。

刘某，男，19岁，石家庄市24中学生。初诊时间：2007年10月19日。患者抑郁，头晕，面黄，痰多，大便1～3天一行，初硬后溏。脉滑洪，尺实而郁，乃木不疏。此为痰火伤木。处方：黄芩、石菖蒲、清半夏、川贝母、败酱、合欢皮、生麦芽、槟榔、三棱、莪术、茵陈、竹茹、桔梗、苏子。1周痰减，脉尺实而郁减；4周愈。

魏某，男，18岁，无极县东河流村人。初诊时间：2008年5月11日。患者胸脘满闷，情志抑郁，晕，烦，悸，时恶心。脉滑，关以下弦。胸脘满闷、恶心者，痰火也，痰火扰心则烦、悸，伤肝则抑郁。处方：枳实、厚朴、瓜蒌、薤白、清半夏、苏子、焦神曲、生麦芽、槟榔、藿香、三棱、莪术。随症加减，1周，恶心减；3周胸舒，不烦；6周愈。

郭某，男，18岁，河北宁晋一中学生。初诊时间：2010年12月1日。患者心情不乐，无兴趣，脉滑，肝脉亦滑，罢极失准，大便不畅，或干或秘。处方：前胡、吴茱萸、败酱、苏子、清半夏、瓜蒌、黄芩、浙贝母、合欢皮、桔梗、石菖蒲、红藤、厚朴、竹茹、枳实。服药1周后，心情已开朗。

### 24. 帕金森病、震颤案

《素问·病机十九条》云"诸风掉眩，皆属于肝"，帕金森病表现为颤动、摇摆，即所谓掉眩也。查此，可知病位在肝，然肝之病有多源：有肾虚而水不生木者，有痰滞引发肝急者，有热盛而引风者，有土虚而招致木乘者，医者临证详察，则病愈有望。

韩某，女，47岁，无极县正村人。初诊时间：2006年10月28日。患者身僵，行走拘急，步态僵硬而不稳，身肢震颤摇动，头摇，舌僵语塞，面赤，双小腿肿，不寐，多梦，大便秘。舌苔腻，脉浑滑急。西医CT等检查未见异常，血黏度增高。中医属痰热困肝，引发筋急、风动。以化痰药贝母、瓜蒌、黄芩、清半夏、苏子、竹茹等，生金平肝药丹皮、生石膏、石菖蒲、白芍、茯苓、桔梗等，甘缓药甘草、白术、藿香等组方化裁。治疗18个星期，震颤消失，步态自如，语言清利。2007年9月8日因他病来诊，反应灵敏，原病未复发。

按：脉滑、苔腻因有痰浊，血黏度增高者，痰滞于血，肝疏泄不利也。此种肝郁本不欲以石膏之金药平肝，但患者面赤、不寐等皆因心火内炽，有脑血管意外之势。火在内，予金药以泄（五行之泄法）火气，乃和治之柔策，况生金则消土，又为治痰之法（五行之消耗法）。予观张锡纯《医学衷中参西录》，书云石膏可治痰，但石膏的确非治痰之药，书亦未云以何能治。余《痰证论》之生金消土法可解之矣。

卢某，女，80岁，无极县牛辛庄人。初诊时间：2007年6月2日。患者手颤不已，双下肢麻、疼，步态僵硬而艰难，热则头昏蒙而不记事。舌苔腻，脉弦硬滑，尺脉弱，左脉滞涩。此为痰滞肝郁，肾虚。处方：厚朴、枳实、石菖蒲、威灵仙、清半夏、苏子、独活、槟榔、三棱、莪术、地龙、鸡血藤、竹茹。随症加减，4周后疼痛大减；6周后颤已不明显。

邓某，男，74岁，住石家庄市滨河小区。初诊时间：2007年10月12日。患者口周时颤，手抖，痴呆，疲欲睡，双下肢乏力不欲行，健忘。苔腻，脉促，滑浑，尺脉欠，脉急而见木郁。此为肾虚，痰郁木。处方：黄芩、远志肉、石菖蒲、地龙、清半夏、红藤、槟榔、三棱、莪术、茵陈、生麦芽、川贝母、桔梗、苏子。2周，口周颤、手抖大减；8周近愈。2009年3月13日复诊，曰前年患帕金森，经调治2月已愈，行走已便利，无震颤，反应敏捷。现两手有时麻，左下肢疼痛，大便日一行，溏，脉滑实急促。调治3周愈。

按：以上两例皆为老年人，老年人多见肾虚体弱，难堪攻伐，但都有苔腻、脉滞、肝郁之象，故皆用三棱、莪术之属，有效而又平稳，可见，药之关键在对证，有病病当之，无病正伤之。前贤"人参、甘草误用乃能杀人，巴豆、砒霜对证即可起死"之语确也。

冯某，女，70岁，无极县东辛庄人。初诊时间：2008年8月16日。患者有帕金森病，手颤，目昏，血压180/100mmHg。舌苔略腻，脉滑，肝脉亦然，土脉实洪。此土实侮木，木病目昏而颤。处方：黄芩、败酱、瓜蒌、秦皮、冬瓜皮、白鲜皮、桔梗、清半夏、丹皮、竹茹。服药3周，症减。2009年11月7日复因咳来诊，手未颤。

齐某，男，79岁，无极县店尚村人。初诊时间：2009年3月22日。患者有帕金森病，左手颤，下肢僵，行则频跌仆，耳背，口周颤动，难寐，便秘，3天一行。舌苔偏腻，脉滑，脾脉实，肝脉不弦。脉滑脾脉实为痰滞，下肢不利，耳背为木水亏。处方：半夏、枳实、厚朴、槟榔以化痰，黄芩、竹茹、苏子化痰而益木水，丹皮、柏子仁、怀牛膝补水，白头翁以息风，夜交藤以交通心肾。服药1剂寐即见好转；2周手颤减轻，大便畅；3周口及手颤减轻，下肢已有力，行走已不跌仆；4周寐好转，可自己走路，前方加减；8月15日复因寐差来诊，颤大减；10月31日大腿上部现带状疱疹来诊，颤未复，行亦稳。

刘某，男，46岁，无极县西两河村人。初诊时间：2010年2月27日。患者有帕金森病，脘痞，烧心，泛酸，口手颤动，将食物送往口中时常常送偏，难寐。舌胖嫩，脉浑，弱尺脉著。脉中所见，乃痰浊滞之，肾家亏虚，痰则侮木，水亏则不能生木，木亏而虚风内动。处方：生山楂、生麦芽、赤芍、合欢皮、黄芩、鸡血藤以助肝木，川续断以补益肝肾，山药以补肾，清半夏、苏子、竹茹以化痰，地龙、红藤以通导。服1剂后觉气从项上至头，症乃减；7周愈。2011年11月5日因晕来诊，前病未复发。

按：帕金森病乃世界之难题，但并非无解之题。正如《灵枢·九针十二原》所说："今夫五脏之有疾也，譬犹刺也，犹污也，犹结也，犹闭也。刺虽久，犹可拔也；污虽久，犹可雪也；结虽久，犹可解也；闭虽久，犹可决也。"为医者，当有精勤不懈之心，而开颖悟之智，则虽有顽疾，或可振起。

董某，男，54岁，藁城市张村人。就诊时间：2009年3月15日。患者2008年10月4日曾因脑梗死死后遗症来诊，现左手、舌尖、左下肢颤动，可以行走。大便急，原遗尿，现未遗尿。脉滑急，浑，土实，尺脉欠，肝脉不弦。此为痰火，肝木亏。处方：黄芩、麦芽、柴胡、茵陈、竹茹、红藤、槟榔、三棱、莪术、清半夏、苏子。1周症减，前方加减；6周诸症皆大减。

按：震颤之病，西医责之于高位神经中枢，因高位神经中枢对运动起抑制作用。中医认为，颠高之处，唯风可到，风主动。此患者病在脑之梗死，脑梗死即中风。肝主风，肝亢生风，肝虚亦风。此患者肝脉不弦，脉乃痰火之象。故用半夏等以化痰，麦芽等以繁木，痰致脑梗死，必有积滞，复用三棱等以消积滞，故效。

王某，男，64岁，无极县甄村人。初诊时间：2009年8月1日。患者胆石症切除胆囊后8年，咽部不舒，声嘶哑而浊，腹大，左手及身颤动，迈步艰难。舌苔腻，脉滑实洪，尺脉不足，肝脉不弦而浑。此为痰浊伤肝，肾虚。处方：黄芩、枳实、厚朴、清半夏、苏子、火麻仁、藿香、石菖蒲、槟榔、焦神曲。3周后下肢觉有力，迈步改善，声音见清。2010年2月27日因他病复诊，诉前病已愈。

按：患者虽有肝肾之不足，但腹大、脉滑、苔腻，痰证甚著，祛邪方可使正复，故方重化痰，痰去而病愈。

### 25. 视物不清案

肝开窍于目，目之不清，病位在肝。至于何邪伤肝，何脏之病及肝，抑或肝木自病，当须辨之。

朱某，女，52岁，无极县东丰庄人。初诊时间：2007年2月24日。患者左上肢酸麻，视物不清如蒙，腋胀，头昏蒙，耳鸣，在省二院诊断为视神经萎缩。脉滑洪，尺脉弱。中医属痰伤肝，肾虚。处方：黄芩、瓜蒌、前胡、桔梗、清半夏、贝母、红藤、败酱、苏子、桑枝、石菖蒲、竹茹、柴胡。服药1周，脉洪减，头昏蒙已消。随症调方，2周后，腋胀减，耳不鸣，左上肢已不麻，仍酸；3周后诸症大减，遂停药，用眼药外用维持；10天左右症状反弹，继宗前方；调治7周愈。2009年11月29日复发，仍宗上法，3周愈。

按：脉滑为痰，痰伤木；肾虚水乏，不生木。瓜蒌、桔梗、半夏之属以化痰，黄芩、柴胡、竹茹之属可繁木，痰去木复，未补肾而愈。张子和所谓"良工之治病，先治其实，后治其虚，亦有不治其虚时"，诚开悟之语也。

李某，女，39岁，无极县店尚村人。初诊时间：2007年3月24日。患者视物不清，腰难受，易上火咳嗽。脉滑数（痰火），尺脉弱（肾虚），肝脉不弦（木虚）。痰随火上则咳嗽，肾虚则水不生木，肝虚则视物不清。处方：前胡、桔梗、瓜蒌、苏叶、清半夏、苏子、藿香以化痰，黄芩、秦皮、生麦芽、白芍、茵陈以调木。服药1周，目明，未咳；随症调方，继服2周愈。

袁某，男，39岁，无极县西南丰村人。初诊时间：2008年11月8日。患者两目玻璃体混浊，视物不清，左目视物有重影，曾发轻度脑血栓、血脂高、脂肪肝、动脉硬化、心增大。现脘痞，大便难，夜梦话。脉滑弦，浑，尺脉弱。

脉滑乃痰，浑者痰滞，尺脉弱因肾虚，弦乃痰引肝急，欲疏不得。处方：瓜蒌、石菖蒲、清半夏、桔梗、黄芩、苏子、槟榔、三棱、莪术、枳实、厚朴、红藤、竹茹。1周脘痞减；3周脘愈，视物较前改善，但左目仍稍有蚊虫影。2009年2月14日复因气短来诊，自云药后目疾愈。

吴某，女，78岁，住石家庄市西里小区。初诊时间：2009年4月22日。患者目不清，双下肢疼（小腿），健忘，大便日一行，寐可，纳可。左脉近革（弦硬大），滑，尺脉欠，右浑。为痰引木张，水亏不涵。处方：清半夏、黄芩、独活、威灵仙、狗脊、槟榔、炒麦芽、竹茹、石菖蒲、地龙、川贝母、鸡血藤、桔梗、苏子。1周脉张势稍缓；2周双下肢痛减轻，目见清，前方加减善后。

按：肾精亏则脉有革形，脉滑者痰，浑者木不畅，痰阻水亏木郁则见目不清而脚痛，疏其痰阻为治之关键。

### 26. 头昏蒙（胆失中精）案

头圆而象天，天贵清。天所以不清者，雾霾之浊气上干也。雾霾之气所以能盛行者，以风气不治也，以金不肃降也。设或风吹、凉降，则雾霾顿消而天气得以清静光明也。在人而言，凡痰浊、湿热之气弥漫滞留于上而不去，皆致头之不清或蒙胀如裹。治此者，或助风木，或助金降，脾湿之气得抑，痰浊之气一除，头乃清矣。

唐某，女，42岁，无极县东陈村人。初诊时间：2007年7月29日。患者头昏蒙不清，如物盖，如帽裹。兼见：脘痞，头晕，大便不调，口酸。舌苔偏腻，脉滑急近滞，带有弦象。时当长夏季节，湿热痰浊熏蒸于上，肝风受侮，疏散不得，故见是证。处方：藿香、石菖蒲、佩兰、桔梗、清半夏、陈皮、败酱化痰祛浊，黄芩、竹茹化痰而繁木，生麦芽、柴胡以繁木，前胡以肃肺，地龙以通经。服药1周，症减；2周愈。

李某，女，35岁，无极县曹家庄人。初诊时间：2007年5月5日。患者头昏蒙，健忘，大便不畅，腰酸，盆腔炎。舌苔腻，脉滑，尺脉欠，肝脉弱。处方：茯苓、厚朴、清半夏、苏子、炒莱菔子、黄芩、石菖蒲、白鲜皮、败酱、竹茹。服药1周。后于8月11日复来就诊，自云上次服药1周觉症状已不明显，遂停药，今又发，故来复诊。仍宗前方治疗，2周愈。

闫某，男，27岁，河北师范大学职工。初诊时间：2007年4月27日。患者头昏蒙，晕沉，口腔内干苦，目疼，大便溏，日一行，不畅。脉滑实，木脉沉弦。此为痰积。处方：三棱、莪术、清半夏、石菖蒲、黄芩、槟榔、前胡、浙贝母、红藤、败酱、生麦芽、竹茹、桔梗、苏子、枳实、厚朴。服药1周后，目疼减，脉实减，木脉沉弦减；2周后，晨晡起而目疼，胃酸，鼻吸气凉；4周后鼻愈，胃酸愈；5周痊愈。

按：脉滑实者，痰积滞也；木脉沉弦者，郁积也。三棱、莪术等攻导积滞，半夏、桔梗等化其痰浊，麦芽、红藤等繁木而疏通之，菖蒲化浊而开之，是其意也。

### 27. 白睛出血案

肝藏血，火灼肝窍，血不得藏，则目中血出。

王某，男，24岁，无极县市庄村人。初诊时间：2011年10月1日。患者两目红赤如血。舌苔腻，脉洪弦滑，左尺脉欠。洪者为火，尺脉欠为水亏，弦者在肝，目是以赤，苔腻为痰。处方：瓜蒌、清半夏、桔梗、旋覆花以降痰浊，木贼、菊花、秦皮以清肝火，沙参、知母以滋肾水。1周减，2周愈。

### 28. 腹股沟疝案

腹股沟，中医称少腹（或云小腹），足厥阴肝经所循行之处，疏泄不畅，腹有物隆，疝乃见此。泄其腹中所积，畅其肝木之气，则病已。

计某，男，54岁，河北廊坊人。初诊时间：2007年11月19日。患者左腹股沟斜疝，感冒后咳则加，脘、脐、小腹痛，大便日三行、溏。后苔腻，脉弦滑浮，弱而尺脉尤甚。此为痰热，气虚兼有肾虚。处方：藿香、清半夏、瓜蒌、桔梗、浙贝母、桔梗化其痰热，焦神曲和中而治痰之源，厚朴、苏叶、款冬花、紫菀降气以止咳（咳不愈则气难顺畅），黄芩、生麦芽化痰而和其木，山药、苏子化痰而补其虚。2周症大减。

邱某，男，65岁，家在石家庄市卓达科苑。初诊时间：2010年9月17日。患者左侧腹股沟斜疝，冷天则频发，大便或干，BP：160/110mmHg。舌苔后部腻，脉弦浑，肝脉过而郁。苔腻、脉浑、血压高者，膏粱厚味酿生痰浊，痰浊阻滞使然，痰浊阻滞，则木受侮而郁，冷天则不利于疏泄，故病加重；便干亦疏泄不畅所致。处方：浙贝母、瓜蒌、清半夏、石菖蒲、桔梗、苏子、枳实、厚朴以祛痰浊，槟榔、川楝子疏泄其滞，橘核调其滞气。1周疝愈。2011年4月29日复因静脉曲张来诊，疝未发。

### 29. 贫血案

血者，肝所藏。血之不足，主责于肝。然有肾水不生肝木者，有火热耗伤阴血者，有脾不化血者，临证之时，当须详审。

黄某，女，27岁，无极县齐洽村人。初诊时间：2007年8月25日。患者面色萎黄，血小板9.0g/L，纳呆，头蒙，气喘，动则加重，面色晄白。苔腻，脉滑数（痰火），尺脉欠（肾虚）。痰火上扰则头蒙，肾虚不纳气则喘，动则耗气，故喘加重。处方：半夏、桔梗、瓜蒌、藿香、石菖蒲以化痰火，苏子、党参、炒莱菔子以补肾精，焦神曲、炒麦芽以和中而增血之化源。服药 4 周，血小板 11.3g/L，红细胞 $3.84 \times 10^{12}$/L。2008 年 9 月 13 日复因脘不适、难寐来诊。3 周愈。

关某，女，38 岁，家住石家庄市平山。初诊时间：2010 年 6 月 4 日。患者原有乳腺增生，服西药后致白细胞减少，全血细胞减少，血小板 8.5g/L，口燥舌干，头晕时作，手足凉，背痛，腰痛，大便凉则泻，舌不知咸味。脉濡滑（虚，有痰湿），尺脉弱。此为血少水亏，有痰湿。处方：鸡血藤、炒山楂（酸养肝血）、赤芍以养肝血，清半夏、猪苓、浙贝母、瓜蒌、桔梗以化痰湿，苏子、山药、党参、丹皮以补肾填精，知母、芦根以生津。4 周血小板为 10g/L，2 月而愈。

### 30. 筋急（抽筋）案

*肝主筋而苦急，故筋急之病，治在肝胆。*

朱某，男，36 岁，无极县西两河村人，初诊时间：2008 年 2 月 23 日。患者双下肢抽筋，大便急。脉滑稍沉，尺脉弱，肝脉弱。此为痰伤肝肾。处方：黄芩、败酱、半夏、苏子、藿香、瓜蒌、厚朴、麦芽、神曲、茵陈、川续断、白头翁。1 周后双下肢抽筋减，大便仍急；4 周痊愈。

按：筋急主责于肝，然肝之筋急有实有虚。实证之筋急刚暴而猛，虚证之筋急其势较缓。实当祛邪，虚当荣木，该患者肝肾两虚，故治以川续断、麦芽、茵陈之属以荣木，复用半夏、瓜蒌等以祛痰浊，痰浊消，土不伤木水，则病愈可期。

李某，女，76 岁。初诊时间：2012 年 4 月 13 日。患者左下肢抽筋，后半夜加，腰椎间盘突出伴椎管狭窄，身痒，耳鸣，抑郁，换季时症状加重，无汗，寐不实，心情抑郁。餐后血糖 10mmol/L（痰），血压 140/60mmHg。舌暗，脉硬而弦滞，肝脉亢，尺脉弱。夫尺脉弱者水亏，水不涵木则木亢，木亢则筋急，血疏泄不畅而欲瘀。处方：生白术、藿香扶土以泄木气，丹皮、白鲜皮、沙参以金克木而生水，知母、决明子助水而平木，赤芍（按：肝火病案已论白芍，赤芍类之而偏入血分，患者血已滞也）入肝而养肝血、平肝亢，浙贝母、清半夏以化痰且助金。2 周抽筋大减，身痒亦减，寐已佳，餐后血糖 8.7mmol/L。

王某，女，56 岁，无极县店尚村人。初诊时间：2012 年 6 月 2 日。患者小腿拘挛，目昏，膝软，健忘，颧下肉跳动。脉滑而上盛下虚，脾脉弦。分析：脉滑者痰，痰土实而引木来疏，故脾脉弦而小腿拘挛、颧跳，肝性上行，行则下虚而上盛，故健忘而目昏、膝软。处方：半夏、枳实、厚朴、苏子化痰而降，丹皮平肝生金而益下，合冬瓜皮凉收而平肝木之逆，赤芍凉泻肝木而缓急，夜交藤舒筋且交通上下，山药、玄参以补下。1周膝觉有力，小腿拘挛减。

### 31. 胆囊炎、胆石症案

胆者，中精之府，中正之官，与肝合而为木，合于风。若痰浊或湿热盛则风气不畅，胆家病矣。

魏某，男，28岁，无极县柴城村人。初诊时间：2008年7月19日。患者右胁及胆区胀痛，脉滑洪弦。谷丙转氨酶升高。脉属痰火郁木。处方：清半夏、苏子以化痰，枳实、厚朴、前胡、败酱化痰而调理气机，槟榔、三棱、莪术以导郁滞，石菖蒲以开闭塞，黄芩、竹茹化痰而和胆木。服药1周。12月6日复来，云：当时觉愈，后查转氨酶亦恢复，现脘胁胀复发，仍宗上方，2周症状消。

安某，女，55岁，无极县南苏村人。初诊时间：2008年5月24日。患者胆泥沙样结石，胆区、腰时痛，目昏，健忘。苔腻，脉滑，尺脉弱。处方：枳实、厚朴、清半夏、苏子、黄芩、鸡内金、瓜蒌、石菖蒲、焦神曲、炒麦芽、炒莱菔子、竹茹。3周后腰痛大减，胆区偶有轻痛。

按：胆石之生在于肝脏所分泌之胆汁混浊，或胆囊之液不能顺畅下行。膏粱厚味酿生痰浊，此是混浊之根源。痰浊之性黏滞而不爽，气机因之不畅，不通则痛。方用半夏等化痰，枳实等以调气，黄芩等化痰利胆，鸡内金以化石排石。

李某，男，46岁，住石家庄市碧溪尊苑小区。初诊时间：2012年12月26日。患者肝囊肿，胆囊炎，右胁或不适，足心皮肤硬，血压150/100mmHg。舌苔黄腻，脉滑，关下弦，肝脉欠畅。脉滑苔腻为痰，痰下而伤肝，复下而及肾，故见关下脉弦，足心皮硬。处方：清半夏、浙贝母、瓜蒌、藿香以化痰浊，黄芩、竹茹化痰而利胆，槟榔以导滞，石菖蒲以开闭，枳实、厚朴以和降气机。1周胁痛消，3周血压128/89mmHg，足心皮肤见软。

按：足心皮硬者不多见，治疗亦未注意之。化痰浊，开郁闭竟得效，可见人之脏腑得和，百病皆有自我调治之可能。

### 32. 肝硬化案

肝色青，尝观脏器，肝脏之色诚青，是以知中医之五脏，原以脏器为原型也，后经理论升华，已不拘于脏器矣。是以知西医解剖之所谓肝脏病变，乃中医藏象学说之肝病也。譬如急性黄疸性肝炎，实则脾实伤肝，土实侮木之病也。今人昧之，乃称湿热，病之定位于是不清也。至若肝硬化之病，多因肝伤而成。尝见泄泻之人，止泻以后肝硬化乃发，殆泄泻乃湿浊之盛，湿浊盛者当肃之、燥之、除之、利之，若辈昧之，轻用止泻之法，正气本欲泻出而受阻，湿浊不得出，反入内伤肝，此土实侮木也，肝于是硬化。当此早期，腹尚未大，急予疏肝扶木，尚有康复之望，若迟疑不定，贻误病机，腹大臌成，百难挽一矣。余于1985年、1987年曾治肝硬化两例得效。

徐某，女，53岁，泄泻之后腹满大，服用健胃消食片等药不效，经县医院B超检查，发现肝硬化，急用疏肝导滞之品，如枳实、厚朴、槟榔、三棱、莪术、麦芽等，服药4周，症状皆消，10余年后随访仍身体健康，劳作如常。另有患者邱某，男，48岁，泄泻之后脘腹痞满不愈，经B超检查，诊断为肝硬化，余遵照上法治疗月余，症状消失。年余良好，患者乃从事建筑工作，体力劳动既累，复因主家犒赏，频频饮酒，半年后猝死，死因不详，当为肝硬化引起的大出血而死。后间有肝硬化求余治疗者，早期治疗，多可无恙，或带病而延数年者，然更多之人，既诊得该病，乃进大医院求西医治疗，钱财散尽，鲜见挽回，余甚哀之。

赵某，男，46岁，定州市市庄村人。初诊时间：2009年7月4日。患者脾栓塞术后早期肝硬化，腹见大，不觉痞，声嘶。舌苔略腻，脉弦滑。此为痰火郁木，肾虚。处方：黄芩、生麦芽、炒山楂、赤芍、合欢皮、竹茹以繁木，瓜蒌、清半夏、苏子、藿香、桔梗以化痰火，红藤、鸡血藤通以助疏泄。服药2周，2010年1月9日复来诊，腹不大，声不嘶，无症状。

马某，男，57岁，无极县人。初诊时间：2010年1月6日。患者在省二院查出肝硬化。脘痞、食不下20天。慢性发作，大便不调，腰痛3天，乏力。舌苔后部腻，脉弦滑。脉滑为痰，痰为土实，土实伤肝，肝起而争，乃见弦象，病尚有转机。处方：瓜蒌、败酱、浙贝母以化痰浊，黄芩、炒麦芽、竹茹化痰益胆，槟榔、三棱、莪术以导滞，焦神曲以和中，地龙、地鳖以疏土滞。服药后腹泻，一上午3次，患者惧而问余，余曰：顺，勿虑。盖上午肝木盛而疏泄邪浊也；继服1周则不泻，邪去也；4周后脘痞减，力增；治疗14周，患者感觉无不适，停药。至2014年2月随访，良好。

郑某，女，47岁，无极县北苏村人。初诊时间：2011年7月16日。患者原有乙肝，现肝硬化，腹大，泄泻。前白蛋白4.6g/L，白蛋白28.5g/L，球蛋白47.7g/L，总胆红素31.4μmol/L，直接胆红素13.3μmol/L。每周发热1次，面色青。舌红无苔，脉滑急（湿热、痰浊之象），脾脉弦（木欲疏土而不得），肝脉反不弦（木受土侮，将败之势）。分析：患者先行泄泻，乃湿热、痰浊欲下泄而出，出不畅，反滞留而伤肝。发热者，当肝得其时，欲与土争而行疏泄也。治当先祛其邪而助肝之疏泄。处方：黄芩、生麦芽、竹茹、合欢皮以助肝木，藿香、清半夏、苏子、槟榔、三棱、莪术、枳实、厚朴以祛其湿热、痰浊。随症加减，腹大渐减，至 8 月 17 日，腹已不大，但觉倦怠，此邪去而正虚也，加山药以扶正；自 9 月 3 日不再每周发热，纳增，腹中觉舒；至 9 月 30 日化验：前白蛋白 6.4g/L，白蛋白 28.9g/L，球蛋白 50.9 g/ L，总胆红素 26.6μmol/L，直接胆红素 10.9μmol/L。12 月 3 日复诊，赴婚宴吃牛肉后症见加重。调方，断断续续服药，2012 年 8 月终告不治。

杨某，女，35 岁，住石家庄市裕华区。初诊时间：2013 年 8 月 24 日。患者肝硬化、脾大，发热，头晕，腹胀大而硬。舌苔后部腻，脉滑急、细，肝脉亢，尺脉不足，右脉洪。HBV-DNA 数值阳性，WBC：$1.8 \times 10^9$/L，RBC：$2.97 \times 10^{12}$/L，血小板 $46 \times 10^9$/L。脉滑、苔腻乃痰湿之征；脉细者，肝伤，藏血不足；阴血虚少不能涵纳阳，故发热而肝脉亢，肝脉亢而晕，肝乘脾土而腹胀大。处方：瓜蒌、清半夏、桔梗、厚朴、藿香以化痰湿，丹皮、白鲜皮、沙参生金以制木，焦神曲、薏苡仁合藿香崇土之正以泄肝之气，赤芍、黄芩以平肝木之亢，山药以助水土之正。初服 2 剂，鼻衄，继而晕及腹胀皆减。随症加减，至 10 月 26 日复诊，自诉未发热，腹胀减，按之觉软。11 月 2 日复查：WBC：$2.0 \times 10^9$/L，RBC：$4.35 \times 10^{12}$/L，血小板 $54 \times 10^9$/L。11 月 15 日 HBV-DNA 数值恢复正常。

### 33. 肝不藏血案

肝色青而藏血，视其静脉，昭昭可见。然肝之藏血，亦赖肺家之收以辅之。设若火太盛，则肺家不收而血外涌，木家衰弱，血散漫而外溢，则为肝不藏血。

李某，女，40 岁，无极县牛辛庄人。初诊时间：2008 年 8 月 2 日。患者身上青斑不断，稍加挤压碰蹭即出青斑，脑子不转弯，健忘，大便不畅。后部舌苔腻，脉滑，肝脉亦滑，尺脉弱。肝脉滑者，此为痰浊侮木，木伤而肝不藏血；尺脉弱者兼有肾虚。处方：瓜蒌、石菖蒲、清半夏、苏子以化痰，黄芩、秦皮、竹茹以利肝胆，白鲜皮、前胡入肺达皮而助收。1 周苔净，2 周脑觉灵，3 周后不再出青斑。

### 34. 肝癌案

肝主生，癌乃过分增生，癌生在肝，实难治愈。余治此病，有获效者，无痊愈者，甚觉遗憾，愿列此病，以待来者。

俎某，男，60 岁，无极县西验村人。初诊时间：2011 年 5 月 7 日。患者肝癌，腹大痞硬，不能食，瘦，便溏。脉弦硬，肝脉亢。腹大者，土实壅郁，木不疏泄。处方：槟榔、炒麦芽、三棱、莪术、赤芍以复肝木疏泄之能，枳实、厚朴、大黄、鸡内金以泻中焦之实，焦神曲以和中，地龙以通利，清半夏以化浊，2 周症大减。腹见小，纳见增。

### 35. 腋下肿（副乳）案

《灵枢·邪客》曰："肝有邪，其气流于两腋。"是腋部之病，当求治于肝也。

何某，男，21岁，无极县西关人。初诊时间：2009年6月7日。患者腋下淋巴结易生硬瘢块，大便不调。脉滑洪，右关实，尺脉欠，左关亦滑。为痰火伤木。处方：瓜蒌、前胡、半夏、苏子、黄芩、麦芽、枳实、厚朴、藿香、红藤、合欢皮、茵陈。

齐某，女，38岁，无极县牛辛庄人。初诊时间：2012年4月28日。患者右腋下肿大如拳，绵软，经西医诊断为副乳，兼见：腰痛，头拘紧而痛，大便不畅，3日一行。脉滑急，肝脉亦然，尺脉欠。"肝有邪，其气流于两腋"，今脉滑急为痰火，痰火伤肝，气机不畅，积于腋下而发此病；尺脉弱者水亏，水亏则火易盛而肝难畅，故兼见头拘紧而痛。处方：清半夏、苏子、竹茹以化痰，黄芩、赤芍、红藤、合欢皮以调肝，鸡血藤、地龙、丝瓜络以通经络，丹皮去火而散瘀。1周症减，咳出黄痰，大便畅，每日一行；3周腋肿已不明显。2013年3月23日因腰椎间盘突出症来诊，前病未复发。

### 36. 肝血管瘤案

余尝思中医理论之奠基，亦从人体大体形态出发，结合天地之五行而成脏腑之理论。是肝脏之原型原本于肝之器官，特加以演化，推而广之，遂成中医脏腑学说。观其肝脏之色青，心脏之色赤，亦可以明。故肝之脏器有病，主责于肝脏。然肝脏所伤，非只一端也。肝血管瘤之成，或因痰滞，或因血瘀，须细审其因而明其机。

程某，女，36岁，无极县牛辛庄人。初诊时间：2006年10月28日。患者面赤如血，两胁憋胀，在县医院行B超检查，发现肝内血管瘤，化验肝功能：谷丙转氨酶108.8U/L；谷草转氨酶77.7U/L。舌苔略腻白，脉浑滞，尺脉弱。考虑为肾虚痰瘀滞。处方：半夏、瓜蒌、桔梗、黄芩、石菖蒲、丹皮、合欢皮、败酱、麦芽、枳壳、厚朴、前胡、茵陈。以此方化裁，治疗后12月9日化验：谷丙转氨酶60.9U/L，谷草转氨酶56U/L。至2007年2月3日化验：谷丙转氨酶56U/L，谷草转氨酶44U/L，但血管瘤大小无变化，胁下偶觉不适，停药。至2009年3月7日复因乳胀痛来诊，前症愈。

### 37. 肝病综合案

肝家病变，或系自身发病，或由他脏累及，或因邪气干犯。既病之后，表现多端：或其魂不安，或其筋不舒不柔，或其血不畅不藏，当此诸端杂见，证似复杂，但抓纲领则路数清而疗效著矣。

师某，女，48岁，无极县北丰村人。初诊时间：2007年3月25日。患者寐少，每夜仅眠2小时，大便秘结，数日一行，月经淋漓不尽，时达半月，现3月未至。兼见眩晕，阵热，汗出。舌苔偏腻，脉弦滞涩。寐少者，肝血虚，魂不得舍；便秘、月经淋漓不尽、经闭者，肝疏泄不畅（按：泄，有排泄之义，凡人之排泄，如排便、排尿、排泄月经，皆关乎肝木）；眩晕者，肝风也；阵热者，风善变也。西医曾诊断其为更年期综合征，更者，变更。肾水既亏，至此年岁则多变也。中医诊为痰蕴，肝血虚滞。处方：夜交藤、红藤、鸡血藤、丹皮、赤芍、沙参、地龙、清半夏、苏子、槟榔、大黄、三棱、莪术、竹茹。服药1周，大便2日一行，寐可达5小时；调方，继服3周，诸症若失。2012年9月1日复发，宗前。

彭某，女，20岁，藁城市张村人。初诊时间：2007年4月28日。患者晕，难寐，月经下血块，心烦，头脑转弯慢。舌苔偏腻，脉滑急，尺脉弱，左关脉不弦。夫晕者，风也；难寐者，肝魂不安于舍也；月经下血块者，肝血瘀滞，疏泄失常也；心烦者，肝火也；头脑转弯慢者，谋虑、罢极失常也。此肝肾亏乏，夹有痰也。处方：黄芩、败酱、红藤、大贝母、清半夏、桔梗、大黄、旋覆花、秦皮、白鲜皮、竹茹。服药1周，烦消，苔净；2周寐亦好转；随症调方，5周痊愈。

梁某，女，43岁，无极县高陵村人。初诊时间：2007年4月14日。患者年前曾因腰椎间盘突出症行手术治疗。现：头晕蒙，烦，大便不调，右胁疼痛，心悸，身颤，食则背痛，难寐易醒，头脑转弯慢，胆小。脉弦急，滞，肝脉欠，尺脉弱。夫身颤头晕者，风也；蒙者，胆失中精也；大便不调者，疏泄失常也；心烦、心悸、胁痛者，肝火也；难寐者，肝魂不安于舍也；头脑转弯慢者，谋虑、罢极失常也；食则背痛者，痰为土实，得食则土更实，壅而阻遏更甚，故背痛也。此为肝肾亏虚，夹有痰滞。处方：枳实、厚朴、清半夏、苏子、前胡、黄芩、石菖蒲、藿香、败酱、生麦芽、茵陈、合欢皮、瓜蒌、竹茹。1周大便调，随症加减；2周晕减；3周寐佳，胁痛消；4周症状皆近消，停药。

苌某，女，48岁，无极县人。初诊时间：2007年5月19日。患者终日无精神，过敏性哮喘常发作，身上自发出现青斑，大便不畅，约3日一行，健忘，腰酸，月经色暗。脉滑急，略沉，尺脉弱，肝脉不弦。夫肝气主升，终日无精神者，肝弱，上升无力也；肝为将军之官，司人之防御，过敏者，肝失常所致也；肝主藏血，身上自发出现青斑者，肝藏血不利也；肝主疏泄，大小便之排泄，赖肝之疏泄如常，其大便不畅，约3日一行者，肝弱，疏泄无力也；月经色暗者，肝血不畅，留有瘀滞也；腰酸、健忘者，肾水亏，水亏则生肝木之力乏也；脉象所见，肝肾亏，夹痰也。处方:清半夏、桔梗、黄芩、石菖蒲、苏子、红藤、鸡血藤、槟榔、枳实、厚朴、地龙、竹茹。服药1周,诸症皆消;继服1周以巩固疗效。

范某,女,64岁,无极县店尚村人。初诊时间:2007年3月11日。患者难寐(肝魂不藏也),背拘急,健忘,瞳体浑浊(肝开窍于目,痰浊伤则浑浊),下肢抽搐(肝主筋,筋急也)。中部舌苔黄腻,脉弦滑,近涩滞,尺脉欠。此为痰滞血,肝肾亏。处方:鸡血藤、夜交藤、红藤、清半夏、苏子、前胡、黄芩、瓜蒌、焦神曲、生麦芽、竹茹。服药1周,背减,寐改善;随症调方,2周后下肢抽搐减;共服6周,诸病愈。

崔某,男,52岁,无极县马庄人。初诊时间:2008年4月18日。患者面青黑,目青,头先晕现痛,面觉热,易中风,手易颤,血压160/100mmHg,大便日一行。脉滑洪实,左尺脉弱,肝脉不弦。分析:面青、目青、易中风、手易颤、头晕,此病在肝明矣。然肝何以病?痰热伤之也,脉滑洪而肝不弦是也。血压高乃因痰热阻遏,木疏之不及也。处方:黄芩、半夏、苏子、石菖蒲、枳实、厚朴、槟榔、地龙、三棱、莪术、竹茹、生麦芽。服药2周,症状不见好转,遂停药,停药立见好转,于是复来诊,继宗上方;2周后,诸症近消,血压130/92mmHg;继服1周善后。

按:患者有血压高、手颤等,病既深矣,2周难愈,但病之结滞已受撼动,药调五行之失常,既调,虽停药,亦多继续向愈,余数见此而不鲜。

# 二、心火病案

## 1. 冠心病案

余观冠心病,现代甚多,考其原因,与营养过剩关系最为密切。20世纪60年代,营养匮乏,少有冠心病。当今膏粱厚味,致脉中混浊,血气行而不畅,遂发冠心病。《素问·经脉别论》云:"食气入胃,浊气归心,淫精于脉。"脉中之过剩者,痰浊也。治疗此病,一当减少摄入,少食膏粱厚味;二当通降腑气,使过剩之物充分排下;三当增加消耗,加强锻炼。果能如此,冠心病之治愈当属可待。

张某,男,67岁,无极县东辛庄人。初诊时间:2006年4月9日。患者患冠心病多年,曾数次到县医院就诊。现觉胸闷痛,每日发作,甚则头及上肢亦胀,咽喉上段不适,难以逆风骑车,大便每日1行。脉弦,滑近滞,尺脉弱。脉滑者痰,此本中焦生痰,上渍于心脉,胸中痰阻,遂觉闷痛;脉弦者,痰阻为土实，土实则木欲疏之，疏而难遂，郁滞作弦；土实日久，肾水必亏，故见尺脉弱。治疗当化胸中之痰，生金降浊而益肾。处方：瓜蒌、枳壳、薤白荡涤胸中之痰，厚朴、黄芩、半夏化痰而降浊，丹皮、合欢皮、苏木、地龙以除郁滞，苏梗以畅胸中之气，神曲、麦芽和胃以化中焦之实。1周症减，但食后脘胁胀，去丹皮、枳壳、黄芩、苏木、麦芽，加苏叶、枳实、川芎、竹茹、贝母；2周后脘已舒，胸闷减，可逆风骑车；继服1周，咽已舒，脘已不痛，胸闷痛每周仅发1次，症亦轻；调方继服2周，诸症近消。

按：患者逆风骑车，一则劳累导致心负荷加大，而其冠心病本已血流灌注欠缺，如此心缺血更甚；二则逆风骑车，迎面当风，血管及气管俱受风寒而收缩，紧张不得舒展，血供更加不足，血氧交换不利，身体缺血、缺氧加重，故难以逆风骑车。治以化痰祛浊为主法，去丹皮者，以其凉，加川芎者，欲通脉，故症减，可逆风骑车。

张某，女，58岁，无极县中学教师。初诊时间：2006年5月20日。患者主因乏力、气短、下肢肿胀来诊。曾在县医院诊断为冠心病、高血压病。兼见：脘痛，咳嗽，吐痰，血压180/110mmHg。舌苔偏腻，脉浑滞，尺脉弱。处方：半夏、石菖蒲、苏子、白芥子、陈皮、鸡血藤、前胡、桔梗、地龙、神曲、枳实、厚朴、竹茹。1周脘痛消，气短减，脉转滑，舌苔唯中心腻，去白芥子、陈皮、鸡血藤、地龙、厚朴、枳实，加黄芩、贝母、瓜蒌、麦芽、茯苓；继服1周，唯下午下肢稍肿，已不气短；继服2周，诸症皆已不明显。

齐某，男，60岁，无极县牛辛庄人。初诊时间：2006年7月1日。患者两小腿肿胀，按之凹陷，深而不起，面赤。苔腻，脉弦滞。在县医院诊断为冠心病，心力衰竭。中医辨证为痰湿实心。处方：益母草、合欢皮、半夏、桔梗、瓜蒌、石菖蒲、槟榔、地龙、鸡血藤、苏子、茵陈、黄芩。服药1周，脉变滑；调方，继服2周，肿胀消，但乏力，加山药以善后。2008年8月23日复因心悸、手麻来诊，仍宗上法。

关某，男，35岁，晋县雷陈村人。初诊时间：2006年10月21日。患者2年前因胸闷在县医院诊断为冠心病。现胸闷憋气，渐渐上升至头而晕，晕甚则厥仆不知人。舌苔腻，脉滑实，弦象明显。此为中痰实心。处方：瓜蒌、石菖蒲、黄芩、藿香、半夏、苏子、槟榔、地龙、枳壳、厚朴。服药2周，脉弦减，未再仆，诸症已不明显；继服2周，调养之。

范某，女，66岁，无极县人。初诊时间：2007年3月17日。患者胸闷，夜时憋醒，以致寐少，每夜仅睡2~4小时。兼见：头昏蒙，乏力，烧心，痰多，感冒不断。后部苔腻，脉浑滑，弱而尺脉尤甚。西医诊断为冠心病，中医诊断为痰阻，胸痹。处方：瓜蒌、薤白、清半夏、桔梗、苏子、石菖蒲、枳实、厚朴、焦神曲、藿香、黄芩、竹茹。服药1周，烧心消失，痰减少，但觉小腹以下大，此痰欲降下也；随症调方，继服1周，诸症减；共服4周，痊愈。

按：冠心病常见夜间加重，此患者夜间憋醒，西医认为夜间迷走神经处优势，不利血液循环，中医认为冠心病患者心火受痰浊之困，不易下煦、四达，夜间阴盛，火更受困，故加重。或问：既是火受困，何不以热药助火？曰：病机不在火之不足，而在火之受困，困火者痰浊是也。荡其痰浊，开心火之闭阻（中医曰胸痹，痹者，闭也），病自愈。若一味增火，火盛反不下煦而有上燎之势，非当也。

周某，男，67岁，无极县西南丰村人。初诊时间：2007年3月17日。患者胸闷，头晕，夜觉腿烦，视物不清，心情不好。脉涩滞而弦，尺脉弱。此因痰致瘀。处方：瓜蒌、薤白、清半夏、石菖蒲、苏子、川芎、桂枝、苏木、地龙、丹皮、苏梗、藿香、桔梗。服药1周，胸闷减，晕减，下肢烦消。随症调方，至第8剂，脘自觉有起伏感，随后胸闷消失，晕已不著，视物清。

按：胸痹之机，常因痰浊，痰浊初生于中土，上渍心脉而致病。痰浊其体为阴，下降为顺。半夏、菖蒲、藿香等降下痰浊，复还中焦，渐次而下，故脘觉起伏而胸闷消。

陈某，男，57岁，无极县固汪村人。初诊时间：2007年4月14日。患者冠心病已多年，现心电图显示心律不齐，自觉胸闷，心悸，背疼。舌苔腻，脉滑实。此为痰积于心。处方：瓜蒌、薤白、枳实、厚朴、黄芩、石菖蒲、清半夏、苏子、槟榔、三棱、莪术、败酱、竹茹。服药1周，症即大减，唯劳时加重；随症调方，4周后复查心电图，心律已齐，劳时胸如呛；共服药9周，症状消。2008年3月1日轻度复发，仍宗上法治疗。2009年10月17日陪其妻寇某来诊，云病未再发作。

魏某，女，72岁，无极县里家庄人。初诊时间：2008年6月28日。患者冠心病多年，头晕时作，行走时突然下肢发硬而不能行，头皮痒，耳屎多。脉弦滑，弱而尺脉尤甚。此上有痰火，下有肾虚。处方：旋覆花、黄芩、瓜蒌、清半夏、郁金、桔梗、丹皮、地龙、红藤、石菖蒲、竹茹。服药1周，诸症竟全消。2010年10月9日复发，仍宗上方，2周愈。

朱某，男，62岁，无极县朱家庄人。初诊时间：2008年6月28日。患者冠心病多年，心前区觉抽紧，头晕，血压160/100mmHg，烧心。脉促，右脉滑弦硬，左尚柔。处方：瓜蒌、茯苓、藿香、黄芩、石菖蒲、清半夏、桔梗、丹皮、地龙、桂枝。1周晕减；随症调方，5周诸症消，脉仍时促，血压120/70mmHg，停药。

寇某，女，59岁，无极县黄台村人。初诊时间：2009年4月12日。患者胸闷，血压180/150mmHg，大便日一行，头晕，腰痛，面玄（指面色黑，下同）。脉右关实，左关不弦，左尺脉欠。为痰积水亏。处方：瓜蒌、薤白、半夏、桔梗、苏子、石菖蒲、枳壳、厚朴、神曲、麦芽、竹茹、陈皮、丹皮。1周血压降至120/80mmHg；2周胸闷消；3周血压150/90mmHg，腰痛，胸闷一次；4周，脘痛，血压140/80mmHg，阴天下肢疼；5周症均减轻，未胸闷；6周血压又高，心悸；8周症减轻，头晕，血压120/80mmHg，前方调服。

按：患者痰积而胸痹，心火不降于肾，水中乏阳而见肾脉鼓动无力，姑且按传统观点认作肾水亏。但此类"肾水亏"之肾虚表现常不明显。当其心痰去，火下煦则肾脉常可恢复。又，患者初治1周血压恢复正常，何以第3周又高？盖消降痰浊，心脉初通，血压遂降，然其余垢未尽，故1周内并非痰皆尽、病尽除，日久之病，虽1周见效，但消尽垢浊，必假时日，余临床体会，该类疾病治疗多须1月以上，乃可望病去根、不反弹。

朱某，女，71岁，无极县西两河村人。初诊时间：2009年3月8日。患者冠心病多年，心电图显示电轴左偏，血压高，最高达220/120mmHg，头不清，下肢疼痛，曾发厥，昏不知人。舌苔腻，脉弦，滞涩，尺脉弱。此为痰瘀交阻，肾水亏乏。处方：桃仁、红花、川芎、赤芍、合欢皮、鸡血藤、清半夏、瓜蒌、苏子、川贝母、地龙、红藤、石菖蒲、丹皮。治疗9周，其间发厥1次，症属轻微，血压130/80mmHg；继服药5周，诸症未见，停药。

许某，男，55岁，无极县西中铺人。初诊时间：2009年10月4日。患者2006年4月16日曾因大便不畅、肛门不净来诊，经治痊愈。现觉胸闷，脚凉，心前区猝痛，心律不齐。脉弦滑，稍艽，尺脉弱，时促。经县医院检查，诊为心肌缺血，心律不齐，中医诊为胸痹。病因为痰阻胸，阳不下煦。处方：瓜蒌、丹皮、桂枝、地龙、厚朴、茯苓、清半夏、苏子、石菖蒲、郁金、苏梗、薤白。1周胸痛减，脚凉减；2周偶见期前收缩；4周愈。

刘某，男，61岁，河北辛集市人。初诊时间：2009年12月26日。患者胸闷，夜太息，心脏搭桥近十年，睡觉时有呼吸暂停，最长达47秒。脉弦滑近滞，右关脉实。证属痰滞，胸痹。处方：瓜蒌、川贝母、薤白、丹皮、地龙、石菖蒲、半夏、黄芩、前胡、桔梗、槟榔、三棱、莪术。1周症减，前方加减。至2010年3月20日来诊，患者胸闷痛大减，呼吸暂停愈。

按:《素问·经脉别论》曰:"食气入胃,浊气归心,淫精于脉。"又曰:"饮入于胃,游溢精气……上归于肺。"参此两条,是中土水谷精微上奉于心肺也。痰为水谷所化,生于中土,亦上达心肺。若上于心而阻滞则成冠心病,上于肺则或吐痰,或鼾作,或呼吸暂停。两种情况,都应称作胸痹。因胸者,心肺所在也。另,胸腔之气不顺,亦当属胸痹。今人言胸痹,皆等同于冠心病,非也。此患者既有心之痹,又有肺之痹,显为胸痹。皆因痰浊上阻,用瓜蒌薤白半夏汤化裁,心肺之痹皆除。

秦某,男,58岁,无极县南马村人。初诊时间:2010年11月6日。患者甘油三酯1.9mmol/L,胆固醇6.3mmol/L,空腹血糖7.3mmol/L,血黏度增高,心绞痛时发,胸闷痛,血压:140/95mmHg。舌苔偏腻,脉浑滑,肝脉郁,尺脉弱。此痰生脾胃,浊归于心,脉不畅通。处方:瓜蒌、清半夏、桔梗、苏子以化痰浊,石菖蒲、薤白、丹皮、红藤、地龙、苏木以通脉,枳实、厚朴以降中焦之浊。1周内心绞痛发1次;第2周不再发作。2012年2月19日因年前感冒,饮水后脘逆,矢气不断来诊,心绞痛未见复发。

### 2. 高血脂、高血压案

血脂者,俗称血中之油也。其来源总因谷食,盖因营养过剩,即所谓"膏粱厚味"所酿生之痰浊也。治疗此病,不唯化痰,亦须节食以减其源,通肠以畅其流,多动以增其耗,如此,病愈不难已。若不能如此疗养,则痰浊愈多,血行不畅,终成壅郁,血压遂高,心脑血管病将纷至沓来,病进而愈加凶险、顽固矣。

耿某,男,43岁,无极县北丰村人。初诊时间:2006年4月9日。患者头昏蒙,头沉,头脑不清,下肢乏力,阳痿,目胞肿。多次化验胆固醇高,血压122/100mmHg,大便日一行。此为痰滞。痰阻滞于上,故见蒙、沉、不清,以痰性浊而阻滞也。西医所谓血脂高,血流不良是也。处方:柴胡、麦芽、合欢皮、茵陈以繁木治痰,鸡血藤、川芎、苏木、丹皮、郁金以活血气,地龙、石菖蒲以通经化痰。1周症稍减,停药;停药2周,觉头中跳动,复来诊,余告之曰:痰稍化,血气将通,故跳;加半夏、黄芩,继服1周,头已不晕,但觉阴囊湿,此乃痰湿下,减柴胡、麦芽、川芎、丹皮,加藿香、苏子、苍术、白芍;继服1周,脉转滑,阴囊已不湿,头昏蒙减;继服1周,中间喝酒1次,脉又见滞,头又蒙,嘱其戒酒,调方继服;1周后脉复转滑,诸症皆减;继服1周,血压115/95mmHg,诸症大减;调方继服,嘱其低压恢复至90左右可停药。

裴某,女,42岁,无极县裴里村人。初诊时间:2006年8月12日。患者血压 170/110mmHg，每日服用降压药，泄泻止后恶心 3 天，寐差，背部沉如负重，乏力，腰腿沉，神疲，脘痞，3 年前子宫已切除。脉沉细滑实。此为痰阻滞于内，肾虚。处方：半夏、苏子、茯苓、枳实、厚朴以化痰，三棱、莪术、槟榔、石菖蒲以开闭导滞，麦芽、黄芩、竹茹以繁木化痰，神曲以和中，炒莱菔子合苏子以补肾。服药 1 周，渐停降压药，脉已不沉，精神增，腰腿沉减；调方，继服 1 周，寐已佳；调方继服 1 周，血压 150/95mmHg，诸症大减，停药。

按：患者血压所以升高者，以其痰湿积于内，血流受壅，人体出于保护性反应，乃致血压升高，为使血得流也。降压药之用，非其治也。余临床大致掌握一条标准：高压超过 160 则服用降压药，以减轻心脏之负荷；若低于 160 则不服降压药，只用中药调理。若个别人基础血压异常，标准应进行适当调整。此患者身沉，因痰浊阻滞而阳气不通也。

王某，女，60 岁，无极县牛辛庄人。初诊时间：2006 年 10 月 1 日。患者血压 180/100mmHg，兼头胀痛而重如物压，四肢麻，乏力，时寐差，全身颤，无力。脉沉伏而实，尺稍欠。此为痰湿瘀滞心脉。处方：瓜蒌、薤白、三棱、莪术、川芎、赤芍、丹皮、合欢皮、苏木、地龙、地鳖、麦芽。服药 1 周，头胀痛而重如物压及四肢麻均减；调方，继服 1 周，诸症均大减，血压 150/90mmHg；调方，继服 1 周停药。2012 年 2 月 19 日复因甲状腺结节来诊，前症未复发。

何某，女，39 岁，无极县郝庄中学教师。初诊时间：2006 年 10 月 14 日。患者血压 140/100mmHg，夜尿多，身冷，大便秘结，3 日一行，月经后期。舌苔腻，脉滑洪，尺脉欠，稍见缓滞之象。此为上热下虚，夹痰。处方：瓜蒌、半夏、石菖蒲、黄芩、苏子、败酱、神曲、薤白、枳实、厚朴、竹茹。服药 1 周，脉已不洪滞；随症调方，2 周，夜尿已少；3 周，便秘、身冷减，血压 135/94mmHg；继服 1 周善后。2008 年 7 月 19 日复因腰痛来诊，血压一直正常。2010 年 3 月 21 日复发，血压 150/110mmHg，宗上治愈。

成某，男，64 岁，住石家庄市长荣小区。初诊时间：2006 年 8 月 4 日。患者为太极拳师，给人运内气发功治病后觉乏力，下肢肿，脘如饱胀，便秘不畅，头晕欠清。舌胖，苔偏腻，脉滑浮洪，尺稍弱。化验：总胆固醇 5.27mmol/L，高密度脂蛋白 1.13mmol/L，低密度脂蛋白 3.53mmol/L。证属痰火在上，肺金不降。处方：黄芩、半夏、前胡、天麻、地龙、白芍、厚朴、竹茹、郁金、焦神曲、苏叶、浙贝母、桔梗、苏子。初服药四肢灼，寐差，下肢肿减，脉浮减，苔腻减，此金欲降而未及；调方，继服 3 剂后排下灼热大便，肛门、尿道疼痛，寐可，脉浮洪大减，但仍上盛下虚，此痰减，金初得降；4 周后大便仍稍热，下肢肿消；5周后脉之上盛下虚已变；6周后诸症近消，化验：总胆固醇4.96mmol/L，高密度脂蛋白1.32mmol/L，低密度脂蛋白2.64mmol/L；继以补肾封藏调理1周痊愈。

孟某，男，47岁，辛集市人。初诊时间：2007年5月19日。患者在本地体检发现高血脂，心电图显示T波低平，兼见头不清，右拇指颤动。舌苔腻，脉滑略滞，肝脉欠，左尺脉弱。证属痰伤肝肾。处方：黄芩、石菖蒲、清半夏、苏子、地龙、红藤、槟榔、合欢皮、鸡血藤、生麦芽、茵陈、川贝母。随症调方，3周后头清，血脂及黏度均下降；7周后手指已不颤。

王某，女，61岁，住石家庄市谊联街。初诊时间：2007年10月5日。患者血压200/120mmHg，腰及下肢痛，右甚，坐起难即行，健忘，左肩胛痛，心中懊恼，大便原溏，现可。中苔黄腻，脉滑，右弦硬，左尺弦。此为痰、肾虚。处方：瓜蒌、薤白、清半夏、石菖蒲、地龙、郁金、威灵仙、秦艽、狗脊、独活、竹茹、红藤、川贝母、桔梗、苏子。4周减，停用降压药；11周愈。2009年6月3日因外伤踝肿来诊，血压正常。

牛某，女，43岁，无极县西两河村人。初诊时间：2007年8月11日。患者血脂高，黏稠。高密度脂蛋白1.07mmol/L，低密度脂蛋白3.16mmol/L，甘油三酯2.80mmol/L。头晕蒙，项、胸沉重，面赤，诸症下午加重。舌苔偏腻，脉滑沉而急，弱而尺脉尤甚。痰阻则胆失中精，肝困风欲动，故见头昏蒙、晕；项、胸沉重者，痰阻气不得畅行于上；下午浊气从天下降，故症加重。处方：黄芩、清半夏、苏子、石菖蒲、槟榔、三棱、莪术、枳实、厚朴、生麦芽、败酱、茵陈。随症调方，服药1周症减；6周诸症消，复查血脂已正常。

许某，女，58岁，东方热电厂职工。初诊时间：2008年2月22日。患者健忘，头昏蒙，左下肢酸沉，每天服降压药已二三十年，血压160/110mmHg，后背酸凉如掌大，且有麻木感，咽堵有痰，大便日一行。舌苔黄腻，尺脉弱，肺脉洪，脾脉过。处方：瓜蒌、浙贝母、败酱、清半夏化痰浊，薤白、白芥子、桔梗、石菖蒲开其胸痹，黄芩、炒麦芽繁木化痰而清肺，焦神曲和中，苏子化痰而益肾。1周后苔净，血压150/100mmHg，夜晚咽痒，咳嗽咯痰；随症调方，4周咳嗽减轻，寐可。后于2010年4月16日因手麻、心悸、头晕、下肢乏力、夜晚痰多前来复诊，并告知咳嗽已愈，血压不高。

刘某，女，58岁，无极县东辛庄人。初诊时间：2010年11月6日。患者蒙、晕、悸，血压160/80mmHg。1周后血压130/70mmHg。2011年3月26日复因脘痞来诊，血压150/80mmHg。12月10日复因心悸来诊，血压未高。

宋某，女，55岁，肃宁人。初诊时间：2008年4月25日。患者血压180/112mmHg，空腹血糖13mmol/L，腰椎间盘突出症，头难受，心悸，胸背疼，胃脘胀，腰及上下肢胀，二便不准。苔略腻黄，脉滑，沉近伏，土实，木郁，尺脉欠。为痰积，木郁，肾虚。处方：黄芩、清半夏、槟榔、三棱、莪术、大黄、焦神曲、炒麦芽、竹茹、川贝母、瓜蒌、桔梗、苏子。2周血糖降为5.4mmol/L，血压130/90mmHg。

按：高血压并非不可根治之病，亦非皆须终身服药。但此患者效之速，实为少见。

张某，女，75岁，住河北师范大学家属院。初诊时间：2008年4月4日。患者血压145/60mmHg，血糖7.2mmol/L，血黏稠度高，寐难，头胀或晕。脉木过，尺脉欠，右弦近涩。为痰郁滞，肾亏。处方：浙贝母、清半夏、白鲜皮、丹皮、瓜蒌、牡蛎、天麻、地龙、红藤、夜交藤、竹茹、厚朴、桔梗、苏子。1周，头晕胀减轻；4周，安眠药近停，可寐5小时，症近消。

按：脉弦而近涩，涩则为痰浊阻滞血脉，脉流不畅，痰浊浸滞血脉而侮肝，肝奋起作亢，故左关盛而弦，痰浊并加肝火上扰清窍，故头胀晕；痰浊既阻，而木势上张，阴阳失交，故难寐。治以浙贝母、清半夏、白鲜皮、丹皮、厚朴、桔梗、苏子类金药，既可化痰导滞，又可平肝潜阳，瓜蒌、竹茹助化痰浊又清降胆木，天麻、牡蛎以其质重而潜阳入阴，红藤、地龙直化血中痰浊，地龙、夜交藤交通上下，使阴阳相交，阴阳交则寐。

韩某，女，43岁，住石家庄市城角庄。初诊时间：2008年9月17日。患者头晕，阴天目胀，两下肢软，不任久立，血脂升高，血压140/110mmHg，现月经初至。苔偏腻，脉沉滑近伏，左关脉不弦而缓滑。为肝肾亏，痰积。处方：石菖蒲、槟榔、清半夏、瓜蒌、丝瓜络、地龙、红藤、浙贝母、黄芩、炒麦芽、炒莱菔子、茵陈、厚朴、桔梗、苏子。2周下午稍晕，目觉舒，下肢已有力，血压125/95mmHg；3周症近消，血压125/85mmHg。

曹某，男，44岁，河北省药检局职工。初诊时间：2008年9月26日。患者血压高，每日服用降压药，尚在130/92mmHg以上。舌苔中后部腻，脉滑浑，尺脉不足。考虑痰阻水亏。处方：清半夏、川贝母、黄芩、茵陈、生麦芽、竹茹、茯苓、厚朴、石菖蒲、地龙、红藤、郁金、槟榔、桔梗、苏子。1周大便欠畅，右下腹不适；2周血压降至125/85mmHg，右下腹偶不适，前方加减；3周血压正常，随访1年未反弹。2012年2月10日复诊：血压现可，未反弹。3天前上吐下泻，左膝凉则不适，偶耳鸣，食道上部痞塞。2周近愈。

刘某，女，41 岁，住无极县城。初诊时间：2008 年 12 月 20 日。患者血压170/140mmHg，头蒙，侧头痛，健忘，脘痞。脉滑细，尺脉弱，肝脉不弦。此痰伤肝，肝不得畅行其血，血壅滞于青筋、经脉使然。处方：黄芩、藿香、焦神曲、生麦芽、败酱、枳实、厚朴、清半夏、苏子、槟榔、地龙。2 周后血压130/90mmHg。2009 年 12 月 26 日因痰多来诊，血压一直未高。

高某，男，35 岁，平乡县人。初诊时间：2008 年 12 月 5 日。患者头胀蒙，多梦少寐，嘴唇干裂，血压 155/110mmHg，倦怠，膝胀，易说错话，大便日一行。脉滑实，略洪，木过而郁。为热痰积滞。处方：黄芩、清半夏、川贝母、地龙、红藤、槟榔、三棱、莪术、酒大黄、茵陈、川楝子、桔梗、苏子。1 周血压降至130/95mmHg；3 周诸症均减轻。2010 年 4 月 7 日前来复诊，原易说错话的症状大大减轻，体重减轻 12 斤，血压正常。

按：患者肝脉亢而郁，故用川楝子、三棱等以疏泄木气，茵陈与大黄合用，泻其土实，条畅木气而清热，仲景之方诚可法也。

刘某，女，46 岁，中山东路 72 号。初诊时间：2008 年 11 月 28 日。患者高血脂（甘油三酯：2.4mmol/L），谷丙转氨酶：63.1U/L，谷草转氨酶：60.4U/L，面赤，手指红，手凉，月经两月一至，量少，脱发。苔略腻，脉伏，浑滑，左关脉不弦。为痰积木不疏。处方：黄芩、石菖蒲、地龙、合欢皮、槟榔、三棱、莪术、炒麦芽、红藤、竹茹、川贝母、桔梗、苏子。2 周手不凉，鼻干，颈腰不适；3 周身起红疹；4 周诸症减轻，大便臭秽。2009 年 1 月 8 日：谷丙转氨酶：45U/L，总胆固醇：4.1mmol/L，谷草转氨酶：54U/L，甘油三酯：2.2mmol/L，低密度脂蛋白：3.8mmol/L，仍以前方进退善后。

安某，女，39 岁，河北省第四建筑工程公司职工，初诊时间：2009 年 5 月 8 日。患者血压 170/80mmHg，头沉不清，罢极失准，下肢酸沉，乏力，大便日一行，不干。脉沉缓滑，近滞，尺脉弱，左关不起。为木水亏，中痰。处方：清半夏、瓜蒌、白芥子、浙贝母、生麦芽、地龙、川续断、山药、怀牛膝、柴胡、合欢皮、桔梗、苏子。1 周血压降至 120/80mmHg，头不清，项僵，下午减轻；2 周血压110/80mmHg，头沉减轻，健忘减轻，腰腿酸沉减轻，仍项僵，前方加减。2009年 7 月 10 日领女儿来诊，诉其血压复常，至今正常。

康某，女，56 岁，无极县西两河村人。初诊时间：2009 年 10 月 24 日。患者得高血压多年，血压 220/110mmHg，每日用降压药维持，胸闷，手麻，欲寐而不得，易怒。舌苔腻，脉沉滑近滞，肝脉郁，尺脉欠。脉滑为痰，痰阻滞于内，故见脉沉近滞；痰为土邪，木疏不克，故肝脉郁而易怒、手麻；肝郁则魂不得藏，故见不寐；痰阻滞心脉不畅，故见胸闷。处方：瓜蒌、清半夏、厚朴、石菖蒲、败酱、黄芩、前胡以化痰浊，枳壳、苏木以畅心脉之气机，赤芍、地龙、红藤、丹皮以通畅经脉。服药 1 周渐停降压药；2 周后血压 140/90mmHg，胸闷等皆减；继服 2 周，血压一直不高，诸症近消，停药。2010 年 8 月 28 日因不寐来诊，血压一直正常。

按：或谓血压升高必须以降压药维持，不然将血管撑破，就会脑出血。此说失真。人之血管本有很大的伸缩性，血压升高并非脑出血最关键的原因。像本患者这样血压甚高者多矣，而脑并未出血。余反见脑出血者，血压或不甚高，故脑出血之关键是血管之状态。中医认为：脑出血乃阳气亢极于上，所致大厥是也。余临床体会，脉上盛而下虚，肝脉亢而上至两部寸脉者，脑易出血也。又，或谓西药治疗高血压，虽不治本，但治标（速降血压）之能力甚佳，中医难与匹敌，若血压甚高而眩晕欲仆，则中医之治疗难以应急。余曰非也。中医治疗高血压不仅多有根治者，即使应急，亦非无术。余尝使用按摩、点穴等法治疗高血压危象，每每获效于顷刻。或推桥弓（桥弓穴在头项部，从乳突沿胸锁乳突肌下达于锁骨上缘），或点按太冲、丰隆、天枢等穴，甚有效验，读者可试之。

康某，女，48 岁，藁城区马村人。初诊时间：2009 年 12 月 12 日。患者血压 160/100mmHg，头晕，面赤，脘痞，下肢乏力，健忘，大便初头硬而后溏。舌苔薄白，脉滑数，尺脉弱。脘痞、大便初头硬而后溏、面赤、脉滑数，此为痰热；痰随热上则晕，痰下伤肾则下肢乏力而健忘、尺脉弱。处方：黄芩、瓜蒌、枳实、厚朴、红藤、败酱草、清半夏、桔梗、苏子、白鲜皮。1 周脘痞减，血压 160/85mmHg；2 周晕消，大便如常；3 周后血压 150/85mmHg，症状基本消失。2010 年 12 月 19 日血压复高，为 170/90mmHg，仍宗上方。4 周后血压 142/90mmHg。

申某，男，46 岁，无极县北四公村人。初诊时间：2010 年 5 月 1 日。患者多年血脂高，现血压 130/110mmHg，目不清，手麻。舌苔偏腻，脉滑浑，肝脉不畅，尺脉弱。按此脉，乃血中痰浊阻滞，手麻者，欲梗死也；目不清而肝不畅者，脉中血脂高，痰浊盛也，痰为土实，木疏之不及也。处方：清半夏、瓜蒌、苏子、竹茹以化痰，槟榔、三棱、莪术以导滞，红藤、鸡血藤、地龙、石菖蒲以通经，赤芍、合欢皮以畅肝。1 周后血压 115/85mmHg，手麻消；2 周后血压 110/70mmHg；3 周后血脂（甘油三酯）1.43mmol/L，已正常。

张某，男，40 岁，无极县田庄人。初诊时间：2010 年 5 月 8 日。患者晕，头顶麻，血压 150/110mmHg，心悸，易恐，尿不利。脉弦硬滑，尺脉弱。脉滑者痰，痰郁则硬;痰郁久而土乘水,尺脉则弱,尺脉弱则恐;水不上济,痰郁而心脉不畅,于是悸作;痰郁而肾虚,尿乃不利。处方:清半夏、桔梗、石菖蒲、苏子、厚朴、炒莱菔子化痰生金,红藤、合欢皮以畅心脉,丹皮以金生水。初服尿浊,乃痰浊下也;1周后晕消,头顶不麻,血压130/90mmHg。2010年6月13日复因他病来诊,血压一直稳定。

按:此类患者主要是低压高,脉滑者显系痰浊阻滞所致,治其痰浊,以降为顺,多从大便而出,本患者药后尿浊,血压乃降,是病出之途非一,患者自身正气之趋向决定病愈之途径,信哉,正气是发病也是愈病之根本也!

刘某,女,49岁,住无极县城西中铺村。初诊时间:2010年4月3日。患者血压204/100mmHg,头难受,每日服降压药3次,左少腹疼痛及腰、下肢。舌苔后部腻,脉滑沉,左尺脉欠,肝脉不畅。脉滑、苔腻为痰,脉沉者痰滞于内,肝脉受痰浊之侮而不畅。此痰伤肝肾。处方:清半夏、苏子、竹茹以化痰,火麻仁、枳实、厚朴、败酱、大黄导内滞之痰从下而出,合欢皮、生麦芽、鸡血藤以条畅肝木而行滞,地龙以通经。4周后服降压药每日1次,血压基本保持正常;6周后,停降压药,血压最高为140/90mmHg。

谷某,男,50岁,住深泽县。初诊时间:2010年12月4日。患者胸痛,出虚汗,血压170/100mmHg,血糖7.1mmol/L。舌苔厚腻,脉浑滑,尺脉弱。此营养偏盛,膏粱厚味,酿生痰浊,血糖所以高也;脉滑、苔腻,痰浊之征,痰浊上达心脉,故见胸痛、虚汗;痰浊阻滞,脉道不畅,壅滞而压力增,故见高血压。处方:瓜蒌、桔梗、藿香、清半夏、厚朴、石菖蒲、薤白,泻胸中之痰浊,苏梗、苏木导胸中之滞气,红藤、地龙以通经脉。1周胸痛减,血压140/100mmHg;3周后血压135/90mmHg。2011年3月6日复来诊,自诉血糖6.1mmol/L,体重亦降,原来190斤,3月来降至160斤。继续治疗糖尿病。

席某,男,40岁,无极县角头村人。初诊时间:2011年6月19日。血压190/140mmHg,头晕,脉弦滑,尺脉弱,舌苔略腻。苔腻、脉滑为痰,痰为土实,阻于内而木来疏之,疏而不克,交争而见弦滑,血压因之而升。处方:瓜蒌、清半夏、桔梗、石菖蒲、苏子、藿香、枳实、厚朴以化痰浊,焦神曲以和中而促土化,地龙以通经,丹皮化土生金。3周后,血压130/80mmHg。8月27日复因头晕、胸闷,10天未大便来诊,血压未再升高,治疗2周,大便日一行,头晕消。

赵某,男,40岁,住无极县城。初诊时间:2012年9月2日。患者高血压多年,现血压170/120mmHg,困倦,或蒙。舌苔腻,脉弦,脾脉亦然,滞。每日降压药维持。苔腻、脉滞而弦者,痰阻滞于内使然;痰阻气血上达不畅,清阳不升，故困倦、蒙。处方:清半夏、苏子、瓜蒌、藿香以化痰浊，三棱、槟榔、莪术以开阻滞，石菖蒲以开窍，枳实、厚朴以降浊，赤芍、竹茹、黄芩开木家之郁且化痰。1周停降压药；3周后血压130/90mmHg，不困倦。

白某，女，68岁，无极县大户村人。初诊时间：2012年8月19日。患者胆固醇8.37mmol/L，甘油三酯2.73mmol/L，左肩背难受，下肢肿。舌苔后部腻，脉滑洪，尺脉弱，肝脉欠弦而滑。此痰浊内蕴，生热。处方:黄芩、竹茹、清半夏、瓜蒌、苏子化其痰热，丹皮、红藤、益母草、赤芍清热而行血滞，枳实、厚朴以和降之。3周肿消。9月15日复查胆固醇4.8mmol/L。

按：当今物质条件改善，人们生活水平提高，孔子曰：食、色，性也。嗜美食是人的天性，这就决定了大多数人在生活水准提高的环境下，容易营养过剩，过剩者，膏粱厚味酿生痰浊也。故今日由营养过剩所致之高血压甚为多见。拙著《痰证论》就是为此类病而作。余临床治疗高血压、高血脂，有效者甚多，这里限于篇幅，难以一一例举。大体上，高血压得以根治者在三分之一左右。在治疗时，还应嘱咐患者节制厚味、戒酒、适当增加活动。

### 3. 心衰、下肢肿案

心主火，心之血脉和畅，则心火随血下达于肾，外达周身，内贯脏腑，而身得治理。若血脉痰多，心血浑浊，或气行乖戾，寒凝外伤，则心脉不畅，心之气血遂致遏阻，火不下达，痞隔而百病丛生，乃有竟至危亡者。

李某，男，72岁，无极县中学教师。初诊时间：2006年6月3日。患者冠心病多年，现下肢肿，按之凹陷，久久不起（心火不降，寒水盛于下）。兼见：神疲（心主神明，心火衰则神疲。西医认为心泵血不足，脑缺血、缺氧），腿烦，走路困难，乏力（心气不达）。脉浑实，促。化验：尿潜血（++）。脉浑者痰滞。此为心火衰微，痰湿痹阻，经脉不畅。处方:桃仁、桂枝、丹皮以益心火，瓜蒌、薤白振胸阳而祛痰浊，川芎、赤芍、石菖蒲、地龙、鸡血藤开浊痹，通脉道，半夏、苏子、竹茹化痰而降气，秦艽除湿利尿。服药1周，下肢肿大减；2周，腿肿近消，下肢觉有力，神疲减，尿潜血阴性，脉滑促；调方，继服2周，诸症已不明显，停药。

按：桃仁其形如心，色赤入心，乃心家要药。余家在滹沱河畔，幼时频遇洪水之灾，每遭洪水，桃树最易枯死，而柳树难枯，是树虽属木，木中亦分水火也。桂枝色赤而温，亦入心，但兼辛味，辛则入肺金，金则降，是可降心火于下之药。患者心火不下，故用此二药。

许某，女，54岁，无极县西南丰村人。初诊时间：2007年3月18日。患者下肢烦，轻度肿，脘胀，小腿酸、乏力。脉沉弦、实、急。此痰伤肾，血为之滞。处方：焦神曲、生麦芽、清半夏、黄芩、藿香、瓜蒌、枳实、厚朴、苏子、陈皮、竹茹、石菖蒲。服药1周，脘已不胀；随症调方，3周，下肢肿胀消。2008年10月18日复发，仍宗上方，2周愈。

张某，男，68岁，无极县田庄人。初诊时间：2008年11月2日。患者冠心病多年，现两足肿，胸闷，气短，气粗，晨加（晨肝盛，气上，火不下煦），面赤，寐差，痰多，夜2点后难寐。脉滑，弦洪（弦者痰，肝上逆；洪者，火盛）。病在痰令心实，火不下煦。处方：瓜蒌、清半夏、桔梗、石菖蒲以化痰阻，肉桂、丹皮以蛰降心火，苏叶、杏仁、生石膏、厚朴以肃降肺气（肺气降则心火易降）而折肝之上逆，1周足肿消，左脚仍凉，3周愈。

赵某，女，41岁，无极县东中铺人。初诊时间：2009年1月11日。患者患冠心病多年，现下肢肿，血压160/110mmHg，腰酸，健忘，卧则心悸。脉滑浑，时促，尺脉弱，肝脉亦滑浑。处方：瓜蒌、薤白、丹皮、石菖蒲、清半夏、桔梗、黄芩、藿香、苏子、地龙、枳壳、厚朴。1周肿减，3周卧安，4周血压150/100mmHg，脉滑未促，肿消。5月31日复诊，脉滑急，尺脉欠，左关亦滑，血压160/110mmHg，下肢略肿，时头痛，便干难下，前方进退，1周血压降至140/105mmHg，下肢肿近消，大便原头干，现泻，腰酸痛，健忘，面有斑，2周血压降至140/90mmHg。

按：患者肾虚之证明显，但药未用地黄、玄参辈，以其腻而助痰也。苏子合诸金药化痰而转可生水，此用五行相生之道也。

李某，女，60岁，晋州市北张里村人。初诊时间：2009年6月21日。患者患冠心病多年，血压140/100mmHg，血脂高（痰滞血脉），两下肢疼痛而肿，难以屈伸（肾主腰脚），形体肥胖（肥人多痰）。脉浑沉而不畅，尺脉欠。此痰滞肾虚。处方：独活、桑寄生、威灵仙、川牛膝、清半夏、苏子、黄芩、鸡血藤、伸筋草、红藤、防己、三棱、莪术、合欢皮。2周后肿消；4周后血压110/80mmHg，腿可屈伸。

按：脉浑沉者痰之积也，化痰导滞是其关键。

杨某，女，65岁，无极县佛堂营村人。初诊时间：2011年3月12日。患者两下肢肿明显，喘，活动则加，喉中痰鸣，足凉，腹胀，日十餐犹饿，血糖23mmol/L。西医诊断为肺心病，心包积液，左心衰。脉沉滑，尺脉搏动无力。此为痰滞于中，在下之水受阻而不得上，故盛于下，盛于下则腿肿；在上之火受阻而不得下，不得下则水寒无气，故脉无力而虚火消谷。此阴阳格拒，势已欲脱。处方：桂枝、桃仁、丹皮以蛰降心火，山药以助肾中之气，藿香、石菖蒲、薤白、厚朴、瓜蒌以化痰降浊，神曲以调中焦。1 周肿减，2 周日食四餐即可，6 周纳如常，症状近消。

按：此证乃西医所说之危重病，但临证若能洞察病机，则转危为安或在指掌。

王某，男，78 岁，无极县牛辛庄人。初诊时间：2012 年 3 月 10 日。患者喘息，喉鸣，7 日不食，目暗睛迷，上热不能盖被，两脚肿而凉。舌暗，脉数浮无根。本人有濒死感，频频扯下输液用具，家人亦停医待其死，数日后，闻余在家，延请问病之轻重，余度其为应付面子，本无获生之望。余劝其用药，用代赭石、清半夏、桂枝、夜交藤、旋覆花、丹皮、瓜蒌、川牛膝等药，药后又能进食，病竟起，后又过 2 年乃死。

张某，男，67 岁，无极县牛辛庄人。初诊时间：2013 年 3 月 23 日。患者两下肢肿甚，按之凹而不起，大便三五天一行，不甚干。舌苔后部黄腻，脉微弱而滑。夫心脉所行者，气是也，阳气衰而不行，故脉来微弱，阳气衰而不下，水则不得上腾，故泛滥于下，于是腿肿。处方：桂枝以壮心阳之气，山药引而下达，益母草利在下泛滥之水，藿香、石菖蒲、厚朴化在下之浊，清半夏、苏子化痰浊而助心阳之下行，苏木、红藤行血气而通脉。1 剂肿竟消。

按：心衰腿肿虽云重证，中医非不能治，疗效亦非定逊于西医，但本案消肿之快，实属少见，故特录之。

## 4. 心律不齐案

心火如天，行本有常，设若痰湿瘀血，阻遏气机，脉行失度，则心律为之失常矣。

张某，女，57 岁，无极县人。初诊时间：2006 年 7 月 16 日。患者发现心悸多年，在县医院诊断为冠心病、心律不齐。现觉心悸，胸脘满闷，口干涩，心电图显示频发室早。舌苔后部腻，脉滞而力度不一，时有间歇。此为痰实于心，致令瘀也。处方：党参、黄芩、藿香、石菖蒲、半夏、苏子、地龙、神曲、麦芽、丹参、苏木、川芎、茯苓、苏梗。服药 1 剂，脉律齐，心悸消；尔后间断发作，调方，发作渐渐减少；服药 5 周停药。

按：心律不齐者，纠正极难，但该患者获效极速。大凡疾病发病与否及发病轻重，自身身体状况是本，是内因，而外邪是诱因，是外因；在康复来说，能否康复、康复快慢，与自身身体状况（自身病愈能力）关系最大，余在医院时，每遇西医抢救，辄喜观察：凡年老衰竭之死，救活者罕见；而青壮年有心电图直线者或可救活。虽然医之外因不可或缺，若不施救，则万难再活，但为医者无法求患者身体素质，患者但当求诸己。此患者病已多年，正气已虚，党参等以鼓舞正气，半夏等祛其痰阻，川芎、地龙通其脉滞，切中病机，故其效速。

刘某，男，69岁，无极县人。初诊时间：2006年7月8日。患者心悸，频发期前收缩，脘疼畏凉，右膝疼。舌苔腻，脉滑促，弦尺著。此为痰浊郁而木不疏。处方：半夏、苏子、神曲、麦芽、藿香、石菖蒲、黄芩、陈皮、枳实、厚朴、竹茹。服药2周，脉律规整，脘亦舒。2007年1月21日因他病来诊，心律一直正常。

卢某，男，44岁，无极县牛辛庄人。初诊时间：2006年11月18日。患者心悸，泪、涕、热，数日一发。舌苔腻，脉浮洪滑，时促，尺脉弱。此为气虚，痰风。处方：黄芩、藿香、佩兰、前胡、桔梗、苏叶、麻黄、党参、蝉蜕、山药、白芍、茵陈。服药1周后不再热；调方继服3周痊愈，脉律规整。

按：此患者外风与内痰扰动心脉，频发者，正气虚而邪阻，党参、山药以扶正气，麻黄等以制风，桔梗等以治痰，痰消则病无内应，正气复则防卫有力，风去而病消。

侯某，女，23岁，无极县东陈村人。初诊时间：2008年5月31日。患者婚4月余，频发室性期前收缩，痛经，下血块，脘胀，倦怠。脉促而滑实，偏沉，尺脉弱，肝脉反滑。此中痰侮肝而肾虚。处方：黄芩、清半夏、厚朴、藿香、败酱、焦神曲、苏子、赤芍、槟榔、陈皮、生麦芽、山楂。1周脘胀减；2周后经至，停药；经净后再服，1周脘愈，脉已不促。2011年6月12日复因晕来诊，前病未复发。

按：肝脉滑者，痰伤木，木主疏泄，关乎血脉之条畅。半夏等祛其痰，麦芽等繁其木，是治疗之要点，至于尺脉弱，病去可复，不急于补。

夏某，男，26岁，住无极县城。初诊时间：2009年10月4日。患者心悸，脘痞，觉食后不下。舌苔腻，脉滑弦，时促。脉滑、脘痞者痰，中焦有痰，上达于心脉（经云："食气入胃，浊气归心，淫精于脉。"食既如此，痰亦如之），痰阻心脉故见脉促而心悸。处方：瓜蒌、石菖蒲、前胡、黄芩、枳实、厚朴、竹茹、清半夏、苏子以开痰结，丹皮以畅心脉。2周促脉消，4周愈。2010年4月18日因头晕来诊，前病未发。

## 5. 汗证案

汗为心之液，诸般汗证，机理虽多，总属心火失常。明乎此，则察其证，求其因，治之确，疗效著，又何疑哉！

雷某，男，64岁，无极县人。初诊时间：2004年9月4日。患者身体阵阵作汗，头昏蒙。舌暗，苔腻，脉滑洪。此为痰火扰心之象。处方：瓜蒌、黄芩、贝母、枳实、厚朴、半夏、败酱、桔梗、石菖蒲、苏子、大黄、竹茹。服药1周病愈。2006年8月20日复发此证，继宗此方，3周治愈。

按：阳加于阴谓之汗。人之汗，如天地之雨。试观雨之降下，有湿热之气，又有冷空气，两者交汇，湿热中凝出水滴，于是雨降下——此即阳加于阴也。该患者苔腻、脉滑洪者，湿热（痰热）在内蕴积也。痰热蕴蒸，外透肌肤，与外界之凉交汇，于是汗作，汗作得凉，痰热出不爽，又在内蕴积矣。土家之实，下降生金为消耗之法。故半夏、苏子、大黄、枳实、厚朴为下降之法，浊降而病愈。

李某，男，35岁，石家庄小安舍村人。初诊时间：2006年12月8日。患者盗汗，冬天甚，腰酸痛，小腿抽筋，易怒，房事后盗汗加。脉滑弦，尺脉欠。此为中痰郁肝，肾虚。处方：夜交藤、玄参、地骨皮、浙贝母、清半夏、地龙、牡蛎、茯苓、龙骨粉、瓜蒌、黄芩、丹皮、桔梗、苏子。2周后，腰酸痛减，小腿抽筋减；4周后，易怒减；继服6周，诸症近愈。

按：脉滑弦者皆知为痰，但滑脉既主痰，弦滑又主痰，其理安在？盖滑者痰也，痰在内属土实，土实则引木来疏，疏之得，则或泄泻而下，或涌吐而出。若疏之不克，则肝木因之而郁，郁则脉弦矣。故脉滑主痰，滑弦恒主痰郁。此患者痰既郁而多怒，怒、木郁则伤水，此五行之"子病累母"也；痰为土实，土实则乘水，此五行之"乘"也，既累且乘，水则亏矣，故见尺脉欠，水家既亏，房事加虚，水亏不能与火匹，虚火内灼，则盗汗矣。半夏、贝母等以化痰热，玄参、地骨皮、丹皮等以壮肾水，牡蛎、龙骨以潜之，是其法也。

刘某，男，35岁，无极县张段固村人。初诊时间：2007年3月26日。患者盗汗，昼困。苔腻，脉滑急，洪实，肝脉稍滞。此为痰火肾虚。处方：黄芩、瓜蒌、清半夏、桔梗、败酱、红藤、丹皮、土贝母、夜交藤、竹茹。服药1周，苔腻减，盗汗少，昼稍清；2周愈。2008年3月26日复发，仍宗原方，3周治愈。2012年3月3日盗汗复发来诊，寐差，多梦，宗上法，2周愈。

陈某，女，56岁，无极县西两河村人。初诊时间：2007年4月15日。患者食则多汗，汗罢则冷至心，五心烦热，胸闷，下肢疼痛，不能骑车，夜间痰多，烧心。苔偏腻，脉浑近滞涩。证属肾虚于下，痰火在上。处方：清半夏、石菖蒲、丹皮、赤芍、川芎、鸡血藤、黄芩、合欢皮、红藤、苏子、贝母、牡蛎。服药1周，苔净，脉转滑利，夜痰减；随症调方，2周，已不烧心；4周汗已不明显，胸闷消。

按：痰火在内，是为土实，食则助土，故食则汗多；汗后热退，痰仍在内，痰体为阴，故觉冷。

姬某，女，40岁，省招待所职工。初诊时间：2007年5月25日。患者手汗如洗，兼胸闷，晕，双下肢胀痛，大便 4 日一行。后苔黄腻，脉滑，偏沉，左脉近伏。此为痰湿。处方：瓜蒌、薤白、清半夏、石菖蒲、黄芩、焦神曲、三棱、莪术、槟榔、地龙、浙贝母、竹茹、藿香、厚朴、桔梗、苏子。服药 2 周后，手汗大减，大便 2 日一行；调方继服 2 周，手汗近愈，胸闷痛大减；继服 2 周，诸症近消。

　　按：此瓜蒌薤白半夏汤化裁。因脉见积滞，故加棱、莪等。手汗者，脾主四肢也。

　　张某，女，30 岁，无极县西东门人。初诊时间：2008 年 3 月 29 日。患者手足多汗，经少、经期错后，耳鸣，悸，健忘。脉滑，略沉弦，左浑，木偏滞。此为痰伤肝肾。处方：苍术、厚朴、藿香、石菖蒲、茯苓、半夏、苏子、当归、鸡血藤、木通、防己、合欢皮。1 周，症大减；6 周痊愈。8 月 30 日胃病后颌下生痤疮，复来就诊，仍宗上法治愈。

　　胡某，男，32 岁，河北工业职业技术学院职工。初诊时间：2008 年 12 月 31 日。患者早泄，夜盗汗，腰痛，精子成活率低。苔偏腻，脉洪大，尺脉欠，滑。为痰火，水不藏。处方：浙贝母、白鲜皮、清半夏、黄芩、牡蛎、厚朴、丹皮、败酱、瓜蒌、五味子、白芍、桔梗、苏子。1 周盗汗、腰痛均减轻。

　　卢某，男，20 岁，无极县牛辛庄人。初诊时间：2009 年 10 月 2 日。患者多汗，吃饭则汗出如洗，大便日行一次，脘痞。脉滑洪，肝脉亦然，尺脉弱。脉属痰火，火性外腾，火属阳，阳外腾而阴随之，故作汗；吃饭则助痰火，食助热也，故见症状加重。处方：黄芩、清半夏、桔梗、竹茹、败酱、浙贝母以除痰火，丹皮、白鲜皮、白芍、冬瓜皮以凉降而收之。1 周减，2 周愈。

### 6. 心不任物案

　　《灵枢·本神》曰："所以任物者谓之心。"任者，使也，使用，利用。物者，万物。心神在人，遂可使用、利用万物。倘若心神失用，则不能任物，或不堪任物。

　　高某，男，37 岁，无极县人。初诊时间：2006 年 9 月 30 日。患者特别不愿接触事情。兼见：头胀痛，面赤，腰痛，双下肢跳痛，纳呆，乏力，健忘。脉滑实，尺脉弱。此缘中焦生痰，实心生火，肾水亏乏。水亏故健忘，腰痛，下肢跳痛；火实故不任物而见烦事，头痛胀，面赤。处方：黄芩、半夏、苏子、贝母、茯苓、厚朴、地龙、石菖蒲、鸡血藤、竹茹。服药 1 周，诸症减，5 周痊愈。

　　裴某，女，53 岁，无极县牛辛庄人。初诊时间：2009 年 7 月 25 日。患者劳则觉心沉而中空，大便后更觉空虚难受，纳呆，消瘦。脉缓滑，弱，尺脉弱甚。夫气者，脉、心所主，《素问·脉要精微论》"夫脉者，血之府也，长则气治，短则气病……"，其后连用"气"字，是脉、心之中乃气之动也，今脉弱，乃气虚也，亦即心脉之不足也。气虚、心脉不足则不任劳，此亦不任物之一种也。大便以后，中空尤甚，故更觉空而难受。纳呆、消瘦既为心脉不足（气虚）之源，又反过来成气虚之果，气盛乃能化谷、长肉也。处方：党参、茯苓、山药以补气，焦神曲、炒麦芽以和中，鸡血藤、红藤以充脉，丹皮、苏子、麦冬、沙参以补肾。1周纳增，3周症大减。

### 7. 疮痈案

《内经》曰："诸痛痒疮，皆属于心。"盖心主火，火热煎炼，肉腐即为脓。知治火之道，则治疮痈有据矣。然今日之世，抗生素大行其道，抗生素之类，性多寒凉，单纯之火热，用抗生素或可奏效。然寒凉之品，对人难保无伤。更有火热之邪，夹痰浊作祟，则纯任寒凉，多有不克，而我中医清热之中，可兼化痰之能，对于如是之证，则效果更有独特之处。况因人制宜，因势利导，则治病而不伤人，如是而观，则抗生素难以完全代替中医之效，不亦然乎！

程某，女，5岁，无极县东陈村人。初诊时间：2006年6月24日。患儿鼻干而红，鼻下缘生疮，耳根近乳突处亦生疮，经输液治疗4日，效果不著，故来求诊。患儿时或恶心，脉滑急。此为痰火夹食积为患。处方：半夏、苏子、瓜蒌、桔梗以化痰，败酱、红藤、丹皮、赤芍、生石膏以清火热，神曲、麦芽以和中。服药3剂，诸疮皆愈；继调方2剂以善后。患儿11月4日因他病复来诊治，其母云疮愈；数月来未生他病。

按："诸痛痒疮，皆属于心"，心主火，火盛则乘金，故见鼻及皮生疮。金既受火乘，肃降不利，故有夹痰之恶心。红藤、丹皮、赤芍等以清心火，石膏、桔梗等以泻火，盖火本克金，火盛者予金药，则火得以泄矣，是为五行之"泄"。

齐某，男，40岁，无极县牛辛庄人。初诊时间：2007年3月10日。患者口生疮，不寐，脘痞，头昏蒙。脉滑弦，尺脉欠。此为痰火，肾虚。处方：蒲公英、败酱、瓜蒌、贝母、大黄、清半夏、焦神曲、夜交藤、枳实、厚朴、竹茹、茯苓。1周愈。

司某，男，6岁，无极县司家庄人。初诊时间：2009年11月7日。患儿生后数月曾颠顶发小红点，现扩大成脓疮，渐扩大至鼻、面、两耳，发则高热，病势稍缓时则结痂，旋即又破，于当地用抗生素无效，乃复至省二院、儿童医院住院治疗，亦不能愈。其祖母言此甚戚而悲哭。余诊其脉滑急，尺脉弱而细，舌尖红，舌苔腻。病缘痰热，故见脉滑急、舌苔腻；痰热为土实，日久伤肾，故见尺脉弱而病反复；细则血少，疮久使然。处方：黄芩、白头翁、丹皮、败酱、红藤、赤芍、瓜蒌、白鲜皮、冬瓜仁、清半夏以祛痰热，山药、党参补正之虚。1周结痂；2周后未再发，痂大部分脱落。

### 8. 病毒性心肌炎案

肝木主风，心属火，木为火之母，母病可以传子。当外受风邪，化火内伤，可及于心，所谓病毒性心肌炎常因此而发。

贾某，男，29 岁，无极县店尚村人。初诊时间：2006 年 10 月 22 日。患者心悸，脉滑促，弱尺甚。此为痰风侵心。处方：桂枝、丹皮、石菖蒲、黄芩、麦冬、党参、丹参、苏木、地龙、苏梗、藿香、半夏。3 周愈。

按：党参可补五脏，安精神，定魂魄，止惊悸，除邪气，用于此处，既可治心悸，又可除侵心之风。麦冬可通心络而治脉之促。

陈某，男，7 岁，无极县固汪村人。初诊时间：2010 年 8 月 7 日。患者三岁时患心肌炎，现复发前症：心悸，夜卧不安，咳。脉滑数，肝脉亦然，尺脉弱。处方：丹皮、败酱、赤芍、冬瓜皮、秦皮、清半夏、前胡、桔梗、桑叶、焦神曲。1 周减，3 周愈。

王某，女，5 岁，住石家庄市裕华区。初诊时间：2011 年 10 月 8 日。患者善太息，动则加剧，胸闷。西医诊断为心肌炎。后部舌苔厚腻，脉滑细，尺脉弱。此患儿证属肾水不足，火热易盛，风邪来犯，裹挟痰浊侵及于心。处方：瓜蒌、石菖蒲、桔梗、黄芩、半夏以清化心胸之痰浊，苏叶、前胡以肃肺制风，焦神曲、藿香以和中。2 周减，4 周愈。

### 9. 火失温煦案

心主火，肾主水，火性热，水性寒，此殆自然之道也。然人体与之有别，盖人之所以生者，全在水火之交、水火之既济。试以西医之理明之：西医认为，心将氧与食物之精微通过动脉输布于全身各部，人之氧化生热过程主要在各部位的液体之中进行，其热量因之散布全身；人之水液则由于动能的推动而不断周流于全身各处。则此火热乃水中之火热，此水液乃热能推动之水液。此即火沉降于水中，使肾水不寒；水气蒸腾于上，使心火不焚。设若人之水火交济不足，则因之为病；人之水火交济若终结，则死。故身有热者，水未济也；身有寒者，火未煦也。火位在上，其用则在下，水位在下，其用则在上，故足暖头凉则为健康之态。人有火上煦不足者，则背凉胸凉，火受阻困而不达也；人有火下煦不及者，则足冷脚凉，火受阻困者固有之，火力不及、水寒过盛者亦大有人在。世人论阳，分为心阳、肾阳，将脚冷足凉归之为肾阳虚衰，殊不知，肾阳来源于心阳，人体之阳热，总因心火失主所致。故下有冷凉者，咎在心火不下煦也。若心火不足，则当补之；若心火不下，则当降之。一言已尽，岂有他哉？

魏某，男，54 岁，无极县里家庄人。初诊时间：2006 年 12 月 17 日。患者时觉下肢疲乏，继则身冷，冷先从腋下发，以至足跟冷凉，目昏。脉弱，尺甚，左脉弦急。分析：此缘心气虚，火失温煦。心之位在上而其用在下，心火下煦，是谓交泰。今心气不下，故下肢疲乏；心火衰则不张而缩，故冷凉从腋下至足；心火独居于上，肾水不能充分化气上腾，则目为之昏。处方：丹参以补心火，黄芪、山药、党参以补气，苏木、鸡血藤、地龙、合欢皮以通脉，石菖蒲以开之，苏子合山药以补肾。服药1周，目始觉亮；继服2周，下肢有力；随症调方，又服2周，诸症若失。

寇某，男，58岁，无极县东丰庄人。初诊时间：2007年3月17日。患者腰以下冷凉、无力，心情不好。后苔白腻，脉滑近滞。此乃痰郁滞，肝失条畅、疏泄，阳气不得下达。处方：川牛膝、制附子、吴茱萸、苏子、厚朴、茯苓、藿香、黄芩、地龙、木瓜、竹茹。服药2周，凉减。

按：苔腻、脉滑近滞，乃痰浊阻滞而火不下煦，故见冷凉。藿香、茯苓、苏子、厚朴化痰降浊，附子、吴茱萸以温下而牛膝协之，地龙以通之。

许某，男，53岁，无极县西中铺人。初诊时间：2007年12月22日。患者两脚凉，面色玄，声无底气。脉滑急，略弦，尺脉弱。此下阳亏虚。处方：制附子、肉桂、吴茱萸、川牛膝、怀牛膝、山药、生地黄、鸡血藤、苏子、竹茹、茯苓、厚朴。服药1周，症减；稍化裁，4周愈。2008年9月28日因脘痞、心悸来诊，前病未发。

王某，女，67岁，无极县店尚村人。初诊时间：2011年6月25日。患者此时尚穿夹衣，乏力，晕。脉弦滑，稍沉急。曾患脑梗死。患者血脉瘀阻，肝不得疏，阳气因之不达，故脉弦而身冷，肝郁故晕，血不畅达，故无力。处方：丹皮、赤芍、红藤、桑枝、郁金以开通之，石菖蒲、苏子、枳实、藿香、清半夏以除其痰浊之阻。1周减，5周愈。

按：身冷者，火失温煦也。但未必皆属火亏，譬若冬日之暖气不热，未必皆是火烧得小。热力管道之不畅通，亦可致暖气不热。本患者郁滞明显，故治疗的关键在于"通"。方中多用通利之品，菖蒲、藿香等除其浊阻，赤芍、丹皮等除其血瘀，通则冷消。

### 10.胸痹、心悸、胸（心）痛案

胸中之脏，或心或肺，故胸中病证，在脏者当审其属心属肺，分别治之。今日之世，营养偏盛，膏粱厚味，酿生痰浊，心脉受痰浊阻滞，痹而不通者多矣。心悸者，心受扰也，胸痛者，气机不通也，除其因，通其痹，是其法也。

魏某，男，46岁，辛集市人。初诊时间：2006年8月11日。患者面色黄晦，左胸前憋痛不适，精神不集中，目易疲，大便日一行。脉滑见滞，略弦。此乃痰滞心脉。处方：黄芩、半夏、川贝母、地龙、瓜蒌、薤白、枳壳、竹茹、石菖蒲、桔梗、苏子。1周滞减，久坐打牌后发作1次；2周后胸已不痛；3周后目可久视。至2007年6月随访，诸症皆消。

按：《素问·经脉别论》曰："食气入胃，浊气归心，淫精于脉。"人有过盛之营养，是为痰浊，此痰浊既上心脉，脉中充盛而起荡涤冲刷之势，故见滑脉；荡涤而不尽，冲刷而不去，渐渐脉浑；浑浊既久，脉为阻滞，故见滞脉，当此之时，急当化其痰、通其脉，不尔，脉道闭塞，是为梗阻，危殆立至，生命堪忧。患者胸前憋痛者，脉欲闭塞也；精神不集中者，心脉不畅，神明不支也。方用瓜蒌薤白半夏汤化裁，化其痰浊，通其闭阻，病乃愈。

石某，女，38岁，石家庄广宇商贸有限公司的职工。初诊时间：2007年1月26日。患者悸，头不清，兼下肢乏力且凉，月经提前3天。苔黄腻，脉弱，尺甚。为气虚，肾亏夹痰。处方：党参、焦神曲、生麦芽、山药、地龙、鸡血藤、白扁豆、竹茹、桔梗、苏子、黄芩、茵陈。服药2周后，悸减，头不清减；调方继服2周后，头变清，下肢觉有力，悸近愈；继服3周，诸症近消。

张某，女，62岁，河北安国市人。初诊时间：2007年4月29日。患者胸闷（痰实心脉），头昏蒙（痰侮胆，木失中精），烦（痰火扰心），下肢疼（痰阻经脉）。舌胖，中苔腻，脉滑洪数，尺脉欠。此为痰火阻滞，兼有肾虚。处方：浙贝母、瓜蒌、清半夏、石菖蒲、桔梗开心胸之痰结，败酱、黄芩化痰火而降浊，前胡、厚朴畅胸中之滞气，竹茹合黄芩以助胆，茯苓调脾以化痰，苏子化痰而益肾。服药1周后，胸闷大减，苔腻减；调方继服2周，诸症近消。2009年4月17日复发来诊，3周减。

陈某，男，40岁，石家庄市建筑公司职工。初诊时间：2006年10月20日。患者胸前区闷。脉浑，尺脉弱。此为痰火实心。处方：黄芩、瓜蒌、薤白、地龙、远志、石菖蒲、茯苓、清半夏、焦神曲、厚朴、浙贝母、竹茹、苏子、桔梗。1周后，胸闷减；继服1周，痊愈。2012年10月24日因乏力、寐少复诊，诉前病未复发。

陈某，男，75岁，河北新乐市人。初诊时间：2006年12月8日。患者胸脘满则心中懊恼，口干苦。苔滑腻，脉促浑，偏弦硬，右脉亦弦。此为痰热郁，胸痹。处方：瓜蒌、薤白、黄芩、柴胡、清半夏、浙贝母、焦神曲、竹茹、石菖蒲、藿香、桔梗、苏子、枳实、厚朴。服药2周后，症减；调方继服3周后，心中懊恼未再发作。

按：胸痹病机主在心脉不通。此患者肝脉亢而郁亦很明显。故方中加柴胡等以疏木，复用枳实、厚朴等降滞气。医者临证之际，不仅要知其同，更应知其异，才能丝丝入扣，治疗精准。谨续患者之后的病历。2008 年 8 月 29 日因晨起痛泻而急，甚至失禁，复来诊，左膝内侧痛，面黄，患者肝木亢而郁，右脉弦者，木欲乘土。处方：甘草、白芍、薏苡仁（缓木之急也）、桔梗、清半夏、茯苓、川贝母、瓜蒌（治其宿痰）、生麦芽、前胡、吴茱萸、竹茹、木瓜、苏子。2 周泻急减轻，胃脘痞闷减轻，解便有不净感；3 周大便急减轻，胸稍闷，脉促弦硬滑，偏大，左见柔；4 周胸闷气短，脉弦硬促，大便已不急，夜 4 点必大便（此时肝木旺，乘土疏泄）；5 周脉见柔，胸闷气短近消，夜已不大便。

石某，男，23 岁，无极县东丰村人。初诊时间：2011 年 11 月 26 日。患者胸闷痛，夜加，脘痞，血压：150/110mmHg。脉浑急，肝脉亦然。《内经》云：浑浑急至如涌泉，此因痰阻心脉，脉道不清，血流不畅使然。肝脉主疏泄，肝脉既已见浑，疏泄气血无力可知，故使胸闷痛。冠心病虽多，似此青年实属罕见。处方：瓜蒌、石菖蒲以开胸痹，丹皮、红藤、苏木、赤芍、桂枝以行气血，黄芩、苏子、清半夏、藿香以化痰浊，生麦芽、合欢皮以行疏泄。1 周症状消，继服 1 周。2012 年 2 月 25 日因咳来诊，血压药后 130/90mmHg。前症未发。

## 11. 发热案

发热之证，虽有多端，总不离乎心。盖心主火，为热之源也。然火热之能，本以煦人，当畅达于四旁，温暖全身，暖身既足，仍有余热，则当徐徐散于体外，不使余热灼人。行此疏散之功者，肝也，是谓肝主风。肝风既疏，体内之热无郁，如此，肝所生之内风正常也。乃有内风失度，疏泄不及，热渐蕴积，于是体内有多余之热，称之为火。寒热相引，阴阳互招，故内之蕴热遂引动外之风寒，故热之积，常招风之袭（风之所以袭，只缘内失条畅，热郁一隅）。由是可知，热之稽留而不去，乃由肝不疏泄。故发热之疾，病位在于心，病因关乎肝也。

张某，男，20 岁，邯郸魏县人。初诊时间：2006 年 9 月 22 日。患者持续低热 2 年，体温 37.2℃，下午 4 点热方退，右腰稍疼，晨鼻塞，吸凉气则心前区不适。苔偏白，脉浮，弦数。此为气虚，痰阻。处方：党参、生白术、陈皮、黄芪、山药、柴胡、黄芩、白芍、茵陈、蝉蜕、生甘草、苏子、桔梗。1 周，脉弦减。继服两周，诸症减。

按：发热常因于风（风寒、风热、风湿），风本易散，散则热消。发热久不退者，大约有三：①风在内与痰、湿交结，此人常有苔腻、脉滑之征；②久病耗伤正气，气虚无力祛邪，此人常有脉浮弱、神疲等表现；③久病伤阴血，血瘀阴亏，不能配阳，阳热相对亢盛。此人常有阴血失常之征。本患者脉浮，考虑气虚为主，故用黄芪、党参、山药等以补气，复用柴胡、黄芩、茵陈等以繁木，气足木疏则邪出病愈。

张某，男，4岁，住石家庄市南二环附近。初诊时间：2006年9月8日。患者发热37.5℃，咳痰，畏凉药，喉中鸣响如猫喘。苔白腻，脉滑细弱。此为痰食之热引风。处方：黄芩、远志肉、海浮石、浙贝母、瓜蒌、清半夏、焦神曲、生麦芽、茵陈、藿香、桔梗。1周后（服5剂药）已不发热，咳减，仍痰；2周后，未再发热，咽痰已少，纳增；3周后，痰鸣猫喘大减。2007年11月9日复发，仍宗上方治愈。

按：此患者为小儿，小儿饮食不知自节，极易积食，食积则酿生痰浊，痰浊上奉，肺家作喘。化痰治其标，和胃消食以治本，病不难愈。但当今之世，医家不愿诊治小儿（观今之中医，常有懒于悉心诊病之人，一遇小儿，口不能诉病情，药又不愿饮苦，故推给西医），家长既无劝儿之耐心，又欲药到即见效，故有病辄求西医，中医之术，渐见荒疏，良可叹也。

卢某，男，3个半月，无极县西两河村人。初诊时间：2007年4月15日。患儿发热，苔腻，体温38℃。此为风热内郁夹湿。处方：藿香、佩兰、薄荷、蝉蜕、连翘、败酱、黄芩、桔梗。2剂，未尽剂而愈。

按：本例夹痰湿明显，故主用藿香等。夹湿痰者，长夏多见，现处春季，但苔腻，故不拘于季节。3月余小儿，不知香臭，服药不成问题。

张某，男，21岁，中医学院中医系学生。初诊时间：2008年1月11日。患者体温38.3℃，身疼，恶寒，咽痛。舌苔腻，脉数滑。此为内郁痰热，外招风寒。处方：浙贝母、黄芩、麻黄、前胡、藿香、薄荷、蝉蜕、瓜蒌、大腹皮、竹叶、桔梗，3剂愈。

按：前例偏风热，本例偏风寒，故用麻黄等。

户某，男，39岁，无极县司家庄人。初诊时间：2008年6月1日。患者低热已10天，下午甚，乏力，身疼痛而走窜，时觉头晕，血压145/110mmHg。舌苔腻，脉滑，尺脉弱而弦。此为痰郁而表失宣通，肾虚。处方：黄芩、藿香、石菖蒲、青风藤、陈皮、大腹皮、佩兰、厚朴、蝉蜕、薄荷、茵陈。1周热消；3周后诸症消，左踝及下肢关节疼痛，去佩兰、薄荷、蝉蜕、大腹皮，加独活、苍术、石斛、清半夏、苏子、合欢皮；3周诸症皆消，血压122/90mmHg。

高某，女，12岁，住无极县城东关。初诊时间：2010年1月9日。患者素有鼻炎，鼻塞。时当甲型 $H_1N_1$ 流感流行，与其妹（妹妹高嘉薇亦被余治愈，不录）二人同时发热已7天，体温38.3℃，呕吐。舌苔偏腻，脉细滑，弱而尺脉为甚。脉滑为痰，细者气血不足，尺脉弱者肾虚。处方：薄荷、苏叶、杏仁（去皮）、大腹皮、陈皮、厚朴、前胡、桔梗、生麦芽、藿香、黄芩、防风、山药。1剂热消，继服3剂后鼻炎亦愈。

按：流感流行之际，多数无须恐慌，时石家庄市43中学是高发区，余诊治20余例，皆三四剂药治愈。当时不少中医诊病时戴双层口罩，而余从未戴口罩，终未感染。大致而言，感冒于否、感冒后病之轻重，主要取决于自己的体质状况，病毒并非最关键因素，况且，多数流感中医不难治愈。

裴某，女，16岁，无极县裴里村人。初诊时间：2012年7月8日。患者发热无定，最高38.2℃，曾在协和医院、省二院住院治疗，年余不愈。查得生长激素低，性激素低。肥胖，月经尚未来潮。舌苔偏腻，脉滑急，肝肾脉弱。脉滑、苔腻为痰，痰为土实，侮木乘水，肝肾乃虚，肾虚则火相对炽盛，肝虚则疏泄不及而热郁。处方：藿香、半夏、枳实、厚朴化其痰浊，茵陈、麦芽、黄芩、合欢皮补肝，山药补肾，地龙通之，秦艽退其虚热。4周后体温最高37.2℃，5周愈。

按：胖者痰盛，木水皆伤。肾主生殖发育，肾亏则月经初潮晚。木亏则热难疏泄。此等久热，常因正虚、痰恋。

### 12. 低血压案

心脉者，行气血者也。《内经》所谓："胃之大络，名曰虚里，出于左乳下……脉宗气也。"又曰："夫脉者，血之府也，长则气治，短则气病……上盛则气高，下盛则气胀，代则气衰，细则气少。"可见，心脉所运行者，气为主体推动力，血为载体。设若气之不足，推动无力，气血行之不利，血压则低。

朱某，男，57岁，无极县北丰村人。初诊时间：2007年4月8日。患者血压85/55mmHg，脘不适，乏力，感冒后身不适。舌苔腻，脉滑弦，弱而尺脉尤甚。此为中痰，气虚。处方：党参、山药、扁豆、枳实、厚朴、陈皮、苏子、藿香、黄芩、清半夏、竹茹。服药1周，脘舒；2周，血压正常。

卢某，女，38岁，无极县牛辛庄人。初诊时间：2007年4月28日。患者血压80/60mmHg。健忘，困，头蒙，无力，骶部疼痛，心悸。舌苔腻，脉缓滑无力，尺脉弱。脉无力者气虚，苔腻脉滑为痰阻；气虚不上则困；复加痰阻则头蒙；气亏痰阻则心悸。处方：党参、山药、丹皮、沙参以补肾益气，半夏、浙贝母、桔梗、瓜蒌以化痰，鸡血藤养血以载气，地龙、石菖蒲以通经，苏子益肾化痰。1周症减；3周愈，血压95/65mmHg。2007年11月15日复因腰痛来诊，前症未复发。

刘某，女，40岁，无极县田庄人。初诊时间：2007年6月3日。患者头晕，血压86/60mmHg。脉滑细弱，尺脉弱甚。此为气血亏虚，夹痰。处方：党参、山药、白术以生气，鸡血藤、丹参以养血，清半夏、石菖蒲以化痰浊，焦神曲、生麦芽以和中，黄芩、茵陈、柴胡以调肝胆（木主生），地龙以通经（补而不壅）。2周症减，高压达到 90 以上，低压 60 以上，脉压 30；继服 1 周停药。

按：肾虚、气血亏虚，下气不足以上升则头晕，复加痰阻，则晕更著。治此病，人皆知用补，但补首先要做到不壅，其次，要明确补上还是补下，不可颠倒。补气须知血以载气，补血须知气以行血。此患者上气不足，故加木药，木主升，主条畅也。气从何生？从脾土生，故加和中补土之品，土易壅，加地龙则不壅。

### 13. 红肿案

火色赤，凡红色，责之于心。然所谓红肿者，实多为红胀也。医之流俗，多肿胀不分，故曰红肿。实则肿属血水停滞，胀属火气蕴郁；胀按之随手即起，肿按之迟迟不起。肿之与胀，阴阳实径庭耳。然余若猝言红胀，人或不解，反遭问难，故姑从其俗而曰红肿。

王某，女，56 岁，无极县张段固村人。初诊时间：2007 年 3 月 11 日。患者面红肿，难寐，两下肢疼痛，低头则目胀。苔略腻，脉洪滑实而数。火夹痰上扰则面赤，火不下交则难寐，火性上扰，上有余故低头则目胀。处方：清半夏、黄芩、瓜蒌、枳实、厚朴、焦神曲、炒麦芽、红藤、败酱、茵陈、大黄、沙参。服药 1 周，面如常；3 周愈。

按：方用半夏等以化痰，痰化则火势孤而易降易熄；红藤、败酱等以灭火；火在上，纯任寒凉则凉于下，下凉则上反热，故用茵陈之升肝合大黄之凉降，则可降上部之火；沙参乃金药，治火用金，是为泄法（如仲圣之白虎汤）。

陈某，女，43 岁，无极县店尚村人。初诊时间：2007 年 2 月 4 日。患者每至此时节则面肿胀，面色赤，阴部干裂，两下肢疼痛，健忘。苔腻，脉滑而上（寸）盛下虚。此为心火上炎，夹痰，肾虚。处方：清半夏、浙贝母、黄芩、瓜蒌、枳实、厚朴、石菖蒲、茯苓、丹皮、大黄、败酱、竹茹、地榆。服药 1 周，愈。3 月 24 日复发，又宗前方治愈。

### 14. 神疲嗜睡案

心主火，火壮旺则宇内明耀，心壮旺则神情明亮。《内经》云："心藏神。"是故心得位、得权则人有神；心失主、失权则人少神或无神矣。

火性炎上，然心火又贵在温煦于下而忌独亢于上，故火乏水济则上燎，是光热不下，不下则天明，天明则日月不明，《内经》所谓邪害空窍是也。

神何以疲，若夫劳神太过，自不必说，然此类并不多见。多见者，一为痰浊，痰浊随食气上达于心，心神受蒙而不得清静，故渐疲惫；二为肾水亏乏，不得上济，心神失养而疲惫。明此病机，审因论治，不效鲜矣。

是神疲之病因，有心火之衰者固矣（如心力慢性衰竭之病人），然肾水亏损，心火上亢，水不上济，神亦失明矣。

李某，男，73岁，原为无极县中学教师。初诊时间：2007年3月3日。患者下肢肿甚，按之凹而不起；神疲、嗜睡甚为明显，虽待诊之时，亦鼾声频作；虽诊脉之际，亦沉沉欲睡；下肢烦困沉重，行走难。脉滑弦促，此痰滞心脉，血气之行不畅。处方：瓜蒌、薤白、丹参、石菖蒲、桂枝开胸痹而温心火，川芎、地龙、鸡血藤、益母草通经脉而利水，清半夏、苏子化痰而益肾，黄芩、茵陈繁木而条畅气血。服药2周，症减；随症调方，6周后，肿近消，精神大增。

李某，男，54岁，无极县店尚村人。初诊时间：2007年3月24日。患者昼困，乏力，多梦，脉滑而革。此为气虚夹痰。处方：山药、党参、黄芪、白芍、瓜蒌、清半夏、黄芩、石菖蒲、焦神曲、炒麦芽、苏子、茯苓。服药1周，乏力如失，昼困亦减；随症调方，继服2周愈。2008年10月4日因头痛而凉，多梦来诊，仍宗上法2周治愈。2011年10月29日因不寐来诊。

按：此因精气亏而不得上养，故用山药、党参、黄芪以补精气，茯苓等以生精气，神曲等以和脾土，半夏等以化痰浊。

戎某，女，35岁，藁城市西里村人。初诊时间：2007年6月3日。患者主因头沉欲睡，昏蒙不清来诊。兼见：脚沉重，健忘，多梦。望之两目少神，昏沉如临睡之际。脉数滑，尺脉弱，关上盛而关下虚。此上痰火，下肾虚。处方：生石膏、知母、桔梗、茯苓、清半夏、苏子、地龙、夜交藤、瓜蒌、贝母、竹茹。服药1周，头尚沉，但觉有精神；随症加减，继服3周愈。

按：天明则日月不明，

齐某，男，47岁，无极县牛辛庄人。初诊时间：2008年6月8日。患者倦怠，昼无精神，夜烧心，身酸，血压150/100mmHg。后部苔腻，脉滑，脾脉洪实。此因痰火实中，肾水虚而不得上潮。处方：黄芩、石菖蒲、藿香、瓜蒌、败酱、川贝母、清半夏、苏子、地龙、佩兰、麦芽、竹茹。1周症减，酒后又加；2周后症又减，食牛肉再加重；7周后近愈，血压140/90mmHg。

李某，男，27岁，无极县张村人。初诊时间：2009年10月18日。患者常瞌睡，纳少，脘痞，久坐下肢不适，大便排下不畅。脉滑急，尺脉弱，肝脉反滑。尺脉弱者肾虚，精不上达，神失养而不明爽；肝脉滑者痰来伤木，春气不升而胆失中精，故见瞌睡；脘痞纳少者，痰浊中阻，木不疏泄使然。处方：焦神曲、炒山楂、藿香化浊以和中土，炒麦芽、黄芩、竹茹以助肝胆，苏子、枳实、厚朴、清半夏、瓜蒌以化痰浊。1周减，4周愈。

侯某，男，27 岁，无极县北远村人。初诊时间：2009 年 12 月 6 日。患者疲倦，腰酸，早泄，大腿根部出汗多。舌苔略腻，脉弦滑浑，尺脉弱。尺脉弱为肾虚，水不得上济，心神失养，于是疲惫；复加痰浊内生，引动肝气（脉弦是也），痰随肝升，蒙神而怠生矣。处方：山药、怀牛膝、楮实子、川牛膝以补肾（肾虚而有痰浊，用熟地黄等补肾未可），清半夏、炒莱菔子、厚朴以化痰浊，石菖蒲以开心窍。1 周减，2 周愈。

### 15. 血证案

血者，液也，得热则行，遇寒则凝。心火正则血行中规而适度（是谓心主血），心火衰则血行不及而却后，心火亢则血行太过而充溢，甚则出血矣。

卢某，女，24 岁，无极县西两河村人。初诊时间：2007 年 1 月 6 日。患者大便下血，在县医院诊为痔疮、肛裂，患者不愿手术而来诊，兼见发稀。苔腻，脉滑细，尺脉弱。此为火夹痰动血，致血亏肾虚，发失养。处方：地榆、玄参、鸡血藤、赤芍、当归、地龙、黄芩、苏子、清半夏、红藤、败酱、竹茹、沙参。服药 1 周大便未再下血；继服 1 周停药。4 月 14 日因他病来诊，自诉下血未再发作。

刘某，男，38 岁，无极县南汪村人。初诊时间：2007 年 9 月 22 日。患者齿衄，苔略腻，脉弦滑。此为痰火。处方：白及、侧柏叶、清半夏、瓜蒌、桔梗、败酱、黄芩、丹皮、白鲜皮、枳实、厚朴、大黄。1 周减，2 周愈。2009 年 10 月 24 日因髋痛来诊，药后衄未发。

任某，男，30 岁，无极县牛辛庄人。初诊时间：2008 年 5 月 3 日。患者鼻衄，晨项拘。舌苔腻，脉滑，肝脉浑，尺脉弱。此痰郁成火，肾水亏乏。处方：葛根、柴胡、黄芩、败酱、地龙、丹皮、石菖蒲、桑枝、川续断、清半夏、苏子、茵陈。随症调方，3 剂后衄未再发；1 周舌苔净，项拘减，肝脉见弦；继服 1 周痊愈。

司某，男，55 岁，无极县司家庄人。初诊时间：2008 年 6 月 21 日。患者齿衄，日数次，口臭，大便 3 ~ 4 天一行。苔腻，脉滑洪大，尺脉弱。此土盛而痰火使然（土色黄也）。处方：黄芩、败酱、瓜蒌、苏子、枳实、厚朴、栀子、大黄、藿香、生麦芽。1 周减，6 周愈。2011 年 1 月 15 日因巩膜黄染来诊，总胆红素 20.35 μ mol/L，间接胆红素 13.20 μ mol/L，宗上方，3 周巩膜黄染消，5 周化验正常。

袁某，女，18 岁，无极县西南丰村人。初诊时间：2009 年 7 月 5 日。患者时时鼻衄，血色鲜红，量多。发前先见脘胀，纳呆。脉滑软，肺肝脉亦然。此肺肝弱，既不能清肃中焦又不任藏血，导致血随气上逆而衄。处方：白头翁、丹皮、白鲜皮、秦皮、冬瓜皮、败酱、清半夏、桔梗、瓜蒌、浙贝母。凉肃化痰之方也。1 周衄止，继服 1 周以巩固之。2009 年 10 月 3 日复因脘胀来诊，一直未再衄，遵前方，1 周愈。

付某，男，18 岁，石家庄经济管理学院学生。初诊时间：2007 年 5 月 18 日。患者衄 3 年，傍晚甚，大便秘结，3 ~ 4 天一行，便干。脉滑洪急。此为痰火刑金。处方：浙贝母、生石膏、沙参、知母、火麻仁、前胡、黄芩、白及、竹茹、菊花、桑叶、桔梗、苏子。服药 1 周内，衄 1 次；调方继服 1 周，未衄，脉洪减；继服 1 周而愈。

按：肺与大肠同主凉肃。肺所以凉肃人无形质之气，大肠所以凉肃人有形质之便。若大肠凉肃不及，热则上升，乃至动血。患者大便不通，所当凉肃其大肠，故加火麻仁、沙参等。肺既与大肠相表里，凉肃肺即可助大肠也。故生石膏有时可治疗便秘。张锡纯先生已发现生石膏此功效，惜其未上升到中医理论，今姑论之。

雷某，男，13 岁，无极县人。初诊时间：2008 年 7 月 13 日。患者鼻衄，5 天发 2 次，出血较多，易怒，纳呆。苔偏腻，脉滑数，尺脉弱。此为痰火伤肺窍，动血使然。处方：黄芩、瓜蒌、桔梗、旋覆花、焦神曲、炒莱菔子、清半夏、苏子、川贝母、竹茹。1 周减（衄 1 次），2 周未发，3 周停药。9 月 17 日复因头昏蒙来诊，衄未发。

冯某，男，16 岁，晋州市丁家庄人。初诊时间：2009 年 7 月 11 日。患者先见荨麻疹，经西药治疗后尿中潜血（+++），而荨麻疹如旧，晨加，打喷嚏。舌苔黄腻，脉滑著，肝脉亦然，尺脉弱。此属痰热动血。处方：秦艽、白茅根、山药、茵陈、藿香、厚朴、浮萍、大腹皮、薄荷、蝉蜕、白芍、桑叶。3 周后潜血（++），4 周后疹减少，6 周后潜血（+），继续治疗 4 周，潜血阴性。

刘某，男，29 岁，无极县东门营村人。初诊时间：2010 年 3 月 27 日。患者鼻衄，头晕，恶心。舌苔腻，脉滑弦，尺脉弱。脉滑为痰，尺脉弱者肾虚，水亏则木亢，肝热盛于上，伤肺窍而血不得藏，故发鼻衄。处方：旋覆花、瓜蒌、竹茹、清半夏以降痰热，白鲜皮、桔梗、丹皮以清金窍之火，白芍、郁金以平潜肝火，栀子以清热，夜交藤以敛藏肝火，火麻仁以补肾。3 剂晕消、衄无。

刘某，女，44 岁，住无极县城。初诊时间：2010 年 5 月 30 日。患者尿潜血（+），乳房增生而有包块，下肢时痛，健忘，目花。舌苔后部腻，脉滑急、细，尺脉弱。脉滑急、舌苔腻为痰热，痰热郁结于乳房而见包块，痰热动血而有潜血，痰热为土实，土实伤水，故见下肢疼痛；痰热伤肝而见眼花。处方：瓜蒌、竹茹、黄芩、清半夏、丝瓜络以化痰热，苏子、炒莱菔子以助肾而化痰，丹皮以凉血，5 剂潜血消失，继服 2 周诸症皆大减。2011 年 12 月 18 日复因脘不适来诊。

刘某,男,43岁,正定人。初诊时间:2012年8月17日。患者胃切除后近4年,仍溃疡出血,黑便,畏寒。舌尖红,后苔微腻,脉滑洪,关弦,左尺脉欠。证属痰火引木亢。处方:桔梗、沙参、浙贝母、丹皮、石菖蒲、白鲜皮清热生金(诸药色白、性凉)以克木之亢且以生水(金生水,水克火而涵木),黄连泻心火而消耗木之气(此为五行之耗法。火为木之子,实则泻其子。黄连色赤,味苦而入心,性不热反寒者,泻心火也),焦神曲、薏苡仁、藿香、鸡内金以和中土而泄木气(木克土,扶土者,泄木之气也,此五行之泄法),厚朴以降气,苏子化痰降气而生水。1周后复诊未见黑便。前方去黄连,鸡内金,加旋覆花、败酱、柏叶、百合、桑叶。6周愈。

按:脉弦者肝木亢,肝亢则血不藏,故见胃溃疡出血,切除胃者,病之本未除,病之因仍在,故病不已。中药治本,居功厥伟。

### 16. 肌衄案

火色赤,其性热烈、扩张、膨胀,当体内火热渐积,向外扩张透达皮肤则成肌衄。

邱某,女,54岁,无极县牛辛庄人。初诊时间:2007年5月27日。患者左小腿内侧无故出现青紫斑片(瘀血),大约12cm×7cm,不甚规则。中心部触之硬,如有核,症见无力。苔腻(痰),脉滞(痰瘀阻滞),弱而尺脉尤甚。证属痰瘀,肾虚。处方:鸡血藤、川牛膝、川芎、合欢皮、丹皮、赤芍、红藤以化瘀和血,清半夏、苏子、黄芩以化痰,黄芩合茵陈调木而和血,黄芪益气以摄血,地龙以通痰瘀。服药1周,脉变滑;3周皮色如常。2010年10月9日因咳来诊,前病未复发。

李某,女,53岁,无极县东关人。初诊时间:2009年9月19日。患者左大腿外侧肌衄,有8cm×6cm大小的斑,皮色红间青紫,后头痛,下肢时时发作筋拘挛,便秘。脉弦滞、细,尺脉弱。此肾虚不能涵木,加以痰滞,肝不足以舒畅血流,血溢于外。处方:沙参(金生水)、丹皮、玄参以补肾水,当归、赤芍、红藤、鸡血藤、合欢皮以调肝和血,瓜蒌、黄芩以化痰,冬瓜皮以收肃皮表。服药1周,筋拘挛发作1次,头痛发作1次;5周痊愈。

王某,男,37岁,无极县固汪村人。初诊时间:2012年7月7日。患者阳弱,以为肾虚,多食羊肉可补,于是近9天多食羊肉、羊鞭(雄羊生殖器)等,近2天左上肢循心经出现大片皮衄。脉弦滑,尺脉弱。《素问·金匮真言论》:"南方赤色,入通于心……其类火,其畜羊。"信哉此言,该患者多食羊肉而竟动火。处方:败酱、白鲜皮、丹皮、柏叶、地榆清火而宁妄动之血,桑叶、知母、大青叶、桔梗、冬瓜皮以凉肃肺金（病发于皮，火伤金也，肃金即所以泄火气），秦皮、白芍所以藏肝血。1周汗多而皮衄消。

按：阳弱者，多以为肾虚，且多以为肾阳虚，于是大补火热，恒有不效者，盖肾者水脏，多有火不下蛰而见阳弱者，补火愈多，上火愈炽，病不减，反生弊端者，医当戒之！药后汗多者，血中火热在皮，给予凉肃之品，阳阳合而作汗也。汗则热消、火平，故衄愈。

### 17. 火上燔灼案

火性炎上，然于人体，贵在下煦，是为交泰，人之生理在斯。若纯任自然，一味上炎，则生机顿失，轻则病，重则毙。或问：火唯独下降，绝不上行乎？曰：火之行，先下，下则温化寒水，使之成气，气上助中焦之化，更上夹水谷之精上行。如是，火之上行，不独行也，夹水气、谷气一并上行也。若火不先降下而温肾水，反径直上扰，则热病生矣。故曰：火以水为载器，水以火动力。

陈某，男，62岁，无极县固汪村人。初诊时间：2007年4月14日。患者头昏蒙不清，寐差，鼻赤。脉滑洪，两寸过，尺脉欠。此乃火夹痰，上燔灼。灼于心肝则不寐，头昏蒙；灼于肺则鼻赤。处方：瓜蒌、浙贝母、清半夏、黄芩、败酱以清化痰火，白芍、牡蛎以潜藏阳气，栀子、茵陈、桑叶以清上热，生石膏、丹皮以生金泄火（火盛予金是为泄法）。服药1周，脉洪减；2周愈。

按：火热在上，石膏、败酱之属以清之，配茵陈之木药，则凉药易于上达，否则寒凉在下，热病难瘥。白虎汤之主药为石膏，石膏色白性凉，金药也。白虎汤之治疗火热者，以金泄火之法也。张锡纯称石膏平和无毒，用以治热甚为平稳、安全，因石膏本无毒，五行治疗之泄法又是平和、安抚之策，故石膏治热甚佳。

陈某，女，37岁，无极县人。初诊时间：2007年3月18日。患者牙痛、目中如扎刺，身冷而下午加，不寐。脉滑数。此为肝脉欠畅，火夹痰上扰，肝郁。处方：生麦芽、黄芩、败酱、佩兰、蒲公英、清半夏、桔梗、瓜蒌、前胡、槟榔、大黄。服药1周，牙痛减，寐稍改善；随症调方，3周后下巴下方起丘疹，目扎刺感乃消。

按：胃之痰火上扰则牙痛，痰致不通则痛；痰火郁肝，上及木窍则目扎痛；肝魂不安则不寐；内火盛则觉身冷（观发热之人，体温甚高而恶寒可知），下午阳热下，内热更著，故觉冷加。或问：何以有人内热，乃不觉寒耶？曰：肝木能将内热外透则不寒，不外透则觉寒。发热之寒正因肝木失于疏泄，热不外透也。此人脉有肝郁，故觉身冷。予麦芽、黄芩，调木也。

梁某，男，40岁，无极县晨光中学职工。初诊时间：2008年10月18日。患者因处理不快之事，加以操劳，心火上炎而见口苦、头不清、胸闷，火上则肾虚于下而见腰痛，阳弱，脉大（火性膨胀）急（火性速），心脉过而尺脉弱，苔腻（火上而夹痰）。处方：黄芩、瓜蒌、清半夏、桔梗、石菖蒲、苏子、焦神曲、茯苓、厚朴、竹茹、白鲜皮、丹皮、白头翁。1周口苦大减，5周诸症皆消。

按：此案亦火热，但未用石膏。因患者有苔腻、胸闷等痰证之表现，石膏但长于清火，化痰则非长。桔梗、石菖蒲、白鲜皮、白头翁之属亦金药，其不但泻火，尚善化痰，故用于此。

### 18. 脉失案

脉，有"动"之意。《素问·脉要精微论》曰："夫脉者，血之府也。"指出了脉是血的府舍，但接下来强调了"气"——"长则气治，短则气病……"，可见，脉之根本，在于跳动。跳动之能，来于气，盖气可推动，脉缘之而动。若脉中之气少，则搏动无力；极少，则搏动受阻，按之不觉其动；若脉中痰浊、瘀血阻滞，脉无力动之，按之亦不觉其动，是为脉失。然气乏竭之脉失，则危笃在即，痰浊、瘀血阻滞之脉失，通之有望复搏。

高某，男，63岁，灵寿县人。初诊时间：2008年1月26日。患者于2007年12月25日患心肌梗死，经住院治疗，免于危殆，但血脂高，胸闷，后背觉压，左手麻，因来就诊。视之，面黑，舌苔腻厚；切之，右脉滑数，尺脉弱，左脉触不清。此缘痰瘀心脉。处方：瓜蒌、薤白、清半夏、石菖蒲、桂枝、黄芩、枳壳、厚朴、赤芍、丹参、苏木、桃仁、地龙、地鳖。1周苔变薄，脉数减，胸闷减；3周后左脉复出。

### 19. 心脏器质性病变案

西医以解剖学作为基础，所详、所长者乃"人之器"。器破或可修复，于是西医手术获得了长足进步。从"人之器"的角度出发以观中医，于是认为中医不能治疗器质性病变——此论则陷于偏，乃大有可商榷之处。一则，随着微观技术的进步，越来越多的疾病改换门庭，加入了"器质性病变"的行列——难道中医可治疗的疾病越来越少吗？二则，所谓"器质性病变"都是先天性的吗？答案为否。既然绝大多数"器质性病变"不是先天就有，而是后天产生，那么，疾病为什么有来路就没有回路？事实上大部分的疾病都是有回路的。这就是中医之所以能治疗"器质性病变"的理论根据。不唯理论，实践亦可验证。

韩某，男，65岁，无极县东陈村人。初诊时间：2010年4月3日。患者三尖瓣关闭不全，气短，胸闷，心前区疼痛（瓣膜关闭不全等于缺血），夜加（夜为阴，阴寒则血行更阻，不通则痛。西医以迷走神经作解，与中医理论殊途同归）。脉滑浑而弦，力度不一。证属痰浊阻滞。处方：瓜蒌、清半夏、丹皮、薤白、桔梗、厚朴、枳壳、苏子、苏梗、红藤、桃仁。2 周减。

按：器质性病变，西医常以为不能保守治疗，此有失偏颇。盖器质性病变显著者，恒有急、重之病，中医的慢慢调治或有来不及者，但多数器质性病变是一个渐进的过程，在此过程中，人体在一定的限度内是可以实现重新适应的，若此时能中止病变之进程，则人体在此"器质性病变状态"下可以适应，而达新的和谐，是为病愈。若经调治，瓣膜部分或全部恢复原健康状态，亦非不可能。疾病的多数情况是：有来路就有回路。又，瓣膜关闭不全，未必要用收敛、固涩之法。脉见阻滞，治当通之，不可以西医学说为据，背弃中医理论也。余意以为，痰浊之性壅滞黏腻，痰伤心之瓣膜，则开合势必不利，故成斯证，故方用化痰通利而效。

赵某，男，53 岁，无极县史村人。初诊时间：2013 年 3 月 16 日。患者心区憋闷，稍动则心悸，小腹先见疼痛。现：暮则头痛而晕，两下肢乏力，血压 150/100mmHg。舌苔腻，脉滑洪，右关弦盛及尺。西医诊断：二尖瓣及肺动脉瓣关闭不全。分析：脉洪者心病，脉滑、苔腻者痰病。痰生于中土，上升于心脉（经所谓"食气入胃，浊气归心"）则心家臃肿（土性壅实而肿满）而瓣膜关闭不利，当此痰浊壅于心乃见心区憋闷，心阳由是难以下交肾水，于是，心阳浮于上而脉洪、心悸，阴寒盛于下而小腹痛，心肾不交而喘作。暮则阳当下降，今心家无力下降，脾家复有痰阻，故阳气夹痰反逆于上，头痛、头晕乃作。处方：瓜蒌、石菖蒲以荡心家之痰，苏木、丹皮以下降气血，黄芩、清半夏、厚朴、枳实、苏子以降中焦之痰，桂枝以助心。6 周后症状消，5 月 24 日复查：心结构及血流正常。

按：或问：心脏器质性病变，中药何以能使其恢复？答曰：心之瓣膜关闭不全，常非先天即有者，瓣膜因某种原因出现肿胀、弹性降低等，皆可致关闭不全，当服中药消除其肿胀，恢复其弹性，则功能即正常。言中药不能治疗器质性病变者，乃呆板、僵化之观念也。

## 20. 心烦案

《素问·脉要精微论》曰"数则烦心"，是云脉之数者病在心火，盖心为火，火性速，火烈燔灼则脉速，火扰心神则心烦，烦者，静之反也。天下万物，寒则静，热则动，动身则出走，动心则烦乱也。夫自然之位，火在上而水在下，然在人之体，心火必须有肾水之滋涵，则火热而不烈，神明而不烦，设若肾水失于上济，则在上之火必亢烈焚灼，或心烦，或不寐，或动血，为害多矣。

任某，女，58 岁，石家庄市城角庄人。初诊时间：2009 年 5 月 27 日。患者每逢下午懊恼，烦乱，胸闷，难寐，易怒，口苦，健忘。苔略黄腻，脉弦滑，尺脉弱。处方：红藤、黄芩、瓜蒌、槟榔、地龙、清半夏、赤芍、浙贝母、丹皮、石菖蒲、桃仁、苏木、桂枝、苏子、桔梗。1周症减，7月1日又复发，宗前效。

按：患者苔黄腻、易怒、口苦、烦乱者，痰火郁木实心也。下午阳气收降于内，故痰火更著，症状因而加重。方用化痰、清热、开通之品获效。

郭某，女，29岁，无极县东朱村人。初诊时间：2012年2月25日。患者烦，寐差，易怒。舌苔稍腻，脉浑，肾脉弱，肝脉欠。分析：脉不数、不洪，似无火象；苔腻、脉滞而肝脉不足者，痰滞而木不疏泄也；肾水亏而肝木又欠者，水不上济也；火郁于心，水不上济，故烦。处方：瓜蒌、枳实、厚朴以降其痰浊，黄芩、竹茹、麦芽、红藤、鸡血藤化痰而通木之郁，丹皮凉降心火，苏子、山药助肾水。1周减，3周愈。

### 21. 舌病案

舌为心之苗窍，凡舌病，本在心。

王某，女，20岁，无极县牛辛庄人。初诊时间：2008年12月27日。患者舌边裂，时时作痛。脉滑急，略实，尺脉、肝脉欠（肝肾亏）。此因痰湿困阻，肝肾亏虚，水亏则不上济，心火亢烈而舌裂。处方：黄芩、清半夏、瓜蒌、秦皮、败酱以祛痰火，丹皮以去心火而助肾水，生麦芽、芦根、茵陈以升其水津并以祛浊。服药1周，当时不知其效。2009年2月8日，复来诊，云：药后愈，现复发，宗前2周愈。

按：舌裂者，干也，干甚则裂。干者，肾水不来，肾水何以不来，一则肾水亏，即水源不足；二则木亏，水道不畅，水无以上输。识其病机，治法自得。

朱某，男，53岁，无极县朱家庄人。初诊时间：2008年5月17日。患者舌根处疼痛，胸闷，善太息，烧心，脘痞。苔略腻，脉滑，左欠畅。此痰浊中阻，脾经受病累及于心，足太阴脾经"连舌本，散舌下"，脾经痰浊随经上阻，经气不通，故见疼痛；痰浊既上，必使浊气归心，心脉不畅，故见胸闷、善太息；烧心、脘痞，乃中痰之见证也。处方：瓜蒌、薤白、石菖蒲、枳实、厚朴、藿香、清半夏、苏子、焦神曲、炒麦芽、炒莱菔子、竹茹。随症加减，1周减，4周痊愈。

按：烧心、脘痞、苔腻、脉滑，痰也，土实也。胸闷、太息者，土为子，心火为母，子病累母也。化痰和中所以治其子，宽胸开心所以治其母，是立方之旨也。

杨某，女，56岁，无极县牛辛庄人。初诊时间：2009年6月7日。患者2007年2月10日曾因头晕、烧心、右下肢疼痛来诊，经治1周愈。现因舌裂、口苦、目昏来诊。脉浑滞,肝肾弱。此缘水亏不能上济心火,肝脉弱,不能上濡其目使然。处方:知母、玄参以滋肾水,芦根、生麦芽、茵陈以升肾水,丹皮、桔梗、沙参生金以泻火,红藤、鸡血藤益血而通经,瓜蒌以理心胸。3周愈。

李某,女,29岁,无极县东丰庄人。初诊时间:2009年9月5日。患者舌僵,活动不利而碍于言,月经提前5天,淋漓不尽8~10天,晕,脘痛。脉滑急,洪,尺脉弱,肝脉不弦反滑。此乃痰火伤肝,肾虚。肾水不得上济,痰火上壅,心之窍因之不利;肝受痰侮,筋动不利,舌乃僵;痰火动血,肝不得藏,故月经先期,复加阻滞而见淋漓不尽;肝受痰火之侮,故头晕。处方:石菖蒲、丹皮、瓜蒌、清半夏清降痰火且助金生水,山药、鸡血藤、红藤、赤芍补肾而助阴血,芦根、地龙使水上济而通达之。1周减,脘舒;3周舌愈,经如期至,6天净。2011年1月29日吃肉后复发头晕,仍宗上方治愈。

张某,男,60岁,无极县郝庄人。初诊时间:2009年10月4日。患者舌中裂,烧心,健忘。舌苔后部腻,右脉弦滑,洪急,肝反不弦,尺脉弱。此痰火,木土不和,水亏。处方:吴茱萸、前胡、生麦芽、厚朴以调和肝脾,黄芩、瓜蒌、清半夏、苏子、竹茹以化痰,丹皮以补肾。1周减,3周愈。

按:仲圣吴茱萸汤治疗干呕、吐涎沫、头痛、颠眩。干呕者,木犯胃土也;头痛、吐涎沫、颠眩者,木气上而夹痰阻滞也。余考吴茱萸,色青黄,嗅香臊,色黄、嗅香则入脾土;色青、嗅臊则入肝木,此为调和木土之药。此患者脉弦在右,左脉反不弦,肝胃不和而淆乱也,故方用吴茱萸。

### 22. 紫癜、紫斑案

紫癜、紫斑病因血出,血之所以出者,火热迫之也。故该病求治于心火。

朱某,女,41岁,无极县曹家庄人。初诊时间:2009年6月27日。患者双侧下肢对称性紫斑,右头昏蒙(肝胆受痰伤而不清),腰髋疼痛,头脑迷糊不清。舌苔中部腻,脉滑细,略洪,尺脉弱,肝脉弱而不弦。此属痰火侮肝而不得藏血。处方:红藤、鸡血藤、桑枝、川续断、竹茹、合欢皮、黄芩以调补肝胆,丹皮、沙参、赤芍以清虚热(凡血证均有热,或实热,或虚热),丝瓜络、地龙以通畅之,柏叶、地榆以遏妄动之血。2周愈。2010年4月17日因左上肢疼痛来诊,前病未复发。

袁某,女,58岁,无极县齐洽村人。初诊时间:2010年3月20日。患者被诊为血小板减少性紫癜,血小板$12 \times 10^9$/L。舌苔腻甚,脉滑急,肝肾脉弱。苔腻、脉滑者痰盛,痰为土实,侮木乘水,肝肾乃亏。肝伤则不藏血,肾亏则虚火内灼,故见紫癜。处方:半夏、枳实、厚朴、藿香化其痰浊,黄芩、麦芽、竹茹、当归繁木制土，苏子、炒莱菔子以益肾，秦皮以凉表。3周后，血小板 $22 \times 10^9$/L，紫癜减少，治疗2月余，不再见紫癜。

彭某，女，41岁，藁城市双庙村人。初诊时间：2011年10月8日。患者大腿内侧紫癜。舌苔偏腻，脉滑而脾脉弦，尺脉弱。分析：脉滑、苔腻为痰，土脉弦者，痰为土实，土实引木来疏，疏而不可，血因郁热而透出；尺脉弱者水亏，水亏者虚火易炽，动血而紫癜。处方：半夏、贝母、桔梗以化痰，丹皮、苏子益肾凉血，茜草、紫草、柏叶、地榆以凉血和血，冬瓜皮以肃表。1剂后紫癜范围扩大（血得疏泄也），继而消退；2周后痊愈。

### 23. 脉痹案

脉者，动也，受痰浊、瘀血阻遏则脉之不动或动微，是为脉痹。消其痰浊、瘀血，通其脉，乃治疗之关键。

孟某，男，53岁，住无极县城。初诊时间：2009年2月1日。患者左上肢动脉血栓，左手凉，头昏蒙，健忘，面赤，血压160/100mmHg。脉数滑弦，尺脉弱，左脉微。痰火痹，故头晕而脉不通；肾水亏于下，故健忘而尺脉弱。处方：丹皮、赤芍以活血，红藤、鸡血藤、合欢皮、竹茹以畅木之疏泄，沙参、桑枝、地龙除血痹而通经脉，瓜蒌、清半夏、桔梗化痰浊。2周手凉减，5周手凉消，左脉微见。

# 三、脾土病案

### 1. 脘痛、脘痞案

脘者，胃也。胃为阳土，下行为其本能，设若胃气不足，下行无力；纳入过多，中焦食积，胃降难及；痰滞中脘，淹滞阻遏，肃降不得，皆致胃脘满闷，气既不通，疼痛继矣。

董某，男，61岁，无极县西两河村人。初诊时间：2006年6月3日。患者饥则胃脘疼痛，觉如食蒜般（辛而热）。大便1～2日一行，兼见：左下肢拘急，舌苔全黑，脉弦滑，尺弦著。曾在省中医院做胃镜检查，诊断为胃、十二指肠球部溃疡。此为痰郁于中而及下。处方：枳实、厚朴、半夏、苏子化痰而和降，藿香、茯苓、神曲、麦芽化浊而调中，黄芩、木瓜、竹茹调胆。1周后脘已舒，饥时亦不痛，尺脉弱，去木瓜，加山药、党参、败酱。继服1周，苔已净，但食后不下，觉气上刺痛，此或补益太过、太早。处方：枳实、厚朴、黄芩、藿香、神曲、麦芽、炒山楂、半夏、苏子、败酱、竹茹、旋覆花、代赭石粉。1周后减，稍疼痛，调方继服 1 周痊愈。

按：何以脘部辛而热如食蒜？盖痰生中土，木疏不得，因而郁。胃本当下降而生金，今木郁于此，金降不得，火热乃成，故觉热而辛。从西医学来看，胃中节律性下降之蠕动既有障碍，胃内容物（食及痰）滞留，其消化液转而腐蚀胃之黏膜，黏膜既受损，再遭消化液之刺激，遂生辛灼之感。又，患者舌苔黑为何？盖胃中郁久化热，热甚则黑，譬如大火之后一派焦黑。患者初方和胃、降胃、调胆而效，但二诊加党参等则觉食不下，盖党参既补且升，不利和降，后加代赭石、旋覆花乃愈。

张某，女，35 岁，无极县东中铺人。初诊时间：2006 年 7 月 8 日。患者脘痛及胸，烧心。兼见：白带多，腰酸，头晕，寐易醒。脉濡滑，尺脉弱。此为肾虚血亏，痰湿。处方：神曲、麦芽、鸡血藤、半夏、石菖蒲、苏子、丹皮、厚朴、扁豆、山药、竹茹、代赭石粉。服药 1 周，脘痛及胸之症已减。调方，继服 1 周，寐佳，白带仍多；调方，继服 3 周，诸症皆消。

按：痰湿盛于中，则易侮木乘水，故出现头晕，腰酸，白带多，血少等症。故方以神曲、半夏、苏子、厚朴化其中盛之痰湿，以麦芽、鸡血藤、竹茹扶其被侮之肝木，以石菖蒲、丹皮、扁豆、山药生其虚亏之肾水。实得化，虚得补，诸症皆消。

王某，女，48 岁，河北省少管所职工。初诊时间：2006 年 11 月 24 日。患者脘灼痛及两胁，胀气，四五更时更甚，健忘，头痛。舌边两条黄腻苔，脉土弦，滑弱，尺甚。此为痰引木，肾虚。处方：清半夏、黄芩、焦神曲、茯苓、石菖蒲、竹茹、桔梗、苏子、枳实、厚朴、生姜、藿香、浙贝母。1 周后，脘灼减；3 周后，诸症近愈。

按：此为中焦痰甚，引得木与土交争，故当四五更肝旺之时，乃能奋起与邪争，则症状加重，出现脘灼痛及两胁，胀气；土实乘水，故出现肾亏的表现：健忘、下肢无力。方中清半夏、焦神曲、桔梗、苏子、枳实、厚朴、生姜、藿香、浙贝母化中焦之痰，黄芩、竹茹扶木以疏土，茯苓、石菖蒲化痰兼补肾。

王某，男，29 岁，河北省农业厅职工。初诊时间：2006 年 12 月 15 日。患者胃痛，脘腹大而胀，双下肢疼、困重，晨大便急，晨起恶心，面生痤疮。舌胖，苔偏腻，脉洪滑，尺脉弱。此为痰火伤肾。方用浙贝母、清半夏、桔梗、苏子、藿香、茯苓、枳实、厚朴化痰、清火、降胃气，有痤疮，加丹皮、蒲公英、败酱以除热痰之郁，黄芩、竹茹繁木以疏土。1 周后，脘腹大而胀减，困减，苔腻减；2 周后，体重减 10 斤；3 周后，脘愈，腹减，痤愈，晨已不恶心；4 周痊愈。

按：胃实则胀，胃气以降为顺，此例为中焦痰火盛，碍胃气之下行，故胃痛，脘腹大而胀，土实则易乘水侮木，伤肾引肝，故出现双下肢疼且困重、晨大便急、晨恶心。

杨某，女，26岁，石家庄市南王村人。初诊时间：2006年12月29日。患者脘痞，嗳气，欲呕，大便日一行。苔黄腻，脉左细滑，弱尺甚，右脉触之不及。证属气血亏，痰火。处方：清半夏、焦神曲、炒麦芽、鸡内金、炒莱菔子、山药、竹茹、桔梗、苏子、浙贝母、茯苓、陈皮。1周后，脘痞、嗳气减，苔已不黄腻；2周后，脉细减，见弦；3周痊愈。

按：初见脘痞等症，乃脾实所致，土实侮木，肝木虚弱，故左脉不弦反滑，脉细滑弱者，素体气血不足。故方中清半夏、焦神曲、鸡内金、炒莱菔子、桔梗、苏子、浙贝母、茯苓、陈皮化痰以除脾土之实；炒麦芽既能化痰又可扶木；因其气血虚，加山药而补益气血，一味补药虽少，但脾胃运化正常则气血可自生矣。

刘某，男，49岁，无极县北四公村人。初诊时间：2008年5月18日。患者脘痞，形瘦，头昏蒙如物压。苔腻，脉弦弱。血压80/60mmHg，此血压因心肌收缩之力不足也，心肌收缩之力不足，乃气不足也（"胃之大络，名曰虚里……脉宗气也。"《素问·平人气象论》）。苔腻者痰浊阻滞，此患者中土有痰，食不化气，复加痰阻，故上奉不足，于是头晕蒙。处方：清半夏、藿香、石菖蒲、苏子、黄芩以化痰，党参、茯苓、山药、扁豆以益气，焦神曲、生麦芽以和中。服药1周，脘痞消；随症加减，3周愈。

尹某，女，57岁，无极县东门营村人。初诊时间：2009年2月8日。患者食则脘痛，两下肢乏力，或麻差，易怒。脉弦，右寸亦然。病在肝胆火盛，夹痰上扰，金不肃降，胃不得承金气而降。处方：前胡、桔梗、厚朴以肃降之，金钱草、败酱、枳实、瓜蒌、焦神曲、陈皮、竹茹、黄芩以清泻肝胆而和降之。1周减，2周愈。2012年12月28日复发来诊，宗前3周愈。

李某，女，69岁，住石家庄市辛集。初诊时间：2010年3月26日。患者脘胀，下肢抽筋（肌痉挛），头晕已多年。甘油三酯1.99mmol/L，总胆固醇6.35mmol/L，空腹血糖6.29mmol/L，心电图示ST段改变。脉滑洪，肝脉过而郁。处方：瓜蒌、苏子、清半夏、川贝母、桔梗、石菖蒲、败酱、黄芩化其痰浊，其中石菖蒲、半夏、桔梗合丹皮以生金，金生则土消耗（是为五行之耗法），且可克乘肝木之亢，地龙、红藤、赤芍和木而通脉。两周后症减。4月22日化验，总胆固醇5.34mmol/L，甘油三酯1.09mmol/L，均已正常。

按：患者脘胀，血中有多余之营养，脉滑，此为痰证，痰乃土实，土实则木当疏之，怎耐土太过，木疏之而不克，于是反受土侮而郁。故见抽筋、头晕，血既浑，则心脏载氧不足，故心肌缺氧而致心电图异常。此证化痰是关键，以金克木为辅助，盖肝木虽过，毕竟缘于土实，金太过，若不利于木疏土则误矣。好在方中石菖蒲、半夏等金药，不仅克木，更是化痰耗土之品，故用之无碍。

赵某，女，29 岁，住石家庄市依山花园。初诊时间：2012 年 8 月 24 日。患者脘痞，口臭，经量多一倍，健忘，易怒而不欲食，多梦，睡不实而困。苔近可，脉数弦细，滑，尺脉弱，肝脉稍过。证属痰火，血少，木水亢。处方：丹皮、沙参、薏苡仁、赤芍、鸡血藤、瓜蒌、浙贝母、清半夏、白鲜皮、决明子、藿香、焦神曲、厚朴、山药、冬瓜仁、桔梗、苏子。后同事来诊告知 2 周已愈。

### 2. 唇肿胀、口甘案

脾开窍于口唇，若痰浊随经上达其窍，则唇、口为之变。脾之味甘，脾有余则口中甘。

张某，女，39 岁，无极县田庄人。初诊时间：2006 年 6 月 25 日。患者下唇肿胀，白昼口甘，夜则舌干、口苦，下侧身麻，心悸，或发脘胀，消瘦，寐难。脉细，浑滞，弱尺甚，肝不足。此为血亏而滞，夹痰。血亏则身麻，不能舍魂，故寐难，血不养心则悸，夜则阳入于阴，阴血虚不能配则口苦、口干；唇乃任脉、督脉交接处，任主阴血而督脉主阳，阴血不足，阳气充斥，故肿胀。处方：鸡血藤、党参、丹皮、赤芍、山药、丹参以养阴血，黄芩、石菖蒲以化痰浊，地龙、川芎以通经脉，神曲、麦芽以和中。服药 2 周，唇已不肿胀，体重未变；3 周，心悸减，觉有力；5 周，症大减，脉见复。2008 年 8 月 2 日复因头晕来诊，前病未复发。

### 3. 呕吐、恶心、呃逆、烧心、泛酸（胃失和降）案

脾胃为土，其性静，静则易壅易塞；肝胆为木，其性动，动则制土通滞，防其壅塞。木分肝胆，肝主升而胆主降。以其升而中焦之精微得以上奉，以其降则中焦之浊物得以下降。乃有摄入过多，中焦浊盛，下降不及，壅滞阻塞，激发肝气，遂致上逆，呕吐、恶心、嗳气，烧心、泛酸诸症于是乎作。

刘某，男，14 岁，无极县东门营村人。初诊时间：2006 年 7 月 3 日。患者食则呕吐，已历 7 天，大便每日两行。脉滑。证属痰热阻于中而出于上。处方：半夏、苏子、神曲、麦芽、枳实、厚朴、藿香、黄芩、旋覆花、赭石粉、竹茹。服药 1 周，唯早餐呕，午餐、晚餐均已不呕；调方继服，1 周内出黄涕甚多，呕遂愈。

按：脉滑为痰，呕者肝气上升使然。脉不见木亢者，木气泄于呕吐也。人

之幼年、少年属木，故小儿食奶过多，旋即呕出。此少年正当木盛，内有痰，木疏泄之，木性向上，故呕。黄涕出者，痰出也，出则愈。食则助痰，痰盛则引木上疏，故呕。服药1周后痰减，仅早餐呕，早上木旺使然。方师仲圣旋覆代赭汤加化痰药而成。

钱某，女，40岁，无极县东两河村人。初诊时间：2007年3月10日。患者晨恶心，呕涎沫，食则痞，或发不寐，月经提前，量多。脉弦细，滑近滞。证属痰阻，血虚肝亢。处方：清半夏、沙参、苏子、石菖蒲、厚朴、焦神曲、炒麦芽、炒莱菔子、藿香、竹茹。1周减，2周愈。

按：涎沫者，痰也。晨恶心、内有痰者土实也，土实者，木当疏泄之，至晨木旺，疏而上出，故恶心、呕涎沫也。

袁某，女，26岁，石家庄信息工程学院教师。初诊时间：2006年7月17日。患者孕后胎儿生长阻滞，故行清宫术，术后月余，腹痛、恶心、痰多。舌苔腻，脉滑，略洪急，尺脉欠。痰浊阻滞伤肾，故脉滑而尺部不足；肾家伤，生殖发育不得正常，故胎儿生长停滞。处方：清半夏、枳实、厚朴、苏子、石菖蒲化其痰浊，败酱、红藤消其瘀滞，槟榔、三棱、莪术导其积滞，焦神曲、生麦芽和其中土以净痰源，竹茹者，以胆和胃也。1周苔腻减，2周痊愈。后顺产1子。2012年8月19日因他病来诊。

卢某，女，64岁，无极县齐洽村人。初诊时间：2008年5月25日。患者烧心，泛酸，食道灼痛，脘痞，头胀，烦，便秘，四肢时麻。脉沉滞近涩，尺脉弱。脘痞者痰阻，脉滞者欲瘀，瘀则木不畅也，干犯中土，胃气因失和降，故逆上而见食道灼痛、烧心等；痰阻而木失调畅，气血因郁，故见肢麻，肾虚者水亏不润，肝郁而向上，则下行致疏泄不利，故便秘。处方：黄芩、槟榔、三棱、莪术、赤芍、川芎、郁金、清半夏、丹皮、苏子、枳实、厚朴、竹茹、地龙。1周便畅，烧心减；随症调方，第10剂服后，脘憋甚，继而痞消；3周后脉转滑，诸症近消。

按：肢麻、脉沉滞近涩者，痰阻欲瘀，故用三棱、莪术等急导其滞，赤芍、丹皮、川芎等行其血滞。

范某，男，22岁，无极县西东门人。初诊时间：2009年5月16日。患者口中无味，胸痛，自述"呕吐红色胃黏膜"，易怒，急躁，脘难受，痰多，大便一两天一行。脉弦滑洪，尺脉欠。为痰火引木，水亏。处方：黄芩、焦神曲、麦芽、瓜蒌、桔梗、丹皮、苏子、白鲜皮、桑叶、竹叶、冬瓜皮。1周愈。8月30日因咽塞来诊，前病未复发。

杨某，男，63岁，住石家庄市城角庄。初诊时间：2009年9月9日。西医诊为十二指肠狭窄，浅表性慢性胃炎（胃内容物因十二指肠狭窄而滞留，滞留易生炎症）。觉胃脘灼热而胀及两胁，反酸，恶心，呕吐，4 日不食，腰酸，大便头干，现溏。脉滑，数洪，心脉硬而过，尺脉欠。为痰火实心，水亏。处方：旋覆花、代赭石、清半夏、藿香、焦神曲、浙贝母、厚朴、竹茹、黄芩、丹皮、苏叶、桔梗、苏子。第 1 剂药胃脘灼热加著；3 剂后胃脘灼热消，纳可；随症加减。服药 1 周后，因食月饼而又烧心，原方加减；再服 1 周，已不反酸，诸症近消；继服 1 周，痊愈。

按：今人论病，从形质着眼者甚多。此人十二指肠狭窄不知何时初见，但其恶心、呕吐等绝非自幼即有。可见，狭窄因病而生，并非因狭窄而病，因果不可颠倒也。既是因病而窄，除其病，狭窄未必不可复，谁道中医不能治疗器质性病变？退一步说，即使狭窄，若十二指肠收缩、扩张良好，则未必滞留于胃内。服旋覆代赭汤后胃脘灼热加重者，药欲从胃而下，然遇狭窄而阻滞加重，加重阻滞而热生，既而病下，下则病若失。

陈某，男，15 岁，无极县东罗尚村人。初诊时间：2010 年 2 月 20 日。患者恶心，呕吐，食、水入乃吐，吐尽而勺水不存。住和平医院 10 天，诊断为胆汁反流性急性胃炎，每日输液治疗，终未能愈，食水不存。舌红，脉细滑，肝脉亦然。脉滑为痰，2 月肝木已当生时，痰存则引动肝木疏之，木性向上，故发呕吐，呕吐久，水谷不化精微，故见脉细，细者气血少也（此相当于"谷不入，半日则气衰，一日则气少"），病缘呕吐，不必补之。处方：旋覆花、清半夏、藿香、苏子、厚朴、焦神曲、炒麦芽、枳实、竹茹、陈皮。病既勺水不存，药下恐吐，故服药前先按摩足三里、丰隆，顺推小腿部胃经，既毕，饮药一小口，未吐；复饮两大口，逐渐加量，3 剂后恶心大减，未再呕吐，方加沙参，养而降之；再服 1 周愈。

张某，男，63 岁，藁城市秦家庄人。初诊时间：2012 年 5 月 12 日。患者呃逆，6 天不止。苔腻黄，脉浑，肝脉欠畅，脾脉实。脾脉实者土壅，木欲疏而不克，木气上而不得，金来肃降，降气与肝木之升气相遇，交争于中土，不上不下，于是作呃。处方：前胡、生麦芽、苏叶调理金木，枳实、厚朴、旋覆花、藿香降浊，清半夏、石菖蒲、苏子、竹茹化痰，焦神曲和中。1 周不再呃。

按：除上所列者外，尚有嗳气，亦为胃失和降，可参见后列"怪证案"篇。

### 4. 糖尿病案

西医论糖尿病，谓其血、尿之中糖高。夫糖者，来源于谷——脾胃，《内经》言："食气入胃，浊气归心，淫精于脉。"血中糖多者，脾胃所奉之糖过剩；尿中糖多者，因土养四脏，《内经》所谓"备化之纪，气协天修，德流四政，五化齐修"，然养之太过，则反伤之也。脾为土，肾为水，尿中多糖者，土乘水之病也。由是观之，则糖尿病之机理，总属土实所致。治疗之策，要在治其土实。

韩某，女，54岁，辛集市人。初诊时间：2006年8月11日。患者有糖尿病10年，空腹血糖9.09mmol/L，视物时视一为二，手及左胁有皮癣、皮疹，便秘如羊粪，或初头硬。苔黄腻，脉弦浑，左稍滞，右尺弦甚。此为痰郁，肝郁。处方：秦皮、黄芩、瓜蒌、丹皮、郁金、清半夏、浙贝母、炒麦芽、竹茹、败酱、大黄、槟榔、枳实、厚朴、桔梗、苏子。1周后，大便仍如球，但较前稍顺，左脉弦减，转滑；2周后，左胁红癣减，大便已不干；3周后，斜视时视一为二，正视、近视时无，左胁红疹减，苔已不黄，大便每日1~2次；5周后，血糖较前下降，视一为二大减；继以此法调理，4周而愈。

按：血中糖多，土实之证，土实则侮木，故糖尿病并发眼疾者多，肝木受侮，其窍不利，故视一为二，肝布胁肋，故见胁部病变，肝主疏泄，疏泄不利，故见便秘。方用半夏等化痰，枳实等以降土泻实，丹皮等生金调肝，土实者虽有肝郁，平肝不宜太过。

封某，女，35岁，河北工业职业技术学院职工。初诊时间：2007年11月23日。患者空腹血糖11.9mmol/L，血脂高，血黏度高，后头晕。舌苔略腻，脉弦滑。脉滑、苔腻为痰浊，痰浊者土实，弦为木象，木来疏土，顺证。处方：清半夏、石菖蒲、焦神曲、生麦芽、黄芩、藿香、茯苓、厚朴、茵陈、浙贝母、桔梗。随症加减，至2008年1月11日血糖正常。2009年2月11日来诊，后头痛，眼跳，乏力，食时觉牙无力，鼻黄，两鱼际觉难受，烧心。脉滑大弱，尺著。原方去茵陈（茵陈为肝药，烧心故去之），加苏子（尺弱以益肾），1周后诸症减，原方加减。

梁某，女，64岁，住石家庄市城角庄。初诊时间：2008年6月11日。患者高血糖，有冠心病，空腹血糖：8.47mmol/L，甘油三酯：4.54mmol/L，大便5天1次，干。苔略腻，土脉过，尺脉欠，木脉沉弦。为痰阻中焦，生气被抑。处方：瓜蒌、石菖蒲、清半夏、黄芩、焦神曲、佩兰、白芥子、火麻仁、藿香、竹茹、浙贝母、桔梗、苏子、枳实、厚朴。3周诸症均减，肾不适，大便秘结已减轻，脉滑，土实减，苔白腻，尺脉欠，木浑郁。为痰郁肾虚。处方：清半夏、石菖蒲、瓜蒌、黄芩、槟榔、藿香、竹茹、红藤、浙贝母、鸡血藤、地龙、桔梗、苏子。7周背疼已减轻，他症均消，血糖6.4mmol/L，土见弦，中苔尚有一块腻；调方继服。

张某，女，64岁，无极县西东门村人。初诊时间：2008年11月2日。患者空腹血糖 7.7mmol/L，口疮，目难睁，不寐，便秘，多尿，土实，形体肥胖。脉滑洪。此为痰火土实，水亏。处方：秦皮、芦根、黄芩、败酱、天花粉、知母、山药、玄参、生地黄、泽泻、桔梗、丹皮。1 周口干、便秘减；6 周后空腹血糖 6.7mmol/L；9 周后空腹血糖 6.1mmol/L，症近消。

唐某，女，44 岁，无极县东陈村人。初诊时间：2008 年 11 月 30 日。患者为肾囊肿术后，空腹血糖 8.2mmol/L，血压 150/100mmHg，腰痛，便秘，反应迟钝，心乱。（此为罢极失准，木弱使然。参见"肝木病案"部分或拙著《痰证论》）脉滑沉实，肝脉弱。此痰积，木不疏。处方：黄芩、佩兰、茵陈、生麦芽、红藤、败酱、清半夏、苏子、三棱、莪术、枳实、厚朴。4 周后空腹血糖 7.0mmol/L，血压 140/80mmHg。

按：此案土实侮木突出。肝为将军之官，主谋虑；胆为中正之官，主决断。谋虑、决断有差池，故见罢极失准；木主疏泄，疏泄不畅，血压乃高，大便乃秘。方中多用茵陈、麦芽、竹茹等繁木之品，故血压、血糖均见好转。西医谓：糖尿病、高血压均须终生服药。以余观之，此不尽然。

梁某，男，29 岁，河北省环境地质勘察院职员。初诊时间：2009 年 3 月 4 日。患者有脂肪肝，空腹血糖 9.2mmol/L，每日用胰岛素维持，每日 32U，半年体重减 10kg（消渴之象），头发掉落较多，面青黄，无明显症状。苔腻，脉滑，土脉浑（糖多——痰也），肝脉不弦（木受侮），尺脉弱（水亏）。处方：黄芩、佩兰、生麦芽、柴胡、清半夏、川贝母、藿香、瓜蒌、合欢皮、苏子、川续断、桔梗、茵陈。2 周体重增加 3kg，3 周胰岛素减至每日 20U，5 周胰岛素减至每日 18U，6 周胰岛素减至每日 16U，7 周空腹血糖降至 7.7mmol/L，至 6 月 17 日，空腹血糖 7.5mmol/L，胰岛素减至每日 10U。

按：发为血之余，肾之华，肝虚则血不足，肾亏则发不华，故落发。肝为木，肾为水，脾为土，糖多者痰也，土实也，土实则侮木、乘水。虽无他症，因脉诊治。麦芽、柴胡等以繁木而克土实，半夏等以化痰，川续断、苏子以补肾。方中病机，乃效。

吕某，男，38 岁，晋州市塔上村人。初诊时间：2009 年 5 月 16 日。患者高血糖、高血压、高血脂 12 年，血压 150/110mmHg，空腹血糖 7.2mmol/L，小腿胀，腰、下肢乏力或痛，气短，头昏蒙不清。脾脉实，肝脉不畅，尺脉弱。此痰阻滞，肾虚。处方：黄芩、槟榔、三棱、莪术、败酱、红藤、枳实、厚朴、地龙、清半夏、苏子、竹茹、生麦芽。1 周气短减，2 周下肢有力，3 周血压 140/100mmHg，至 6 月 15 日，血糖 5.5mmol/L，诸症皆大减。

按：患者痰阻滞明显，故用三棱、莪术等以导滞，肾虚先不须大补，土实去，不乘水，则水或可自复。

魏某，男，47岁，无极县中河流村人。初诊时间：2011年1月15日。患者空腹血糖10mmol/L，血压160/100mmHg，脘痞，右下肢凉。苔偏腻，脉弦硬而滑。此膏粱厚味，酿生痰浊，故见脉滑、苔腻，痰浊阻滞于中而脘痞，经脉不畅故见腿凉，痰浊阻滞，血行不畅而血压升高，痰浊郁而脉弦硬。处方：黄芩、瓜蒌、清半夏、苏子、石菖蒲、赤芍、地龙、厚朴、丹皮、郁金。4周，血压140/90mmHg，餐后血糖7mmol/L。

石某，女，78岁，无极县人。初诊时间：2011年2月26日。患者空腹血糖6.37mmol/L，烦，汗多（此时天尚冷），不寐，目难睁。舌苔腻，脉滑洪，肝脉亦然。脉滑洪、苔腻，乃痰热之象，痰热伤肝木，故肝脉见滑洪，目难睁；痰热伤肝木，魂不得藏，故见不寐；热盛则烦，蒸腾则汗。处方：黄芩、瓜蒌、清半夏、浙贝母、白鲜皮去其痰热，丹皮、赤芍、夜交藤、旋覆花、生牡蛎收藏其魂，秦皮、红藤清其肝火。2周寐佳，5周烦汗减，7周，血糖5.3mmol/L。

赵某，男，59岁，无极县小陈村人。初诊时间：2012年3月18日。患者空腹血糖9.0mmol/L。患者多梦，烦，悸，胸燥热。后部苔腻，脉滑欲滞，洪。痰阻于内，则脉滑，苔腻；阻久则欲滞，故脉滞；滞则化热，而见胸燥热，心悸。过剩之糖即痰，故黄芩、藿香、清半夏、苏子、浙贝母、瓜蒌以化痰；痰乃土实，治当疏木，故用赤芍、竹茹、合欢皮以繁木，地龙以除阻滞，丹皮凉散之。2周，空腹血糖7.2mmol/L；3周空腹血糖5.4mmol/L，诸症大减。

按：上两例热著，故多用清热之品。

魏某，女，64岁，无极县北远村人。初诊时间：2012年5月12日。患者空腹血糖13mmol/L，头蒙，困，便秘，5天一行，血压150/85mmHg。舌苔中部白腻，脉滑急，肝脉欠弦。食盛而糖高，膏粱厚味之痰证也，故见脉滑，苔腻，肝脉主疏土，土盛则疏而不克，故见此诸症。处方：藿香、清半夏、苏子、瓜蒌、石菖蒲以降痰浊，生麦芽、黄芩、竹茹、柴胡、合欢皮以繁木，枳实、厚朴、火麻仁以通便。1周蒙减，大便3日一行；3周症消，血压110/65mmHg，空腹血糖10.04mmol/L；5周，空腹血糖6.2mmol/L。

### 5. 食积案

人之少年属木、属春、属风，但幼儿之木尚稚嫩，疏土之能力尚不足，彼又不知节食，一旦合其口味，难免过饱。食既盛，木疏而不克，乃致食积。

卢某，男，10岁，无极县西河村人。初诊时间：2006年7月22日。患者纳呆，挑食，时有脘痛，脉滑数。处方：神曲、麦芽、炒山楂、鸡内金、枳实、厚朴、半夏、苏子、黄芩、藿香、陈皮、竹茹。1 周愈。

按：食积者，食在胃，未得化也。欲物之速化，当予催化。故面加酵母，发酵乃快。余观酒之发酵，传统方法是长夏季节以谷物之粉发酵成酒曲，盖长夏属土，该时之物，其化最速（如长夏季节馒头、豆腐最易变质，变质者，化也。做豆瓣酱等亦在长夏，因此时易化也）。酒曲既成，待秋收之后，将做酒之物煮作粥，加入酒曲，乃得发酵而出酒（酒既成，待蒸馏而取之）。故食积之治疗，药用神曲。人食之物，其化须赖胃酸，盖酸者属木，木能疏土也。方中麦芽、山楂、黄芩、竹茹，皆繁木之品，用之以疏土也。鸡内金乃鸡之胃，鸡虽无牙，然食入金石，皆能化之，是其独有强力之胃也，故用之健胃而化食。此外，藿香所以健土而化浊，枳实、厚朴、半夏乃化浊而和降胃土。

付某，男，10 岁，无极县店尚村人。初诊时间：2006 年 9 月 17 日。患者腹痛，纳呆，兼额痛，太阳穴疼痛，发蓬松，鼻塞，喉中痰鸣，咳。舌苔腻，脉滑数，尺脉弱。此为食积痰火伤肾。处方：神曲、麦芽、枳实、厚朴、半夏、苏子、石菖蒲、藿香、黄芩、苏叶、茵陈。服药 1 周，腹痛消失，纳增；3 周痊愈。2010 年 7 月 17 日复因晕来诊，前病未复发。

按：较之上例，此食积稍久也。食积既成，壅滞中焦，不通乃痛，故见腹痛；积者，木受土侮，疏泄不利，血行不畅，故额、太阳穴乃痛；血行不畅，发失养而蓬松；食积同痰，上达于肺，故喉中痰鸣而鼻塞。

孙某，女，56 岁，无极县牛辛庄人。初诊时间：2007 年 1 月 20 日。患者吃柿饼后胃脘难受，心中亦觉难受，下肢乏力。脉急，滑细，尺脉弱。此为中有食痰积滞，下有肾虚。处方：神曲、麦芽、鸡内金、藿香、枳实、厚朴、半夏、苏子、陈皮、槟榔、山楂、炒莱菔子、竹茹。服药 1 周，病愈。

按：食积多见于小儿、少年，但成人未必无有此病，食入太多或食入难以消化之物，皆可致食积，此例即是食入难化。

张某，男，14 岁，无极县牛辛庄人。初诊时间：2007 年 3 月 31 日。患者纳少，时有腹痛，瘦，便秘而不干。此为痰食积滞。处方：焦神曲、炒麦芽、清半夏、苏子、鸡内金、炒山楂、石菖蒲、藿香、陈皮、竹茹、枳实、厚朴。服 3 剂后，鼻衄，询之乃知有此宿疾，鼻衄而难止，继服，不衄。因荡其痰食，引动宿疾也。

按：此食积既久，肝木郁而化火，木疏泄不畅，火复上行，故便秘；郁火在内，动血而衄；衄之在鼻者，肝木郁火，金受伤也。

杨某，女，8 岁，石家庄市城角庄人。初诊时间：2009 年 9 月 9 日。患儿纳少，面黄，形瘦，大便日一行。脉细滑弱。属食积脾虚。处方：党参、生白术、清半夏、藿香、焦神曲、炒麦芽、鸡内金、炒山楂、竹茹、槟榔。2 周愈。

按：食积之初，乃因胃土之实。食积气血化之不足，久则虚，气血不养，人形乃瘦。鸡内金、山楂、槟榔等以消积，麦芽、竹茹等以繁木，党参、藿香、白术等以健运脾胃。

### 6. 口腔溃疡案

脾合湿热，开窍于口，其湿热之气当供养四脏，若蕴结上达于口，则皮肉为之而腐，是为溃疡。当今之世，营养过剩者实多，湿热蕴结，或痰热上蒸而致溃疡者甚多，治疗此病，节其美味，清其土实，疏木而达之，金降而耗之，是为要法。

寇某，女，57 岁，无极县西中铺人。初诊时间：2006 年 9 月 24 日。患者口腔溃疡不断，兼见双下肢胀，乏力，右肘疼痛，多处小关节憋胀，尿急或致遗尿。舌苔黄腻，脉滑近滞，弱，尺甚。病在胃中痰热，致使肾虚。处方：黄芩、厚朴、石菖蒲、败酱化其痰热，生地黄、苏子、丹皮益其肾水，茯苓运水津于上，竹茹、红藤以和畅木家。服药 1 周，脉不滞，口腔溃疡愈；随症化裁，继服 3 周，诸症若失，口腔溃疡未再发作。

王某，女，36 岁，住河北省委宿舍。初诊时间：2007 年 6 月 8 日。患者口腔溃疡频发，咽中痰多，头痛，多梦，疲乏，大便 3 ~ 4 天一行。舌干，苔略黄腻，脉滑弦，略急，尺脉欠。此为痰火引木，水亏。处方：浙贝母、石菖蒲、清半夏、竹茹、桔梗以化痰，藿香、焦神曲以和中，沙参、黄芩、败酱、栀子以清火凉肃，生牡蛎以蛰藏，苏子以益肾。1 周后，头痛减；4 周溃疡愈。

按：此肝火夹痰上扰，化痰火，行凉肃是其要法。

王某，女，49 岁，河北工业职业技术学院职工。初诊时间：2007 年 11 月 23 日。患者有口腔溃疡，脘胀，早醒而难再寐。血糖 10.58mmol/L，胆固醇 6.6mmol/L。脉数洪而滑，尺脉欠而心脉过。此痰火扰于上而肾水亏于下。处方：浙贝母、败酱、黄芩以清化痰热，生地黄、山药、玄参、冬瓜仁以补肾水，茵陈、芦根以生津，红藤以清心，地龙以通上下。服药 1 周脘胀减；随症调方，2 周溃疡愈；3 周寐深熟。

张某，男，40 岁，无极县人。初诊时间：2008 年 7 月 2 日。患者口腔溃疡不断，吃饭时常咬破唇、腮，项不适，至下午则甚，局部或麻，大便不畅。苔腻滑，脉滑洪，偏沉实，木郁。处方：黄芩、败酱、藿香、佩兰、瓜蒌、川贝母、地龙、石菖蒲、前胡、竹茹、茵陈、槟榔、大黄、桔梗、苏子、三棱、莪术。1 周泄泻量多，每日 2 次，小腹痛，下午脚酸；2 周溃疡已愈。

按：苔腻，脉滑洪，属痰热。痰热而木郁，郁在口部则壅，壅而易自咬伤；壅郁而项不适，局部麻；下午土主时后则痰热盛，故病加；痰热熏蒸于上则肉腐而溃疡；痰热郁而大便不畅。方用瓜蒌、贝母等以化痰热，茵陈、黄芩等以调木郁，大黄、菖蒲等以凉降痰浊，故效。

高某，女，67岁，无极县人。初诊时间：2010年8月4日。患者舌边及舌下溃疡不断，脘痞，头阵痛，腰及下肢乏力，大便日一行，溏。脉滑，脾脉洪。属痰火伤肝肾。处方：黄芩、败酱、丹皮、藿香、枳实、厚朴、浙贝母、瓜蒌、焦神曲、炒麦芽、竹茹、苏子。1周症减，2周溃疡愈，继服2周善后。2011年3月9日因舌边不适、脘或不适复诊，遵前法，4周愈。

苏某，女，56岁，无极县牛辛庄人。初诊时间：2011年2月18日。患者口腔溃烂，手脱皮而露红肉。服药1周，10月7日因脘胁痛来诊，自云药后即减，渐渐愈。现见手已不脱皮，口腔溃烂愈。

### 7. 臀凉案

《灵枢·邪客》曰："脾有邪，其气留于两髀。"臀之处，乃髀之处，乃人五体之肉最多处也。肉合于土，痰亦合于土。痰之邪流阻于髀臀之处，乃客于其合也。

范某，女，34岁，无极县西东门村人。初诊时间：2004年10月15日。患者臀部冷凉，头昏蒙，易上火，便秘。脉滑急，尺脉弱。此痰热阻滞，阳热不得宣达，是内痰热愈甚，外觉臀凉愈著。处方：地榆、大黄、栀子、黄芩、蒲公英、败酱以清在下之痰热，沙参、玄参助金水而除热，鸡血藤、地龙通疏其肉而除郁热，竹茹调胆木而制土实。服药1周病愈。2006年11月25日复发，仍宗此方治愈。

按：天有湿热之气，则昏蒙不清，人有痰热、湿热之气蕴结于上则头蒙。天人相应，其理一也。又现今诊断之书，云觉热、恶热则为热证，未必也。

### 8. 痢疾案

痢疾之病以夏末秋初为多。盖因斯时金降于上，湿热（痰热）在中，尚未彻下，湿热（痰热）之性黏滞，受金凉之气则欲降，降而未出，滞而腐肠，交争而作痢疾。治此者，务在因势利导，不可过早收涩。

王某，女，26岁，无极县牛辛庄人。初诊时间：2006年10月28日。患者历时年余，时便下脓血，痛泻。苔偏腻，脉滑数。此为痰热结滞。先宗白头翁汤以祛邪为主：白头翁、黄芩、清半夏、地榆、苏子、槟榔、大黄、三棱、莪术、薏苡仁、败酱，后加山药等扶正之品，随症调方，4月方愈。2011年11月11日因夜难受而大便来诊，未发痢疾，宗前2周愈。

按：休息痢，正虚有邪，必先下其邪滞，继乃扶助正气。

卢某，男，32岁，无极县西两河村人。就诊时间：2007年1月6日。患者5年前患休息痢在此治愈，现又复发。症见天天痢疾，多为白痢，偶见红痢，里急后重不著。兼见阳弱，纳呆，乏力，脘痛。舌苔白腻，脉滑，弱而尺脉尤甚，左著。证属气虚痰滞。处方：神曲、麦芽、扁豆、枳实、厚朴、苏子、黄芩、槟榔、败酱、半夏、山药、大黄、茵陈。服药3周，病愈。

绳某，男43岁，无极县东辛庄人。初诊时间：2012年2月11日。患者便脓血，日4次，有下坠感。舌苔中后部腻，脉滑，弱而尺脉尤甚。此为痰热蕴积，腐血肉使然。处方：白头翁、秦皮、苏子、清半夏、藿香、黄芩以清痰热，枳实、厚朴、陈皮以降浊气，地榆以凉血，山药以扶正。2周愈；愈后赴宴，酒肉复发，宗前继服，2周愈。

按：痢疾当戒酒肉，食肉则复。

张某，男，51岁，无极县田庄人。初诊时间：2012年5月5日。患者泻，时带痢疾3年，日3次以上，便急而腹难受，若不泻便干则手痒（脾主四肢，痰热不下，发于四肢则手痒，痒因热也）。舌苔腻，脉弦，脾脉亦然，滑洪。此痰积而郁肝。痰则脉滑，郁则脉弦；洪者郁积化热，热盛肉腐，发为痢疾；痰热郁积，下而不畅，故腹难受。处方：清半夏、藿香、石菖蒲、白头翁、桔梗化其痰热，厚朴、苏子、槟榔降其浊气，焦神曲和其中，桔梗、黄芩助其肃降。1周便已不急，2周腹不难受，4周愈。

按：大肠属金，为传道之官，便下者乃木之疏泄。白头翁头白以象金，苦寒而燥湿热，是助金之凉肃之品也。辅以黄芩之胆木，乃善疏浊热于下；藿香、焦神曲和其中，不可忽也。

### 9. 多思案

脾主思，脾有余则思多。治此脾实，或生金以消土，或疏木以制土，总以土趋平和为法。

李某，女，35岁，石家庄铁道学院教师。初诊时间：2006年7月7日。患者多思虑，悸，寐易醒，曾产后抑郁，长期紧张，大便日1行，溏，害怕孤独。苔偏白腻，脉缓滑有力，尺脉弱。夫脾主思，脉缓滑、苔腻者痰也。今痰盛于脾，土实故多思；土实侮木，木伤而胆小；尺脉弱者肾虚也，肾虚水不上济则悸，不涵则失眠。处方：浙贝母、半夏、瓜蒌、黄芩、桔梗以化痰，合欢皮、生麦芽、竹茹、红藤、鸡血藤、柴胡以繁木，沙参、苏子以益肾。1周寐佳，症减；4周痊愈。

刘某，女，31岁，无极县里家庄人。初诊时间：2007年3月25日。患者多思难禁，悸，不寐，蒙，手时麻。苔腻，脉沉，滑甚，尺见弦象。此为痰伤肝肾。处方：黄芩、瓜蒌、川贝母、败酱、红藤、夜交藤、焦神曲、丹皮、茵陈、生麦芽、苏子、清半夏、炒莱菔子。服药1周，自诉上症未反复。

### 10. 不欲食案

不欲食，或称纳呆，诸医论之多责之脾虚。然以余临床观察，脾虚纳呆者甚少。夫20世纪60年代，全国饥荒，人民食难饱腹，饿殍遍域，彼时食难足脾胃之需，脾虚者多矣，然不欲食者甚少也。大凡不欲食者，常因中焦既满，不堪容受，试观当今之儿童，厌食者多多，诚以今日营养既充，父母只愿儿女尽快成长，或每以进食多多为佳，或非其时而频频诱之以美食，遂致儿女食积。中焦既有邪阻，何堪再受饮食，遂致厌食。如是而观，则不欲食由脾实所致之理明矣。虽然肾虚者，津不濡润则食难化；心衰者，火不下煦则食难熟；肝弱者，疏泄不及则中焦痞塞而难进食；肺虚者，金不肃降则下门闭而上之食难下。如此，不欲食之机理，全凭大医之明辨。若夫儿童之纳呆，理通食积，上之病案已行讨论，今且录成人纳呆之案数则，探讨于下。

李某，女，60岁，晋县桃园人。初诊时间：2007年2月12日。患者6日不食，亦不欲饮水，腹中气多。兼全身筋痛，腰难受，易感冒，便干如球，5日未行。苔腻，脉滑急，弱而尺脉甚。此为痰滞气机。处方：鸡血藤、合欢皮、三棱、莪术、大黄、黄芩、槟榔、竹茹、桔梗、苏子、枳实、厚朴、浙贝母、焦神曲、炒麦芽、芒硝。服数剂，渐能进食；2周后，便干减，未发感冒；继服1周近愈。

按：此患者虽有肾虚，但不宜补之。大便5日不行，干如羊屎，不急下则正将愈亏，补何能及？故用大黄、三棱、莪术先通其便，下既通，中乃能纳，能纳则肾精可得补。又，易感冒者，便不下则生火，火则招风，无虑其表，速下为重。便下，火消，感冒不医自愈。

温某，男，25岁，石家庄市振三街人。初诊时间：2007年3月30日。患者无饥饿感，不欲食，食后嗳气。兼胸闷，时悸，腰酸痛。苔腻，脉滑浑急，右弦，尺脉欠。此为中痰实心伤肾。处方：瓜蒌、薤白、清半夏、石菖蒲、焦神曲、竹茹、川芎、郁金、地龙、黄芩、浙贝母、桔梗、苏子、枳实、厚朴。服药1周后，右脉已不弦；调方继服1周，已觉饥，仍纳少，胸已不闷；继服2周后，纳增，诸症近消。

按：食物之化，一赖温热，观食物在夏季易变质可知；二赖肾水，观食物干者难腐，湿者易败可知。试观此案，痰阻自不必说，心悸、胸闷、脉浑者，痰已上达心脉矣。心火由之不能通下，火不生土，纳呆乃生。治疗以瓜蒌薤白半夏汤加川芎调其心火，是其治也。然不补肾水者何？曰：既补心火矣，复加水药，乃自相矛盾。心火下蛰、脾土复而养先天，肾必有复而水能上济也。

马某，女，青海人。初诊时间：2007 年 6 月 22 日。患者怀孕 7 月，脘难受，不欲食，食不下，天热则吸不来气，腰、下肢沉，大便 4 天一行，偏干。后部苔腻，脉滑洪数，尺脉弱。夫孕妇食多者为常，一则胎儿需要荣养，二则孕妇阴血下聚，阳热偏于上，热则消谷。此孕妇固热证矣。观其难耐天热即是。但何以反不欲食耶？以有痰浊也，痰浊积于脘，故如是也。处方：焦神曲、炒麦芽、黄芩、浙贝母、竹茹、川续断、茯苓、陈皮、瓜蒌、苏梗。服药 5 剂，白带下甚多，遂可食，以其痰浊下也（夫带者，痰也）；继服 4 剂愈。

陈某，男，32 岁，无极县固汪村人。初诊时间：2008 年 2 月 16 日。患者纳食后难受，不饥，耳鸣，阳弱，困倦，易感冒，腰及下肢凉，乏力。舌苔腻，脉细滑，尺脉弱。为肾虚中痰。处方：半夏、苏子、吴茱萸、藿香、石菖蒲、茯苓、炒莱菔子、狗脊、石斛、威灵仙。1 周纳增，仍困；2 周愈。2012 年 5 月 12 日复发，宗前。

按：苔腻，脉滑有痰，食则助痰，故难受；细则血气少，食后运化不及，亦难受；肾既虚，食乍入，土更实，亦难受。

王某，女，57 岁，无极县东中铺人。初诊时间：2009 年 9 月 19 日。患者脘痞，食无味而难纳，6 天几乎未进食，经查发现血脂高，脂肪肝，胆石症。舌苔黄腻，脉滑弦，近滞，左脉郁而近涩。证属中痰阻滞。处方：焦神曲、炒麦芽、炒山楂、炒莱菔子、枳实、厚朴、清半夏、苏子、黄芩、三棱、莪术、竹茹。1 周稍能进食，2 周食增，4 周后复查胆石已不见。

按：胆石多因中焦阻滞而成，若胃气下行顺畅，则胆石不生，虽生亦即降下。本病属痰阻中焦，攻下以后，进食遂佳，胆石亦消，故治疗纳呆者，不可拘泥于健脾也。

### 11. 手脱皮案

脾主四肢，脾有邪则手足为之变。

任某，男，41 岁，无极县高陵村人。初诊时间：2007 年 5 月 19 日。患者双手脱皮，斑驳陆离，内露红嫩之肉，麦收前甚。胸或痛，腰及下肢疼痛，盗汗。苔黄腻，脉浑滞实。脉浑滞者痰滞，苔腻黄、盗汗者痰积化热，痛者痰热阻滞而不通。处方：槟榔、三棱、莪术以导痰滞，瓜蒌、薤白、石菖蒲开痰浊在胸之郁结，枳实、厚朴降痰浊于下，地龙通脉，焦神曲和中，生麦芽、竹茹以调木，木可化痰而行疏泄也。服药 1 周皮不再脱，2 周皮大部恢复。

张某，男，20岁，无极县牛辛庄人。初诊时间：2007年7月14日。患者两手脱皮，露出红肉，觉鼻中之涕下流于咽而不绝（涕即痰），伴恶心，身倦，多汗。舌苔后部黄腻，脉滑，尺脉弱。证属痰热。处方：清半夏、前胡、桔梗、藿香、败酱、瓜蒌以化痰，黄芩、苏叶、厚朴以肃肺，焦神曲以和中，生麦芽、竹茹以调木制土。服药1周舌苔腻减，2周手皮肤恢复如常。

刘某，男，25岁，石家庄人。初诊时间：2007年8月10日。患者趾甲空，手脱皮，臀癣如掌大，龈出血三年，低头鼻亦出血，时头蒙，易着急、生气，射精无力。后苔偏黄腻，脉滑急，尺脉欠。此为中痰伤肝肾。处方：瓜蒌、清半夏、败酱、蒲公英、桔梗、浙贝母、黄芩以清痰热，柏叶、白及以止妄动之血，前胡、厚朴以调肝肺，竹茹以调木，苏子以益肾。服药1周后，手脱皮减，龈出血减，尺脉见复；2周后，手脱皮愈；4周后，臀癣减，已不痒；8周愈。

杨某，女，26岁，石家庄市南王村人。初诊时间：2007年3月23日。患者指末节脱皮。脉滑急，细，右脉不清。此为痰火，血亏。处方：浙贝母、黄芩、秦皮、冬瓜皮、鸡血藤、地龙、佛手、丹皮、赤芍、白鲜皮、生麦芽、茵陈、桔梗、苏子。4周愈。后又因他病来诊，前病未再发。

李某，男，59岁，无极县东辛庄人。初诊时间：2009年4月11日。患者两掌起白疱（足癣所致）而脱皮，左手肤色暗红，大便2～3天一行。脉弦、浑，尺脉弱。脾主四肢，此为中焦有痰湿而溢于四肢。处方：半夏、桔梗、石菖蒲、苍术、陈皮、厚朴以燥湿化痰，地龙、冬瓜皮、防己以通经利湿，佛手、桑枝引诸药以达于肢体，苏子以益肾。1周后，不再起疱，脱皮处已结干痂；3周愈。

张某，男，24岁，藁城市五界村人。初诊时间：2009年6月27日。患者手足脱皮，腰痛，多汗。脉滑洪，尺脉弱。此为痰火而肾虚。处方：狗脊、山药、清半夏、苏子、楮实子、炒莱菔子、石菖蒲、厚朴、茯苓、竹茹、黄芩。1周汗减，腰痛减；2周手足脱皮愈；继服1周善后。

### 12. 四肢疾案

脾主四肢，四肢有病，责之于脾。

闫某，女，35岁，石家庄市钢铁厂职工。初诊时间：2007年4月20日。患者手黄（土色黄，手黄者，脾土有余），下肢乏力，肩觉拘紧（肝主筋，苦急），兼口苦，行经期易嗳气，大便一两天一行。苔腻，脉急滑弦。此为痰热郁肝。处方：佛手、清半夏、黄芩、瓜蒌、桑枝、石菖蒲、地龙、藿香、竹茹、败酱、生麦芽、桔梗、苏子、枳实、厚朴。服药2周后，手黄大减，口吐痰块（痰出也），大便日一行；调方继服2周后，手色如常，余症均减；继服1周停药。

刘某，女，14岁，无极县东中铺人。初诊时间：2008年11月16日。患者手足冷凉，触之如冰，虽非冬季，亦甚冷凉，脘痛时作。后部舌苔腻，脉滑，尺脉欠。此因脾中痰阻，四肢阳气不达。处方：石菖蒲、厚朴、清半夏、藿香、焦神曲、生麦芽、炒莱菔子、合欢皮、佛手、黄芩、竹茹、槟榔、红藤。1周手凉大减，足仍凉；2周愈。

按：清阳发四肢，若中焦痰阻，阳气不得畅达，则手足冷，手足冷者，未必寒也。药虽不热，化痰导滞，则冷消。

刚某，女，32岁，住师范大学西校区。初诊时间：2009年9月4日。患者身乏力，右侧肢体无力，不能握笔，遇劳更甚，腰痛，心烦，易怒。舌尖略红，脉滑洪细，尺脉弱，左关弱而不畅。此痰火滞，气不达。处方：黄芩、清半夏、瓜蒌、浙贝母、红藤、丝瓜络、地龙、鸡血藤、桑枝、山药、佛手。1周症减，3周愈。

### 13. 口歪，面瘫案

阳明主面，脾窍在口，故口、面之病，首责脾土。

赵某，男，49岁，辛集市人。初诊时间：2006年11月3日。患者口歪，闭气则漏出，血压160/115mmHg。苔白腻，脉数滑，尺脉欠。脉滑、苔腻为有痰；痰阻则侮木，气血不得畅行，血压为之高；面部经脉痹而口歪。处方：半夏、桔梗、石菖蒲、川贝母、黄芩化其痰浊，川芎、赤芍、鸡血藤活其气血，地龙、地鳖、水蛭通脉除瘀，柴胡、茵陈以畅木，苏子化痰益肾。1周，口歪好转；去水蛭、桔梗，加王不留行、麦芽、合欢皮，继服2周愈。

许某，男，37岁，河北省交通运输厅职工。初诊时间：2007年6月22日。患者性情急躁，面瘫12天，面黄青，大便干而难下。苔腻，脉滑弦。此为痰火郁木。处方：黄芩、川贝母、瓜蒌、藿香、石菖蒲、地龙、川芎、丹皮、败酱草、红藤、白芷、茵陈、白芍、槟榔、桔梗、苏子。服药1周后，面瘫近正；调方继服1周而愈。

按：此患者肝郁而亢，丹皮等以金克木，且能散瘀，川芎、白芍配茵陈，调木而不致木亢。

吴某，女，60岁，住石家庄市谊联街。初诊时间：2007年12月14日。患者左侧面瘫1月余，带下黄赤，血黏度改变：34.16mPa·s。舌裂，苔稍腻，脉滑洪，左尺弦。此为痰火阻滞于面，引风所致。处方：黄芩、藿香、石菖蒲、柴胡、党参、川贝母、红藤、地龙、川芎、丹皮、蝉蜕、白芷、茵陈、桔梗。服药1周症减；随症调方，2周带下愈；第4周，服后身痒、起疹，面瘫愈。

按:面瘫月余,必因正虚无力祛邪,方加党参以扶正,蝉蜕亦透邪,药后身痒、起疹者,邪出也。

李某,女,36岁,住石家庄西里村。初诊时间:2009年2月13日。患者剖宫产后10天,左侧面瘫,面黄,大便难。脉滑著,右尺稍弦,左尺脉弱欠藏。此为痰火引风伤肾。处方:黄芩、藿香、佩兰、前胡、生麦芽、柴胡、败酱、瓜蒌、川贝母、地龙、石菖蒲、丝瓜络、茵陈、桔梗、苏子。1周愈。

### 14. 喝水胃痛案

脾土主制水者也。设若脾家受邪,其气机自不畅矣,本已不胜其制水之任,更受寒水侵凌,则气机缘之不通,疼痛遂作。

袁某,女,25岁,无极县人。初诊时间:2006年7月21日。患者喝水则胃痛不适,左少腹时痛,带下,腹胀。后苔腻黄,脉滑急,弱尺甚,右细。此为痰热肾虚。处方:黄芩、山药、石菖蒲、鸡血藤、红藤、败酱、浙贝母、半夏、竹茹、藿香、茯苓、焦神曲、桔梗、苏子、大黄。1周后复诊,自云大便恶臭,左少腹疼痛减,苔黄腻减,腹胀及白带均减;2周后,苔近净,腹痛愈,喝水已无不适。

按:苔腻黄、脉滑急,此为痰热明显,下其痰热,邪去正自有恢复之机。不必先行补肾。

### 15. 胃炎案

胃为阳土,合于天道,唯其健运,人体得安。设若运行失度,脾胃呆滞,病则立至。诸凡炎症,皆与胃失健运有关。

秦某,男,52岁,辛集市人。初诊时间:2006年10月6日。患者胃炎多年,烧心,反酸,嗳气(木乘土而升),春秋(气温多变,风之特点)加,上午10时、下午暮时加(与春秋加理同),酒后加(酒助痰热),太息后稍舒(气得疏泄)。苔偏黄腻,脉缓,尺脉弱,木稍弦滞。证属中痰,气滞,肾虚。处方:焦神曲、藿香、茯苓以和中,清半夏、桔梗、川贝母、石菖蒲以化痰,前胡、炒麦芽、竹茹以调理木土,苏子、炒莱菔子以补肾,地龙以通滞,枳实、厚朴以降浊。1周后,烧心减;2周后,反酸减;4周后已不烧心,嗳气减;6周愈。

杨某,女,45岁,住石家庄市滨河新城。初诊时间:2007年10月19日。患者为胆汁反流性胃炎、胃溃疡,晨起胃痛,纳呆,食无味,口苦,恶冷食,健忘,乏力,大便色黑,日一行。苔略腻,脉滑急,尺脉弱。脉属痰火,肾虚。痰火居中而不下,胆木下疏不得,胆汁反而上流,晨木旺时与之交争,故胃痛。处方:黄芩、清半夏、浙贝母、焦神曲、竹茹、茯苓、瓜蒌、白及、黄连、炒莱菔子、藿香、桔梗、苏子。1 周后，晨起胃痛及纳呆减，脉急减；5 周诸症近消。

王某，男，58 岁，河北医科大学中医学院职工。初诊时间：2009 年 11 月 13 日。患者有慢性浅表性胃炎多年，伴糜烂。脘痞，食不下，腰及下肢烦，发沉，失眠，罢极失准，早晨 4 点醒而胃脘难受。脉滑，脾脉实、盛，肝脉不弦而反滑，尺脉弱。处方：黄芩、清半夏、藿香、焦神曲、竹茹、槟榔、瓜蒌、炒莱菔子、石菖蒲、苏子、桔梗、枳实、厚朴、生姜。服药 5 周后，白天胃脘已舒。

### 16. 臀部肿块案

脾主肉，窃思人之肉最多处当属臀，以其肉多，故易壅滞阻遏而不通，更有甚者，积聚而生肿块。凡诸此类，土壅者也。

石某，男，18 岁，河北经贸大学学生。初诊时间：2006 年 11 月 5 日。患者臀部肿块时起时落，见瘢痕，或出脓，或不出脓，面痤，面黄。苔腻厚，脉弦滑急。证属痰热蕴积。处方：黄芩、白鲜皮、白头翁、败酱、红藤、清半夏、浙贝母、丹皮、蒲公英、藿香、地龙、茵陈、大黄、生甘草、桔梗、苏子。1 周后，肿块未新起，苔略腻；2 周后，臀未起肿块，痤未新起，大便日一行；3 周后，脉急减；4 周后病愈。

### 17. 疲惫案

尝思人体能量之来源，终是太阳之赐予。太阳之光达于地，植物受其温煦而成长，化生百谷果蔬，人食之入胃达脾，终而化生能量，故脾为气血生化之源（阳热之能量归于脾也），主肌肉，主四肢，故为人力量之源泉，凡诸疲惫，主责于脾。

张某，男，35 岁，省政府职员。初诊时间：2007 年 1 月 26 日。患者寐不解乏，疲乏，纳呆，鼻干，下肢酸，大便日 1～2 次。脉弦急，弱，尺著。此为脾胃虚有痰而肝乘之，肾虚不涵而促使肝亢。处方：山药、党参、苏子、楮实子以补肾，茯苓、生白术以崇土，白扁豆合党参以补脾肾，焦神曲、炒麦芽以和中，桔梗、清半夏、浙贝母以化痰浊。1 周后，症减；3 周近愈。

陈某，女，39 岁，无极县东门营村人。初诊时间：2007 年 7 月 28 日。患者疲倦，左腿疼痛，月经提前 10 天，面生斑，脘痞。脉滑浑急，尺脉弱。此为痰火阻滞，肾虚。处方：黄芩、鸡血藤、威灵仙、川续断、红藤、石菖蒲、清半夏、苏子、茯苓、厚朴、茵陈、枳实。1 周减，2 周愈。

### 18. 肥胖症案

脾主肉，凡诸肥胖，因肉多也。故肥胖之证，脾实也。肥胖既属脾实，则当泻土以虚之，繁木以制之，生金以消之，壮水以抗之。

党某，女，9 岁，裕华小学学生。初诊时间：2006 年 11 月 17 日。患者体重50kg，1年增加20斤，易饿，可见腹胀大，鼻塞手术后，仍时鼻塞，大便日一行，干硬。脉沉滑弱。此为痰火，虚。处方：龙胆草、黄芩、川续断、芒硝、竹茹、桔梗、苏子、槟榔、三棱、莪术、大黄、茵陈、浙贝母。2周后，饿减，鼻塞减；4周后，尺稍见复；6周后，身体无不适。2008年2月10日因发热来诊，体重未增（按：患儿正在长身体的年龄），腹外观已不大，身形见苗条。

梁某，女，25岁，无极县东侯坊乡南池阳村人。初诊时间：2008年6月1日。患者肥胖，体重60kg。脉滑急，尺脉弱。此为痰令土实，肾虚。处方：枳实、厚朴、槟榔、火麻仁、三棱、莪术、川续断、清半夏、苏子、黄芩、败酱。服药2周，体重降为56kg。

按：土实则乘水，脾实则肾虚，肾者水脏也。泻其土实乃治疗之要点，莫先补肾。方用三棱、莪术等，泻土之意也；川续断、苏子，稍予补肾；又，川续断色青黑，青则入木，黑则入水，补木水之药，木水与土之相克者也，故土实之肥胖，治以川续断。

乔某，男，28岁，住无极县城。初诊时间：2010年4月10日。患者体重142.5kg，腹大，血压180/140mmHg，动则喘。中后部舌苔腻，脉滑数弦。痰为脾实，脾实则肉多，脾实伤水，肾不纳气则喘，动则阳气生，肝气动，升而喘作，因金不肃降，不得生水是也。处方：枳实、厚朴、清半夏、苏子、竹茹、瓜蒌以化痰，三棱、莪术、防己、大黄以导滞而泻土实，炒莱菔子、火麻仁以调肾。4周后体重降为138kg，喘减。

刘某，男，39岁，无极县西东门村人。初诊时间：2012年10月14日。患者体重80kg，久立则下肢抖，郁怒，大便2～3天一行。脉滑而显弦硬。脉属痰郁。处方：半夏、桔梗、藿香、厚朴以化痰浊，石菖蒲、丹皮、沙参、赤芍以散郁结，神曲以和中。1周症减，3周体重降为75kg。

按：肥人痰郁者，化其痰，散其郁。郁散，疏泄则土实可泻。

## 19. 痰多案

余尝观气管所出之痰，其状若粥，类似糨糊，其所组成，水也、谷也，故痰为水谷和合而成。故前贤谓肺为贮痰之器，脾为生痰之源，痰生于脾，脾家邪也，故痰乃土家之实，诸凡痰多，责之于脾。痰生于脾，上输于肺，故嗽痰矣。然脾家之痰，岂独贮肺家，各脏各腑、四肢百骸，皆可致痰之贮积，此又当知。

杨某，男，39岁，无极县西东门村人。初诊时间：2007年3月11日。患者痰多，手足汗多，阳弱。脉滑弦，尺脉（肾）弱，左关脉（肝木）不弦。证属痰伤肝肾。

处方：清半夏、苏子以化痰，黄芩、竹茹化痰而繁木，狗脊以补肾，地龙、石菖蒲以化痰浊即以通经，桑枝、鸡血藤、佛手繁木即以通经。服药1周，痰减少；随症调方，继服1周，诸症大减，停药。

按：痰渍于中土而达于四肢，故手足汗多。脾主四肢是也。

柴某，男，38岁，石家庄市供水公司职工。初诊时间：2007年7月20日。患者晨痰多，或涕出，痰难出时恶心，目难睁，晨大便急，阳弱，健忘。后苔略腻，脉弦滑。此为木欲疏痰。处方：焦神曲、生麦芽、黄芩、远志肉、海浮石、石菖蒲、茵陈、清半夏、前胡、川贝母、地龙、桔梗、苏子。服药1周后，吐痰甚多，痰易出；3周诸症大减。

按：涕亦痰也。痰在上，因而越之，方用茵陈、远志、海浮石等出其痰也。

## 20. 口苦，口臭案

脾开窍于口，若脾家和，则口无不适，而当火炎于上，则发口苦，火味苦也；浊气上犯，胃气失降，则下焦之腐气遂上逆，上逆于是口臭。腐者，臭也。火性上炎，浊主下行，故口苦、口臭者，总因降之不及也，其治疗总以降浊为要。

张某，男，44岁，无极县黄台村人。初诊时间：2007年3月18日。患者口苦，咽干而有痰，右肩胛疼痛。舌苔滑，脉滑，尺脉弱，肝脉有郁象。此为痰火，肾虚。处方：黄芩、清半夏、石菖蒲、瓜蒌、合欢皮、焦神曲、炒麦芽、威灵仙、白鲜皮、陈皮、竹茹。服药3剂，晨痛泻而急，每日3次，泻后病若失，继服乃不泻。2010年9月5日复发五更泻，仍宗上方。

按：痰体为阴，下降为其本性。然不下反上者，或因火而上腾，或因肝而上升也。今用白鲜皮、黄芩等凉药，自行下疏而作泻，泻后病出，故药后不复泻。

鲍某，女，58岁，河北藁城人。初诊时间：2007年4月27日。患者口臭且口干，夜甚，兼两下肢沉、肿痛（痰湿），腰痛，有时脘满（中痰），大便干。后部苔腻，脉沉滑，尺弦。此为中痰实肾。处方：石菖蒲、黄芩、地龙、清半夏、槟榔、三棱、莪术、浙贝母、竹茹、大黄、桔梗、苏子、枳实、厚朴。服药2周后，两下肢症减，口仍如前；调方继服2周，口臭及下肢肿减，走路觉利，口干减；继服2周后，白天口臭不显，夜口臭，吐痰；继服1周而愈。

按：肾主腰脚，痰实肾故见下肢沉、腰痛，病在下，引而竭之，故用槟榔、三棱、莪术、大黄等。

李某，女，27岁，石家庄嘉禾啤酒有限责任公司的职工。初诊时间：2012年3月7日。患者口臭，肠鸣，胃脘胀气，易怒，寐虚易醒，下肢酸沉，便溏。脉弦，滑细，尺脉不足。弦者木亢，滑者痰，细者血少，尺欠者水亏。水亏血少，木夹虚火而上，故见口臭；痰欲下而木反升之，故脘胀而肠鸣；木亢血少，魂难藏，故不寐。处方：赤芍、鸡血藤养血而平木，半夏、浙贝母、瓜蒌化痰，沙参、丹皮、知母生金助肾而克木亢，柏子仁以补肾，夜交藤以藏魂。4周口臭已消，脘舒，寐可，愈。

### 21. 面肿案

肿者，水汇而成；胀者，气充而致。是肿属水、属阴，胀属气、属阳。水性下流，气性上浮，故肿多见于下，胀多见于上。面者在上，其位属阳，故虽称面肿，实为面胀。然阳明主面，热虽上涌，必多夹痰，是为痰热相胶着之病。治此者，化其痰，使热无凭据之所；降其火，使阳有潜藏之用；起其阴，使阴有上济之德，则面肿愈矣。设或阳亢逆而终不下，阴沉伏而终不潮，则阴阳离决，危亡或在顷刻。

王某，女，26岁，无极县西两河村人。初诊时间：2007年1月13日。患者眼胞肿胀，脸亦圆肿，背局部麻，头晕，前几天曾盗汗。血压80/60mmHg。曾患面瘫，后见此诸症。脉沉细滑急，肺脉盛，尺脉弱。此阳明痰火盛。处方：竹叶、厚朴、冬瓜皮、前胡以清肺金之痰，生石膏、白芍、白鲜皮以熄上燎之火，丹皮所以生金而充水，白茅根、茵陈所以生津而灭火。服药2周症减，5周痊愈。

按：石膏等寒凉，寒凉易下趋，得茵陈则升，凉于上乃能熄火。

张某，女，43岁，住石家庄荣盛家园。初诊时间：2006年7月21日。患者有腰椎间盘突出症3月余，面肿如馒头，耳鸣。舌觉硬，脉滑浑，尺脉弱，肝弦稍过。证属上痰火，下肾虚。处方：浙贝母、瓜蒌、石菖蒲、半夏、桔梗所以化痰，败酱、知母、丹皮所以清热，秦艽、地龙、鸡血藤所以通上下。2周痊愈。

按：尺脉弱，习惯上称之为肾虚。本案患者实因痰阻而火不得下，下之水缺少火之动力，故脉见尺部搏动无力，治此之关键在于清痰火，火得下蛰，水得鼓动，则尺脉复。

张某，女，56岁，无极县西两河村人。初诊时间：2007年3月11日。患者有冠心病，现面肿，劳则心前区及背部如有物压，头蒙，头痛。脉沉而滞。用瓜蒌薤白半夏汤化裁，治疗1周。2010年9月5日复因感冒不愈来诊，自云前病药后愈，未复发。

张某，女，77岁，无极县人。初诊时间：2007年4月15日。患者面及眼胞肿，口渴，胁痛。脉弦滑而硬。此为痰引肝亢。处方：丹皮、瓜蒌、黄芩、赤芍、石菖蒲、沙参、枳壳、苏子、丹参、川芎、苏木、茵陈、川楝子。服药1

周，肿消，渴减；2 周愈。

按：此木亢。木主升，火夹痰上升而面肿。瓜蒌等消其痰火，沙参、丹皮等金药以克木之亢。但金凉之药易下，配茵陈则上达。

贾某，女，63 岁，无极县西东门村人。初诊时间：2007 年 6 月 16 日。患者面肿，下肢亦肿，按之即起，头昏蒙，目昏，腰酸，大便溏而不爽，烦，血压 170/100mmHg。脉滑实，尺脉弱。证属痰积肝郁。处方：清半夏、前胡、槟榔、三棱、莪术、枳实、厚朴、黄芩、炒莱菔子、苏子、竹茹。服药 1 周，症大减，遂停药；7 月 8 日，肿又加，仍宗前方，治疗 2 周，肿消；2008 年 6 月 29 日复因肿来诊，自诉一直未用降压药，血压正常，仍宗上方愈。

按：本案以郁积为主，故用槟榔、三棱、莪术等以导滞。郁得解，血得行，肿则消。

### 22. 胰腺炎案

尝思人之五脏，初定之时，必参原型。试看《内经》之文，未尝不论解剖。其于人体之大体解剖，了如指掌。故五脏之定，必有脏器作为原型。故心以心脏为初始原型，以其色红，主血脉也；肺以肺脏为原型，以其色白，主气也；肝以肝脏为原型，以其色青，主藏血也；肾以肾脏为原型，以其色黑，主水者也。独脾似不依脾脏为原型，因其色既不黄，更与水谷无涉者也，余以为：此翻译西文之解剖时出错，而致张冠李戴故也。若论脾之原型，余以为当为胰腺。盖胰腺色黄，与水谷之运化相关最切，故胰腺之病，当从脾论。

张某，男，41 岁，石家庄十二化建职工。初诊时间：2007 年 5 月 25 日。患者有胰腺炎 1 年，脘腹时痛，食油腻加重，或恶心，形丰，兼耳背，耳垢多，双膝不适，血压高（170/110mmHg）。苔腻，脉滑洪大，左脉弦。此为痰火。处方：浙贝母、清半夏、竹茹、败酱、槟榔、三棱、莪术、黄芩、桔梗、苏子、枳实、厚朴。服药 1 周后，诸症减；调方继服 2 周后，耳背减，苔腻减，左脉见和；继服 2 周而愈。

按：痰火、湿热合于土，同气相求。治疗重点在于清化痰热。

### 23. 痰火案

痰原本于谷，五谷者，阳光照于植物，光合而生。是谷者，阳乃其生成之本也。故痰之实质，含阳生火者也。痰生于中焦脾胃，为五谷之乖变，亦含生火之物也，但其体为阴，阳因之而凑，其性壅郁黏滞，气因之而郁，郁而热生，是为痰火。痰火为病，是为脾实，脉之右关盛实，其来急数。若引发肝急，则见口苦、眩晕诸症；若引发心肾之病，则有相应征兆，而病呈多变矣。

翟某,女,40岁,无极县耿家庄人。初诊时间:2007年4月22日。患者头晕,右上肢乏力,颈腰疼痛,及于下肢。血压180/90mmHg,尿急,脉数滑,右关脉洪。此本痰火壅滞,而见诸处之痹;继而引发肝急,遂见头晕、尿急,尿急者,疏泄而不得也。处方:黄芩、栀子、丹皮、前胡、白芍、大黄、木通、防己、白茅根、茵陈、鸡血藤、红藤。服药1周,头晕、尿急减;随症调方,3周后颈及上肢症减,头晕消;6周后血压110/80mmHg。

按:痰火属土实,土实当克之以木,故加茵陈、红藤、黄芩等。

代某,女,70岁,住石家庄市自强路。初诊时间:2007年11月16日。患者症如感冒,寐差,大便不畅、干,膝上痒甚,背局部发凉,脘痞,口苦。脉滑急,尺脉弱,欠沉,左关脉不弦。此为痰火,肾虚。处方:清半夏、浙贝母、竹茹、火麻仁、冬瓜仁、芦根、瓜蒌、黄芩、炒莱菔子、焦神曲、桔梗、苏子、枳实、厚朴。1周如感冒症减;2周背凉减;4周愈。

苌某,女,69岁,无极县西验村人。初诊时间:2007年11月17日。患者难寐,头不清,悸,行则晕,口臭。脉洪数。此为痰火。处方:生石膏、浙贝母、瓜蒌、清半夏、夜交藤、前胡、地龙、红藤、败酱、大黄、茵陈。服药1周,症大减。

卢某,男,37岁,无极县牛辛庄人。初诊时间:2007年10月6日。患者每年至此时则脘冷,口渴,脘痞,烧心,泛酸。舌苔偏腻,脉滑,洪实,尺脉欠。此为痰火中阻,故觉外冷,津不得顺利上承,故渴。处方:枳实、厚朴、黄芩、藿香、焦神曲、炒麦芽、清半夏、苏子、炒莱菔子、竹茹。服药1周,脘减;4周愈。

张某,女,28岁,无极县柴城人,初诊时间:2008年4月18日。患者头昏蒙,白带多,盗汗,腰酸,不孕。脉滑,洪急,肝脉弱,尺脉弱。证属痰火,肝肾亏。处方:黄芩、败酱、秦皮、冬瓜皮、川续断、夜交藤、牡蛎、山药、半夏、苏子、瓜蒌。1周后,患者诉药后泄泻2日,头昏蒙减轻,原方加减;继服1周,6月27日,家人来告已孕。

按:痰火浊也,在上则头昏蒙,在下则白带,白带亦痰也。痰火属土实,木水为其对宫,治用瓜蒌等以去痰火,川续断、山药等以益木水。

马某,男,31岁,无极县东罗尚村人。初诊时间:2009年9月20日。患者头灼痛,上午10时至下午5时最甚,夜间不痛,满面痤疮,全身热。苔腻白,脉滑细急,尺脉弱。脉滑为痰,急者热也,尺脉弱者肾虚。10至17点火热及土正盛,故痛;夜间肾水得时,火与土之势得制衡,故舒;痤乃痰热上蒸使然。处方:丹皮、黄芩、瓜蒌、清半夏、苏子、秦皮、竹茹、藿香、浙贝母、败酱。1周上午已不痛，诸症皆减；3周愈。

王某，男，22岁，无极县小石家庄人。患者舌苔后部腻，脉滑洪实而弦，痰火实于内而阻碍肝之疏泄，症见血压升高，为130/100mmHg（低压高者多为痰浊阻滞）；木不得将血升于上，症见落发而致头发稀疏、白发散在；痰火上熏而见痤疮满面，带脓头，及背、胸；痰火内蕴，风木不令而有风邪，症见感冒不断；痰火引风害肺而见咳嗽频频；痰火内实，土实则乘水，症见腰痛。处方：瓜蒌、黄芩、槟榔、三棱、莪术、大黄、清半夏、苏子、枳实、厚朴、竹茹、败酱。1周咳愈，感冒症减；2周腰舒；4周痤疮愈，头发生多而见密，血压135/60mmHg。

按：本案痰火即土实。故用大黄等以泄之。大黄色黄则入土，性寒凉则属水，黄中夹带黑色纹理，黑则属水，是土中之水药也。土克水，土实给予水，则泄土之实。

### 24. 四肢酸累案

脾主四肢，为气血生化之源，人之所以有力者，皆因脾土健运。设若痰浊阻滞而气不达，脾土衰弱而气生不足，皆致四肢酸累，不任劳作矣。

尹某，女，37岁，无极县牛辛庄人。初诊时间：2007年12月1日。患者四肢酸而累。舌苔黄腻，脉滑急、细，左尺弦，肝脉反滑。此湿热盛使然。湿热性黏腻怠缓，为土家之实，脾主四肢，故见是症。处方：鸡血藤、夜交藤、石斛、桑枝、薏苡仁、石菖蒲、地龙、赤芍、红藤、败酱草、黄芩、藿香、茵陈。随症调方，3周后症减，但终觉效果不速。询其以何谋生，自云丈夫卖馒头，自己在家蒸馒头，且诉晨舒。晨为木时，土实得疏故也。肝脉见湿热之土象，故病如此。方用薏苡仁等以除湿热，藤类以通经脉而畅木，茵陈等以繁木，更嘱其少受馒头之热气熏蒸，继服4周愈。

张某，女，58岁，无极县牛辛庄人。初诊时间：2007年9月22日。患者左上肢酸，憋胀，头觉累如项不能承，多梦。脉滑实，肝脉弱。此为痰阻滞而木虚不得疏泄使然。处方：威灵仙、桑枝、红藤、青风藤、鸡血藤、石菖蒲、黄芩、地龙、赤芍、芦根、葛根、茵陈。2周愈；12月30日复发，仍宗上方治愈。

### 25. 手足干裂案

脾主四肢，《内经》云"清阳实四肢"，今脾家壅滞，阳气欠达，四末乃腐朽；津血不滋，皮乃干裂，故见手足干裂。治此者，先去脾家之痰浊，使之不壅；继乃畅肝木，使津血畅达于皮末，干裂乃愈。

梁某，女，54岁，石家庄市城角街人。初诊时间：2009年11月4日。患者两手裂而觉痒，头蒙而不清，便秘，3 天一行，罢极失准，舌红而有溃疡，难入寐而多梦。此为痰火中阻，肝木不疏。处方：黄芩、藿香、炒麦芽、前胡、败酱、丹皮、清半夏、瓜蒌、冬瓜皮、大黄、竹茹、浙贝母、苏子、桔梗、枳实、厚朴。服药 1 周后，舌上溃疡未再起；3 周手裂痒减轻，右腰痛减轻，大便一两天一行；加减继服 1 周愈。

梁某，女，47 岁，住石家庄市城角庄。初诊时间：2009 年 11 月 25 日。患者手脱皮，足皲裂，胸闷，右颧长斑，寐差，多梦易醒。苔薄腻，脉洪滑，左关亦滑，尺脉欠藏。此为痰火水不藏。处方：瓜蒌、薤白、丹皮、石菖蒲、黄芩、地龙、清半夏、前胡、冬瓜皮、败酱、夜交藤、桔梗、苏子。1 周足裂、手脱皮均减轻近愈，食后痞而不适；继服 1 周愈。

赵某，女，18 岁，住无极县城。初诊时间：2012 年 6 月 23 日。患者手足干，多汗，经乱量少。脉滑急，尺脉欠。滑急者痰热；痰热内蒸，故汗多；中土之精不能四达，故手足干；土实则肝木疏泄失度，故经乱而量少。处方：瓜蒌、清半夏、苏子、藿香、枳实、厚朴以化痰热，黄芩、生麦芽、合欢皮、竹茹以繁木而制土，鸡血藤以畅血而通经。1 周减，2 周愈。

张某，女，32 岁，阳泉人。初诊时间：2012 年 6 月 23 日。患者满手干裂，脱皮。头昏蒙，经色黑，淋漓七八天。脉滑急，肝脉亦然。此痰浊阻于中，故见脉滑；清阳、津血不达于皮末，故干裂而脱皮。处方：瓜蒌、清半夏、藿香、苏子以化痰浊，黄芩、竹茹化痰浊且协同赤芍、合欢皮、红藤、鸡血藤、麦芽、桑枝以繁木而畅肝胆，焦神曲以运中，佛手以达四末。1 周症减，3 周愈。

### 26. 手足冷凉案

脾主四肢，四肢冷凉者，阳气不得从脾脉畅达于四肢也，究其原因，或阳气虚馁，必兼见身冷、脉微等全身表现；更多者在于阳气本不虚，然受阻遏，故而手足冷凉。此当通决，痰阻者化痰，郁滞者导滞。

张某，男，19 岁，无极县牛辛庄人。初诊时间：2009 年 3 月 13 日。患者手足冷凉，冬甚，脉滑洪，肝脉亦滑而不弦。此为痰郁木，肝不疏泄，阳气不达于四末使然。方以半夏化痰，石菖蒲、青风藤、麦芽、红藤以开郁畅木，桑枝、地龙、丝瓜络以通经，桂枝以行阳，佛手以达四肢。1 周症减；2010 年 4 月 3 日因咳 8 天来诊，自云药后手足冷凉大减。

张某，女，45 岁，无极县牛辛庄人。初诊时间：2009 年 11 月 8 日。患者手足凉，未立冬即冻手，面赤，多梦，月经提前 10 天。脉滑洪，浑实，肝脉郁，尺脉不足。色、脉属痰热，痰热郁则肝木不畅，气血不能畅达于四肢，故冷凉。处方：丹皮、黄芩、佛手、石菖蒲、瓜蒌、红藤、败酱、赤芍、地龙、桑枝、防己。1周肝脉郁减,3周手凉大减。

按:本案脉有洪象,面赤,虽手足凉,莫作阳虚,乃痰热郁阳所致,治以凉、通之品乃愈。

秘某,女,35岁,无极县人。初诊时间:2009年12月9日。患者曾子宫大出血,冬天足凉,夏天燥热,寐差,或心悸,易怒。脉滑急,左细,肝脉不畅,尺脉不足。此为痰火,血少水亏,肝郁。处方:丹皮、沙参、玄参、山药、夜交藤、炒柏子仁、赤芍、当归、鸡血藤、川续断、楮实子、瓜蒌、桔梗、苏子。1周后肝脉不畅减轻,易怒减轻,寐佳;原方加减,2周愈。

按:本案之凉在冬,夏日乃为热,此血少所致。人之阳气所以能达四肢者,赖有血载运阳气焉。大出血后血亏,载气之血本少,冬日寒凝,血少更显不通,于是乃凉。至若夏日阳盛,血少而阴不配阳,故觉热甚。养血乃治疗之关键,故方中多用养血之品。

### 27. 腮腺炎案

观腮腺之部位,乃胃经所过,胆经所及,胃土郁热,胆木疏之不及,乃见此病。

白某,男,37岁,无极县高头村人。初诊时间:2008年6月28日。患者两腮肿而隆起1月,皮色不红,胸部拘急,大便干。舌苔后部腻,脉滑,稍急,尺脉弱。此土家痰火随经上移,郁结于上。处方:瓜蒌、黄芩、清半夏、前胡、杏仁、苏叶、茯苓、厚朴、苏子、石菖蒲、败酱、竹茹。服药1周,右腮肿减;3周愈。

尹某,女,23岁,无极县牛辛庄人。初诊时间:2008年12月21日。患者左侧痄腮,痛及头、耳。舌苔腻,脉数滑洪。此为痰火壅郁使然。处方:瓜蒌、桔梗、前胡、黄芩清其痰火,败酱、蒲公英、大青叶、秦皮除其郁热,薄荷、升麻、茵陈清热而散郁。1周愈。

### 28. 脂肪瘤案

脂肪者,水谷所化,正常脂肪乃人之营,多余脂肪即痰。此痰在血脉则可见高血脂,在周身聚集则成包块,脂肪瘤即是。一旦脂肪瘤形成,消之须多假以时日,因病虽为可见之包块,却不止于包块,未聚集之痰尚多也。

张某,男,34岁,无极县罗庄人。初诊时间:2008年11月22日。患者头生软包甚多,手术切此则彼生,诊断为脂肪瘤,面生斑而黑。后部舌苔腻黄,脉滑弦急数,尺脉弱。此膏粱所变之痰溢于头皮所致。处方:黄芩、白头翁、白鲜皮、丹皮、红藤、石菖蒲、地龙、赤芍、瓜蒌、丝瓜络、茵陈、桔梗。1周舌脉好转；5 周后未再生包；6 周包缩小，停药。

邓某，男，51 岁，黑龙江人。初诊时间：2009 年 4 月 24 日。患者腰痛，全身脂肪瘤，头痛，血压为 160/110mmHg，心悸，大便日一行。脉弦，稍硬，滑近滞，尺脉欠。此为痰郁水亏。处方：清半夏、黄芩、红藤、大腹皮、三棱、莪术、川贝母、地龙、丝瓜络、青皮、瓜蒌、桔梗、苏子、枳实、厚朴。1 周大便多，每日 3 行，体重减 0.5kg，血压 145/105mmHg，头不清，高胆固醇；2 周腰有时痛，久坐加，心悸消；3 周血压 120/90mmHg，头不清，苔腻，前方加减。

### 29. 唇脱皮，干裂案

脾开窍于口，其荣在唇。干裂、脱皮者，常因营气之不至，津液之不滋。其所以不滋者，有火灼者；有痰阻者；有亏虚者，所当详辨。

陈某，女，23 岁，无极县固汪村人。初诊时间：2009 年 1 月 11 日。患者3 年前鼻塞（鼻炎），在此治愈。现唇脱皮甚多，干裂，便不畅。脉滑，肝脉亦然，尺脉欠。为脾不荣唇，此痰火所致，兼肝肾亏虚。处方：黄芩、清半夏、瓜蒌、苏子、枳实、厚朴、败酱、槟榔、藿香、火麻仁。1 周减；2009 年 7 月 11 日因经后期来诊，自云唇上次治后即愈。

按：患者肝肾亏虚。肝虚则血不能畅达于唇，肾虚则水不能滋润于唇，痰火燎于脾土之窍，故皮枯而脱。金不能肃则便干，金不能生水也。故方用瓜蒌等去痰火，火麻仁等滋水而通便。

刘某，女，25 岁，无极县东辛庄人。初诊时间：2009 年 1 月 17 日。患者唇痒起疱，既而脱皮，脱皮后唇黑。脉滑甚，肝脉亦然，左尺脉弱。脾华在唇，脉滑为痰。处方：黄芩、瓜蒌、败酱、秦皮、清半夏、苏子、生麦芽、槟榔、三棱、莪术、枳实、厚朴、竹茹。1 周唇未再痒、起疱，肝脉见复。2009 年 10 月 2 日复发，仍宗上方，3 周愈。

郝某，女，30 岁，无极县人。初诊时间：2012 年 11 月 16 日。患者唇黑干裂，面萎黄，易怒，经少，曾咳喘，现已近愈，稍咳，健忘，或晕。舌苔偏腻，脉滑洪，脾脉盛，尺脉不足。证属痰火伤肾。药用黄芩、浙贝母、瓜蒌以化痰热，石菖蒲、丹皮、山药、沙参助金（痰热为土实，金生则消耗土）以生水，焦神曲、藿香以和中。1 周减。

### 30. 消瘦案

脾主肉，肉多者脾实，肉少者脾虚。消瘦者肉少，故呈脾虚之象。然否极泰来、大音希声、物极必反，事物常有恰恰与象相反者，此医者不可不知。故消瘦之病，有脾实而致者，学者察焉。

　　张某，男，37岁，无极县牛辛庄人。初诊时间：2009年8月2日。患者体型偏瘦，身高1.73米，体重50.5kg，难寐，纳呆，头晕。中后部苔腻，脉弦滑，尺脉弱。详此病，本为痰，故脉滑，苔腻；痰伤肾，故尺脉弱；痰引木（肝）升而头晕、脉弦；肾虚不藏精，肝木乘脾土，遂令人瘦。处方：黄芩、清半夏、苏子、竹茹、陈皮、藿香以化痰浊，山药、扁豆以补益脾肾，焦神曲、炒麦芽、白术协藿香以调补中土。3周体重增1.5kg，纳增，嘱其停药调养可也。

# 四、肺金病案

## 1. 荨麻疹案

　　荨麻疹者，发于皮肤，肺金合于皮，故病位在肺金；其发也急促，变化甚速，合于风木，故病因关木；疹出而高出皮面，如有物充，故痰湿乃其邪。

　　卢某，女，42岁，无极县晨光中学教师。初诊时间：2006年2月25日。患者全身起皮疹，高出皮面，大小不一，色不红，发时伴心烦。在县医院诊断为荨麻疹。因不愿服抗过敏药而来诊。脉滑实。此为痰热内蕴而外发。处方：丹皮、白鲜皮、冬瓜皮、桔梗、前胡、黄芩、浮萍、蝉蜕、败酱、大黄、茵陈。服药1周，病愈。

　　按：火热本易散，何以不散而蕴积？因于湿或痰也。盖痰湿属土，其性黏腻，淹滞壅满，一旦火热与之相合，遂成缠绵之势。痰湿属阴，本性溜降；火热属阳，本性膨升。当痰湿盛而热势衰则下溜，当火热盛而痰湿衰则可透达、上升。透达于表者，则作疹而有形体。余之《痰证论》曾制引越汤，以治痰之透表者。该患者用浮萍、蝉蜕等所以透表，用桔梗、黄芩等所以化痰，此人热著而土盛，故用大黄以寒之，然寒冷者易降易下，不利透出，故配茵陈以升透之。

　　温某，女，32岁，住石家庄市五星花园。初诊时间：2006年9月8日。患者脉滑，尺脉弱，偏沉，肝硬化。数日前起皮疹，大小不一，高于皮面而平，色不红。兼见：月经有血块，色黑，两乳房胀痛，善太息，大便溏，每日1行，脘胀，健忘，夜卧身麻。证属痰致肾虚、肝郁。处方：黄芩、柴胡、合欢皮、佩兰、丹皮、白鲜皮、藿香、蝉蜕、茵陈、薄荷、生石膏、桔梗、苏子。1周，未再发疹，仍麻，太息，觉气上不来，此肾虚，去柴胡、合欢皮、佩兰、白鲜皮、蝉蜕、茵陈、薄荷、生石膏，加山药、党参、玄参、鸡血藤、地龙、瓜蒌、石菖蒲、生麦芽；继服1周，痊愈。

　　按：患者肾虚而有外越之痰，非发越无以透出其痰。然而肾虚者，透表发越则肾更虚。故先予透发，疹消而喘者，再用山药、党参等以补肾扶正。

李某，女，38岁。初诊时间：2012年2月17日。患者月经提前7天，起荨麻疹，健忘，腰痛。脉急，尺脉弱，稍沉，肝脉滞。诊为水亏，痰火。处方：山药、秦艽、远志、浮萍、蝉蜕、大腹皮、苏叶、前胡、瓜蒌、茵陈、石菖蒲。一月疹消。

按：此患者肾虚木滞，今春至而木欲透达其邪。故方用山药、秦艽、远志以补肾而透邪。荨麻疹西医认为是过敏，过敏者，责之于肝胆木。盖肝为将军之官，胆为中正之官，乃人体之防卫力量。防卫不足则人多病，防卫失当则误伤其正，所谓过敏是也。凡过敏者，当调其木。

### 2. 皮疹，皮癣案

肺合于皮，故皮之病责之于肺。有痰浊生于中土，母病及子，肺金受浸淫而病者，此疹多不红；有热邪内蕴，伺机外越，达于皮而皮生疹者，此火乘金之病也，此疹多色赤；有木失条达，风气不畅，皮表之气郁滞者，此木累金病也，此疹多与情志有关。

秦某，女，12岁，无极县东陈村人。初诊时间：2006年5月20日。患者热则起皮疹，色稍红，略高出皮肤，大如高粱而不等，瘙痒，不自觉搔抓，抓破则成疮。舌苔白，脉细滑急。此为湿热内蕴，外透作疹。处方：丹皮、冬瓜皮、秦皮、白鲜皮、蝉蜕、麦芽、败酱、红藤、茵陈、连翘、防风。加减服药共5周，痒减，疹少，偶有搔抓；调方继服1周，痊愈。

按：其在皮者，汗而发之。凡解除表病之法，概同汗法。蝉于夏初出于地下，出而蜕皮，爬在高树之枝，吸取树汁以为营养，饮而不食，尿而不便。秋凉则死，天愈热其愈喜，是禀清阳之气最盛也。清阳发腠理，故蝉蜕为解表之要药。疹愈红则热愈盛，故加冬瓜皮等凉表之剂。

马某，女，24岁，住石家庄市西三庄71号。初诊时间：2007年3月23日。患者左面起丘疹，兼左头部拘紧。脉滑细急。此为血虚，痰热。处方：黄芩、藿香、川芎、败酱、佩兰、竹茹、地龙、蝉蜕、僵蚕、冬瓜皮、秦皮、茵陈、生麦芽。服药2周后，面疹减；调方继服1周而愈。

李某，男，59岁，辛集市人。初诊时间：2006年6月16日。患者双小腿银屑病，红色，面亦有少许，血压不稳。苔黄腻，脉滑急，右稍浑。此为痰滞。处方：地榆、白鲜皮、秦皮、薏苡仁、秦艽、川贝母、浙贝母、苦参、冬瓜皮、丹皮、茵陈、黄柏、苏子、桔梗。1周后，觉痒，脉滞减，上方去川贝母，加赤芍、蝉蜕；2周后，银屑病红消大半；4周后，银屑病愈，胃不适，药用薏苡仁、败酱、白鲜皮、秦皮、藿香、焦神曲、冬瓜皮、浙贝母、瓜蒌、竹茹、石菖蒲、苏子、桔梗；

6 周后，胃已舒，继续调血压；8 周后痊愈。2007 年 3 月 25 日酒后皮疹又生少许，继宗上方治愈。

按：疹有上下，病机不同，大率在上之疹，非火热即风木；在下之疹，则多夹痰夹湿。此患者为辛集市某单位领导，患疹后于当地治疗无效，后到北京中医院及西苑医院治疗，用柴胡、生地黄及诸解表药均未奏效，盖因痰湿下溜，治不清痰，故病不愈。

王某，男，52 岁，石家庄市城管局职工。初诊时间：2006 年 9 月 29 日。患者下肢及后头皮疹如绿豆大，色红，发则腹胀，矢气胀减，大便溏而不爽。脉滑伏急，尺实。此为痰火实肾引肝。处方：清半夏、三棱、莪术、槟榔、金钱草、炒莱菔子、焦神曲、黄芩、石菖蒲、川贝母、竹茹、桔梗、苏子、枳实、厚朴。1 周后，疹减，矢气多；2 周后，皮疹大减，大便已畅，脉伏减，尺实大减；4 周后，偶头痛；5 周后，皮疹近无；继服 1 周而愈。

谢某，女，51 岁，辛集市人。初诊时间：2006 年 9 月 22 日。患者时起皮疹，健忘，腰酸，着急则胸闷，大便可。后苔腻，脉滑洪而有滞象，左尺脉弱。此为痰热外越。处方：白鲜皮、秦皮、冬瓜皮、蝉蜕、石菖蒲、瓜蒌、前胡、浙贝母、黄芩、茵陈、猪苓、败酱、桔梗、苏子。1 周后，皮疹增多，此为因势利导，助痰火外散；2 周后，疹减少，仍痒，但减；3 周后，脉滞减，尺稍复；5 周后，腰酸大减，胸闷减，痒少作；8 周后，疹大减；继以此法调理 3 周而愈。

党某，男，12 岁，裕华小学学生。初诊时间：2006 年 12 月 1 日。患者疹出小如粟，易过敏，脘胀，痰多，前半夜卧不安，目痒。舌红苔少，脉滑稍急，尺脉弱。此为痰热，肾亏。处方：浙贝母、瓜蒌、清半夏、焦神曲、黄芩、炒莱菔子、竹茹、桔梗、苏子、大黄、败酱、枳实、厚朴。1 周后，脘已不胀，痰多大减；2 周后，疹减；3 周近愈。

按：疹之生，因热者多，热之源，所纳之食。故有过量之食，即易酿体肤之热。本案中有积食，故加神曲、大黄、枳实、厚朴等通降其中积，配合化痰乃效。

邢某，男，35 岁，辛集市人。初诊时间：2006 年 12 月 29 日。患者全身牛皮癣，疼，大小关节均痛，难转侧。苔腻，脉滑细沉，左尺脉弱。此为痰伤肝肾。处方：秦艽、佩兰、石菖蒲、羌活、独活、黄芩、清半夏、蝉蜕、藿香、白芍、茵陈、青风藤、桔梗、苏子。1 周后，苔腻减，脉沉减；2 周后，全身牛皮癣见剥脱；4 周后，癣一半愈；5 周后诸症近消。

李某，女，68 岁，无极县牛辛庄人。初诊时间：2007 年 5 月 13 日。患者全身皮疹大如豆，色红，痒烦钻心。脉滑洪，寸盛，尺脉欠。此为水亏火旺，夹痰外越。

处方:丹皮、冬瓜皮、白鲜皮、秦皮、前胡、桔梗、佩兰、败酱、蝉蜕、茵陈、浮萍、生石膏、知母。服药1周,愈。6月9日复发,继宗上方,服2周愈。

按:本案热甚,故加石膏、丹皮等以泄在表之火热。火盛者予金乃泄法,且病在表,金合于表也。

魏某,女,44岁,无极县里家庄人,初诊时间:2008年4月5日。患者两下肢皮疹如钱大,抓而流黄水。脉滑稍急,尺脉弱。此为湿热在下,肝肾虚。处方:半夏、黄芩、地榆、苦参、苍术、白茅根、丹皮、秦皮、当归、鸡血藤、茵陈。2周愈。

按:流黄水者,湿盛也。故用苍术、苦参等以除湿。

贾某,女,34岁,无极县西罗尚人。初诊时间:2008年8月27日。患者全身起疹如绿豆大,时发阴痒,右胁下及胃脘胀痛,大便日一行,健忘,难入寐,妇科尚可。脉滑沉,弱,尺著。处方:黄芩、冬瓜皮、秦皮、厚朴、茵陈、石菖蒲、藿香、苦参、苍术、土茯苓、黄柏、焦神曲、清半夏、桔梗、苏子。2周疹已消,阴仍痒,右胁已不胀,左腰时痛。为痰湿肾虚。处方:黄柏、厚朴、苍术、茯苓、清半夏、石菖蒲、黄芩、土茯苓、藿香、白鲜皮、焦神曲、浙贝母、桔梗、苏子。症消乃停药。

齐某,男,36岁,无极县牛辛庄人。初诊时间:2009年8月30日。患者小腹红色皮疹,大片状,头顶斑秃2块。脉滑急,尺脉弱,关脉实。痰热内蕴发于皮则红疹,燎于上则斑秃。处方:黄芩、败酱、瓜蒌、红藤、清半夏、苏子、三棱、莪术、丹皮、厚朴、枳实。1周皮疹减,2周皮疹消,3周斑秃处生出黑发茬。2010年10月2日复因他病来诊,前病未复发,头发完好。

刘某,男,67岁,藁城市张村人。初诊时间:2013年4月7日。患者胸、背、身多处皮疹,色红,已20年,下肢憋胀而沉。舌苔中后部腻,脉促,弦浑,尺脉不足。此为肾水亏而火失济,亢烈外发,遂见红疹。处方:白鲜皮、大腹皮、瓜蒌皮、桔梗消皮表之痰火,丹皮、冬瓜皮、沙参灭火而滋水、救表,赤芍、红藤所以凉血热,浮萍引药达表。2周皮疹消,但痒,调方以善后。

按:病久者或因痰湿,其性黏腻淹滞也;或因正虚,不足以托邪外出也。此方沙参、丹皮可济真阴之不足,桔梗等以消稽留之痰湿,浮萍等托邪于外。

### 3. 黑斑,雀斑案

《内经》曰:"地气上为云",面之浊斑,如天之乌云。天何以生乌云?只缘下有浊气,上有骄阳,日光下照,浊气上腾,乌云于是满布于上。治此者,或取凉风,吹而散之;或取肃降,下而除之,视其方便,而分先后。至于黑斑,又有肾水亏竭而生者,如山泉干涸,泉旁见黑,治此则当补肾。

刘某,女,39岁,无极县田庄人。初诊时间:2006年6月25日。患者主因面生黑褐色斑来诊。兼见:腰酸,经色暗、量少,健忘,痰多,心悸,纳呆,乳房或胀痛,大便2~3天一行而干。舌苔腻黄,脉弱,稍弦滞,尺脉弱甚。曾在县医院检查有子宫肌瘤。此属血滞肾虚。处方:鸡血藤、丹皮、合欢皮、赤芍、怀牛膝、当归、白鲜皮、沙参、秦皮、茵陈、川芎、石菖蒲。加减服药3周,面斑近消。

按:患者舌苔腻者,内有痰浊;尺脉弱者肾水亏乏。石菖蒲、白鲜皮以化其浊,丹皮、沙参、牛膝以补其水,当归、鸡血藤以养其血,血色上荣,水盛上济则斑消。

朱某,女,38岁,河北工业职业技术学院教师。初诊时间:2006年5月12日。患者面大部见黑斑,背硬,下肢沉。中部苔黄腻,脉滑急而右脉盛(痰热),肝不弦。曾活血不效。证属痰热及肺,母病累子,肺金实而皮呈水色。处方:半夏、瓜蒌、桔梗以化痰,槟榔、三棱、莪术以导滞,竹茹、大腹皮、前胡以调肝肺,焦神曲、炒麦芽以和中。1周苔腻减,背舒;2周面斑始减;4周苔净,面生光,斑大减;7周左面斑消,右面斑稍存,但色已淡。

王某,女,34岁,河北工业职业技术学院职工。初诊时间:2007年3月30日。患者大片雀斑在面两侧,兼罢极失准,经期提前7天,下血不畅,大便3天一行。后苔腻,脉濡滑(痰浊)。此为木虚,痰盛。处方:黄芩、生麦芽、柴胡、茵陈、竹茹、清半夏、川贝母、地龙、鸡血藤、红藤、佩兰、败酱、桔梗、苏子。服药2周后,斑见浅;调方继服3周,诸症近消。

按:雀斑色不甚黑者,痰浊盛,痰浊者土实,土实则侮木,木虚则罢极失准,木虚者风弱也,风不刮则浊气蕴积,故见面斑。治以半夏、贝母等以化痰,柴胡、茵陈等以繁木。

刘某,女,41岁,省药检局职工。初诊时间:2007年10月26日。患者颧生黑斑,头沉如裹,耳鸣,汗出当风,味觉迟钝,健忘,寐差,经少色暗。苔略白腻,脉濡滑急,尺脉弱,左关脉不弦。此为痰火,肝肾亏。处方:黄芩、瓜蒌、浙贝母、清半夏、冬瓜皮、秦皮、白鲜皮、鸡血藤、生麦芽、败酱、藿香、石菖蒲、茵陈、桔梗、苏子。2周寐已好,头沉减;4周近愈。

按:此案痰浊明显,故多用化痰浊之品。

王某,女,35岁,河北工业职业技术学院职工。初诊时间:2008年4月11日。患者右颧有斑,经期提前,大便2~3天一次。脉滑,尺脉弱,肝脉弱。此为痰,肝肾亏。处方:火麻仁、黄芩、清半夏、藿香、败酱、红藤、生麦芽、柴胡、地龙、槟榔、竹茹、桔梗、苏子、厚朴、苏子。1周面变亮，大便一两天一次，不干，随症加减；3周证近愈。

按：此案肝肾两亏，肾水亏则黑，肝木亏则风不刮，故浊气上蕴，火麻仁、苏子以补肾，麦芽、柴胡以繁木，半夏等以化浊。

沈某，女，40岁，河北师范大学教师。初诊时间：2012年3月30日。患者面生斑，双下肢凉，两腮难受及舌，胸闷太息，经量少。脉浑，尺脉欠，木欠畅。证属痰滞水亏。处方：山药、地龙、赤芍、红藤、肉桂、丹皮、夜交藤、瓜蒌、清半夏、合欢皮、黄芩、桔梗、苏子。4月6日复诊：斑见脱，速效；加减6周，面斑呈大片白斑，余症近愈。

按：患者脉浑、胸闷、舌难受者，心中痰也。痰阻而心火不降，肾水寒于下，故见腿凉。化在上之痰，故用半夏、桔梗、瓜蒌等，温在下之水，故用肉桂。丹皮乃牡丹之根皮，牡丹之生殖不靠种子而靠根，是根者主其生殖也，故丹皮乃补肾之品。粉丹皮者，色带赤也，赤则入心，复能补肾，其有降心火于肾水之功。

### 4. 咳嗽案

人之肺，是为金，火盛烁金，金家遂病，然寒邪实金，金家亦病。观咳嗽一证，多因受风寒而致，此乃金实，风者木也，木击而金鸣。然木所以击金作鸣者，或因痰阻，引动外木来疏；或因热郁，引动外风来散，于是击金，咳嗽遂作。

张某，女，66岁，无极县牛辛庄人。初诊时间：2006年10月21日。患者咳月余，服西药不效，夜甚，痰白，时寐差，头胀如压，血压：170/110mmHg。脉滑，左弱。此为痰郁肺阻，肝不疏泄。处方：半夏、桔梗、藿香、黄芩、杏仁、石菖蒲、麻黄、苏叶、神曲、麦芽、前胡、茵陈。服药1周，咳减；调方，继服3周，诸症消，血压亦不高。

按：咳而痰白，痰在肺，头胀血压高，痰阻而木不畅。内有木郁，引动外风，击金而鸣。半夏、桔梗等以化痰，麻黄、苏叶等壮金制风，茵陈、麦芽、黄芩等以调木，是其治也。

陈某，男，58岁，无极县固汪村人。初诊时间：2006年12月9日。患者咳，无痰，喘，感冒久不能愈。脉滑急，弦，尺脉弱。此为湿热恋风，肾虚。处方：黄芩、藿香、防风、羌活、党参、麦芽、蝉蜕、苏叶、地龙、茵陈、山药。服药1周，有痰出；随症调方，3周愈。

按：感冒久不愈而咳者，或因痰湿恋邪，或因正气虚馁。防风、羌活等以祛风，藿香配羌活等以祛湿，山药、党参等以补肾扶正。湿去则风邪势孤，正复则胜邪有力，是以愈。

李某，女，50岁，石家庄电气化医院职工。初诊时间：2008年7月9日。患者久咳，卧则加，咯白痰，头不清，目不欲睁，乏，健忘，纳呆，厌油腻。舌红，无苔，脉急而左微，右细弱。为肝肾虚夹痰。处方：山药、党参、五味子、浙贝母、秦艽、前胡、款冬花、紫菀、瓜蒌、清半夏、浮萍、石菖蒲、茵陈、生麦芽、桔梗、苏子。1周咽痒干，见风则咳（两风相干，则郁者欲发），但已轻，正气来复而邪却也，前方减五味子、秦艽、款冬花、紫菀、清半夏、浮萍、石菖蒲、茵陈，加乌梅、白扁豆、生甘草、焦神曲、苏叶、白芍、白果以助金；3周近愈。

杨某，男，23岁，无极县柴城村人。初诊时间：2008年12月27日。患者感冒后咳近1年。夜加，稍喘，涕多而黄，寐短，痰难出。舌苔腻，脉浑滑，尺脉弱，肝脉欠。此人素有痰，脉因滑；痰郁致风不畅，肝脉欠；邪风凑其虚，于是感冒；风伤皮毛，则金不生水，或先有肾虚，故见尺脉不足，喘；正虚邪恋，缠绵难愈，故病历年。处方：黄芩、瓜蒌、清半夏、前胡、桔梗、苏叶（宣其肺）、远志肉、海浮石（促其痰出也）、石菖蒲、生麦芽、藿香、茵陈、山药（扶其正）。3周咳大减，不喘；5周愈。

按：凡久咳，常因正虚而痰积（咳久金不生水而肾家恒虚），远志、海浮石、秦艽等可上托沉积之痰湿外出，复用山药、党参等以扶正。

侯某，女，1岁，无极县东陈村人。初诊时间：2009年4月18日。患儿咳，喉中痰鸣，鼻干或带血。2009年6月6日复诊，口疮，纳差，其母亦咽痛，大便日一行。处方：知母、黄芩、丹皮、白鲜皮、瓜蒌、芦根、桔梗、蒲公英、连翘、败酱。嘱其母吃药，女食母奶。4剂愈。

按：此儿火蕴而烁金，复引动风邪来犯。治当清其火热，知母等即是，又当祛其风邪，连翘等即是。小儿脏气清灵，药易显效。

耿某，男，43岁，住石家庄市新天地小区。初诊时间：2009年10月11日。患者过敏性咳喘，咽痰易咯，耳、目、鼻痒。脉滑急，肝脉不弦。属痰火，肝肾亏虚。处方：前胡、黄芩、瓜蒌、败酱、清半夏、炒麦芽、地龙、秦皮、苏叶、丹皮、桑叶、厚朴、冬瓜皮、浙贝母。两周后喘减，痰仍多，夜尿多，前方加减；2周痊愈。

张某，男，42岁，无极县郝庄人。初诊时间：2010年2月28日。患者咳3年，腰痛，吐痰。脉滑近滞，左尺脉不足。分析：咳因风邪犯肺，一如木之击金而作鸣。今咳既久，邪气留恋，正气必虚，久咳肺病，金不生水，肾家因虚，故见腰痛而尺脉虚。处方：前胡、百部、苏叶、桑叶以助肺之宣肃，清半夏、紫菀、桔梗、海浮石、瓜蒌以除其留恋之痰浊，山药、生麦芽以扶正。1周咳减，3周腰痛大减，咳消。

陈某，女，21岁，无极县西两河村人。初诊时间：2010年5月15日。患者怀孕4月，咳夜加，气短，小腹、右腹痛。脉滑急而浑，尺脉弱。此肾虚而咳，有殒胎之虞。处方：黄芩、前胡、桔梗、生麦芽、山药、紫菀、款冬花、竹茹、苏叶、茵陈、白果。1周咳愈，2周气短消，3周痊愈。

卢某，男，54岁，无极县西两河村人。初诊时间：2011年4月2日。患者咳痰多年，过敏而喘。舌苔腻，脉滑急，关弦及尺。此为痰积中焦，故见苔腻、脉滑，关弦者，痰引风木，木击金而咳作。处方：黄芩、瓜蒌、清半夏、桔梗以化痰，赤芍、红藤、三棱、莪术以畅木而导中焦之痰积。药后轻泻，咳遂减，泻者，木疏痰而下也。

### 5. 肺癌案

肺癌之病，西医认为乃不治之病。虽云不治，但生存年限却大有差别。余用中药治疗，有生存3年以上者。凡用药后绝大部分都可见症状减轻，此当属有效。

王某，女，25岁，无极县东陈村人。初诊时间：2008年5月24日。患者葡萄胎，肺转移，大泡性肺气肿，胸脘满闷，腹痛。方予半夏、苏子、石菖蒲、前胡、苏叶、杏仁、瓜蒌、桔梗、浙贝母、厚朴。1周胸觉舒，腹痛消。2010年11月14日复因脘胀、腰椎间盘突出症来诊，前病未复发。

杨某，女，51岁，无极县东丰庄人。初诊时间：2010年1月17日。患者为肺癌脑转移，河北医科大学第四医院云其不久于人世。症见头痛，肩背、臀疼痛，声低微，困乏。舌苔腻，脉滑急，沉，尺脉弱，肝脉不起。此为痰伤肝肾。处方：瓜蒌、沙参、杏仁、苏叶、桔梗、清半夏、苏子、黄芩、厚朴、败酱、丹皮。至4月7日神尚清，无生命之虞。

高某，女，50岁，家住石家庄市行唐县。初诊时间：2010年11月30日。患者为肺癌手术后。咳不剧烈，痰黄稠，气短，脘胀。脉滑洪数，尺弦。处方：浙贝母、清半夏、瓜蒌、海浮石、焦神曲、黄芩、败酱、白鲜皮、厚朴、石菖蒲、藿香。1周后难寐，胸不适；随症调方，4周后症减。

封某，男，62岁，平山县温塘镇人。初诊时间：2013年8月9日。患者在4月份因咳嗽、消瘦在平山县医院诊断为肺癌，5月在河北医科大学第四医院确诊，旋即行肺癌手术，左肺虽全部切除，但淋巴等处有转移，遂行化疗，但患者纳呆，乏力，衰弱明显，身体无法承受，遂停化疗转求余诊治。现体重48kg，日只能进少量流食，声音嘶哑，有胸水，动则喘息，咳嗽，呃逆，面色黧黑。舌苔腻，脉数而滑，尺脉弱而肝脉过。分析：木亢，脉数，木火刑金；滑者痰，黧黑者瘀血。是肺金痰瘀，木火刑之也。金受刑而不得生水，故肾水亏虚，因不纳气而动则喘息也。处方：瓜蒌、浙贝母、清半夏、藿香以化其痰浊，丹皮、沙参以下瘀血而生肾水，石菖蒲、厚朴以开降胸中之浊，百合配菖蒲、沙参等以生金保肺，太子参、山药扶亏乏之正气且扶土生金而泄木气，焦神曲以和中，中和乃能泄木、生金、养正。3剂竟胸水消；2周纳增，可进一般食物，但夜半饥饿必食，此金亏而欲土补也，方加生白术及生甘草12克（甘草色黄味甘，乃土家要药，奈何被视为调和诸药之配角），患者此后间断性服药，至11月3日共服药31剂，声音已不嘶哑，体重增至58kg，力增，面生光泽。至2014年2月27日身体状况良好。

### 6. 睡眠鼾声案

鼾，人或不以为病，此误。观其孩童，鲜有此证，是鼾乃后天所发之异常也，故云病。轻之鼾，或不见大碍，重之鼾，则可致呼吸暂停。此病之理，乃有痰浊诸邪阻塞气道，致令气之交换失常也，由是而观，则鼾之病，令人真气伤也必矣。

翟某，男，43岁，无极县晨光中学教师。初诊时间：2006年12月3日。患者感冒连连，自觉鼻黏灼热，舌尖或疼痛。其妻苦其近来鼾声如雷，故来就诊。舌苔后部腻，脉滑，左洪，弦实，尺脉欠。此为痰热盛而肾水亏。热则引风，风至则感冒；热则鼻浊，痰则鼻黏；风与痰搏结于肺，气道不畅，于是鼾作。处方：前胡、瓜蒌、黄芩、贝母、桔梗、半夏、石菖蒲、地龙、茯苓、厚朴、茵陈。服药1周，舌苔腻减，舌尖已不疼痛；调方，继服2周，诸症皆已不明显，鼾声大减。

张某，男，53岁，无极县城东关人。初诊时间：2008年9月7日。患者鼻塞而夜鼾声高，吐痰，便溏，血压160/100mmHg。脉洪滑，脾脉实。此痰火盛，金不肃降。处方：枳实、厚朴、槟榔、三棱、莪术、红藤、瓜蒌、清半夏、苏子、焦神曲、炒麦芽、竹茹、白鲜皮、浙贝母。1周鼻塞减；4周鼾消，血压110/80mmHg。

### 7. 鼻塞（鼻炎、鼻窦炎、额窦炎）案

肺开窍于鼻，凡鼻病，皆关乎肺。肺窍何以堵塞？痰也，湿也，食也。盖食、湿、痰皆在中土，中土之物当归于金，达金窍而出不彻，遂致堵塞。然鼻之堵塞，又常因风热，盖金主肃降，本当将浊物下降于大肠，奈何遭风而上升，受热反上燎，致令金肃不得，浊物上逆，出而不彻，塞于肺窍。

苌某，男，17岁，无极县苌家庄人。初诊时间：2006年11月19日。患者鼻塞，夜甚，时有额痛。脉滑数，尺弦。此为痰热阻滞肺窍。处方：苏叶、麻黄、桑叶、前胡以肃肺，地龙、苍耳子合菖蒲以开肺窍，桔梗、败酱、石菖蒲、

黄芩以化痰热，茵陈合黄芩以调肝风。服药1周，脉已不数，尺弦消，鼻塞减；第2周，鼻涕增多（痰出）；3周愈。

李某，男，33岁，无极县齐洽村人。初诊时间：2007年5月6日。患者有鼻窦炎、额窦炎多年，时鼻塞，额痛。脉弦滑，尺脉欠。此为风痰搏结。处方：黄芩、藿香、石菖蒲、苍耳子、辛夷花、清半夏、桔梗、前胡、瓜蒌、苏叶、茵陈。1周减，2周症已不明显。

陈某，女，20岁，无极县店尚村人。初诊时间：2007年5月20日。患者鼻塞夜甚，蒙，悸，涕浊。脉数滑弦，尺脉弱。此为痰火伤肺窍，肾虚。处方：黄芩、败酱、前胡、桑叶、苏叶、生石膏、清半夏、桔梗、苏子、茵陈、牡蛎、山药。服药1周，悸、蒙减，鼻塞减，涕变稀；随症调方，3周愈。2012年3月24日因失眠来诊。

袁某，女，20岁，无极中学学生。初诊时间：2008年11月30日。患者有鼻窦炎多年，曾行穿刺，旋即塞如初，下午重，便秘，大便7日一行，头脑反应慢（罢极失准）。脉滑，肝脉亦滑而弱，尺弱。此为痰热阻滞肺窍，肾水亏乏，木失疏泄。处方：前胡、炒杏仁、桔梗、苏叶、清半夏、枳实、厚朴、黄芩、生麦芽、石菖蒲。服药2周，便秘消，低头方鼻塞；5周后头脑反应已快，愈。

按：当今之父母，唯恐儿女营养缺乏，多予肉食肥甘，致营养过剩，故青少年中痰盛者多，痰盛则肝肾易伤，土伤木水也。该学生肝脉滑而弱，即痰致土实，土实侮木乘水。木伤乃见罢极失准，木虚而气血不畅，痰蕴结于肺窍乃病。方以半夏等化痰，苏叶等以肃肺，菖蒲等以通其窍，麦芽等以繁木。至于肾水亏乏者，当此肾气平均（见《素问·上古天真论》）之年龄，祛邪则肾可望复。

耿某，男，17岁，石家庄43中学生。初诊时间：2009年10月11日。患者咽痛，右鼻塞，夜汗。脉滑著，尺脉稍弱。属痰火伤肝。处方：黄芩、藿香、瓜蒌、前胡、桔梗、冬瓜皮、神曲、麦芽、败酱、清半夏、苏子、竹茹。1周咽痛愈，3周鼻塞、夜汗愈。

按：此案痰热蕴肺，夜则阳入于阴，阴阳合而作汗，故用瓜蒌、败酱、冬瓜皮等凉而肃肺。

### 8. 嘶哑案

音合五行，金为大钟。故金完则声清越，金破则声嘶败，譬如鸣破锣而声裂。故嘶哑之病，主于金家。然木击金则鸣，火灼金则声变，浊干金则声不清，此种机变，又当审辨。

张某，女，55岁，河北工业职业技术学院职工。初诊时间：2006年9月29日，患者声音嘶哑，痰白，右目不适（目曾受辛辣伤），视物不清。苔略黄腻，脉滑，右略洪，左弱。此为痰火，肾虚。处方：浙贝母、前胡、瓜蒌、石菖蒲、远志肉、茯苓、清半夏、竹茹、桔梗、苏子、地龙、百合、苏叶、生石膏。1周后，声音嘶哑减，右脉洪减；2周后，语多则嘶，咽有痰，视力好转；4周后，诸症大减；5周痊愈。

按："饮入于胃，游溢精气，上输于脾，脾气散精，上归于肺"（《素问·经脉别论》)，是饮食从胃而终归于肺也。饮食如是，痰生于脾胃，亦会归于肺。今脉滑，苔腻黄，痰火伤金也。故用桔梗、瓜蒌等以清痰火，百合、石膏等以保肺金。

赵某，女，27岁，河北工业职业技术学院职工。初诊时间：2006年9月29日。患者声音嘶哑一个月，足凉，大便日一行。苔滑，黄腻，脉细滑，尺脉沉。上热下凉，此为痞，痰使之然。处方：黑附子、吴茱萸、葛根、败酱、射干、黄芩、石菖蒲、远志肉、地龙、玄参、泽泻、茵陈、桔梗。1周后，声音嘶哑减，咽有痰；2周后，着急则声嘶，足凉已不著；3周后，诸症近愈。

按：上热下凉，是火浮越于上，水寒潜于下也。火上而夹痰，伤金而哑。水寒在下则足凉。附子等以温在下之寒水，寒水得热而化气，葛根则将水气奉于上，如是金不受灼则上清凉可冀，下寒凉能温，则否可变泰，人获安康。

张某，女，20岁，中铁17局职工。初诊时间：2008年1月11日。患者感冒后声音嘶哑1年，终日上火，痰多。舌苔腻，脉弦滑急，偏细，尺脉弱。初因风，风入与痰结，郁而化火，痰实肺金，火乘肺金，金声于是不振。痰在上，考虑因而越之。处方：黄芩、远志肉、海浮石、瓜蒌、前胡、桔梗、败酱、石菖蒲、地龙、茵陈、生麦芽。服药1周，吐痰多，哑遂减。

按：感冒之发，总因肝胆不畅，内之正风不行，外之邪风乃凑。风之性，起于寒而终致热，故易伤阴津，水伤则火易炽而风愈起，故感冒不断，风本易散者也，何以留恋日久而不去？曰：非与痰结，即是正虚也。此案即风痰相恋也。故用瓜蒌、桔梗等以化痰，茵陈、麦芽等以生正风。痰恋在上，涌而吐之，故用海浮石等。风、痰、火不伤金，则哑消而金声清越。

张某，男，14岁，无极县西东门村人。初诊时间：2010年3月27日。患者形丰，咳痰，嘶哑而声难出，脘痞。脉滑，肝脉亦然，尺脉欠。此病之机理在于：当今之少年，父母溺爱，加之生活条件改善，营养过剩，故见脘痞。厚味、形丰，皆因痰浊素盛，痰浊阻滞而化热，体内肝风之气不畅，外风遂犯，故见咳痰。风从外入，无论犯皮毛，抑或口鼻，皆伤肺金，金伤而声嘶。脉滑者痰，痰盛肝风不畅则肝脉亦滑；金不生水，土实而乘，水家亏虚，故尺脉不足。处方：瓜蒌、桔梗、竹茹、清半夏以化痰浊，杏仁、苏叶、桑叶、炙枇杷叶以肃降肺气，紫菀、款冬花、远志以出其邪，山药以扶其正。2周哑近消。

### 9. 痤疮案

痤疮病位在皮，内关于肺，此人所易知。然痤疮内含稠浊之物，此又属痰。痤疮多发于上部，是该病多热也。痤疮之色，或晦暗，或红赤，则热度有差，临证之时，当予斟酌。

刘某，男，18岁，行唐一中学生。初诊时间：2006年7月28日。患者面部痤疮满布，背腰亦生，头胀，时有脘胀。后苔偏腻，脉滑弦，尺脉弱。证属痰热郁表，肝肾亏。处方：黄芩、瓜蒌、藿香、前胡、大腹皮、白头翁、白鲜皮、浙贝母、大黄、蝉蜕、佩兰、茵陈、桔梗、苏子。1周，脘舒，痤未新生；3周痤愈。

按：《医学衷中参西录》谓白头翁无风自动，有风不摇。白者属金，寒凉主降。故白头翁乃金药，动者属风，金制风则不动，金凉降则可医大肠之滞热，故张仲景之白头翁汤可治疗湿热痢疾。大黄、白头翁属寒凉，寒凉则药力下达，此病在上，故加茵陈、佩兰等以使药力上行，蝉蜕、大腹皮等以达皮表，"其在皮者，汗而发之"，乃其义也。

王某，女，27岁，经济报社员工。初诊时间：2006年7月21日。患者额、背遍布小痤疮如粟，脘疼，泛酸，多梦，大便偏干，药流后1月。苔黄腻，脉数滑，关稍洪。证属中焦痰火。处方：黄芩、败酱、蒲公英、浙贝母、半夏、瓜蒌、竹茹、藿香、焦神曲、前胡、白头翁、桔梗、苏子。1周面部痤疮大减；3周痤愈；继服1周，胃脘舒。

孙某，女，23岁，秦皇岛一大学生。初诊时间：2006年7月22日。患者痤疮已化脓，大如绿豆，便秘。脉滑数。此为热与痰结。处方：秦皮、白鲜皮、蒲公英、白头翁、丹皮、冬瓜皮、茵陈、大黄、半夏、土贝母。服药1周，脉不数；调方，继服2周，痤疮偶生，大便已不秘；调方继服2周，痤愈。

按：痤疮而便秘，必通其便，便秘者痤疮难愈也。

赵某，男，21岁，河北医科大学中医系05级学生。初诊时间：2006年10月3日。患者面生痤疮，头昏蒙，鼻失嗅，不畅，食后噫，动则吐涎，上肢不利，大便日一行。苔白腻，脉滑数而弦。此为痰热上蒙。处方：黄芩、苍耳子、辛夷、石菖蒲、清半夏、远志肉、茵陈、地龙、败酱、瓜蒌、桔梗、苏子。1周后，痤疮未新生；2周后，痤疮近愈，脘好转，已不吐涎，脉弦减；3周后，症大减；

4 周后痊愈。

按：此案痰热在皮而阻窍，故加苍耳子、菖蒲、辛夷等以化痰开窍。

杨某，女，22 岁，法商学院学生。初诊时间：2008 年 12 月 5 日。患者痤疮满面，多梦或失眠，大便日一行。苔中后部腻，脉滑洪，稍沉，肝脉亦滑，左细而尺脉欠。此为痰热上扰。处方：浙贝母、白头翁、白鲜皮、秦皮、清半夏、瓜蒌、芦根、蒲公英、败酱、丹皮、桔梗、苏子。1 周痤疮大减；2 周近愈，前方加减善后。

按：此案肝脉滑，失眠，乃痰热伤肝，补肝之药易生热，秦皮利肝木而清热。

闫某，男，22 岁，住石家庄市平山县。初诊时间：2010 年 1 月 29 日。患者颜面及胸背部皆有痤疮。脉滑弦数，右脉洪，尺脉不足。处方：黄芩、丹皮、蒲公英、败酱、浙贝母、清半夏、白鲜皮、瓜蒌、酒大黄、川贝母、桔梗、苏子。服药 1 周，痤疮大减；原方加减，1 周后，痤疮已愈 80%，且药后大便增多而稀；又服 1 周而愈。

### 10. 白癜风案

皮合于肺，其色当白，然五行不可孤立，故皮色又隐隐见黑、黄等色。今白癜风之病，白独胜矣，是斯病为四行不配，金家孤独。何以使然？或痰阻，或郁瘀，或金实，治当通调。然此病颇无痛痒，病家不予重视，治之者，急切又难收效，故医家甚厌烦接治该病。但医家当求其术之精、其治之广，故白癜风之恙，未可忽也。

石某，男，48 岁，河北工业职业技术学院教师。初诊时间：2010 年 10 月 8 日。患者紧张后发白癜风。脉浑滑，右尺弦。处方：秦皮、冬瓜皮、前胡、茵陈、乌梅、猪苓、瓜蒌、黄芩、合欢皮、浙贝母、浮萍、苏子。2 周身起疹，白癜风未出；6 周白癜风多消。

戎某，女，54 岁，藁城市冯白露村人。初诊时间：2011 年 4 月 16 日。患者手面遍布白癜风。舌红，脉弦滑硬，大而急。脉滑大而急者，痰火使然。痰火为土实，外发于皮，金得实土而亢，色白而甚也；土实乘水，水色不达于皮，则黑色不见，白色独治。处方：瓜蒌、石菖蒲、清半夏、桔梗以化痰，白鲜皮、冬瓜皮、丹皮、秦皮促皮之金生水，浮萍升浮水气于表。3 周白色减。

孙某，女，43 岁，住安惠小区。初诊时间：2012 年 7 月 25 日。患者山根两旁白癜风，下颌亦然，全身乏力，血压 86/55mmHg，目涩，健忘，闭经 5 年。中后苔腻，脉浑，肝脉亦然，尺脉弱。证属痰滞伤木水亏。处方：山药、川续断、清半夏、瓜蒌、浙贝母、赤芍、红藤、地龙、竹茹、合欢皮、生麦芽、桔梗、苏子。二诊去川续断、红藤、合欢皮、生麦芽，加黄芩、石菖蒲、丹皮、白鲜皮。

加减 9 周白癜风近愈。

按：此案痰伤肝而肾亏，故加川续断以益肝肾，但川续断久服伤土，故二诊暂去之。肾水亏，水色不荣于皮，故加丹皮等以益金水，所以不用地黄、玄参之属者，以其痰滞也。

### 11. 日晒性皮炎案

阳气亏则畏寒，阴水乏则恶热，故日晒则病者，阴水不足也。

陈某，女，36 岁，辛集市人。初诊时间：2006 年 9 月 22 日。患者日晒则皮痒，月经提前 5 天，有血块，多梦，醒后不解乏，既晨冷，又晨热，颧红。脉滑，稍沉洪，尺脉欠，木见郁。此为肾虚，肝郁。处方：丹皮、合欢皮、白鲜皮、秦皮、浙贝母、前胡、清半夏、猪苓、黄芩、黄柏、赤芍、桔梗、苏子。2 周后，日晒则皮痒减，黄带多；4 周后，日晒则皮痒大减；6 周近愈。

王某，女，37 岁，住石家庄市青园街。初诊时间：2006 年 11 月 3 日。患者原有痤疮，在此治愈。现颈部有日晒性皮炎，月经提前 8 天，寐难，醒后难再寐。苔偏白腻，脉滑细弦，尺脉弱。此为阴血虚，痰。处方：白芍、鸡血藤、郁金、玄参、茯苓、清半夏、浙贝母、竹茹、苏子、桔梗、丹皮、白鲜皮。1 周后，颈部日晒性皮炎减；2 周后痊愈。2008 年 1 月 18 日因带下、乏力、神疲来诊，仍宗上方治愈。

### 12. 病毒性软疣案

软疣高于皮面，色污浊，此痰浊、湿热外溢肌肤，治此者当化痰祛浊，调肺金以治皮。

杨某，女，22 岁，河北师范大学艺术系学生。初诊时间：2006 年 11 月 3 日。患者生病毒性软疣，月经后期。后苔腻，脉滑弦。此为上盛下虚，痰上而外溢。处方：浮萍、丹皮、败酱、秦皮、白鲜皮、佩兰、黄芩、蝉蜕、大腹皮、茵陈、桔梗、苏子。1 周后，肢疣减，胸多疣；2 周后，痊愈。

李某，男，16 岁，无极县东阳村人。初诊时间：2007 年 7 月 7 日。患者上半身生软疣，色灰黑，附于皮面，大小不一，脘腹时痛。舌边溃疡，舌苔腻，脉滑急。此为痰火外溢。处方：黄芩、藿香、白鲜皮、秦皮、白头翁、厚朴、苍术、清半夏、苏子、陈皮、茵陈。随症调方，1 周减，4 周愈。

武某，女，41 岁，河北师范大学职工。初诊时间：2008 年 2 月 22 日。患者面部生软疣，乳痛，腰痛。后苔腻，脉细滑，尺脉欠。此为阴血亏，痰火。处方：冬瓜皮、秦皮、白鲜皮、浮萍、蝉蜕、猪苓、丹皮、瓜蒌、浙贝母、黄芩、茵陈、桔梗、苏叶。4 周面部软疣减少，乳房有时痛，随症加减。2012 年 10 月 5 日因他病复诊，前症已愈。

支某，女，22岁，张家口人。初诊时间：2008年3月21日。患者痛经，额面部生疣，便秘七天。脉滑，左关脉不弦，尺稍弱。为痰伤肝肾。处方：黄芩、秦皮、藿香、白鲜皮、冬瓜皮、火麻仁、槟榔、炒莱菔子、茵陈、清半夏、浙贝母、桔梗、苏子、枳实、厚朴。药后经至，量少；8周疣近消，大便正常。

按：大便秘结，浊无从出，内蕴而外溢，于是成疣。治必通肠，故用火麻仁、槟榔等。

李某，女，74岁，住河北师范大学家属院。初诊时间：2011年11月4日。患者为传染性软疣，头偶晕，难再寐，夜三点嗳气，夜尿频。脉滑沉实，肝脉不起。此为痰火伤木。处方：黄芩、大腹皮、三棱、莪术、赤芍、红藤、夜交藤、冬瓜皮、蝉蜕、浮萍、柴胡、当归、合欢皮。2周疣未发，尿频减，寐好转。

按：肝脉不起者，风木不令，肝魂受痰浊之扰，故难再寐；痰扰木，木欲疏泄，故尿频；风木不令，则天之浊气不散，故聚而成疣。方中用柴胡、当归、合欢皮等以畅木。

### 13. 痘疹案

热蕴于内，或夹痰热、湿热，一旦外越，可作痘疹。其高者，因而越之；其在皮者，汗而发之。治疗此证，外透为第一要法。

敦某，女，26岁，河北工业职业技术学院职工。初诊时间：2007年1月5日。患者身先酸，今晨面、胸起痘，纳呆，右臀酸疼，尿黄，时孕5个月，心忧病毒侵入，对胎儿不利。后苔腻，脉沉滑急，浑。此为痰热积滞。处方：黄芩、瓜蒌、佩兰、焦神曲、生麦芽、浮萍、藿香、白鲜皮、秦皮、茵陈、蝉蜕、浙贝母、桔梗、苏子。服药第2天全身皆出痘疹（手心、足心亦有），此为痰热外越；1周后，痘疹减；继服1周而愈。足月顺产，胎儿安然无恙。

按：此患者体型偏胖，孕后又格外加强营养，故致痰浊蕴结而化热外越。治则顺势利导，以蝉蜕、浮萍等发越之，药后痘疹遍布全身者，邪出也，出则愈。

### 14. 鼻咽干燥案

金性本燥。虽燥，但因其生水，故人不觉燥。金家受邪而实，则水不生而觉燥矣。

赵某，男，24岁，石家庄市振头人。初诊时间：2006年9月15日。患者鼻塞、鼻干半年，咽塞无痰，腹中凉气，大便两次而间隔近，溏。苔略腻，脉滑，略洪，尺脉弱。脉滑洪、苔腻者痰火，痰火属土，实金则燥，燥则大肠失于清肃，故便下不畅。处方：黄芩、川贝母、射干、桔梗、远志肉、石菖蒲清化痰火，槟榔、三棱、莪术合菖蒲以导滞而开窍，炒麦芽、竹茹、枳实、厚朴以肃降疏泄，苏子化痰而益肾。1 周后，咽塞减，咳出痰，腹中凉气愈，脉洪减，上方去槟榔、三棱、莪术、枳实、厚朴，加清半夏、前胡、茯苓、扁豆；2 周后，痰增，鼻涕出；4 周后，鼻、咽不适大减；6 周后痊愈。

按：痰为土实，母病则累子，故金家病。痰非燥，痰火实金，金本燥，火加之，故燥。腹中凉气者，痰火阻滞中上也，导滞而浊出，故腹凉减。

### 15. 鼻生疮案

鼻者肺之窍，火性热而上行，乘金而伤其窍，可见鼻生疮。

党某，男，36 岁，住石家庄市槐北路。初诊时间：2006 年 12 月 15 日。患者左鼻生疮，耳肿，头左侧痛，健忘，下肢烦，寐少或睡不深。苔滑腻，脉滑急，尺脉弱。病在痰火。痰火伤金窍则鼻生疮，痰火扰心则寐不安，痰火实金，不得生水，故肾虚而腿烦，健忘。处方：桔梗、浙贝母、黄芩、瓜蒌、清半夏清化痰火，蒲公英、败酱、大黄、丹皮、桑叶、白鲜皮清火肃金，升麻、茵陈引凉药向上，苏子化痰而益肾水。1 周后，鼻疮及左侧头痛愈，脉已不急；继服 1 周痊愈。

### 16. 易（屡）感冒案

感冒者，风侵人之表也。表者，肺所主，气所卫。肺虚气失防卫，故而感冒。感冒不断者，主责肺也。然肺之伤，或因痰热、或因肝火，或因土不生金，或因正风不令，或因风邪外入，或因气虚难卫，又岂一端哉！

李某，男，23 岁，住石家庄市裕华区。初诊时间：2006 年 11 月 24 日。患者感冒不断，今日又发，不热，头痛，痰多。苔腻，脉弦滑数，稍浮。此为痰热引风。处方：黄芩、佩兰、石菖蒲、瓜蒌、前胡、清半夏、蝉蜕、苏叶、远志肉、生麦芽、藿香、茵陈、党参、桔梗、苏子。1 周后，头已不痛，痰减少，未再感冒；2 周后，左脉弦减；4 周后，苔腻减，未感冒；第 5 周至第 9 周服药期间均未感冒。

按：苔腻、脉滑数者，内有痰热，痰热属土，土实侮木，木郁则脉弦，内风不令也，内风不令，外风乃来，风袭于表，故见脉浮。瓜蒌等清化痰热，党参等扶其正气，麦芽、茵陈等调其风木，蝉蜕、苏叶等解其表，此处方之义也。

丁某，男，50 岁，无极县正村人。初诊时间：2007 日年 9 月 1 日。患者屡发感冒，整月不断。苔腻厚，脉滑弦近滞。此为痰滞，郁而化火，引动风邪。处方：黄芩、清半夏、枳实、厚朴、槟榔、三棱、莪术、焦神曲、炒麦芽、藿香、竹茹。1 周减，2 周后不再感冒。2010 年 6 月 12 日复因颈项不适来诊，前病未发。

按：痰滞者，内风不令，故用三棱、莪术等以导滞。

曹某，男，3 岁，住石家庄市旭雅园。初诊时间：2007 年 12 月 21 日。患儿易感冒，纳差，食即泻，鸡胸，发疏。脉滑数洪。此为食积痰火伤肝肾。处方：焦神曲、炒麦芽、炒山楂、黄芩、瓜蒌、清半夏、川贝母、竹茹、扁豆、桔梗、苏子。1 周，食即泻愈，大便日一行；2 周感冒未发。

按：肝属木，肾属水，食太过则致食积，土实而侮木、乘水也。焦三仙所以消食积，半夏等所以化痰火，黄芩、竹茹所以强胆繁木，苏子所以益肾水也。

刘某，男，7 岁半，住石家庄市东二环。初诊时间：2009 年 10 月 24 日。患儿易感冒，现正处于甲流时期，发热 37.8℃，咽痛，咳嗽，纳呆。脉滑甚，洪数。此为痰火引风。处方：黄芩、桔梗、瓜蒌、藿香、冬瓜皮、秦皮、薄荷、苏叶、炒杏仁、前胡、党参。3 剂愈。2011 年 4 月 10 日复发咳嗽，仍宗上方治愈。2012 年 8 月 18 日因晕复诊。

按：无论普通感冒还是甲流，苟能辨证论治，痊愈并非难事。

### 17. 过敏性皮炎

秦某，男，19 岁，无极县东陈村人。初诊时间：2007 年 6 月 16 日。患者全身瘙痒，在县医院诊为过敏性皮炎。脉滑急，尺脉欠。此为痰火外溢。处方：白鲜皮、秦皮、白头翁、冬瓜皮、浮萍、佩兰、黄芩、藿香、桔梗、前胡、茵陈、蝉蜕。1 周愈。2012 年 10 月 26 日因脘胀来诊，前病未复。

按：肝为将军之官，胆主决断，为人体之防御力量。防御过度，判断有误，认敌为友，认正为邪，是为过敏，故过敏者必调其肝胆。故用茵陈、黄芩以调肝胆。之所以导致肝胆失误者，因痰生脾胃，与正混淆，故方中用桔梗、藿香以化痰浊。

### 18. 呼吸暂停案

夫呼吸者，位在肺，职能则关乎肝。何者？肺主气，呼吸如风，风者肝所主，故金借木以成其用焉。今之呼吸暂停者数见不鲜，诚因今日之世，高粱生痰，脾实渍肺，风行不畅也。

刘某，男，35 岁，住无极县城。初诊时间：2010 年 6 月 26 日。患者夜间呼吸暂停频发，血压 140/110mmHg，两膝痛，痰多。舌苔腻，脉浑滑，肺脉、肝脉亦然。苔腻、脉滑者，痰也。痰生于脾，上渍于肺，故见痰多，肺中痰阻，气道不畅，阻塞而致呼吸停顿，肝主疏畅，肝受痰侮，疏泄不及，故血压高而膝病。舌脉所见，属痰伤肝肺。处方：清半夏、瓜蒌、桔梗、苏叶、杏仁以肃肺化痰，苏子以化痰生水，黄芩畅风木而化痰，枳壳、前胡调和肝肺，地龙以通达之。1

周减，2 周愈。

陈某，男，58 岁，无极县固汪村人。初诊时间：2010 年 9 月 25 日。患者夜间呼吸暂停频发，心悸，胸闷，咽不畅，痰多。脉弦滑。此脉滑为痰，弦者，木欲疏泄而不得。痰生于土，上达肺金，肺之呼吸如自然界之风，乃金赖风木为助以奏宣肃之功也。今痰阻于金，因而胸闷、痰多；风木难以协肺金以成宣肃，故见呼吸暂停。处方：瓜蒌、桔梗、苏子、海浮石（海浮石善从上涌吐痰涎，《内经》所谓"其高者，因而越之"）以化痰，枳壳、前胡以调肝肺，石菖蒲以化浊而畅通窍道，丹皮以助金肃。1 周减，3 周愈。

### 19. 肺泡破裂案

魏某，男，19 岁，无极县里家庄人。初诊时间：2007 年 6 月 3 日。患者去年曾因胸闷痛、痰多在县医院被诊断为肺泡破裂，行手术治疗，今年又发该病，并见纳呆，乏力，在县医院拍片发现左肋膈角液平。脉细弦滑弱。脉细弱者气血衰少，滑者痰阻，此为痰阻于肺，日久肺伤气虚。处方：前胡、苏叶、厚朴、桔梗以益肺，瓜蒌、川贝母、清半夏合桔梗以化痰，生麦芽、茵陈以调木，焦神曲以和中，苏子、山药、党参固本而生气血。服药 1 周，纳增；随症调方，2 周胸闷痛大减；4 周痊愈。

### 20. 皮肤瘙痒案

皮肤内与肺合，肺时时将人体热浊之气呼出于鼻，皮肤时时将人体之热散发出毛孔之外。故两者同主清肃，然肺之清肃有赖于风木，气管鼻窍之呼吸恰似于风；皮肤之散热亦为疏泄。金与木相互为用也。若痰越溢皮肤，疏泄不畅，郁而化热，金将受刑，皮肤乃病，痒疮乃发。

宁某，女，26 岁，藁城市人。初诊时间：2008 年 10 月 26 日。患者全身痒，咽痰多。苔腻，脉滑急（痰火），尺脉欠，肝脉亦滑（痰伤肝也）。"诸痛痒疮，皆属于心"，此痰火伤木，疏泄不畅，酝酿化火，外灼皮肤使然。处方：冬瓜皮、秦皮以肃表，清半夏、瓜蒌、厚朴、前胡、桔梗化痰而益肺，败酱以清蕴热，佩兰、黄芩、茵陈以助木之疏泄。1 周后，白天已不痒；3 周愈。

刘某，男，40 岁，无极县古庄人。初诊时间：2009 年 7 月 25 日。患者两脚痒，搔抓破，流液，结痂，脘不适。舌苔后部腻（痰在下也，故两小腿痒而流液），脉弦滑近滞。证属痰下流，郁而化热。处方：瓜蒌、半夏、石菖蒲以化痰浊，合欢皮、鸡血藤、红藤、赤芍以畅木而制土，黄柏、苍术、苦参以燥在下之痰。1 周减，继服 1 周。2010 年 10 月 31 日因血压高（150/110mmHg）来诊，自云前病 2 周愈，未再复发。

按：此案脘不适者，痰生于中也；痰下流而郁，故见脉弦近滞；郁久化热，故见两小腿痒而抓后流液。

俱某，男，44岁，无极县东陈村人。初诊时间：2011年9月3日。患者夏秋季身痒，出红疹如针尖，兼阴囊疼。舌苔腻，脉滑洪（痰火），脾脉实，肝脉郁，尺脉欠。病属痰火郁。处方：瓜蒌、桔梗、石菖蒲、藿香化其痰浊，前胡、苏叶、桑叶肃其金，浮萍、蝉蜕、佩兰、荆芥、防风疏泄其表。1周减，2周愈。

按：脉滑、苔腻，乃脾实，痰使之然也。土实则侮木，木疏泄不及则郁，郁而化火则脉洪、出红疹，心火在皮肤故痒。尺脉欠者，或原有水亏，或金伤水生不足。不须先补肾，补肾者药入里，此表病，解表乃能益肾，倘表愈而肾仍虚，或再考虑补肾。

### 21. 鼻头红案

鼻者肺之窍，红者火之色，鼻头红者，火灼肺窍也。火之所以来，或因寒闭，蕴而化火；或因痰滞，郁积成火；或因木郁，火不得散。究其病因，扣其病机，则愈之有望。

李某，女，60岁，河北经贸大学职工。初诊时间：2007年5月11日。患者鼻头红两年，觉火燎般疼，晨有痰，下肢紧，下午肿。苔偏腻，脉滑，尺脉弱甚，左关脉不弦。此为痰火炎肺。处方：清半夏、浙贝母、地龙、生牡蛎、前胡、肉桂、夜交藤、茯苓、黄芩、竹茹、桔梗、苏子。2周后，鼻头红大减，后苔一小块腻；4周后，面生红丘疹，此为痰火外越；调方继服，8周痊愈。

按：肝脉不弦者，木弱而失疏泄，痰由之郁而化热；尺脉弱者肾水亏，火失水济而炎于上。故用浙贝母等以化痰，黄芩等以清上热，牡蛎等以助火之潜藏，桔梗等以生金保肺。

刘某，男，43岁，无极县七汲村人。初诊时间：2010年11月14日。患者鼻红肿，时流黄水。脉弦滞。此为痰火郁而伤金。处方：半夏、桔梗、藿香以化痰，败酱、红藤、蒲公英、丹皮以凉散郁热，前胡、冬瓜皮以肃肺金，枳实、厚朴以和降金土。1周减，服药2周，渐渐痊愈。

### 22. 牛皮癣案

牛皮癣病在皮，内关于肺。皮之所以变硬、脱屑者，血不濡也。血之所以不濡者，除却阴血亏虚，多因痰湿阻遏。治此者，当除其邪，养其正，血脉既通，则癣愈可冀。

孔某，男，18岁，河北邱县人。初诊时间：2007年6月15日。患者全身牛皮癣，胸背甚，大便日一行。苔滑，脉滑偏急，沉细，左关脉不弦。此为痰火，肝血亏。处方：白鲜皮、秦皮、藿香、石菖蒲、厚朴、黄芩、瓜蒌、桔梗以祛痰火，生麦芽、茵陈、柴胡以畅肝血，浮萍、蝉蜕、蛇蜕以达表。服药2周后，牛皮癣大退，四肢部大减；8周近愈。

侯某，男，17岁，石家庄市15中学生。初诊时间：2008年9月13日。患者全身多处牛皮癣，肘部甚。大便初硬后溏，时脘痛。脉滑沉，尺脉弱，肝脉亦滑。此为痰伤肝肾而溢于皮。处方：冬瓜皮、白鲜皮、秦皮、浮萍、蝉蜕、大腹皮、藿香、前胡、桔梗、清半夏、苏子、茵陈。4周愈。

按：以上两案，均未养阴血而癣即愈者，以其为男性（女人以阴血为本，男人以阳气为宝）青年，祛其邪，正可自复也。

杨某，女，34岁，无极县店尚村人。初诊时间：2009年4月18日。患者上下肢牛皮癣甚多，已历数年，面赤。后部舌苔腻白，脉滑浑，稍弦，急。此痰热外溢肌肤而伤阴血。处方：清半夏、桔梗、瓜蒌、黄芩以清化痰火，冬瓜皮、白鲜皮、秦皮以凉肺肃降，红藤、鸡血藤以养血，茵陈、蝉蜕、浮萍以升浮药物而达于皮。3周后上肢愈；5周后皆愈，稍恶心；调方继服1周善后。2012年3月31日轻度复发，宗前，3周愈。

石某，男，16岁，无极县东中铺人。初诊时间：2009年8月15日。患者全身牛皮癣，面生痤疮，鼻塞。舌苔偏腻，脉浑滑，偏沉。此内壅痰浊，外溢肌肤。处方：白鲜皮、秦皮、大腹皮、陈皮、丹皮、清半夏、黄芩、瓜蒌、合欢皮、苏子、茵陈、蝉蜕。2周症减；3周痤疮减70%，癣近愈；6周痊愈。2011年3月20日身又痒，但未起疹，仍宗上方2周，痒消。

### 23. 失嗅案

肺开窍于鼻，肺和则鼻能知香臭，若失嗅，责之肺。

张某，男，28岁，无极县牛辛庄人。初诊时间：2009年8月22日。患者形体肥胖，身高1.7米，体重88.5kg，因鼻炎而手术，半年后，鼻干无涕，左鼻无嗅觉，吃辣椒后发现舌之味觉亦近乎消失，咽中痰多。苔腻，脉滑洪弦，脾脉实。肺开窍于鼻，脉滑洪为痰火，脾实为土盛，土盛上渍，肺心受病，痰火伤肺，故失嗅；伤心故舌不知味。处方：前胡、瓜蒌、桔梗、败酱、川贝母以清化痰热，桑叶、冬瓜皮、苏叶合前胡以肃肺，芦根以升津，苍耳子以开窍。3剂后舌鼻稍觉味；2周后鼻已有涕，不干；4周后舌鼻味觉恢复，咽中已无痰，体重降为83.5kg。

### 24. 结肠息肉、结肠癌、溃疡性结肠炎案

结肠乃中医之"大肠"，乃传导之官，主肃降，为金家之阳。诸凡结肠病变，

多因肃降不彻。

张某，男，68岁，无极县牛辛庄人。初诊时间：2009年1月3日。患者大便有下坠感，每日四五行，下而细，且不畅，小腹憋胀。经省二院确诊为结肠癌，建议其手术治疗，患者坚决不同意，遂来求中医治疗。苔偏腻，脉弦滑急，空。此痰阻，金亏，肃降无力，木急，欲疏泄而不得。处方：黄芩、清半夏、桔梗、苏子、丹皮、白鲜皮、槟榔、苏叶、瓜蒌、三棱、莪术、山药。治疗3个月，腹部憋胀感消失，大便下坠感大减，大便次数仍频，无其他不适，暂停药观察。至8月29日，病情无明显变化。

魏某，男，65岁，无极县里家庄人。初诊时间：2010年12月5日。患者有结肠息肉、直肠炎，大便难下，里急后重，带有黏液，或痛。后部舌苔腻，脉弦大。脉滑为痰，痰滞，木疏不克乃弦而后部苔腻，大便乃难，不通故痛。证属痰火阻滞，金不肃降，木难疏泄。处方：半夏、桔梗、白头翁、败酱、藿香以化痰浊，苏叶、桑叶以开肺气，枳实、厚朴以承接金气而降胃气，槟榔、三棱、莪术以导滞气。1周便下黏液减少，2周大便已畅，4周愈。2011年4月9日复发来诊，仍宗前治愈。

周某，女，50岁，河北省委省直机关工委党校职工。初诊时间：2013年3月13日。患者有溃疡性结肠炎，频醒，脓血便而夜甚，里急后重，鼻疮。舌苔如常，脉滑细，弦。脉滑为痰，痰滞于下，疏泄而不克，则里急后重；痰郁于下，金肃降不及，热乃盛，腐血肉而为脓血便；金不肃，火反烈，故鼻生疮。处方：半夏、瓜蒌、桔梗、浙贝母、藿香以化痰热，白头翁、败酱、桑叶、沙参、厚朴以肃金，地榆、柏叶以清热凉血。1周症减。

按：该患者脉细，虽云血虚，但不须养血，久下脓血便使然。舌苔虽不腻，但仍为痰，大便所见是也。舌苔不腻者，痰在下也。

### 25. 泄泻案

余曾观泻下之物，或稀似水，或溏如粥，夫似水者饮，似粥者痰，总属痰饮，病在中土。土中有痰饮，木则行疏泄，疏泄于大肠，于是乎泄泻作矣。泄者疏泄，肝之为也。故泄泻一证，病在中土，肝疏土邪乃其病机，大肠乃其病位。明乎此，则见泻止泻，不足取也。尝见泄泻之人，庸医妄用止泻，泻止痞满，反比泻时难受倍加，甚者成肝硬化之病。夺命庸医，杀人尤甚于挺刃，此之谓也。泄者，排泄，疏泄，肝之用也。

肾主藏，藏之既满，当予疏泄，肝木主其事也。设若肝木亏虚，疏泄无力，则便秘；反之，肝木疏泄太过则泄泻。设若痰浊阻滞，风木难司其令，疏泄不及，则便秘；反之，清气下流，木不上升则泄泻。然肝本主升，得火热之升气，乃升多而降少，大便因秘；得凉金之降气，乃降多而升少，大便因泻。泻者，势猛之泄也。木借凉金之降气乃成其疏泄降浊之功用，仲圣之承气汤，已示后人以大法也。试观承气汤方，枳实皮青瓤白，味酸，木药中含金性者也；厚朴色紫皮白，味辛，调和肝肺之药也；大黄，色黄带黑紫纹理，味苦，性寒凉，黑而寒凉则主下降，得辛酸则下降而不藏，开泻而不闭。是故泄泻之发，或因中土实而引肝肺之下泻，或因中土之衰而不守，或因肝木之弱而不升，故治泄泻者，或当因势利导，使浊下出；或当繁木升清，使精上升；或当升肝降肺，分消土实，要在切中病机，助脏腑之正用。且不可见泻即止，闭门留寇，贻害无穷。

付某，女，63岁，无极县店尚村人。初诊时间：2007年7月21日。患者慢性结肠炎30年，大便时时排下黏膜状物，现大便每日3次，形体消瘦。舌苔后部腻，脉弦滑急。此为痰引木来疏泄。处方：黄芩、藿香、清半夏、陈皮、苍术化其痰浊，枳实、厚朴承接肺气，和降胃气，使浊得以顺势而下，山楂、茵陈合黄芩以助木之疏泄，焦神曲、炒麦芽以和中，苏子化痰而益肾。服药1周后，大便每日2次，未再下黏膜；随症调方，9周愈。

按：人食浊秽之物，恒见泄泻，盖木见土而疏泄也。疏泄常恐不及、不彻，故治疗泄泻，凡属新病，多宜因势利导，不可骤用收涩也。本方用枳实、厚朴即此意也。

付某，男，51岁，无极县店尚村人。初诊时间：2006年7月8日。患者感冒受风后泄泻近2月，每日3次。兼见神疲，脘痞。舌苔黄腻，脉急弱。《内经》曰："风成为飧泄。"此之谓也。处方：白芍、藿香、佩兰、黄芩、扁豆、苍术、茯苓、半夏、陈皮、茵陈、神曲、麦芽。服药1周，舌苔腻减，脘舒，泄泻减；调方继服1周痊愈。

按：痰浊者，土家之邪实也，土实则引木来疏泄，发为泄泻。土木相争，病久不解，故用藿香、半夏、苍术等以祛痰浊，复用白芍、麦芽等以调木，神曲等以和中。

王某，女，62岁，无极县店尚村人。初诊时间：2006年8月5日。患者泄泻30多年，每3～5天一泻，泻则日达十数次，泻尽方止，且临泻时，腹中难受。在省二院诊断为慢性结肠炎，并有糖尿病（营养过剩，痰湿也）史。证属痰积，引发肝木来乘。处方：白术、藿香、白芍、甘草、半夏、苏子、石菖蒲、苍术、茯苓、神曲、茵陈、薏苡仁。服药2周，每泻前腹中已不难受；继服2周，泄泻已无，3～5天之大便规律；调方继服2周，大便每日1～2次，调方，巩固2周，停药。

按：病机在于痰湿引动木来疏泄。半夏、薏苡仁等祛痰湿，白术、甘草、藿香、神曲等扶土抑木，菖蒲、半夏等又有以金燥湿而制木之意。

张某，女，43岁，无极县东陈村人。初诊时间：2007年6月16日。患者泄泻，每日5次，每食则泻，脘痞，烦，难寐。苔略腻，脉滑沉，尺脉弱。夫中土痰浊，本属实证，实则引发木来疏土，故发泄泻；食入则土实愈甚，于是泄泻必发。处方：清半夏、厚朴、焦神曲、生麦芽、茯苓、藿香、黄芩、陈皮、扁豆、山药、茵陈、石菖蒲。随症调方，1周后大便每日3次，2周后痞减，3周寐佳，4周愈。

张某，男，30岁，山西人。初诊时间：2008年10月4日。患者凉则泄泻，腰痛。舌苔偏腻，脉滑数，偏大，弱而尺著。此缘痰火，得凉则相激，激发胆木之疏泄，何以知其热，脉数是也，但数不尽属热，俗云数以有力、无力辨寒热，然此案当别论。盖泄泻既发，痰浊水谷皆泻于外，其内必虚，脉必弱，此脉弱非寒也。处方：茯苓、白扁豆、白鲜皮、桔梗、清半夏、厚朴、白芍、薏苡仁、山药、石菖蒲、竹茹。1周减，3周愈。

按：凉属金而降，泄泻乃大肠金之凉降也。然此凉降必合木之疏泄。本方稍凉，以其有热也，纵有大肠金凉之性，治亦为顺势祛邪，然不宜过凉，过凉则或降甚而泄泻不愈，或反成闭结而闭门留寇，因寒性闭藏也。

秦某，男，35岁，无极县东陈村人。初诊时间：2008年10月12日。患者有慢性结肠炎，泄泻每日4次，伴腹痛，食后脘痞，乏力，或晕。脉浑急，沉，尺脉弱。痰滞于中，故食后脘痞；木欲疏泄，大肠欲肃降，故泄泻；泻而不彻，阻滞不通，故疼痛；泻则正虚，故见乏力、晕。虚不当补，先祛其邪。处方：清半夏、桔梗、苏子、石菖蒲、黄芩、枳实、厚朴、藿香、槟榔、茵陈。2周后晨泻，日2次，4周后大便日一行，无不适。

魏某，男，65岁，无极县牛辛庄人。初诊时间：2009年12月13日。患者泄泻，日2行，夜间发，兼见乏力，难以劳作，脘闷，头不清而晕，腰及下肢不适，耳背而鸣。舌苔腻，脉浑，关部实，尺脉弱。此痰滞，水亏。处方：黄芩、槟榔、三棱、莪术、瓜蒌、竹茹、枳实、厚朴、藿香、旋覆花、石菖蒲。服药5剂，泄泻反多，每夜3次，继服1周，泄泻乃止，去槟榔、三棱、莪术、加茯苓、山药，继服2周愈。2010年8月21日复因蒙来诊，前病未发。

按：老人泄泻，乏力，尺脉弱，似当补益，何以反用槟榔、三棱、莪术以泻耶？盖脉见关实、脘闷、苔腻，痰浊阻滞也，当此邪盛，虽有肾虚，不祛邪怎能使正复？吾料其越补越满、越补越泻也。观其夜泻，可知此理：此人肾家本虚，夜间肾水盛、肝继而盛,于是乃启动其疏泄痰浊之机,泄泻于是乎作。当此之时,急需因势利导,使邪下出,故药后泄泻反多,至邪已出,泄泻自止,肾家亏虚,于是当此不泻之时反加山药、茯苓,病乃愈也。

王某,男,31岁,无极县店尚村人。初诊时间:2012年4月29日。患者五更泻,服四神丸不效,每晨3次,每喝酒、食油腻、食凉则如厕,兼见痰多,大便时隐痛。脉滑急。脉为痰热阻滞,是名土实。晨则木旺,遂来疏土,故发泄泻。酒能助土实,油腻亦然。土实则五更泻。然泄泻之木疏土,本当向上,此人势反向下者以有凉降之金气,故下泻,该金借凉乃行肃降也,故见凉则如厕。四神丸虽收,清痰之力不逮,故不效。处方:瓜蒌、清半夏、苏子、旋覆花、藿香、厚朴、竹茹以化痰,神曲以和中,陈皮以调滞气。2周大便已不痛,晨1~2次;3周愈。

按:五更泻用四神丸,有效者多。但病机有别,治疗亦异,不可拘泥。

### 26. 异位性皮炎案

许某,女,23岁,住槐安西路。初诊时间:2012年7月11日。患者两肘异位性皮炎,鼻青,经少甚,脘不适,大便如不尽,溏,夜手心热,失眠,悸,气短,咽有痰。苔腻,脉滑弦见右,尺脉欠。证属木土不和,水亏。处方:黄芩、前胡、石菖蒲、丹皮、山药、清半夏、浙贝母、瓜蒌、赤芍、郁金、地龙、桔梗、苏子、枳实、厚朴。3周症减。2013年1月30日复发再诊,宗前治之愈。

按:弦脉见于右者,木非其位,木土不和。尺弱者,不予峻补其肾,因补肾助痰,生金自愈。菖蒲、贝母等皆生金也。

### 27. 肺结核案

肺结核乃是一种贫穷病,多见于生活条件差的地区。西医认为是结核菌感染所致。在战乱频发、专制统治下的中国,一旦发现肺结核,多半是晚期阶段(人们有病先是忍着,皆因就医不易),此期病已沉痼,本难挽回,更加以饥寒交迫,将养不及,故多半死亡,是为肺痨。当今之世,人们生活条件大为改善,肺结核本不多见,虽见,发现亦早,将养无忧,不属肺痨,治疗亦不难。自中西医结合大行其道,许多医生习惯于将肺结核等同于肺痨,于是,中医由此招致攻击——"中医治不了肺结核,是西医给结核找到了根治的方法"。中医不仅受攻击,更为可惜的是,人们一旦患上肺结核,皆去找西医治疗,疗程既漫长,副作用又多。其实,在内科疾病中,中医的病名和西医的病名能画等号者极少。中医的肺痨,不仅指肺结核的垂危阶段,也包括了肺癌等后期阶段。就结核病的早期阶段来说,中医认为病属痰湿作祟,治疗本不难,痊愈亦较快。余曾在1985年治疗过腰椎结核,不足两月即愈,1995年治疗河南汤阴县马某的胸膜结核，不足一月而愈，惜当时之诊疗未予记载。因当今结核病求治中医者少，而从始至终有完整观察记录者更少，故所载病案不多，谨录一例，冀读者以斑窥豹而得肺结核治疗之梗概。

张某，男，28岁，家住石家庄市方北路。初诊时间：2012年7月11日。患者患肺结核，痰少，易困，不精神，或咳，觉腰部无力，健忘，大便每日一两次。舌红，苔偏腻，脉之，木过稍滞，尺弱而右滑。为痰火郁木，水亏。处方：瓜蒌、浙贝母、半夏、黄芩、白芥子、焦神曲、藿香、前胡、枳壳、山药。1周减，7周愈。

按：结核菌所产生之干酪样物，为中医之痰也。该菌善生于血流缓慢之处，是处壅滞，痰性即是如此，故治疗结核，须治痰也。

# 五、肾水病案

## 1. 子宫肌瘤案

肾主生殖发育，子宫乃生殖器官，故病位属肾水系统。肌瘤之生，多见于中年女性，诚因该年龄天年属土，土性壅滞使然。盖斯年龄，生长既已停止，活动已乏热烈，饮食却未衰减，于是脾土有多余之营养，是为痰。痰体为阴，下降于肾水，或害腰脚，或害卵巢，或害子宫，是为痰伤肾水，亦称土实乘水。

王某，女，44岁，无极县牛辛庄人。初诊时间：2006年6月25日。患者少腹疼痛，月经先是色淡，后带血块，夹杂脓样物。曾在省二院做B超检查，诊断为子宫肌瘤（宫底41mm×37mm；宫颈12mm×12mm以及11mm×8mm，共三个）。血小板7.0g/L，白细胞$12×10^9$/L。脉滑甚，数，尺脉弱。此为痰热下阻致瘀，肾虚。处方：半夏、大黄、厚朴、槟榔、败酱、石菖蒲化其痰热，丹皮、合欢皮、红藤、赤芍化其瘀血，地榆凉其血热，苏子化痰益肾。服药1周，小腹疼痛减；调方又服1周，小腹疼痛消，白带下（痰出也）；服药第3周，阴中下一大血块（瘀血下也），白带已无。至7月14日复查：唯宫颈见一肌瘤状影，大小10mm×9mm。调方，继服2周，症状全消，B超未见异常。

高某，女，47岁，无极县马古庄人。初诊时间：2009年4月26日。患者有子宫肌瘤，尿急失控，头晕蒙，腰及下肢乏力，下腹痛及下肢，大便2天一次，痛经。脉滑沉急，左关不弦不起，尺脉欠。为痰滞木水亏。处方：黄芩、败酱、川续断、槟榔、石菖蒲、麦芽、厚朴、合欢皮、半夏、瓜蒌、竹茹、苏子。1周尿急失控减轻；2周头晕蒙减轻；4周嗳气、头晕减轻，乍寒乍热，下肢无力，前方进退，服药2天，泄泻如水1天，继服不泻，症状大减。

按：泄泻者，痰浊下也，下则病愈。何以知泄泻非药后之不良反应耶？盖初服未泻，药力足够后乃泻。迨痰浊已去，继服则又不泻者，因痰邪已去也。

马某，女，39岁，规划局职员。初诊时间：2011年2月23日。患者有子宫肌瘤，非经期出血，经量多，腰痛，现下血3天，衄，咽痒，寐差，急躁，血糖偏高，尿频。脉细洪弦滑。脉细为血少，洪滑为痰火，弦为木亢。病初因痰，痰下郁化热而引木急，木急、火热而动血。处方：地榆、白及、柏叶、白茅根止其妄动之血，茜草、丹皮和血，浙贝母、瓜蒌、败酱、桔梗化痰，石斛、沙参、玄参、苏子调其受伤之肾水。服药2周，急躁减，寐好转，未衄，尿频减，晨腰痛，予瓜蒌、浙贝母、丹皮、黄芩、败酱、苦参、白芍、地榆、柏叶、石斛、沙参、玄参。月经错后2天，原方去苦参、地榆、柏叶，加鸡血藤、山药、当归。1周后，经已至；宗前法加减，继服5周，经转正常，嘱其停药，待金秋之时再予调补。

按：子宫肌瘤在中年女性中甚多见，不必对此恐惧太过，亦不必动辄切除。经中药治疗，或缩小，或稳定而不再增大，只要症状改善皆可，盖症状是人自身疾病之警报，症状改善则疾病绝大部分皆得改善。

## 2. 不孕证案

不孕之证，余接诊者，逐年显增，其疗后得效者，当不在少数。然此病颇难追踪，方治疗时，不知结果，及至怀孕，便不再来，常不告知，仅将少数疗后奏效者录下数例。

至于不孕之理，在女问之血，在男责之精，在脏求之肝肾。"两神相搏，合而成形"《灵枢·决气》。其真精不相搏结者，有男之精气衰弱者，有女之阴血亏乏者，有痰浊阻滞，致令阴阳不得顺利相交者，有肝不畅行，气血迟滞者，临床详查可也。

袁某，女，24岁，无极县牛辛庄人。初诊时间：2006年6月24日。患者婚3年未孕，痛经，每至月经提前及行经中疼痛加重，经色黑，有血块，或见月经后期，大便不畅，1～2天一行，兼见腰腿酸痛。脉细缓滑，尺脉弱。脉虽属肾虚，证乃痰实。处方：黄芩、合欢皮、石菖蒲、苏子、藿香、前胡、瓜蒌、地龙、枳实、厚朴、茵陈、大黄。服药2周，经至，疼痛2天，疼痛较前轻，无血块，停药。至9月17日，复来就诊，乃因妊娠2月，呕吐剧烈，勺水难存来诊，与化痰和胃之品愈。

按：此患者虽有脉细、尺脉弱等，似属虚证。然脉滑、便不畅、月经提前、痛经等足证其实。痰乃土实，乘水侮木，故方用瓜蒌等以化痰，茵陈等以繁木，祛其邪，则正可复。后之妊娠反应重者，亦为土实之佐证。

王某，女，26 岁，无极县店尚村人。初诊时间：2007 年 3 月 25 日。患者小产后半年不孕，腰痛，经少，月经错后 8 天，小腹及脘胀或疼。后部苔腻（痰滞下也），脉细滞（不通，故小腹疼痛），左尺脉欠。此痰瘀交阻，血少。处方：三棱、莪术、槟榔、清半夏、苏子、石菖蒲、鸡血藤、红藤、丹皮、赤芍、竹茹、枳实、厚朴。随症调方，服药 3 周。4 月 28 日因他症来诊，告曰已经怀孕。

按：不孕者，非皆虚证，未必皆补。此案三棱等导滞而效者，内有积滞也。

刘某，女，28 岁，无极县牛辛庄人。初诊时间：2006 年 5 月 13 日。已有小孩，4 岁，欲生二胎，年余不孕。带下夹红色，悸，腰痛而酸沉，欲长吸气，时有脘痞，胸如压。脉滑细数，尺脉弱。此为气血两亏，夹痰。处方：黄芪、党参、丹参、黄芩、赤芍、丹皮、石菖蒲、桃仁、川芎、厚朴、赭石、竹茹。随症调方，2 周后带愈，悸消；服药 5 周后怀孕，旋即流产；于 2007 年 1 月 20 日复来诊，宗前方治疗 2 周，怀孕。2007 年 4 月 7 日，孕已 2 月，因带多来诊，兼欲保胎。予桑寄生、菟丝子、川续断、玄参、黄芩、桔梗、茵陈、生麦芽、扁豆。服药 2 周，2007 年 7 月 28 日因感冒来诊，治愈，足月后顺产。

按：此案为虚证，故以补获效。

侯某，女，21 岁，无极县东陈村人。初诊时间：2007 年 6 月 23 日。患者痛经（少腹左侧），不孕，口苦，口黏（痰也）。脉滑甚，尺脉弱。此为痰热肾虚。处方：瓜蒌、清半夏、苏子、枳实、厚朴、焦神曲、生麦芽、黄芩、藿香、败酱、红藤、茵陈。服药 1 周，至 7 月 21 日，告已孕。

郭某，女，23 岁，无极县高陵村人。初诊时间：2008 年 8 月 9 日。患者婚两年，不孕，月经提前 3 ~ 10 天，脘痞，嗳气。苔腻，脉滑甚而尺脉弱。此为中痰伤肾。夫苔腻，脘痞，嗳气，脉滑甚者痰证无疑，痰伤肾，土乘水，故见肾虚（尺脉弱）；肾虚复加痰阻，故月经不能按时来潮。处方：清半夏、桔梗、苏子、焦神曲、炒麦芽、茯苓、枳实、厚朴、石菖蒲、炒莱菔子、竹茹。1 周脘愈；2 周后月经如期而至，经净后加鸡血藤、合欢皮、当归、丹皮，去枳实、焦神曲、炒莱菔子、茯苓；4 周后已孕。

苏某，女，25 岁，无极县牛辛庄人。初诊时间：2008 年 7 月 6 日。患者小产后 9 月，不孕，小腹及两侧疼痛，带下多，色黑，经乱。脉滑急而沉，尺脉弱，肝脉不足，右脉反关。证属肝肾亏虚，痰瘀阻滞。处方：黄芩、清半夏、苏子、败酱草、石菖蒲、红藤、赤芍、地龙、枳实、厚朴、鸡血藤、合欢皮、槟榔、茵陈。服药 3 周。11 月 1 日告余孕 2 月余。

康某，女，27 岁，无极县贾庄人。初诊时间：2007 年 2 月 20 日。患者原因乳房疼痛在此治愈，现欲要二胎两年余不孕，腰痛，右下肢疼痛，脘痞痛。脉滑急，浮，尺脉弱。肾虚则腰脚疼痛，中有痰火，故脘痞、痛。处方：清半夏、苏子、石菖蒲、地龙、鸡血藤、桔梗、前胡、厚朴、茯苓、瓜蒌、焦神曲、竹茹。服药 2 周后未来诊，余以为不效，2009 年 6 月 13 日因便秘来诊，产子 2 月矣。自云药后诸病皆愈。

袁某，女，23 岁，无极县人。初诊时间：2008 年 12 月 27 日。患者痛经，不孕，月经后期，便秘，5 日一行。舌苔腻，脉滑，肝脉亦然，尺脉弱。此为肝肾亏而痰阻。处方：黄芩、清半夏、苏子、石菖蒲、丹皮、白鲜皮、火麻仁、冬瓜仁、枳实、厚朴、竹茹。2 周，大便 2 日一行。4 周后经至，未痛。2009 年 2 月 28 日又诊，大便 2～3 天一行。后苔腻，脉浑滑。木见复但仍滑，为痰滞水亏。处方：黄芩、败酱、槟榔、三棱、莪术、枳实、厚朴、红藤、合欢皮、大黄。4 周后月经 50 天方至，量少，现干净 3 天，为痰伤木水亏，随症加减。2009 年 8 月 22 日其公公来诊，云：儿媳已孕双胞胎数月。

金某，女，30 岁，藁城市西里村人。初诊时间：2009 年 6 月 20 日。患者不孕，月经后期或闭经，痛经及胸，月经呈咖啡色，罢极失准，觉反应迟钝，左头痛，大便秘，7 日一行。脉滑沉，肝肾脉弱。肝弱则疏泄失常，月经后期或闭经；肾虚则欲孕不得，直如瓜蔓黄弱，不能成瓜；痰生中焦，本为土实，土实易伤木水，痰阻则经痛而见经色不正。处方：黄芩、清半夏、苏子、藿香、陈皮、槟榔、生麦芽、三棱、莪术、火麻仁、茵陈、川牛膝、鸡血藤。服药 3 周，9 月 5 日，其家人来诊，云其已孕。

李某，女，22 岁，无极县西东门村人。初诊时间：2009 年 8 月 15 日。患者多汗，月经后期 10 天，胃反酸，婚 2 年不孕。脉滑浑，力度不一，肝脉亦滑。属痰滞肾亏。处方：黄芩、半夏、苏子、茯苓、丹皮、红藤、鸡血藤、地龙。3 周后，经至如期，右半头痛；前方加减，继服 1 周；10 月 10 日来告已孕。

### 3. 早泄案

肾主封藏，主生殖发育。大凡行房之时，须臾则泄，是谓早泄，责在肾之封藏不固。然肾之所以闭藏不逮者，有肝之走泄太过，有火之亢烈动精，有气之收摄无权，非止一端，临床详审可也。

张某，男，36 岁，无极县黄台村人。初诊时间：2006 年 8 月 26 日。患者主因早泄来诊。兼见：腰痛及两下肢，劳则加，全身虚汗（内有热郁而外有寒，热透达于外与寒交，汗乃作），觉腹中有凉气。脉滑数，稍弦硬。此为痰火伤肾。

腹中觉凉气者，痰热郁于内，则觉外凉也。处方：独活、威灵仙、秦艽、黄芩、半夏、苏子、石菖蒲、贝母、鸡血藤、狗脊、地龙、竹茹。服药1周，虚汗消，脉已不硬；调方继服2周，腰偶酸，下肢愈，泄泻1次；调方，继服1周愈。

按：患者腹虽觉凉，但脉滑数，热是病之实质，凉是感觉之假。如人高热于内而觉身寒之理。腰腿痛者，痰热阻滞于下，阳气不得下通也。方用独活、威灵仙等以开化在下之痰而通经脉。盖物之根多入于肾，肾乃人之根，故肾主腰脚。凡根，以滋润者多，以肾主水也。独活虽为草之根，但温燥而不滋润，祛在下之痰浊秽湿乃其长也；秦艽使内下之痰浊外透上达，下之痰浊消，则木不受侮，自然郁结消而脉弦硬减，肝不郁亢而早泄乃愈。

李某，男，35岁，河北工业职业技术学院职工。初诊时间：2006年5月12日。患者早泄，易上火，易怒，易困，易醒，心率慢。苔白腻，脉缓滑实，尺偏弱。此为痰湿黏滞，肾因之伤。肾虚则精难藏，故少顷即泄。处方：半夏、石菖蒲、白芥子、桔梗、竹茹、黄芩以化痰湿，焦麦芽合竹茹、黄芩以调木（木制痰湿而关疏泄），神曲以和中，楮实子、苏子以益肾。1周，寐稍实；2周，寐已佳；服至8月18日早泄愈。

王某，男，28岁，无极县小西门村人。初诊时间：2011年6月11日。患者早泄，乏力，干活（劳动）则口干。舌苔腻黄而灰，脉滑急，尺脉弱。脉滑舌腻为痰火之象，尺脉弱者肾虚。此痰火伤肾（痰火为土盛，土盛则伤水）。处方：瓜蒌、清半夏、浙贝母、藿香、黄芩、苏子、竹茹、败酱（按：早泄之证，人多谓肾阳虚，恒畏凉药，其实不必，败酱虽凉，祛其痰火，邪去则正可复）祛其痰火，山药、楮实子协苏子以补肾，丹皮以降心火而归肾。3周愈。2011年10月29日复因痤疮来诊，前病未复发。

按：何以干活则口干？肾虚使然。干活则阳动，阳动而浮于上，上之阳盛则口干或身热（动则身热者或因肾水亏也）。肾虚则不封藏，故早泄。

雷某，男，22岁，无极县人。初诊时间：2011年7月17日。患者早泄。舌苔腻，脉洪大，尺脉欠。脉乃火盛张于上而肾水不足，舌乃痰浊，夫肾主蛰，为封藏之本。今火盛而水亏，复加痰浊，故致肾水不藏。处方：黄芩、清半夏、瓜蒌、竹茹、苏子以化痰浊，丹皮、山药、白鲜皮协苏子助金以生水，生牡蛎、白芍、冬瓜皮、夜交藤以助其封藏。1周减，2周愈。

张某，男，34岁，晋州市丁家庄人。初诊时间：2010年2月21日。患者早泄。舌苔腻，脉滑数，肝肾脉弱。脉滑者痰，痰者土实，土实乘水则肾虚，土实侮木则疏泄失常；肾虚则封藏不利，肾虚、肝虚则精泄急速。处方：清半夏、苏子以化痰，炒莱菔子、苏子以填精（子藏精者也，合于肾），橘核以调肾气，川续断以补肝肾之虚。3周后，症减，舌苔净，加五味子、山萸肉、乌梅以补益肝肾，病愈。

### 4. 阳痿、阳弱案

前阴者，宗筋之所聚，太阴、阳明之所合也。宗筋者，筋之祖，筋合于肝，是故阴器之不用，有肝之失职者；太阴、阳明者，土金也，痰缘土实，金主气，是故阴气之痿，有因痰阻者，有因气虚者。奈何当今庸医治痿，不知辨别，概云阳虚，一律温补，阴器之不用毫无改善，徒增胸闷烦热，此皆因阳气易上而痰未消除也。

张某，男，48岁，无极县小西门村人。初诊时间：2006年7月9日。患者主因阳举不坚4年来诊。兼见：腰痛，双膝阴天则痛（膝者，筋之府，有阴浊伤筋，故阴天乃加重），健忘。舌苔偏腻，脉沉滑，尺脉弱。此为痰伤肝而肾虚。处方：半夏、石菖蒲、枳实、厚朴、茯苓以化痰浊，鸡血藤、竹茹以强筋而化痰，地龙以通其痹阻，苏子、山药、扁豆、狗脊以补肾。服药1周腰膝疼痛减；调方继服2周，阳见强；继服1周停药。

张某，男，27岁，无极县田庄人。初诊时间：2007年3月17日。患者阳弱，腰酸、下肢乏力，头蒙。脉弦滑洪，尺不沉。此为肾虚痰火郁。处方：狗脊、川续断、白芍、清半夏、苏子、焦神曲、厚朴、炒莱菔子、杜仲、山药、石菖蒲、竹茹。3剂后心悸，继服悸止，头蒙等症减；3周阳弱大减。

按：脉滑洪者，痰火，故见头蒙；痰火不除，肝必郁结，故见弦脉。痰火者，土与火盛，故肾水受伐，肝郁、肾虚则阳弱。初用川续断、杜仲等药补肝肾，肾水上与心火相激，故发心悸，既而心火肾水交济，故症减。

张某，男，37岁，住石家庄龙泉花园。初诊时间：2008年2月15日。患者阳弱（筋弱不刚），早泄，盗汗（肾虚不藏），颈痛，痛及右头，大便或泻，落发（肝血肾水虚则草木枯萎），目昏，指麻，肝区疼，血压150/110mmHg，面黄（土盛）。脉浑（痰滞），肝脉欠，尺脉弱。为痰伤肝肾。处方：生麦芽、柴胡、败酱、黄芩、浙贝母、清半夏、茵陈、竹茹、地龙、石菖蒲、桔梗、苏子。2周面黄减，左手指麻减，肝区疼痛不明显，随症加减；4周肝区偶痛，指麻近愈；5周血压降至140/100mmHg，肝脉稍欠，弦，未盗汗，阳弱等症消失。

按：前阴属筋，肝虚则筋弱而阳不坚；肝开窍于目，肝虚则目昏；肝主疏泄，疏泄不畅则颈痛而指麻，肝木或得时而欲疏泄痰浊，则发泄泻。方用贝母、半夏等以化痰，麦芽、茵陈等以补肝，苏子化痰益肾。

### 5. 精少不育案

肾藏精，肾充者精足，肾虚者精乏，故精少缘于肾虚。但肾虚之因有别。年老自不必论，至若壮年，精少亦不鲜见。有房事不节而耗竭者，有痰浊蕴积而伤伐者。盖痰浊为土家之实，土实则乘肾水，致令精虚。

张某，男，25 岁，无极县牛辛庄人。初诊时间：2006 年 9 月 23 日。患者婚后两年不育。精液分析检查示：精子总数 45 个，精子密度 14.649 百万 / 毫升，活动精子总数 27 个，精子活率 60%，A 级 11.11%、B 级 17.78%、C 级 31.11%、D 级 40%。症见：多梦，舌苔偏腻，脉沉滑，尺脉弱。此为肾虚痰湿。处方：半夏、苏子、石菖蒲、藿香、枳实、厚朴、鸡血藤、地龙、狗脊、菟丝子、竹茹。服药 1 周，脉沉减；调方继服，又 2 周，舌苔近常，无不适；调方继服，至 10 月 29 日，精液分析检查示：精子总数 131 个，精子密度 29.851 百万 / 毫升，活动精子总数 86 个，精子活率 55.65%，A 级 19.85%、B 级 17.56%、C 级 28.24%、D 级 34.35%；继服 2 周停药。

狄某，男，35 岁，河北工业职业技术学院职工。初诊时间：2006 年 6 月 22 日。患者精少，精子活动力减低。脉滑欲滞，尺脉弱。此为痰热伤肝。处方：清半夏、黄芩、地龙、橘核、乌药、薤白、瓜蒌、炒莱菔子、浙贝母、白芥子、竹茹、桔梗、苏子、焦神曲、石菖蒲。服药 4 周后，精子总数增至 $90.5 \times 10^9/L$；调方继服，8 月 23 日查精子总数为 $118.6 \times 10^9/L$。后得知其妻孕。

王某，男，34 岁，葡萄糖厂职工。初诊时间：2006 年 10 月 13 日。患者精子活动率低，9 月 25 日化验：精子计数 $66 \times 10^9/L$，精子活动率 10（正常 > 70），运动 α 级 2（正常 > 25），畸形率 20%，腰痛，胸稍疼，大便日一行。脉滑沉，尺脉欠，偏细。此为肾虚，痰湿。处方：石菖蒲、清半夏、楮实子、苏子、桔梗、竹茹、白芥子、黄芩、浙贝母、狗脊、地龙、橘核。1 周后，胸疼减，腰痛减；7 周后，12 月 4 日化验：精子计数 $170 \times 10^9/L$，精子活动率 30（正常 > 70），运动 α 级 10（正常 > 25），畸形率 10%，无不适；继以此法调理 2 月，近愈。

秦某，男，24 岁，初诊时间：2007 年 12 月 14 日。患者婚 2 年不育。舌苔后部腻，脉弦滞，木欠。检查：精子成活率 30%。此为痰伤肝。处方：黄芩、清半夏、苏子、石菖蒲、三棱、莪术、槟榔、枳实、厚朴、地龙、竹茹。服药 3 周后，脉弦减，已不滞，苔净。精液检查结果正常。

雷某，男，28 岁，住石家庄市新石南路。初诊时间：2007 年 12 月 7 日。婚 5 年不育，尿有不尽感，便溏，腰酸。苔白腻，脉滑偏浮，右弦，左尺弦。精子密度 $10.97 \times 10^6/mL$。证属痰热伤肾，肾水不藏。处方：黄芩、薏苡仁、藿香、清半夏、橘核、乌药、浙贝母、竹茹、败酱、焦神曲、茯苓、地龙、桔梗、苏子。随症调方，服药1周症减，至2008年1月3日复查：精子密度$46.85 \times 10^6$/mL。

段某，男，35岁，住无极县城。初诊时间：2010年9月4日。患者欲要二胎而不得，腰痛，夜烦，时发口腔溃疡，精子成活率48%。脉弦滑，尺脉弱。尺脉弱者肾虚，脉滑者痰，肾虚则水不涵木，痰阻者则肝受激惹，故见脉弦。此为肝郁而肾虚，致精子成活率低。处方：清半夏、厚朴、苏子、竹茹以化痰，山药、丹皮、炒莱菔子、川牛膝以补肾（所以不用生地黄、玄参者，滋腻助痰也），石菖蒲、郁金以解郁而畅通之。2周症消，3周后复查，精子成活率60%。

魏某，男，24岁，无极县里家庄人。初诊时间：2011年2月12日。患者婚1年余不育，精子成活率50%。治疗3周，2012年3月18日因感冒久不愈、胸闷来诊，知其妻举一女。

### 6. 前列腺炎、前列腺增生案

肾主生殖发育，故前列腺属于肾之系列。肾者主水，水畏土乘，故病多有痰浊、土实所致者。水者，所克为火，但若火烈，则肾水反见枯竭。虽然，该病火之侮水，有所不易，因火性上炎，故一般之火，多灼人之上部。但火若兼夹痰湿之类，则可下灼，临床常见之尿频急、灼热即是也。

李某，男，30岁，无极县齐洽村人。初诊时间：2006年10月28日。患者夜尿频多，每夜5～6次，影响睡眠。曾在省二院就诊，诊为前列腺炎。服药效果不著。现兼见：早泄，劳则腰痛，脘胀，易上火、感冒，大便每日一行。脉浑滑，尺脉弱。证属中焦痰火，肾虚。处方：半夏、桔梗、苏子、黄芩、藿香、厚朴、石菖蒲、败酱、泽泻、竹茹。服药1周，夜尿减少为3～4次，脘胀消失；调方继服，2周后夜尿消失，或偶尿1次，早泄亦减。

任某，男，51岁，无极县张段固村人。初诊时间：2006年7月29日。患者尿中时停，左腹股沟不适，便溏，每日两行。脉濡滑，左近滞。在县医院诊断为前列腺炎。此为痰滞肾虚，木不疏泄。处方：枳实、厚朴、苍术、黄芩、半夏、茯苓、苏子、藿香、白茅根、防己、石菖蒲、竹茹、通草。服药1周，左腹股沟不适消失；调方，继服1周，尿稍顺；再服1周痊愈。

张某，男，20岁，无极县小西门村人。初诊时间：2007年8月11日。患者尿不畅，小腹憋、胀、痛，鼻塞，大便溏而不爽。舌苔腻，脉滑弦。此为痰伤肝肺。肝绕阴器，主疏泄，今阴之疏泄不畅，肝郁也，何以郁？痰郁之也，脉滑、苔腻即其象也。肺开窍于鼻，故见鼻塞，肝与肺相需以为用，故此鼻、阴二者互相影响也。处方：桔梗、苍耳子、败酱、白茅根、苏叶、清半夏、苏子、石菖蒲、地龙、木通、茵陈。随症调方，4周愈。

岳某，男，30岁，住无极县城。初诊时间：2008年7月13日。患者有前列腺炎，尿疼，尿不畅，多汗，血压140/100mmHg。脉洪，滑实数。此痰火使然。处方：黄芩、瓜蒌、浙贝母、旋覆花、败酱、大黄、清半夏、苏子、槟榔、三棱、莪术、竹茹。1周尿畅不痛，夜汗仍多，心悸；3周后心悸消，吐痰，血压140/80mmHg；5周痊愈。11月22日复因盗汗来诊，自云药后血压一直正常。

席某，男，50岁，无极县王村人。初诊时间：2009年6月27日。患者发热后发现前列腺炎、前列腺增大20天，尿难下而急痛，尿频而分叉。舌苔腻黄（痰热），脉滑弦，尺脉弱，肝脉郁（故疏泄不畅）。此为痰热郁肝而肾虚。处方：黄芩、败酱、槟榔、三棱、莪术、清半夏、瓜蒌、前胡、红藤、车前子（包煎）、苏子、藿香、茵陈。1周尿较畅，2周症消。

### 7. 喘证（短气）案

肾主纳气，气之不纳，是谓喘，又名短气，俗称气短。盖肺主吸气，吸气而后，降下于肾，肾不摄纳，反还于上，喘乃作矣。

又，肾不唯纳气，又摄纳心火，火蛰于肾，肾水得以化气，气乃上达，至于高位，心得滋润矣，是为水火既济。肾虚则不唯不能纳气，亦不能蛰纳心火，心火浮越于上而不得下沉，是亦作喘。故老年肾虚，多发为喘，其喘之表现为动则尤甚，西医所谓心脏病者，中医认为源于肾虚矣。

张某，女，77岁，无极县西验村人。初诊时间：2006年9月9日。患者每至冬则喘，今秋先发喘，身热，咽灼热感，脘胀，头不适。脉滑弦，稍见芤洪之象。此属痰热，金水亏虚。以此高龄，治之恐难。法当生金，消痰即以补肾。处方：茯苓、半夏、桔梗、厚朴、苏子、沙参、生牡蛎、神曲、黄芩、竹茹、生石膏、苏叶、山萸肉。服药1周，脘胀消，身不觉热；调方继服2周，喘竟消。2007年4月29日复因喘来诊，3剂症减。

韩某，女，30岁，无极县东陈村人。初诊时间：2006年8月26日。患者屡屡感冒，发则咳喘，痰不多。西医诊为过敏性哮喘，必须每日吸入治疗哮喘的气雾剂，每至伏天则加重。兼见：腰酸痛，下肢乏力，两肩凉，头昏蒙，健忘，月经后期，大便每日一行。脉滑，弱尺甚。此缘痰热，日久伤肾而肾虚。肾不纳气则喘；肾虚则健忘、腰酸痛、下肢乏力；痰热上扰则头昏蒙；痰为脾实，伏天脾实更甚，故病加。处方：前胡、半夏、桔梗、瓜蒌、苏子、神曲、麦芽、石菖蒲、茯苓、山药、竹茹、远志。服药3剂后觉脘、心部难受如灼，然吸入气雾剂的次数减少，原每日至少2次，现仅需1次；调方继服2周，偶吸1次；

3 周已不需吸入，诸症皆减。2007 年 5 月 6 日因多思（多思亦为脾实）来诊，诉经上次治疗后喘病仅发作 2 次，无须用药，少时即愈。

张某，女，20 岁，无极县王吕村人。初诊时间：2006 年 8 月 5 日。患者每天如感冒，喘，在省医院诊为过敏性哮喘，发则用西药气雾剂治疗。兼见：脘胀，手颤，月经后期或隔月，头昏蒙，大便 3~4 天一行。舌苔腻，脉滑细弱而急。此为肝肾亏，痰浊中阻。处方：黄芩、藿香、石菖蒲、半夏、苏子、桔梗、神曲、麦芽、炒山楂、前胡、地龙、竹茹。服药 1 周，苔腻减，脘胀减，大便 1~2 天一行，不干；调方继服，咽觉痛，夜间口渴，鼻涕增多，夜间时喘，胸闷，气短，手颤减；调方继服，2 周后未再喘，手颤消失，脘舒，仍胸闷、气短，后半夜咽堵有痰；调方，继服 3 周，痛泻 1 次，咽已舒；调方继服，喘未作。

苏某，男，41 岁，辛集市人。初诊时间：2006 年 10 月 13 日。患者原有小儿肺炎，现支气管炎，时感冒，喘，左大腿皮痹，两下肢酸胀，痰多，午后加，难以咯出，咯出则舒，走路稍急则喘，脘嘈杂难寐。舌苔偏腻，脉滑，尺脉欠。此痰阻于中上，金不得肃降而生水，水不得纳气而作喘。处方：半夏、贝母、海浮石、远志、石菖蒲、瓜蒌、黄芩、地龙、桔梗、前胡、神曲、麦芽、茵陈。服药 1 周，痰出稍畅，胸闷，未感冒，上方去麻黄、远志肉、海浮石、茵陈，加焦神曲、竹茹、石菖蒲、杏仁；2 周后，诸症减；继服 1 周，痊愈。

王某，女，21 岁，河北医科大学中医系 04 级学生。初诊时间：2006 年 10 月 27 日。患者短气已数年，累，深吸气则舒，脘胀，大便干，数日一行。后苔略腻，脉弱而尺脉尤甚，左滑。此为气虚，痰热。处方：清半夏、茯苓、厚朴、石菖蒲、地龙、浙贝母、焦神曲、竹茹、桔梗、苏子、丹皮、山药。1 周后，脘胀减；2 周后，食后喘，余时无，大便已正常；3 周后，诸症近愈。

刘某，女，32 岁，住石家庄市燕港新村。初诊时间：2006 年 11 月 24 日。患者气短，虚汗，下肢乏力，多梦，健忘，宫颈炎，大便干，2~3 日一行。脉数滑，尺脉弱。此为肾虚，痰火。处方：黄芩、红藤、赤芍、鸡血藤、黄芪、知母、浙贝母、瓜蒌、旋覆花、清半夏、竹茹、桔梗、苏子。1 周后，气短及虚汗减，脉数减；2 周后，气短已不明显，大便已正常；继服 1 周而愈。

王某，女，57 岁，学校职工。初诊时间：2006 年 12 月 8 日。患者动则喘，无咳痰，五更泻，下肢乏力，健忘，寐不实，易醒，卧则脘痞。舌有瘀斑，脉滑，稍革，尺脉弱著。此为肾精亏，夹痰。处方：清半夏、浙贝母、焦神曲、玄参、山药、苏叶、五味子、沙参、厚朴、山萸肉、竹茹、桔梗、苏子、丹皮。1 周后，动则喘减，寐不实减，卧则脘痞减；2 周后，五更泻愈，晨喘；3 周后诸症大减。

李某,男,38岁,无极县东门营村人。初诊时间:2007年3月10日。患者喘,喉鸣有痰,咳,烦躁。中后部苔腻,脉滑数,尺脉弱。此为肾虚,上有痰火。处方:清半夏、瓜蒌、厚朴、苏子、茯苓、远志、前胡、焦神曲、生麦芽、竹茹、石菖蒲、地龙。1周症减;服药3周停药;7月21日酒后复发,仍宗上方治愈。2010年9月26日复因头晕来诊,前病未反复。

吕某,男,40岁,无极县王吕村人。初诊时间:2007年7月28日。患者短气,血压180/100mmHg。治疗1周。2008年10月19日复因下肢疼痛来诊,云:短气未再发。2008年12月27日因尿潜血来诊,脉弦浑,脾脉实,尺脉弱,腰酸。处方:黄芩、红藤、赤芍、合欢皮、厚朴、茯苓、丹皮、石菖蒲、清半夏、苏子、地龙、竹茹。1周潜血消失,善后继服2周,血压145/94mmHg。2009年7月5日因腰酸、下肢乏力来诊,后苔腻,脉滑,尺脉弱。处方:黄芩、鸡血藤、狗脊、合欢皮、丹皮、川续断、半夏、苏子、石菖蒲、炒莱菔子。1周症减,4周愈。

卢某,女,33岁,无极县东阳村人。初诊时间:2009年9月19日。患者觉气不够,胸闷,易怒,多梦,健忘,注意力不集中(神不定也),易饥。脉弦滑,洪,肝脉过,尺脉弱。此缘水亏,痰火。木既失养复加土之激,遂亢而向上,气上则胸闷,下亏则气短,肝亢则怒而多梦,肾虚则健忘而神不定。处方:山药、党参、丹皮以补肾水,龙胆草、黄芩、败酱、白芍、桔梗(色白、性凉为金)以平肝木之亢,白术、甘草(10克)以消肝木之亢,瓜蒌、前胡以化痰浊。2周减,3周愈。

王某,男,57岁,藁城市秦家庄人。初诊时间:2009年12月5日。患者肺气肿多年,喘息抬肩,不能平卧,动则加重,痰多而黏,日达一碗,耳聋,易怒。舌苔腻,脉滑弦浮大,尺脉不藏。此病初在伤风寒,金失肃降,脉乃不收,故见浮大,凡慢性肺、气管疾患多见浮大之脉,诚因金不肃降、不收敛。金不收降则不能生水,水乃亏虚,故见耳聋等肾虚之症;水亏不得上济,肺又不能肃降,心火于是亢烈,故见痰多、脉洪;人有过度用力劳累者,多见喘息,诚因劳伤肾而水不上济,活动助阳而心火不得静谧也;凡肺心病重者多见不能平卧,实与肺不肃降、火水不济有关也。处方:前胡、麻黄、杏仁、瓜蒌、桔梗、苏子、石菖蒲、苏叶、桑叶、清半夏、厚朴、桂枝。1周减,2周可平卧。

田某,女,39岁,无极县人。初诊时间:2010年5月15日。患者因过敏性哮喘而鼻塞,冬天减轻,现在发作,大便3日一行而量少。脉细滑,肝脉亦滑,尺脉弱。此喘因肾水亏,冬天肾水得复,故减,此时火盛故发。处方:黄芩、麦芽、半夏、瓜蒌以化痰,苏子、丹皮、川续断、山药、沙参以补肾水,秦艽以透邪。

7周愈。2011年7月11日复发，原方加减而愈。

相某，男，40岁，住石家庄市九中街。初诊时间：2011年4月9日。患者肺纤维化，西医让其每日服用激素3片，上二楼则喘。舌苔腻厚，脉滑沉、弱而尺脉尤甚。为水亏痰滞。处方：清半夏、苏子、石菖蒲、瓜蒌、藿香以化痰浊，前胡、苏叶、桑叶、杏仁以宣肃肺气，山药、炒莱菔子以助肾，桂枝以温阳。3周，激素减为2片，一气可上5楼。

### 8. 软骨炎案

苌某，男，14岁，无极县苌家庄人。初诊时间：2006年8月6日。患者右胫骨结节骨软骨炎，局部隆起，疼痛，触之痛甚，右阴部不适。舌苔后部腻，脉滑。此痰循胃经下溜，浸渍于肾。处方：枳实、厚朴、蒲公英、白头翁、败酱、苏子、焦神曲、炒麦芽、鸡血藤、川牛膝、地龙、竹茹。服药1周。2008年7月19日病复发来诊，诉：当时服药后即愈。告曰：当时只是症状消失，应继续巩固。遂仍宗上法，5周愈。

寇某，女，32岁，石家庄市东五里人。初诊时间：2006年7月28日。患者只缘夏日空调过冷，遂致左肩疼痛5天。症见：左锁骨内端肿而前凸，显著高大于右侧。苔腻，脉滑数，略浮洪。省三院诊断为锁骨软骨炎。中医证属风热痰郁结。处方：黄芩、藿香、佩兰、麻黄、生石膏、前胡、薄荷、苏叶、蝉蜕、茵陈、炒杏仁、桔梗、苏子。1周脉弦减，去藿香、佩兰、麻黄、生石膏、薄荷、苏叶、蝉蜕、炒杏仁，加瓜蒌、柴胡、栀子、败酱、浙贝母、白芍、红藤、地龙；又1周，脉数减，浮减，左肩疼痛大减，肿大亦减；继服2周痊愈。

范某，女，19岁，无极县西东门村人。初诊时间：2010年1月16日。患者胸部中间偏右当肋骨端处隆起而疼痛，X片无异常发现，此为肋软骨炎。脉滑，肝脉亦滑，尺脉弱。处方：瓜蒌、前胡、黄芩、柴胡、生麦芽、合欢皮、薤白、丹皮、丝瓜络、鸡血藤、红藤、赤芍。1周痛减，3周痛消。

### 9. 骨折案

绳某，女，39岁，无极县人。初诊时间：2006年10月15日。患者腰椎压缩性骨折20年，现觉腰痛，头晕，脘痞。此为肾虚，痰瘀。处方：川牛膝、红藤、赤芍、半夏、贝母、郁金、丹皮、厚朴、合欢皮、枳实、神曲、黄芩。1周症减；12月3日又疼痛，仍宗前方；3周治愈。

或问：汝之药，能正骨乎？曰：凡所谓骨折者，乃就其形体之变而言也。人之所有者，形体之外，更重者是气机、精神、能力，类比于计算机，此为软件，而形体是硬件。硬件之质地不佳或有瑕疵，或许并无大碍，软件之失常则为大害。人之骨虽有折，体内有自愈之能力，但需假以手法对正，使断端挨近，若身体原无大碍，自可接续。即使稍有不正，功能亦基本正常。若此压缩骨折，腰椎常有缩短，不唯中药治疗，诸中西医疗法，鲜有复其原状者。故本案之治疗，乃使其压缩之处得以稳固，症状消失，即云治愈。

裴某，男，55岁，无极县裴里村人，初诊时间：2008年3月8日。患者腰1、2压缩骨折，腰5骶1椎间盘突出，骨质增生，腰酸及右下肢，大便日一行。中后苔腻，脉弦滑近滞，尺脉弱。此为肾虚，痰滞。处方：独活、狗脊、半夏、苏子、山药、楮实子、白芍、川续断、牡蛎、五味子、鸡血藤、竹茹。2周后，苔腻减；4周后，腰酸大减。10月19日复因下肢灼来诊，2周愈。

### 10. 脑部瘀血案

肾主骨生髓，髓之会即脑。故脑者，肾所主也。肾藏志，志者，记忆也，故肾虚之人，恒有健忘。肾主水，然水中常须火煦，方为阴阳交合，生机乃旺。一旦脑受损伤，瘀血痹阻，则阳气难以交于肾水，故脑之记忆力下降。设若脑实质受损不复，则原神伤损，人之残在所难免。

刘某，男，46岁，无极县东辛庄人。初诊时间：2006年12月24日。患者酒醉，跌入猪圈受伤，CT检查发现脑出血，在县医院住院2周出院。现腰疼，健忘。舌苔白腻，脉弦滑，涩。此为瘀夹痰阻，滞于髓海。处方：丹皮、赤芍、川芎、郁金、丹参、苏木、桃仁、红花、半夏、瓜蒌、石菖蒲、地龙、地鳖、茵陈、鸡血藤。服药2周，诸症消。

朱某，男，35岁，河北人。初诊时间：2006年11月10日。患者5月份出车祸，蛛网膜下腔出血，全身感觉迟钝，语謇。苔滑腻，脉浑，尺脉弱。此为瘀血蒙窍。处方：川芎、红花、桃仁、鸡血藤、赤芍、石菖蒲、地龙、地鳖、水蛭、远志肉、丹皮、合欢皮、茵陈、冰片。2周后，脉浑减；4周后，下肢活动稍减；6周后，诸症均稍减。

### 11. 耳背、耳鸣、耳聋、耳痛案

肾开窍于耳，故耳之病，人多知求治于肾。然治疗耳疾，决非一个补肾了之。肾虚自可病耳，然肝胆之气亢上，心家之火上燎，皆可病耳。必明辨病机，审查病因，方有痊愈之机。

邱某，女，38岁，无极县牛辛庄人。初诊时间：2006年9月3日。患者左耳鸣。兼见：不欲用脑思考，难寐，健忘，时腰痛，乳房胀痛。脉细，稍急，滑甚，尺脉弱。分析：肾虚则健忘，腰痛；肾水亏则木火亢于上而见耳鸣、乳房胀痛；肾水亏、木火炽则阳难入于阴，故见难寐；肾亏脑髓不充，故不欲用脑。盖谋虑者，

肝木之动也；水亏，难以受木之耗也。处方：枳实、厚朴、半夏、苏子、石菖蒲、丝瓜络、瓜蒌、桔梗、麦芽、神曲、竹茹、黄芩。服药1周，乳房胀痛消。去枳实、厚朴、丝瓜络，加合欢皮、丹皮、沙参、玄参、鸡血藤。继服3周，病若失。

李某，男，11岁，住石家庄东岗路。初诊时间：2007年8月24日。患者神经性耳聋5年，耳背，易怒，易泻，视力差，皮肤生小白疱如针眼大。脉滑，肝脉弱，尺脉弱。此为痰伤肝肾。处方：黄芩、石菖蒲、远志肉、川续断、前胡、生麦芽、茵陈、竹茹、清半夏、川贝母、地龙、桔梗、苏子。服药2周后，听力进；4周后，症大减。

裴某，女，78岁，无极县店尚村人。初诊时间：2008年1月12日。患者先因耳痛后晕住院7天，烦，聋，不寐，大便3天一行，不干。脉滑洪急浑，木过。此为痰火郁。处方：黄芩、败酱、红藤、半夏、苏子、夜交藤、牡蛎、地龙、白芍、竹茹、麦芽、丹皮。1周寐已佳，脘难受则悸；随症加减，2周愈。

尹某，女，27岁，无极县牛辛庄人。初诊时间：2008年2月24日。患者不能触及凉物，头憋闷，耳鸣。脉滑略洪，实。此为木郁。处方：黄芩、瓜蒌、半夏、苏子、贝母、白鲜皮、槟榔、三棱、莪术、神曲、麦芽、火麻仁。1周后畏凉减；3周耳鸣减，大便好转。

赵某，男，41岁，无极县小陈村人。初诊时间：2008年9月20日。患者耳鸣，痰多，头昏蒙，畏冷、易中风而喷嚏连连，诸症酒后加。舌苔腻，脉浑，尺脉弱。此痰阻肾虚。痰为土实，酒乃水谷悍气，饮酒土更实，故饮后加重。处方：清半夏、石菖蒲、黄芩、红藤、地龙、桔梗、苏子、枳实、厚朴、藿香、竹茹、丝瓜络。服药1周，至10月18日复诊，头清，耳已不鸣，诸症大减。2011年9月23日复因胸闷来诊，前病未复发。

魏某，男，42岁，无极县甄村人。初诊时间：2009年7月25日。患者耳鸣，后头拘急，易怒，汗则减。脉弦滑稍硬，尺脉弱。曾在本村服药（补肾之药），药后后头难受，怕冷，畏风。此值长夏，土盛之时，脉见滑为痰、为湿热，弦者，土引木来疏，尺脉不足为水亏。处方：黄芩、藿香、石菖蒲、瓜蒌、清半夏、竹茹、厚朴祛其痰，桔梗、白芍、丹皮生金以壮水且以制木之亢，薄荷、葛根以清利头目，地龙以通导之。1周头拘急减，中午头难受，此病既属热，或再用热药使然。处方：黄芩、冬瓜皮、石菖蒲、秦皮、赤芍、红藤、败酱草、沙参、丹皮、桔梗、桑叶清凉化痰助金。3剂后头难受，继而汗出较多，症大减。所以然者，热积于内，今予凉药，阴阳交合，汗于是作；汗既出，阴阳平衡，病于是减。

### 12. 足跟痛案

肾者主水，水性下溜，故人体之下部，肾之位也。足跟位于人体之下极，肾经起于足下，绕足跟而上行，故足跟之病，主治于肾。

陈某，男，18岁，无极县固汪村人。初诊时间：2007年1月20日。患者足跟痛，腰弯则痛，手足凉而多汗，劳则凉汗尤著。舌苔白腻，脉弦细，弱而尺脉尤甚，左滑。化验：尿酸高。此为肾虚血亏，痰湿阻滞。处方：鸡血藤、川牛膝、地龙、附子、桂枝、石菖蒲、苏子、怀牛膝、山药、白术、竹茹。服药1周，舌苔净，症减；2周痊愈。

刘某，女，35岁，石家庄铁道学院教师。初诊时间：2006年7月7日。患者足跟痛，难久行，腰痛，小腹胀，大便每日一两行，因卵巢囊肿切除一个卵巢。苔腻，脉浑滑，尺脉弱。证属痰阻肾虚。处方：半夏、浙贝母、瓜蒌、石菖蒲、茯苓、厚朴、地龙、楮实子、竹茹、郁金、苏子、桔梗。3周，走路稍多，小腹愈；4周痊愈。

李某，女，26岁，四中教师。初诊时间：2006年12月15日。患者足跟痛，足心不适，哺乳6个月，奶少，昼甚，腰痛，纳可，大便日一行。脉滑，弱而尺稍著，木郁。此为痰郁，肾虚。处方：楮实子、秦艽、地龙、山药、黄芪、威灵仙、狗脊、鸡血藤、石菖蒲、黄芩、茵陈、丝瓜络、竹茹、苏子、桔梗。2周后，足跟痛减，晨初下地稍加，仍奶少；4周后，奶多；继服1周痊愈。

杨某，男，46岁，住石家庄市城角庄。初诊时间：2008年12月10日。患者右足跟痛，嗜睡，半夜饿，面玄。苔腻，脉滑弦，尺脉弱。为肾虚，有痰。处方：川牛膝、威灵仙、清半夏、郁金、赤芍、狗脊、楮实子、山药、怀牛膝、鸡血藤、地龙、竹茹、桔梗、苏子。4周愈。

范某，男，56岁，无极县西东门村人。初诊时间：2009年6月28日。患者右跟骨骨刺，疼痛。脉滑洪，土脉盛，尺脉弱。脉属水亏，痰火。处方：川牛膝、防己、鸡血藤、白芍、郁金、丹皮、红藤、石菖蒲、地龙、威灵仙、竹茹、白茅根。1周减，3周愈。2010年12月18日复发，仍宗上方治愈。

### 13. 落发、斑秃案

地有草原，人有毫毛；地有森林，人有毛发。草原、森林，有水乃长，毫毛、毛发有血水乃盛。人之年老，肾水既亏，故毛发枯焦而脱落。设若青壮年之人毛发脱落，非因血水之亏，即为血水阻遏，不得上达。阻者通其滞，虚者济其乏，则病已矣。

孟某，女，36岁，河北工业职业技术学院职工。初诊时间：2006年3月17日。

日前右头发现一块头发脱落，3日前后顶亦脱落一处。苔偏黄腻，脉滑，稍浑急，左尺脉弱。证属痰热，肾虚，血滞。肾虚水亏，木失滋养，毛发于是失荣。处方：瓜蒌、浙贝母、半夏、白鲜皮、沙参、地龙、苏子、桔梗、败酱、合欢皮、生麦芽、鸡血藤、冬瓜皮。2周斑秃处生少许绒毛，患者停药。1月后再次脱落，脉沉弦，有间歇，尺脉弱，血压150/100mmHg，苔中后部黄腻。此为肾虚痰滞。处方：山药、秦艽、茵陈、楮实子、石菖蒲、远志肉、瓜蒌、合欢皮、丹皮、地龙、生麦芽、柴胡、苏子、桔梗。2周苔腻减，斑秃处略见绒毛；继服2周，血压130/90mmHg，脉律齐，继服2周停药；2006年11月随访，头发完好如初。

刘某，女，36岁，河北灵寿人。初诊时间：2007年2月23日。患者头发脱光1年，眉亦脱，又生，（脱发发于服治疗腰间盘突出症的药后）现满头光，偶有白毛，面黄，腰痛，大便可。后苔略黄腻，脉滑急细，左浑滞，木郁。此为血虚夹痰。处方：鸡血藤、当归、丹皮、赤芍、生地黄、玄参、天花粉、葛根、地龙、党参、山药、茵陈、桔梗、苏子。服药4周后，头上可见黑茬，苔近净，脉急减；8周后，腰痛减；12周后，头上有黑茬。

韩某，男，35岁，无极县东郝庄人。初诊时间：2007年7月29日。患者落发而发稀，颠顶几光，阳弱，房事后腰痛。后部舌苔腻，脉滑大，尺脉欠。此为痰热伤肾。处方：黄芩、白芍、牡蛎、石斛、女贞子、狗脊、山药、清半夏、苏子、竹茹、龙胆草。随症加减，3周后毛发见长，精神增；4周后舌苔净，毛发显著增多、增长；11月3日，酒后发又见落，仍宗上方治愈。

张某，男，29岁，无极县郝庄人。初诊时间：2007年9月16日。患者落发过半，毛发稀疏，颠顶毛发几无。仅存之毛发亦萎黄干枯。兼见：腰酸，咽有痰。脉细濡，尺脉弱，肝脉反滑。此为肝肾亏而痰火盛。处方：黄芩、败酱、芦根、柴胡、生麦芽、葛根、瓜蒌、远志肉、地龙、鸡血藤、茵陈、竹茹。服药1周，咽痰减，腰酸轻；随症调方，继服2周，毛发生长，变黑；继服2周，新发在颠顶长至寸许。

贾某，女，24岁，无极县东南丰村人。初诊时间：2008年4月6日。患者满头毛发斑驳脱落，大者如拳，小者如钱，月经错后10余天。后部舌苔腻，脉滑弦急，尺脉欠。此为痰浊下阻，肾虚。处方：黄芩、瓜蒌、浙贝母、桔梗、清半夏、红藤、败酱草、芦根、生麦芽、焦神曲。随症加减，2周后可见发生细小白毛，6周后毛变长，7周后开始变黑。

于某，女，37岁，石家庄市城角庄人。初诊时间：2009年5月27日。患者脱发，斑秃，腰痛，健忘，罢极失准，易怒，下肢乏力，食则脘胀，寐差。

中后苔腻，脉滑，右关洪，尺脉弱。证属脾实，痰火伤肝，肾亏。处方：黄芩、槟榔、防己、大黄、茵陈、合欢皮、丹皮、茯苓、清半夏、苏子、桔梗、枳实、厚朴、瓜蒌、浙贝母、败酱。1周后，斑秃见黑茬，前方加减；5周，斑秃愈，右乳突下淋巴结肿大。

王某，女，45岁，无极县北虎庄人。初诊时间：2009年6月13日。患者斑秃，大小不一，边脱边长，健忘，腰痛，下肢或肿，脘痞，耳塞。舌苔略腻，脉滑，肝脉亦然而不弦，尺脉弱。此为肾水亏，痰伤肝木。处方：瓜蒌、生麦芽、合欢皮、清半夏、苏子、赤芍、红藤、鸡血藤、竹茹、石菖蒲、芦根。服药1周，不再脱发，原脱发处生出新发，2周愈。此脱发之愈速也。

张某，女，35岁，住石家庄市工农路。初诊时间：2009年9月9日。患者感冒，痰多，月经提前10天，健忘，腰痛，觉不能翻身，有时心悸，脱发，大便2天一行。苔腻，左脉弦欲促，尺脉弱，右滑。为痰实心，水亏。处方：瓜蒌、浙贝母、山药、丹皮、茯苓、石菖蒲、黄芩、败酱、柏叶、地榆、川续断、桔梗、苏子。1周感冒愈，胸闷；2周腰痛减轻，胃脘嘈杂，易醒；3周胃脘嘈杂减轻，脱发减轻；随症加减，又服1周后，诸症减轻，翻身已自如。

王某，女，28岁，无极县店尚村人。初诊时间：2009年9月20日。患者2007年3月25日小产后半年不孕，在此治愈。现落发，头顶发已显著稀疏，腰酸，头痛。舌苔中后部腻，脉滑，肝肾脉不足。此脉乃肝肾亏而痰阻。处方：川续断、川牛膝、狗脊、沙参、怀牛膝以补肝肾，清半夏、苏子、石菖蒲、竹茹以化痰浊，地龙、鸡血藤、红藤以通行气血，使发得养。2周新发生出，诸症皆消。

王某，男，28岁，中医学院职工家属。初诊时间：2010年1月1日。患者落发，目涩，多梦，胆息肉，大便日一行，溏，面黄。脉缓滑，木欠畅，肺脉过。此为中有痰火，实肺郁肝，金不生水，草木失养。处方：黄芩、败酱、芦根、地龙以调肝，浙贝母、冬瓜皮、白鲜皮、秦皮、桔梗、苏子、瓜蒌清热化痰以肃肺，清半夏、夜交藤调理阴阳，使水能上济，以养草木。服药1周，落发减轻，目涩亦减。

付某，男，16岁，无极县店尚村人。初诊时间：2012年7月7日。患者原因痤疮在此治愈。现头生斑秃6片，大片者如鹅蛋大，在北京治疗，予滋阴生发之品，如何首乌等后加重，故来此。苔腻，脉滑洪。此痰浊阻滞，津不上承，发失养而落，滋阴之品，滞腻更甚，如抱薪救火，撒冰温身，于事何济！处方：瓜蒌、清半夏、竹茹、藿香、黄芩以祛痰浊，黄芩合柴胡、秦皮、生麦芽、鸡血藤以繁木，芦根、地龙以除津液上升之滞碍。2012年7月18日斑秃近愈，发茬均生，发白，大便每日一两次；10月6日痤疮复出于面，发生，斑秃皆消，白发仅剩右侧一处如枣大。

### 14. 遗尿案

肾主封藏，尿之不藏，是为遗尿。主治在肾。然肾所以不藏者，有肾家本虚者，有肝木亢而疏泄太过者，有痰浊干犯，水受土乘者，有火烈而肾水不静谧者，临床当辨。

魏某，男，12岁，鹿泉人。初诊时间：2006年9月22日。患者夜寐之时每每遗尿于内裤，面色黄，纳呆，或腹痛。苔腻，脉细滑急，尺脉弱。证属痰食积滞，伤及于肾，精不得藏。处方：焦神曲、炒麦芽、炒山楂、鸡内金、山药、黄芩、柴胡、半夏、浙贝母、竹茹、桔梗、苏子。服药1周，尿2次，后苔仍腻；2周纳增，仍尿2次，腹已不痛；3周尿1次，无不适；4周未尿，痊愈。

卢某，男，15岁，无极县西两河村人。初诊时间：2006年7月2日。患儿几乎每夜遗尿而不睡觉，纳呆。舌苔黄腻，脉滑细弱。证属肾虚痰积。处方：半夏、苏子、神曲、石菖蒲、茯苓、炒莱菔子、山药、吴茱萸、乌药、厚朴、怀牛膝、黄芪。服药1周，纳增；2周，舌苔近净；3周，遗尿减少，共遗2次；4周，咽中觉痰多；5周以后未再遗尿，诸病皆愈。其间据证方药略有增减。

卢某，女，16岁，无极县西两河村人。初诊时间：2006年7月22日。患者9岁时身体发胖，与此相伴，发生遗尿。现每日必遗，遗时梦中寻厕，既"寻得"而遗，遗半而醒，心甚忧愧。脉沉而滑细。证属肾家湿阻。处方：黄芩、半夏、石菖蒲、苏子、吴茱萸、山药、神曲、麦芽、茵陈、天花粉、肉桂。服药1周内，共遗尿3次；去肉桂，防其过服心药不利于肾水，加泽泻、党参，以补益其脏而行水，继服2周痊愈。2009年5月23日遗尿复发，每周遗尿3次，仍宗上方，4周治愈。

按：女当二八，肾非虚时，发胖脉滑，为痰浊内盛，痰为土邪，因实肾水（所谓某脏实者，邪干也，非精气盛也），肾实，故见沉脉。半夏等以化痰祛邪，茵陈等繁木，繁木所以制痰土之邪，消肾水之实，肉桂等以壮水中之火，所以泄水家之实。

刘某，男，5岁，住石家庄市西里小区。初诊时间：2007年7月27日。患者遗尿，纳呆，多动，注意力不集中，大便1～2天一行。后苔腻，脉滑，弱。此为痰食积滞，肾虚。处方：焦神曲、炒山楂、炒麦芽、鸡内金、浙贝母、石菖蒲、茯苓、生牡蛎、山药、黄芩、槟榔、桔梗、苏子。服药1周后，症减，偶遗尿，矢气多；2周愈。

李某，女，88岁，宁晋人。患者咳而遗尿，烧心，耳聋，右胁不适。舌苔腻，脉滑弦，木过而郁。为中有痰浊，引木来疏，疏而不畅，且伤本虚之肾水。处方：前胡、白鲜皮、藿香、黄芩、石菖蒲、百部、苏叶、厚朴、焦神曲、火麻仁、炒杏仁、清半夏、槟榔、桔梗、苏子。1周后咳不遗尿，又1周诸症均减。于2009年10月30日因右上肢疼，时烧心前来就诊，自言先前遗尿已痊愈。原方加减，服药1周后诸症减轻。

按：老人遗尿，常以肾虚为本，肾虚则导致木亢，疏泄太过、太急迫而致遗尿。治疗此疾，以化痰生金为关键，盖补肾之品，性多滋腻，反助痰浊，痰浊愈盛，肾水难复。生金所以消痰土之实而壮匮乏之水，还可制亢奋之木。故方中多用化痰、生金之品。

张某，男，26岁，无极县牛辛庄人。初诊时间：2009年10月18日。患者尿难禁而时遗，早泄。脉洪滑急（痰火），尺脉弱（肾虚则不能藏精）。处方：黄芩、苏子、桔梗、清半夏、竹茹以化痰热，丹皮、冬瓜皮、白鲜皮、厚朴以蜇降，生牡蛎以藏精。1周减，3周愈。2010年12月26日复因屡次感冒来诊，前病未复发。

### 15. 股骨头坏死案

股骨头之坏死，病位在骨，骨属肾水。但脾有邪，其气在于两髀。故痰浊者，下溜可致本病。盖痰浊其性壅滞，血行为之不畅，西医称其为缺血性坏死是也。治疗本病，单纯活血，未必属上策，须知血行不畅之因，审因而治之。

彭某，女，55岁，无极县西河流村人。初诊时间：2008年4月19日。患者股骨头坏死，右髋疼痛至膝，全身乏力。脉滑急，弦，尺脉欠。此为痰阻日久成瘀，进而伤肾。处方：川牛膝、路路通、石菖蒲、鸡血藤、清半夏、地龙、竹茹、苏子、威灵仙、红藤、黄芩。3周后，行走方痛；随症调方，3周后外展腿方痛。

王某，男，69岁，城角庄人。初诊时间：2009年2月25日。患者耳背，腰痛，左下肢疼，股骨头坏死，大便二三日一行。苔腻，脉滑，力度不一，尺脉弱，木欠。属肾虚痰滞。处方：石菖蒲、茯苓、厚朴、山药、狗脊、苏子、鸡血藤、郁金、川牛膝、桔梗、清半夏、瓜蒌、浙贝母、竹茹。1周后症减，前方加减。

牛某，男，61岁，无极县西两河村人。初诊时间：2009年3月14日。患者左股骨头坏死，臀及下肢疼痛。苔黄腻，脉滑大，弦急，尺脉不足。处方：红藤、鸡血藤、地龙、丹皮、川芎、赤芍、川牛膝、王不留行、路路通、丝瓜络。2周疼痛减。

按：本病有股骨头密度改变者，有股骨头塌陷者，塌陷者症状难消。中医治疗不在于改变影像，使其复原，而在于除邪，使血气通畅，则病变难以进一步发展，症状明显减轻，则维持现状，亦为不错之选择。

### 16. 尿路感染（尿之频、急、灼、痛）案

人之膀胱属肾水，内存尿液。尿之多余者，当由肝木疏泄于外，不使肾实为患。尿之不多者，当贮藏于内，是为人之精水。设若膀胱空空，终日全无点滴，则人必见肾虚，甚至危及生命。然膀胱之尿本不多，本不当排而尿频者，病也。此必肝胆木之火频欲下泄，或肾家亏虚，不任久藏，医者察焉。

陈某，男，61岁，无极县固汪村人。初诊时间：2007年5月27日。患者尿灼，小腹满，大便不畅，矢气不得。苔腻黄，脉弦数。此为痰火下阻。处方：槟榔、白茅根、乌药、车前子、枳实、厚朴、栀子、黄芩、石菖蒲、防己、竹茹、瞿麦、木通。服药1周，晨发痛泻，尿后灼；继服1周愈。

辛某，女，20岁，河北医科大学学生。初诊时间：2007年7月27日。患者尿频急，晨腰痛，大便1～2天一行。后苔白腻，脉滑沉。此为水家痰热。处方：白茅根、防己、瞿麦、车前草、浙贝母、黄芩、前胡、瓜蒌、地龙、木通、益母草、茵陈、秦艽、桔梗、苏子。1周愈；后又因便带血来诊，1周愈。

张某，男，46岁，无极县牛辛庄人，初诊时间：2008年3月23日。患者下腹坠时尿频，苔白，略腻，右脉滑，左脉弦滑。此为痰伤肝。处方：白茅根、乌药、石菖蒲、防己、白芍、瞿麦、厚朴、半夏、苏子、藿香、黄芩、竹茹、夜交藤。1周减，4周愈。

尹某，男，29岁，无极县店尚村人，初诊时间：2008年4月6日。患者尿频，多汗，腰痛，大便日一两次。苔略腻，脉滑洪急，木尺脉弱。此为肝肾亏，痰火。处方：白芍、瓜蒌、薏苡仁、郁金、牡蛎、麦芽、鸡血藤、红藤、川牛膝、怀牛膝、竹茹。3周愈。

付某，男，21岁，司法警官学院学生。初诊时间：2008年6月4日。患者尿道疼痛，尿频，大便一两天一次。脉滑稍弦。为痰热下溜。处方：川牛膝、地龙、瞿麦、车前子、合欢皮、防己、竹叶、清半夏、浙贝母、黄芩、败酱、丹皮、乌药、桔梗、苏子。1周尿道痛减，尿频减。

成某，男，26岁，无极县罗庄人。初诊时间：2009年2月7日。患者尿频而不畅，小腹疼痛，咳，罢极失准，蒙晕，寐少而不实。脉滑细急，肝肾脉弱。此为痰火，肝肾亏。处方：橘核、乌药、清半夏、桔梗、瓜蒌、败酱、石菖蒲、柏子仁、夜交藤、竹茹、前胡。1周腹痛消，晕蒙减；3周愈。2010年11月7

日复因耳鸣来诊，宗前方。

付某，女，58岁，住石家庄市燕港新村。初诊时间：2006年11月24日。患者患腺性膀胱炎，小便时难受，尿不净，上火则更甚，下肢乏力，腰酸痛，尿红细胞（2+）。脉滑，稍急，尺脉欠，左尺弦。此为痰火下溜。处方：白茅根、瞿麦、车前子、白芍、川贝母、益母草、茵陈、防己、地榆、瓜蒌、地龙、琥珀粉、桔梗、苏子。1周后，小便减，脉左尺弦减；2周后，膀胱炎已愈，腰酸痛减，但觉晕；3周后，病愈。

赵某，女，62岁，住石家庄市长兴街。初诊时间：2009年5月20日。患者胃脘不适，时胸痛，有膀胱炎，尿频，尿少，时尿血，口干苦，面白，大便日一行，时干。脉滑，偏沉细，左关不畅，右关稍弦。为痰火，木不疏畅。处方：黄芩、茵陈、败酱、瓜蒌、瞿麦、焦神曲、白茅根、乌药、橘核、合欢皮、秦艽、地龙、川贝母、桔梗、苏子。1周症减，未尿血，仍热痛，前方进退。

张某，女，59岁，无极县齐洽村人。初诊时间：2009年6月27日。患者尿频急而灼，面胀，腰、左下肢疼痛。舌苔腻，脉滑洪，肾脉欠而脾脉盛。此为痰热伤肾。处方：黄芩、败酱、瓜蒌、清半夏、浙贝母、防己、栀子、白茅根、车前草、前胡、知母。1周减，3周愈。

李某，男，35岁，住无极县城。初诊时间：2009年10月3日。患者原睾丸坠痛，在此治愈，现尿频急，下腹两侧时胀，健忘。1周愈。2010年7月17日复发，仍宗上方。

### 17. 阴囊、睾丸坠胀、肿痛案

阴囊、睾丸所主者为生殖发育，故病位当在肾。所以坠胀、肿痛者，有痰浊下溜、阻滞所致，有肝木横恣、气不调达者。化痰、调气疏肝是为大法。

张某，男，20岁，无极县小西门村人。初诊时间：2007年8月26日。患者小便不畅，阴中憋胀、痛，尿口灼痛，鼻塞，大便溏、不畅。后苔腻，脉滑弦。为痰伤肺肝。处方：桔梗、苍耳子、败酱、白茅根、苏叶、半夏、苏子、石菖蒲、地龙、木通、茵陈、瞿麦、通草、红藤。3周尿口灼痛减，小便稍畅，鼻有时痛，随症加减；5周苔净，近愈；此后2周又有反复，前方进退。

郭某，男，29岁，无极县东朱村人。初诊时间：2009年1月3日。患者阴囊憋痛，背两侧疼痛，脘痞，大便初硬后溏，寐不实，多梦，易怒。脉弦滑细。此为痰郁木，血虚生热。处方：黄芩、乌药、白芍、清半夏、枳实、厚朴、焦神曲、藿香、丹皮、瓜蒌、竹茹、橘核。3周晨痰多，阴囊憋痛减。3月14日领人来诊，其病愈。

张某，男，35岁，住石家庄市丰和苑。初诊时间：2009年2月8日。患者有睾丸炎、附睾炎，右侧睾丸大如鸡蛋2月余，3倍于左侧，疼痛牵及小腹，1月2日发热后用西药，现又热。苔腻黄，脉滑稍浑，肝脉亦滑，尺脉弱，略沉。为痰伤木水。处方：黄芩、清半夏、川贝母、槟榔、木瓜、竹茹、败酱、前胡、藿香、生麦芽、茵陈、桔梗、苏子、枳实、厚朴。6周已无症状，睾丸仍大，右小腹已不痛。中苔偏黄腻，脉滑略沉，肝脉弱反滑（肝脉应当微弦，今不弦反滑，滑者痰也，痰伤肝使然）。为痰伤木水。处方：黄芩、川贝母、地龙、橘核、槟榔、白茅根、防己、石菖蒲、青皮、败酱、独活、竹茹、桔梗、苏子、枳实、厚朴。至3月20日，睾丸肿大略见小，已可骑车；1周又见小，欲泻；2周右侧睾丸仍硬大，见小，两倍于左侧；4周右侧睾丸见软，症消，宗前法加减。

刘某，男，25岁，住红旗大街。初诊时间：2012年2月15日。患者左侧睾丸胀，下垂，阳弱。后苔偏腻，脉细弱。此为气血亏，水亏，痰结。处方：黄芩，丹皮，薤白，瓜蒌，清半夏，浙贝母，橘核，夜交藤，乌药，石菖蒲，地龙，山药，桂枝。加减四周痊愈。

### 18. 白发案

发生于头，头为最高处，脑藏于内。肾主骨生髓，髓之会是为脑。肾者主水，其华在发。此恰如高山之上，水泉透出，原始森林油然繁茂矣。设若水泉不出，阳光曝晒，则森林枯而叶萎不泽，人之白发之理亦如之。人过中年，阴气自半，水不泽发而见斑白则不作病论。但当青少之年，白发出现，则属病变。究其所因，虽有肾水亏虚，但多因痰热所伤，水道阻塞而不上达，未必皆须补肾。

张某，男，12岁，无极县东陈村人。初诊时间：2007年6月17日。患者白发斑驳，后头尤甚。舌尖红，脉滑急，洪。考虑为痰热伤肝肾。处方：黄芩、葛根、天花粉、生地黄、玄参、丹皮、白芍、女贞子、石斛、茵陈、生麦芽。随症调方，服药7周，偶见白发生黑根，停药。

姚某，男，7岁，无极县东罗尚村人。初诊时间：2009年7月4日。患者自3岁即见白发，逐渐增多，现白发超1/3，纳呆，恶心，腹痛，脘痞。苔剥，脉滑数，尺脉弱。脉滑数为痰食积热；热久肾水受伤，故见尺脉弱；肾亏水不上泽，发于是白。处方：焦神曲、生麦芽、山楂、黄芩、藿香、清半夏、苏子、竹茹、石菖蒲、瓜蒌。1周脘腹舒，2周纳增，3周未见新生白发，停药。

### 19. 肾、输尿管结石案

西医论病，唯从形质，故有结石之病，此固有道理也。然人之病，乃有不必拘于形者，此当牢记。或有病形，而无病感；或有病感，而无病形。前者未必算病，后者不可不医。故结石之病，经治而石下，从二便而出，此固佳；或结石不除，症状已消，此亦为愈。

吕某，女，44岁，无极县田庄人。初诊时间：2007年7月7日。患者在县医院经B超发现肾结石、子宫肌瘤，不愿手术而来就诊。现觉小腹、腰疼痛，下肢酸麻，健忘，白带多，额内疼痛，阴天及晨加。脉滑，尺脉弱。白带为痰，余著《痰证论》已详论。结石为痰浊凝结而成。此为肾虚，痰湿。痰为阴浊之体，阴天湿浊盛故症状加重；晨时气升，肾虚更著，故晨加。处方：清半夏、焦神曲、炒麦芽、炒莱菔子、厚朴、石菖蒲、藿香、苏子、地龙、竹茹、威灵仙、独活、金钱草。服药1周，下肢酸麻减；随症调方，至8月2日复查B超，结石已无，诸症皆愈。

王某，男，22岁，河北大学学生。初诊时间：2009年4月1日。患者输尿管结石，1.0cm×0.7cm，剧痛，大便日一行，略干，小便红。后苔白腻，脉弦滑，尺弦。证属痰浊阻滞伤肾。处方：石菖蒲、清半夏、白芍、瓜蒌、川贝母、黄芩、金钱草、车前子、乌药、枳实、苏子、厚朴、桔梗。服药2周，再诊，结石近膀胱口，前方加减。

靳某，女，24岁，无极县北远村人。初诊时间：2010年1月30日。患者右肾结石，右腰部疼痛，乳腺增生，乳房胀痛，动则心悸，月经两月一至。脉滑洪，稍数，肝脉亦滑，尺脉欠。夫痰浊内生，肝脉受侮，疏泄不出，凝结乃成结石，肾家正虚，因而停留，邪犯于虚处也。处方：瓜蒌、石菖蒲、黄芩、金钱草、清半夏、败酱、枳实、厚朴、竹茹以化痰降浊，丹皮、白鲜皮使金降而生水，之所以不用熟地黄类补肾药，盖滋腻助水则痰浊更盛也，故以生金之法以补肾，乌药以行肾家之气。服药1周，其间腰痛较著1次，复查B超，结石乃无。

### 20. 先兆流产、流产案

肾主生殖发育。胎儿需要阴血之养，阴水充而血脉足，且供养之路畅通，则胎儿发育正常。反之，阴水干涸、血脉不充、血水之路阻塞，则可危及胎孕，甚则流产。此外，尚有毒物损害、暴力损伤等等，应另当别论。

李某，女，31岁，无极县牛辛庄人。初诊时间：2008年8月24日。患者孕2月余，先下血，继而小腹坠胀，左腰部觉累，便秘，数日一行。脉滑急，略洪，尺脉弱，肝脉反滑。此水亏痰扰，肾不足以载胎，肝不足以生生（前"生"是助之意，后"生"是生命之意，指胎儿）。处方：黄芪、当归、桔梗、苏子、玄参、桑寄生、川续断、菟丝子、山药、茯苓、竹茹。2周诸症消。

张某，女，35岁，藁城市张村人。初诊时间：2009年9月26日。患者孕7周余，阴道见红，色黑，小腹下坠，面赤，头晕，健忘，下肢轻度肿胀。脉滑洪，肝脉亦然，尺脉弱。尺脉弱者肾虚，载胎无力而欲堕。肾水亏于下，则心火亢于上，于是面赤、头晕。处方：川续断、桑寄生、菟丝子、黄芩、生麦芽、天冬、楮实子、阿胶、山药、地榆、砂仁。1周血止，2周坠消。

### 21. 肾积水案

牛某，女，57岁，无极县西南丰村人。初诊时间：2007年11月17日。患者右肾积水，腰痛，行输尿管手术，术后复发。兼：头昏蒙，腹痛，夜胸部阵凉至足，下肢烦，阴痒。舌苔腻黄，脉滑大，尺脉弱。脉滑、苔腻黄为痰火，尺弱者肾虚。处方：黄芩、清半夏、瓜蒌、藿香、竹茹以清化痰火，苏子、石菖蒲化痰浊而益肾，芦根、地龙、茯苓通降郁积之水。1周症状减；4周症状消，停药。

周某，男，28岁，无极县西南丰村人。初诊时间：2008年11月22日。患者两肾积水，腰酸痛，阳弱，健忘。舌苔后部腻，脉滑细，尺脉弱。此痰积于下，肾虚而不能主水。处方：清半夏、竹茹以化痰，石菖蒲、苏子化痰而益肾，厚朴、狗脊、独活、茯苓以除下积之浊，山药、黄芪、怀牛膝以补肾。1周痛消，仍酸；调方继服2周；2月2日复查，有轻微积水，无症状。

### 22. 癃闭案

肾受五脏六腑之精而藏之，藏中有泄，无泄则无藏。藏之不秘则为遗精、遗尿、滑泄等，藏之太固，则为癃闭、便秘等。今之癃闭者，藏之太固也。

王某，男，48岁，住无极县城。初诊时间：2012年6月2日。患者尿不畅，便秘，耳鸣。舌苔略腻，脉浑弦，尺脉弱，肝脉欠畅。苔腻、脉浑为痰滞，滞则气机不畅，故见尿频、便秘，痰为脾实，肝木受侮使然。土家实则乘水，肾家亏乏，故见耳鸣、尺脉弱。处方：赤芍、红藤、鸡血藤、竹茹、合欢皮以繁木，瓜蒌、清半夏、苏子以化痰，丹皮、杜仲以补肾，白茅根以利尿，枳实、厚朴以降气。1周减，4周愈。

赵某，女，62岁，住石家庄市长兴街。初诊时间：2009年5月20日。患者胃脘不适，时胸痛，有膀胱炎，尿频，尿少，时尿血，口干苦，面白，大便日一行，时干。脉滑，偏沉细，左关不畅，右关稍弦。为痰火，木不疏畅。处方：黄芩、茵陈、败酱、瓜蒌、瞿麦、焦神曲、白茅根、乌药、橘核、合欢皮、秦艽、地龙、川贝母、桔梗、苏子。1周症减，未尿血，仍热痛，前方进退。

尤某，男，59岁，住无极县城。初诊时间：2012年10月28日。患者尿难以排出，恶心，脘痛。舌苔腻，脉滑洪，关弦，左尺脉弱，脉时促。脉滑、苔腻为痰，痰阻于中，气机不畅，故膀胱之津液难以气化而出。痰中阻，引木来制，肝木上升，与胃之降相反，故脘痛，恶心。痰上达于心脉，心脉受阻，故见脉促。处方：瓜蒌、石菖蒲、清半夏、藿香化痰降浊，枳壳、苏木、赤芍、益母草开通心脉，地龙以通经。2 周尿畅，脘仍难受；调胃，继服 1 周愈。

### 23. 性冷漠案

肾主生殖发育，男子精盛则思室家，女子阴血盛则受胎孕。性之冷漠，首关乎肾。临床肾虚之人，多有此病，然临证之际，多缘碍口，羞于启齿，故案例可举者不多。

王某，女，40 岁，无极县店尚村人。初诊时间：2007 年 11 月 3 日。患者性冷漠，脘胀，咽有痰，腰酸，时发头晕，大便日一行。脉滑细弦，尺脉弱。此为阴血亏少，中焦痰阻。处方：白芍、丹皮、白鲜皮、沙参、厚朴、茯苓、半夏、桔梗、石菖蒲、鸡血藤、神曲、炒莱菔子、竹茹。2 周诸症减。

按：患者中焦生痰，下溜伤肾，故见腰酸、性冷漠，肾虚则木失养，加以痰浊伤肝，故见头晕，《素问·金匮真言论》："东风生于春，病在肝，俞在颈项。"故见咽中痰多。本方用半夏、桔梗等以化痰，石菖蒲等以开闭，且以金生水，痰去水复而症减。

### 24. 肾炎、肾病案

陈某，男，11 岁，无极县店尚村人。初诊时间：2008 年 2 月 23 日。患者发热后咽痛，声音嘶哑，尿中红细胞（+++）。脉滑急，细，尺脉弱。此为肾虚痰热。处方：黄芩、白茅根、山药、冬瓜仁、清半夏、苏子、茯苓、石菖蒲。服药 1 周，不发热，声嘶减；随症调方，3 周后，全身出疹，色红，咽痛愈，尿中红细胞（++），6 周后尿中红细胞（+-），继服 2 周，停药。

吴某，女，54 岁，晋州市雷陈村人。初诊时间：2009 年 5 月 30 日。患者有慢性肾炎，双下肢肿，尿中有管型，脚凉，不任久立。舌苔腻，脉沉滑，尺脉弱。此为肾虚，痰阻。处方：益母草、山药、车前草、瞿麦、生麦芽、合欢皮、茵陈、苏子、丝瓜络、地龙、石菖蒲、黑附子、泽泻。3 周后背部起红疹，下肢肿减，脚已不凉；2008 年 12 月 2 日尿蛋白（++++）；2009 年 8 月 20 日化验尿蛋白（++）。

宋某，男，26 岁，无极县郝庄人。初诊时间：2009 年 2 月 8 日。患者因有 IgM 肾病服用激素 2 年，每天 12 片，尿蛋白 3.2g/L，难瘥，白天不精神，咽中痰塞，左下肢憋胀，满月脸，向心性肥胖。苔略腻，脉弦细。处方：合欢皮、丹皮、石菖蒲、红藤、山药、秦艽、清半夏、苏子、茯苓、白茅根、车前子（包）。3 周后下肢憋胀减，激素减为每日 10 片；5 周后症状消失；3 月 20 日化验，尿蛋白阴性；至 4 月 8 日，激素减为每日 8 片；6 月 20 日减为每日 5 片；间断性服药至 10 月初，减为 2 片半；后逐渐停西药。至 2010 年 7 月 17 日已经停西药 3 周，症状消，化验正常。

米某，女，36 岁，无极县牛辛庄人。初诊时间：2009 年 4 月 18 日。患者慢性肾炎、肾衰，在省二院用激素治疗，满月脸，向心性肥胖，眩晕，下肢略肿，手颤，血压 280/180mmHg。舌苔略腻，脉滑洪，尺脉弦，肝脉沉滑。脉属肾虚，痰火。处方：黄芩、防己、槟榔、茯苓、三棱、莪术、清半夏、苏子、枳实、厚朴、竹茹、山药、生麦芽。1 周后血压 250/150mmHg；5 周后血压 220/180mmHg，下肢肿消，手已不颤；治疗 4 月，血压 160/110mmHg，稍有乏力、头晕，余症消。

秦某，男，43 岁，无极县东陈村人。初诊时间：2009 年 9 月 27 日。患者有Ⅲ型胶原肾病，下肢肿，腰痛及脊、髋，或恶心，难寐，尿蛋白 3.48g/L。舌苔略腻，脉浑滑，尺脉欠。脉属痰伤肾，肾水亏。处方：瓜蒌、清半夏、苏子、石菖蒲、黄芩、竹茹以化痰浊，益母草、车前子（包）、茯苓以导浊下出，山药、玄参、丹皮以益肾。6 周后症状皆消。

李某，男，43 岁，无极县北远村人。初诊时间：2010 年 7 月 25 日。患者 2010 年 3 月 20 日患阳弱、性交后阴痛，在此治愈。现为肾小球肾炎，尿潜血（+++），蛋白（++），两下肢肿，足凉、脐凉。脉沉伏，尺脉不起。此乃寒邪犯于太阳，内舍于肾，肾受寒邪而实，故觉足凉、脐凉，寒胜则水盛，故见下肢水肿。师肾气丸之义：附子、肉桂、丹皮、山药、泽泻、川牛膝、怀牛膝（以牛膝代生地黄），加白术以崇土制水，加防己以泄水。8 月 31 日化验，潜血消失，肿消。

王某，女，34 岁，无极县正村人。初诊时间：2010 年 8 月 28 日。患者有肾炎，脘痞，喝水则饱，头痛，尿蛋白（++++）。舌苔偏腻，脉滑，土实，肝肾脉不起。此痰伤肝肾，当先祛其痰浊。处方：枳实、厚朴、清半夏、苏子、黄芩、三棱、莪术、藿香、竹茹、石菖蒲、槟榔。3 周后脘痞减，改方：夜交藤、山药、石菖蒲、厚朴、炒莱菔子、泽泻、清半夏、苏子、瓜蒌、藿香、白术、桂枝。化裁治疗 6 周，尿蛋白（－），症状消。

张某，男，43 岁，黑龙江人。初诊时间：2012 年 5 月 25 日。患者有肾衰，尿频，久行小腿发紧，瘦，脘或疼，头昏胀，腰疼，血压 180/120mmHg，心情不好。2012 年 4 月 19 日化验：尿素氮 9.25mmol/L，肌酐 254.8mmol/L，RBC37.7×$10^{12}$/L，尿酸 491μmol/L。脉滑急弦，木过，尺脉欠。证属痰火引木，水亏。处方：瓜蒌、清半夏、浙贝母、黄芩、焦神曲、藿香、赤芍、丹皮、狗脊、山药、益母草、白茅根、桔梗、苏子。1 周后尿频大减，鱼际赤，目胀；加减 3 周后小腿发紧症减，尿频减，鱼际赤减。2012年6月18日化验：尿素氮12.61mmol/L，肌酐190.5mmol/L，尿酸509.9μmol/L。

耿某，男，41岁，无极县东辛庄人。初诊时间：2012年2月18日。患者为肾病1期，长期激素治疗，满月脸，水牛背，喉中水鸡声，声嘶，鼾声，胆红素7.10μmol/L，谷丙转氨酶47U/L，24小时尿蛋白0.8g/L，甘油三酯2.0mmol/L。苔白腻，脉滑急，尺脉欠。脉滑、苔腻为痰，痰为脾实，肾水受乘。肾水不达于舌则声嘶，水伤而不上，痰热则上壅，故鼾声发。处方：山药、楮实子、黄芪助肾填精，清半夏、苏子、瓜蒌、桔梗、石菖蒲以化痰，前胡以肃肺，厚朴以降浊。2周，喉鸣消，每2周激素减半片；6周声清，鼾声消；7月3日，化验均正常。

### 25. 夜尿多案

夜则阳入于阴，阴阳交合，氤氲化醇，生气滋生。设若肝木太过，疏泄逾度或肾家亏乏，藏之无权则夜尿频频，人之根本遂受戕伐。

魏某，男，56岁，无极县里家庄人。初诊时间：2008年2月16日。患者夜尿多，乏力，咽干。苔后部腻，脉滑洪，尺脉弱。为痰火肾虚。处方：黄芩、瓜蒌、半夏、桔梗、败酱、红藤、苏子、土贝母、夜交藤、地龙、竹茹、附子。1周咽干减；2周脉洪减，下肢无不适，苔净；3周夜尿两次，脉滑弦，洪大，尺脉欠，苔净，为肾不纳藏；随症加减，4周愈。

### 26. 肾不作强案

《素问·灵兰秘典论》曰："肾者，作强之官，伎巧出焉。"此论人之生理也。但近代所编之中医基础对此意义却未能阐明。余曾加以研究，发现该论贴切生理、临床，用于医病，获效之后乃不禁感叹"轩岐之入人也深矣"。盖"作"者，起也，兴也，创作也，振作也；"强"者，强大也，刚强也，坚硬也。"伎"通于"技"。伎巧者，技巧也。以此观之：人生6、7周岁（即古之女子7岁、丈夫8岁）时，肾气已经充实，则往往自过其度，拿不动的东西却自以为能拿动，无能力办成的事情却自以为能办成。另外，此时的小孩，已经有了朦胧的性感觉，比如男孩阴茎可以勃起，此亦为"作强"。该时期也是决定人将来之爱好、确定未来之方向的关键时期。此时兴趣的产生、小小的成功，对于人的一生都将产生十分巨大的感召力和吸引力。故此时正是小孩进入学习期的最佳时期，一旦某种学习获得小小的成功，都对其未来具有决定性的重大意义。余尝注意观察，不少的名家、艺人，其成功都源于6、7岁时产生的爱好。正所谓"伎（技）巧出焉"。故有"能力本有余，却以为做不到"者，属于无信心、无勇气、少自信之例，亦为肾虚所导致，咎在不得作强。

石某，女，45 岁，无极县吕村人。初诊时间：2008 年 6 月 29 日。患者自觉腰及下肢乏力，不任劳，但勉强劳动尚可，健忘。脉滑，偏沉，尺脉弱。此肾虚不得作强。处方：石斛、狗脊、黄芩、瓜蒌、茯苓、厚朴、石菖蒲、丹皮、郁金、山药、川续断、竹茹。1 周减，2 周愈。

胡某，女，58 岁，家住裕华区南位村。初诊时间：2011 年 6 月 29 日。患者蹲起难，耳背，此属肾不作强，本为己所胜任之事，却总觉得无法胜任。脉滑，弱尺脉尤甚。西医检查曾发现子宫肌瘤，宫颈纳囊。此肾虚而痰伤。处方：山药、怀牛膝、五味子、覆盆子、楮实子、丹皮以补肾，竹茹、桔梗以化痰，狗脊、石斛以强腰膝，苏子化痰补肾。6 周症减，2013 年 1 月 2 日因胃脘不适来诊，自云上次疗后已不怵劳，觉力增。

### 27. 更年期综合征案

《素问·上古天真论》曰："女子……七七，任脉虚，太冲脉衰少，天癸竭，地道不通。"此七七之期，乃更年期也；任脉虚者，乃阴水不足也，太冲脉衰少者，血不足也。阴血亏乏，是更年期之所病也。治此者，养阴血、滋肾水乃其关键也。但当审其兼夹，方可提高疗效。

赵某，女，52 岁，藁城市马圈村人。初诊时间：2010 年 7 月 11 日。月经年余未至，阵汗而欲尿，醒后难再寐，目不适，耳觉堵。脉滑浑，肝脉亦然，尺脉欠。肾虚则虚火上灼，灼而水欲上济，于是汗作，水终不及烈火，火迫而欲尿，水不藏火，故醒后难再寐。处方：丹皮、沙参、石斛、冬瓜皮以养阴，黄芩、瓜蒌、赤芍、红藤以退火，山萸肉以敛之，夜交藤以和阴阳。1 周汗减。

### 28. 遗精、滑精案

肾属水而藏精，肾水静谧，不受扰动，则精安而藏。设若痰浊土实，下扰肾水；肝魂不安，开泄飞扬；心猿意马，邪意妄念致肾水受激，难以安定，甚则滑遗矣。

丁某，男，49 岁，无极县西验村人。初诊时间：2009 年 3 月 15 日。患者遗精，头晕，寐短少，血压 110/90mmHg。舌苔腻，脉滑浑，尺脉弱。肾精既不藏，肝失涵养，故晕；精失，阳气失于蛰藏，故寐短。处方：黄芩、清半夏、石菖蒲、厚朴、瓜蒌、红藤、地龙、焦神曲、炒麦芽、竹茹、鸡血藤。1 周减，3 周愈。

卢某，男，60 岁，无极县牛辛庄人。初诊时间：2009 年 6 月 20 日。患者曾于 2008 年 9 月 7 日因脘痞、纳呆来诊。1 周减，2 周愈。现因滑精、嗜卧来诊，脉滑，右弦，左反不弦，尺脉弱。分析：脉滑为痰，痰生则引动肝木来疏泄，两相交争，故见右脉弦，左脉反不弦；精既滑泄，肾必亏虚，故见尺脉弱；肾精既失，上济不得，心神必疲惫，故嗜卧。当先治痰，调和木土。处方：吴茱萸、清半夏、黄芩、山萸肉、山药、川续断、瓜蒌、陈皮、楮实子、芦根、生麦芽、茵陈。用后三味药意在使木上升而不下泄，1周皆愈。

赵某，男，20岁，无极县彭家庄人。初诊时间：2010年3月21日。患者梦遗，寐差，面生痤疮，晕，下肢不适。苔中后部腻，脉滑，尺脉弱。脉滑、苔腻为痰，痰在下，故舌苔后部腻；痰为土实，下则伤肾，肾伤则不藏，精泄而遗，下肢故见不适；痰内蕴则生热，肾虚则生火，痰火上则生痤疮；肾水不藏则寐差。处方：瓜蒌、清半夏、苏子、白鲜皮、竹茹、旋覆花清降其痰热，盖痰体为阴，以降为顺也。丹皮、冬瓜皮、夜交藤、山药、知母以生水而助其封藏，服药1周，2010年12月5日复因蒙、寐难来诊，自云药后遗精愈，未复发。

刘某，男，19岁，无极县南汪村人。初诊时间：2010年7月3日。患者遗精，3至4天一次，头蒙，生痤疮。苔黄腻，脉滑数洪。此舌脉为痰火作祟，痰火伤肾，封藏不固，精液外泄。处方：黄芩、瓜蒌、清半夏、桔梗、白鲜皮、竹茹、败酱清化其痰火，黄柏、丹皮、生牡蛎、川续断以助其封藏。1周减；继服1周，2010年9月11日复因寐难来诊，前病未复发，痤疮亦消。

李某，男，24岁，无极县王吕村人。初诊时间：2010年6月13日。患者昼即滑精，阳弱，乏力，头脑不精。脉滑急，肝脉亦滑，尺脉弱。脉滑急者痰热，痰热伤肝则疏泄失常，痰热伤肾则肾精不藏。伤肝则头不精，伤肾则尺脉弱，伤肝则阳起不坚，伤肾则身乏力。处方：瓜蒌、清半夏、苏子以化痰热，竹茹、黄芩、赤芍以繁木助肝，山药以补肾，川续断以补肝肾，夜交藤、牡蛎以敛藏。1周减，3周愈。2012年2月12日复诊，矢气多，稍咳，夜口干，胸有痤疮。

### 29. 发育障碍案

肾主生殖发育。肾家亏虚，可见发育迟滞。然此发育迟滞，有表现在动作能力方面者，如会走路晚、会说话晚；有表现在身体成长方面者，余曾见16岁未换奶牙者，17岁女孩乳房不发育长大者；亦有年齿虽长，孩童心理特征仍保留者。凡此等等，要在肾虚。但补肾者医易知，而肾所以虚者，医或忽而不察。不效之因，或在斯乎！

朱某，女，23岁，无极县北丰村人。初诊时间：2009年9月12日。患者左乳房小，月经原后期10天，现反前期10天，便秘。尺脉弱，滑急。处方：肉苁蓉、山药、丹皮、鸡血藤、丝瓜络、沙参、当归等。治疗4周，便秘愈，乳房发育。

张某，女，12岁，师范大学附属实验中学学生。初诊时间：2010年10月

22 日。经西医诊断为脑发育不全。与之交流，满口成人语言，但观其行为，则儿童动作不断：口叼衣角，手抓杂物，小动作不休，虽与之交谈，此类动作仍不止。夫脑为髓海，肾之所主，病为髓海不足。此为水亏，水亏则肝木亢，故小动作不断。舌苔偏腻，脉弦急滑偏细，尺脉弱而欠藏。苔腻者痰，若峻补其肾，恐助其痰浊。处方：山药、沙参、炒莱菔子、楮实子、女贞子以补肾，使其补而不腻，石菖蒲开窍明神，浙贝母、川贝母、清半夏以化痰而助金，助金则生水，助金则制肝木，嘱其每服药时吃核桃 1 个，以助其填髓海之功。服药 1 月效佳。2012 年 6 月 27 日复诊：焦虑，躁动，不听家长话（此乃成长过程中常见现象），但小动作已无，大便 7 天一行，不干；1 周焦虑减，大便 4 ~ 5 天一行。

### 30. 卵巢囊肿案

肾主生殖发育，卵巢乃生殖之器，故病在肾虚。然肾家属水，最畏土伤，痰为土实，最易伤肾，伤肾而聚于肾之器，囊肿乃成。

魏某，女，37 岁，无极县东阳村人。初诊时间：2009 年 6 月 6 日。患者左卵巢囊肿，直径大约 3 厘米，左小腹胀痛，腰如折，经量少，健忘。舌苔偏腻，脉滑弦急，尺脉弱。观囊肿之物，如粥如浆，是为痰证，此为痰滞于肾，并发血瘀。处方：清半夏、苏子、石菖蒲、黄芩、败酱、枳实、厚朴、生麦芽、丹皮、合欢皮、竹茹、藿香、红藤、三棱、莪术、槟榔。1 周减，3 周胀痛消，继服 1 周巩固。9 月 26 日复因头痛来诊，自云超声复查囊肿已消。

马某，女，35 岁，藁城市西里村人。初诊时间：2010 年 4 月 17 日。患者右侧卵巢有两大囊肿，最大直径分别为 4.1cm、3.9cm，右少腹胀，月经量多，大便干，寐不实。脉滑急，弦，弱而尺脉尤甚。观夫囊肿，其内容物似糊糊，此乃水谷所化，是为痰，卵巢主生殖发育，属肾家，证为痰结聚肾家。处方：清半夏、苏子、瓜蒌、炒莱菔子、川贝母、黄芩、厚朴以化痰浊，橘核、槟榔、赤芍、红藤、石菖蒲以畅气血，山药以辅助正气。4 剂后觉腹稍痛，B 超复查卵巢囊肿之大者已经消失；继服，2 周后诸症皆改善。

### 31. 阴部湿疹、潮湿、阴痒、恶露不尽案

前阴为生殖之器，位属肾水；宗筋所聚，关乎于肝木。水木所恶，土家是也，湿热、痰浊皆属土家。

侯某，男，31 岁，无极县北远村人。初诊时间：2010 年 11 月 28 日。患者阴囊胀憋，会阴及阴囊潮湿，瘙痒，龟头沟部红，头昏蒙，血压 150/100mmHg。舌苔腻厚，脉数弦，浑，尺脉实。苔腻厚为痰，痰积则气血阻滞而见脉浑弦、血压高，痰为阴邪，邪阻于下则尺脉实，肾家伤痰是也，肾肝主脑（脑为髓海，

髓属肾，颠高之处为风之所盛，风合于肝），故见头昏蒙。处方：清半夏、石菖蒲、苍术、枳实、厚朴祛其痰浊，苦参、黄柏燥其湿浊，乌药、橘核、槟榔、三棱、莪术导在下之实滞。1周减，3周愈。

张某，女，25岁，无极县店尚村人。初诊时间：2012年3月3日。患者产后1月余，恶露不尽，腰酸沉，大便秘。舌苔腻，脉滑细，肝脉欠畅，左尺脉不足。恶露者，浊气也，此痰浊之类，故见苔腻、脉滑，痰浊性黏腻、淹滞，遂致恶露不尽，不尽者，肾气乃伤，故见腰酸沉，肾水既亏，肠道失濡，故见便秘。处方：石菖蒲、清半夏、黄芩、苏子以化痰，赤芍、当归、红藤以调肝，肝主疏泄也，山药、狗脊以补肾，火麻仁以润肠。1周恶露乃尽。

李某，女，30岁，石家庄联强小区。初诊时间：2012年3月23日。患者满月后仍恶露3个月，情绪不好，面玄，双下肢及脚麻，悸，痞胀，纳少。脉急、浑，尺脉弱，左反关、弦滞。属痰火滞木，水亏。处方：清半夏、瓜蒌、川贝母、黄芩、苏子以化痰，赤芍、红藤、合欢皮、竹茹以调肝，丹皮、鸡血藤以活血，槟榔、厚朴以通导，藿香以顾护脾胃。2周症大减；6周后脉转滑，木仍稍滞，余症近无，近愈。

### 32. 脑出血案

脑者，位属于肾，肾主骨生髓，髓所汇聚之海即脑也。然人生之要，在于水火息息相交。故据西医所见之医理，血从心脏而出，脑用之养，其量最多。设若心火过亢，燔灼暴烈，上腾于脑，脑为之而动血矣。

梁某，男，51岁，保定人。初诊时间：2010年10月17日。患者3月5日脑梗死出血后连续呃逆，不能自止，二便无力，需灌肠乃便，便干如羊粪，流涎，纳呆，面青。脉滑，尺脉弱。属痰瘀阻滞，肾虚气逆。处方：大黄、火麻仁、黄芪、前胡、山药、桑叶、清半夏、丹皮、川牛膝、旋覆花、广藿香、石菖蒲、白鲜皮、浙贝母、苏子、枳实、厚朴。10剂后，呃逆近消，大便仍干，调方继服。

### 33. 脑梗死案

脑梗死者，医者常以瘀血论。但瘀血何以成却乏推详。盖当今之世，营养过剩甚为多见，多余之营养，是为痰浊——土实，痰浊留于血脉，上达于脑而成壅堵，脑梗死遂成。故治其痰浊者，乃治本、清源之策也；治其瘀血者，乃治末、导流之法也。

王某，男，54岁，石家庄市西王村人。初诊时间：2009年8月5日。患者为脑梗死后遗症，左半身凉，汗少，脉浑滑，欲促，力度不一，肝脉郁。处方：黄芩、赤芍、红藤、石菖蒲、瓜蒌、地龙、川贝母、地鳖、丹皮、槟榔、三棱、莪术、苏子、桔梗。3 周左半身凉减轻，左头已有汗，大便每日 3 次，不稀，凉则噎，前方加减。

何某，男，61 岁，河北省第四建筑公司职工。初诊时间：2010 年 5 月 7 日。患者 15 个月前患脑梗死，现上肢难屈伸，下肢不利，乏力，动则汗出，腰背酸痛，面赤，大便日一行，干。脉弦滑浑，尺脉欠藏，左脉弦细。此为痰火伤肾水。处方：黄芩、浙贝母、地龙、石菖蒲、火麻仁、红藤、鸡血藤、川牛膝、桔梗、山药、赤芍、石斛、苏子、狗脊。服药 1 周后，动则汗出减轻，大便已不干。原方去浙贝母、川牛膝，加上丹皮、黄芪、川贝母。

### 34. 脑积水案

脑为髓海，肾主骨生髓，故脑属肾。肾者水脏，故脑室常有水生成，西医称之为脑脊液。正常之脑脊液应源源不断畅流于下，若有痰浊等阻塞、滞碍其流通，则脑为之积水。此为肾家之实证，治之之法，或疏之以木，是生木消耗肾水之法也；或通决其塞，此疏浚之策也。

岳某，男，39 岁，河北人。初诊时间：2007 年 6 月 15 日。患者为脑积水 γ 刀术后，晕，蒙胀，大便日一行。苔黄腻，脉滑实，略洪，木见郁。CT 显示为脑积水。此为痰火上蒙。处方：黄芩、浙贝母、败酱、石菖蒲、地龙、合欢皮、生麦芽、茵陈、秦皮、藿香、桔梗、苏子、枳实、厚朴。服药 1 周后，晕减，已不胀；随症调方，4 周近愈。

按：苔黄腻，脉滑实者，痰热阻滞也。贝母等化痰热，茵陈等生木消耗水，地龙等通决疏浚。

# 六、脏腑兼证病案

### 1. 肝肾虚、大便黏滞案

许某，男，52 岁，无极县西中铺人。初诊时间：2006 年 4 月 16 日。患者主因大便不畅、肛门不净来诊。兼见：脘痞，食后久久方下，膝关节不适，屈伸不自如。望其面色黑，听其言无底气。舌苔偏腻，脉滑，稍芤。此为肝肾亏损，夹有痰浊。肾虚则面黑，声无底气；肝弱则疏泄无力，而见大便不畅，肛门不净；脉芤为肝肾之虚（内之精血亏乏也），脉滑为痰浊中阻，盖痰浊为土实，土实则伤肝肾，肝肾亏则痰浊易生也。处方：枳实、厚朴、神曲、麦芽、半夏、苏子、黄芩、藿香、石菖蒲、山药、竹茹。注：此病原不易治。盖化痰则多泻药，多泻与肝肾虚相忤；补肾则多腻，腻则反碍于痰；补肝则多耗肾水，又与中满相逆。

唯此方苏子、石菖蒲化痰浊而有益于肾，山药、黄芩、竹茹，补肝肾而不助痰，庶几合于病情，作为缓图之策。服药1周，脘痞减，加怀牛膝；继服1周，大便已畅，肛门已净，但下肢沉，目沉，困，加黄芪；继服2周，脉芤减，苔黄腻，畏油腻之食；加大化痰之力，调方继服2周，吐浊沫1次，诸症大减。此盖因痰浊伤肝肾之为病也。

### 2. 崩漏案

血者水之类也。得热则行，遇寒则凝。然热甚则可致血妄行，遂致血迅猛大下，此为崩。若有痰浊、湿热阻滞，血当下而不畅彻，遂致淋淋滴滴，此为漏。至于所谓脾虚不统所致血崩，并不多见。

许某，女，19岁，无极县牛辛庄人。初诊时间：2006年7月2日。患者主因月经先期，经期延长，经量多来诊。每经期提前，天数不定，本次经行已经半月，量多时如流如注，而见心悸、乏力，检查血小板5.8g/L，大便秘结，数日或至半月一行。脉滑洪数。此因痰热动血。热则迫血行，痰则热得恋，病久不去，故致如斯。处方：黄芩、黄柏、大黄、地榆、柏叶、白及、瓜蒌、茜草、茵陈、芒硝。5剂经净，大便每日一行；继服2周，脉已不洪；调方继服1周，身觉有力，心悸消失，血小板恢复至8克；继服，月经恢复正常。

邢某，女，35岁，石家庄市第四制药厂职工。初诊时间：2008年1月18日。患者月经淋漓，10余天不净，痔疮，下肢乏力，腰酸，晕食后加（注：痰生中土，是为脾实，得食而实甚，故加）。脉滑，弱尺脉甚，肝脉不畅。证属痰瘀阻于下，肾为之虚。处方：黄芩、清半夏、浙贝母、败酱、红藤、瓜蒌、赤芍、丹皮、地龙、竹茹、白茅根、桔梗。服药1周血止；随症调方，2周诸症近消。

寇某，女，32岁，无极县东丰庄人。初诊时间：2008年9月6日。患者月经淋漓不净，哺乳1年余，腰及下肢疼痛，劳则加，健忘。脉滑沉，尺脉弱，肝脉弱。夫脉滑者，痰阻于内，痰为土邪，动伤肝肾。肝伤则疏泄不畅，经血于是淋漓；肾伤则水亏难以闭藏，故经血难止。此肝肾亏痰阻滞。处方：清半夏、苏子、石菖蒲、狗脊、黄芩、川续断、焦神曲、炒莱菔子、竹茹、鸡血藤、地榆。3剂血止，去地榆、川续断，加当归、川牛膝、怀牛膝以补其虚；2周后月经如期而至，4天而净；调方继服2周，腰及下肢皆愈。

高某，女，51岁，无极县牛辛庄人。初诊时间：2009年12月19日。患者月经淋漓不净近1年，少有干净之时，两下肢酸沉，难迈步。脉滑，右关郁，肝脉欠畅，尺脉弱。右关郁、脉滑为痰阻，痰阻而木失疏泄，经则淋漓，淋漓者，疏泄不畅也，淋漓久则水亏，尺脉弱乃见，下肢遂病。处方：黄芩、瓜蒌、败酱、清半夏、苏子、白茅根、三棱、莪术、地榆、柏叶、川续断。3 剂经净。

张某，女，46 岁，无极县牛辛庄人。初诊时间：2011 年 1 月 1 日。患者月经淋漓 3 月不净，蒙，悸。脉浑弦沉，力度不一。脉浑者痰滞，痰阻滞而血伤则肝风不令，血伤不能藏魂则蒙，不能养心则悸。处方：地榆、柏叶、赤芍、丹皮、紫草、茜草、瓜蒌、清半夏、苏子、黄芩、竹茹、桔梗。3 剂经净。2012 年 11 月 8 日因咽塞来诊。

### 3. 不寐案

夫寐者，阳入于阴也，火蛰藏于水也。是故肾水充盛，则寐方深熟；肾水亏乏，则寐难而易醒。是故不寐一证，主求于心肾之间也。虽然有邪干犯心、肾可致不寐，他脏阻碍交泰，亦可导致不寐。如痰浊干扰，使心火不能顺利下蛰；肝亢于上，阳气不能下蛰，则寐难矣。是临证者当据证审因，而求其主也。

刘某，女，29 岁，无极县牛辛庄人。初诊时间：2006 年 7 月 9 日。患者不寐，便秘，3～4 天一行，干硬，腰痛，白带多，晨时恶心。舌苔后部偏腻，脉滑，略洪。此为痰热扰心，复加肾虚，不得上济所致。处方：瓜蒌、半夏、前胡、苏子、黄芩、炒莱菔子、败酱、枳实、厚朴、大黄、竹茹、沙参。服药 1 周，脉已不洪，恶心减，大便每日一行；调方，继服 2 周痊愈。

齐某，女，44 岁，无极县店尚村人。初诊时间：2006 年 10 月 21 日。患者难以入寐，寐少，易醒。兼见：夜间咽干，健忘，大便每日一行。后部舌苔腻，脉滑洪，尺脉欠。证属痰火伤肾。处方：黄芩、半夏、瓜蒌、土贝母、茯苓、夜交藤、柏子仁、牡蛎、知母、神曲、竹茹。服药 1 周，脉洪减，寐稍见好，夜间咽干减，然腹胀，时纳呆，去知母、土贝母、柏子仁、夜交藤，加枳实、厚朴、石菖蒲、藿香、贝母，继服 1 周，症大减，腹已舒，寐达 5～6 小时；调方，继服 1 周痊愈。2010 年 9 月 11 日复发，仍宗上法治愈。

张某，男，35 岁，无极县东马村人。初诊时间：2006 年 11 月 19 日。患者不能入寐，多梦，寐而不实。兼见：阳弱，早泄，腰及下肢乏力，脘痞，着凉则泄泻，夜尿频频。苔偏腻，脉滑缓，近豆。此为肾虚，中痰郁结。处方：半夏、黄芩、石菖蒲、神曲、麦芽、合欢皮、夜交藤、茯苓、地龙、红藤、藿香、枳实、茵陈。服药 1 周，脉见舒展，脘痞消失；调方继服 2 周，舌苔净，脉急，着凉泄泻愈，寐已佳；调方继服 1 周，夜尿减少，阳弱、早泄减，停药。

王某，女，64 岁，住石家庄市长荣小区。初诊时间：2006 年 8 月 18 日。症见：难寐，多梦而不实，上半身多汗，心中空，足脚凉，头目昏，大便黏而不畅，足畏凉。脉沉滑实，稍细，左尺脉弱。证属痰滞肾虚，心肾不交。处方：

黄芩、浙贝母、夜交藤、地龙、合欢皮、石菖蒲、柏子仁、赤芍、丹皮、竹茹、肉桂、桔梗、苏子。1 周脉沉减，寐稍见佳，心中空减；2 周脚凉减，寐已佳；3 周痊愈。

魏某，男，33 岁，河北获鹿人。初诊时间：2006 年 9 月 22 日。患者至夜半则寐不得，眩晕。后苔白腻，脉急滑弦。此为肾虚，痰火。处方：柏子仁、清半夏、石菖蒲、浙贝母、败酱、夜交藤、黄芩、生牡蛎、地龙、白芍、沙参、桔梗、苏子。2 周后，寐减，晕减，大便略溏；4 周后，头不清，闭目则晕，乏力；6 周后，难入寐，寐不实，多梦；8 周后，昼困，入睡慢；继以此法调理，4 周而愈。

董某，男，48 岁，石家庄市振三街人。初诊时间：2006 年 11 月 3 日。患者夜 2 点难再寐，多梦，反酸烧心，腰痛，易怒，双下肢麻，健忘，大便晨 3 次。苔偏黄腻，脉浑弦，尺脉弱。此为痰引木，水亏。处方：清半夏、前胡、茯苓、厚朴、瓜蒌、浙贝母、焦神曲、藿香、郁金、天麻、竹茹、桔梗、苏子。1 周后，大便晨 1 次；2 周后，寐已可，下肢已不麻，但略拘，大便晨 1 次，苔近净，脉浑减，略弦滞；3 周诸症近愈。

邱某，女，53 岁，无极县牛辛庄人。初诊时间：2006 年 10 月 29 日。患者不寐 3 年余，或寐少（1 ~ 2 小时）且不熟，或彻夜不寐，神情痴呆，表情淡漠，走路不稳，下肢肿胀，时有烧心，纳少，大便 2 天一行，欠畅。曾经中西医多方治疗，中医多予安神之品，小效旋即病复如初；西医多用麻醉、镇静之药，药量越来越大，效果越来越低，且见呆傻之态。苔腻，脉浑滞，偏细弱。余思此证，本之于痰，痰上扰心，于是不寐，医家不治其痰，但镇静其心神，日久病本不除，心血耗伤，乃见细弱之脉，脉虽细弱，殊难胜补，治其痰浊，乃为根本。处方：枳实、厚朴、清半夏、苏子、败酱、焦神曲、大黄、三棱、莪术、槟榔、夜交藤、竹茹。服药 1 周，乃不烧心，大便较畅；随症调方，3 周，脉滞减，寐稍增多，下肢不肿；4 周后乃停用西药，脉转滑利；6 周后寐显著改善，神情复常，走路较稳；7 周后，余症皆消，最后予养血和血药以收功。

马某，男，44 岁，无极县人。初诊时间：2008 年 3 月 14 日。患者睡眠少，已有 20 年病史，曾经颜面长斑，大便每日 1 次，便溏，曾有下肢疼麻的病史。中苔腻黄，脉弦滞，尺脉欠，木欠。为肝肾亏，有痰。处方：清半夏、黄芩、浙贝母、败酱、槟榔、焦神曲、炒莱菔子、炒麦芽、夜交藤、地龙、旋覆花、厚朴、竹茹、桔梗、苏子。1 周睡眠有所好转，脉变滑，此为黏滞之痰有所疏松之象，仍以前方进退。

张某，男，53岁，晋州市雷陈村人。初诊时间：2009年6月20日。患者精神受刺激后不寐，至晨3～5点后方可寐少时，头不清，手指颤，食则如厕，血压180/130mmHg，面黑色。苔腻，脉弦硬数滑，尺脉不足。分析：情志不遂，肝失疏泄，魂不得藏，故见不寐；晨则肝得其时，故可少寐；肝郁而内风失和，故见脉弦硬、头不清、指颤；肝郁而土失疏泄，中焦痰郁，故见苔腻、脉滑、血压高；食则中焦盛，肝欲疏之，故食则如厕；病久肾受伤，故见面黑而尺脉弱。处方：丹皮、茯苓、夜交藤、厚朴、牡蛎以助其潜藏，柏子仁、苏子、桔梗化痰而助水之潜藏，清半夏调理阴阳，合欢皮、竹茹、黄芩调畅肝木。1周后寐达5小时；3周后指已不颤，头见清；5周后血压150/105mmHg，余症皆消。

陈某，男，35岁，无极县固汪村人。初诊时间：2009年11月8日。患者不寐10年，便秘，两膝凉，食即痞。脉滑，尺脉弱，右脉弦，肝脉反欠弦。脉滑为痰，肝不弦者，痰伤肝使然，肝主筋，膝为筋之府，故见膝凉，肝不疏泄故便秘，肝魂不藏则不寐。处方：黄芩、吴茱萸、枳实、厚朴、清半夏、败酱、苏子、焦神曲、竹茹、地龙、火麻仁。2周痞消，3周后寐达6小时。

靳某，男，64岁，无极县西东门村人。初诊时间：2011年9月11日。患者曾脑梗死，时彻夜不寐，大便7～8天一行。舌苔腻，脉滑数（痰火），尺脉弦（痰火下滞于肾）。舌脉为痰火，痰火下滞于肾故便秘；肾水不得藏，故不寐。处方：清半夏、瓜蒌、旋覆花、苏子以化痰，大黄、厚朴、枳实、火麻仁以降浊，浊滞则伤肾，神难藏也，牡蛎、丹皮以潜藏心神于下。2周，西药减半，寐4小时；4周停西药；7周痊愈。

### 4. 盗汗案

阳加于阴谓之汗。人之汗，以天地之雨为譬。是故雨之降，必有暖湿气流，徐徐而至，而后冷空气来汇，阴阳和合，雨乃降下。设若仅有暖湿之气，而暂无寒冷之气，则阴霾雾霭而闷热无雨；仅有冷凉之气，而无暖湿之气，则虽有阴霾，风过而消。是故汗证者，则在阴阳之间乎！

袁某，男，23岁，无极县西南丰村人。初诊时间：2007年1月20日。患者盗汗，烧心，咳，痰，头昏蒙。脉滑数，弦，尺脉弱，左脉反关。此为上痰火，下肾虚。处方：黄芩、佩兰、前胡、桔梗、藿香、半夏、苏子、白芍、神曲、麦芽、茵陈、苏叶。服药1周，烧心、盗汗减，咳愈，去佩兰、前胡、茵陈、苏叶，加竹茹、贝母、茯苓、瓜蒌，继服1周愈。

### 5. 带下案

带之为物，水谷和合而成者也，是故其体属土。然此土太过或不安本位，或不奉其所当奉，乃至下溜浸淫，达于前阴，则带下矣。然前阴者，肝筋所主，土家所合，土家痰湿忤逆于肝木而带作矣，是故带下之疾，主责于土木之间。

苏某，女，晋州市北张里村人。初诊时间：2008 年 8 月 12 日。患者带下量多而黄。兼见：脘疼而按之硬，腰酸，下肢乏力，周身疼痛，多汗。脉滑弱而沉，尺脉弱甚。此为痰阻中焦而下溜，肾虚。处方：茯苓、山药、白扁豆、石菖蒲、半夏、苏子、厚朴、黄芩、枳实、神曲、白术、竹茹。服药 2 周，黄带变白带，量仍多，下肢已舒；调方，继服 2 周，脘已不痛，白带下如豆腐渣，病大减；调方善后，继服 1 周。

苏某，女，26 岁，晋州市北张庄人。初诊时间：2006 年 7 月 16 日。患者白带多，双下肢软，膝部尤甚，时时转筋，关节或如绞索，上台阶难。脉滑急，稍沉。此为肝虚筋弱，痰滞于中。处方：川续断、木瓜、桑寄生、川牛膝、苍术、白芍、秦艽、山药、鸡血藤、当归、茵陈、苏子。服药 1 周，白带少，脉滑急减；调方继服 4 周，上台阶较自如；继服 2 周痊愈。

李某，女，30 岁，河北工业职业技术学院职工。初诊时间：2009 年 2 月 20 日。患者阴痒，白带多，偶晕，胸脘憋，健忘，大便 2～3 日一行，痰黏，小腿憋。苔腻，舌尖红，脉滑数，略洪，肝脉亦滑而郁，尺脉弱而稍弦。为痰火伤木，水亏。处方：清半夏、浙贝母、石菖蒲、橘核、乌药、丹皮、合欢皮、黄芩、茯苓、厚朴、鸡血藤、地龙、桔梗、苏子。1 周木见复，小腿憋减轻，阴部干痒，气喘；前方加减，2 周愈。

### 6. 月经不调、经闭案

月经者，每月经常性下血之谓也。经之所来，肾精化生也。故《内经》言女子二七，肾气盛，任脉通，太冲脉盛，方有月经。可见，肾精乃经血之源，然但有源若不浚其流则经行亦难正常。浚流之事，责之肝也，因肝主疏泄也。月经之排泄，亦疏泄之一种也。若肝受遏阻，可见经行不畅，或后或闭；若肝火炽盛，则见经血妄行，量多，或前期而至；若肝家亏虚，难胜其责，则或前或后而无定期矣。至若肾家亏虚，泉源已竭，经血自枯。尝见大出血之后，月经遂闭，乃此泉源枯竭之理也。

金某，女，34 岁，无极县刘家庄人。初诊时间：2006 年 9 月 10 日。患者月经后期 10 天，量多，淋漓不尽 10 天，兼见：心悸、气短、乏力、头晕、大便干，目困倦，脘胀。血压 90/50mmHg。脉滑细，弱尺甚。此痰阻滞，肝失疏泄，经血不畅，日久血为之亏，故见如是之兼症。处方：黄芩、半夏、苏子、党参、山药、败酱、红藤、丹皮、合欢皮、鸡血藤、茵陈。服药 1 周，心悸、气短消失，稍有力；

调方继服 2 周，下次经行如常，他症皆消。

陈某，女，25 岁，无极县固汪村人。初诊时间：2006 年 9 月 16 日。患者月经今年共 2 次，寐差，面赤，易怒，大便干而不调。舌苔腻，脉细急，弦。此为气血虚而郁。处方：沙参、丹皮、当归、鸡血藤、合欢皮、石菖蒲、山药、玄参、知母、赤芍、地龙、夜交藤、党参。服药 1 周，舌苔净，寐好转；至 2 周时，月经来潮，诸症消失。2007 年 4 月 14 日经隔月未至而来复诊，头痛，宗前方治愈。2010 年 9 月 4 日经后期 15 天，复诊，仍宗上方。

卢某，女，20 岁，无极县牛辛庄人。初诊时间：2006 年 3 月 4 日。患者经闭 3 月余，小腹胀。脉滑弦。此为痰阻经。处方：当归、鸡血藤、麦芽、合欢皮、丹皮、赤芍、半夏、石菖蒲、苏子、枳实、厚朴、茵陈、地龙。1 周病愈。2007 年 1 月 13 日月经淋漓不净 10 余天，此方去当归、鸡血藤、合欢皮、丹皮、赤芍、石菖蒲、枳实、厚朴，加红藤、败酱、地榆、川续断、黄芩、薏苡仁，1 周愈。

李某，女，44 岁，石家庄市检查院职工。初诊时间：2006 年 11 月 7 日。患者月经 3 月未至，兼手足心热，面赤，便秘。后苔腻，脉弦滑，寸过，尺脉欠。此为阴血亏，肝火夹痰。处方：黄芩、败酱、清半夏、赤芍、丹皮、鸡血藤、大黄、竹茹、桔梗、苏子、浙贝母、枳实、厚朴。服药 1 周后，脉弦减；继服 1 周，经至，诸症愈。

郝某，女，26 岁，河北工业职业技术学院职工。初诊时间：2006 年 9 月 1 日。患者经少，原痛经，婚两年不孕。苔黄腻，脉滑，弱，细，尺脉弱甚。此为气血亏，夹痰湿。处方：清半夏、浙贝母、黄芩、鸡血藤、山药、焦神曲、炒莱菔子、楮实子、竹茹、桔梗、苏子、石菖蒲。服药 4 周后，经至，量仍少，期短，2 天，苔近净；8 周后，经已变多，色正常；继服 4 周而愈。2008 年告已怀孕。

徐某，女，48 岁，新海网吧职工。初诊时间：2007 年 5 月 18 日。患者经色不正，淋漓已数月，兼面赤，四肢沉，难入寐，易怒，烦，手足热。脉急滑，略洪，尺脉弱，木郁。此为肝郁，痰火。处方：黄芩、栀子、丹皮、地榆、柏叶、茵陈、秦皮、红藤、赤芍、败酱、浙贝母、清半夏、桔梗、苏子。服药 1 周后，手足热减，下未尽净，但减；调方继服 2 周后，四肢已不沉，寐稍安；继服 2 周，诸症近消。

张某，女，18 岁，无极县店尚村人。初诊时间：2007 年 9 月 9 日。患者闭经 3 月余，纳呆，脐周疼痛。脉滑洪，尺脉欠。此为痰火阻滞。处方：黄芩、槟榔、枳实、厚朴、三棱、莪术、清半夏、苏子、石菖蒲、大黄、茵陈。1 周经至；后月经如期。2010 年 5 月 23 日复发，月经后期，宗上方 2 周治愈。

耿某，女，41岁，无极县司家庄人。初诊时间：2007年12月8日。患者经一月二至，量多，晕，腰酸，难寐，多梦，就诊时月经刚净。脉滑急，细，弱而尺脉尤甚，右尺稍弦。此为肝肾亏，痰火盛。处方：黄芩、地榆、玄参、山药、白扁豆、清半夏、薏苡仁、茯苓、焦神曲、生麦芽、竹茹。随证略加减，服药3周，脉已不急，经如期而至。

董某，女，34岁，无极县西两河村人。初诊时间：2007年9月1日。患者月经后期，或隔月，体重增加，头昏蒙，滑。苔黄腻，肝不弦，尺脉欠。此为痰火，肝肾亏。处方：黄芩、败酱、红藤、槟榔、清半夏、苏子、瓜蒌、桔梗、三棱、莪术、生麦芽、茵陈、大黄。随症调方，3周愈。11月3日复发，仍宗上方治愈。

张某，女，18岁，无极县西里村人。初诊时间：2007年11月17日。患者发热后经闭5个月，脘痞，食难下，有时恶心，大便日一行。后苔腻，脉弦滑细，弱而尺脉尤甚。为痰滞，肝肾亏。处方：半夏、苏子、枳实、厚朴、神曲、麦芽、黄芩、红藤、藿香、石菖蒲、竹茹、炒山楂、丹皮、鸡内金。1周脘痞减，舌红，随症加减；3周脘已舒，苔已净，肩背疼，大便2天1次，便干，加以质润之品；6周脉细弦减，大便已不干；8周月经至，胃脘痞胀，鼻塞，时恶心，以消积导滞，养血育阴善后。9月13日复因脘胀来诊，月经正常。

唐某，女，20岁，无极县东陈村人。初诊时间：2008年6月14日。患者月经后期，或隔月一至。脉滑著，急，肝脉弱。此痰火，肝脉弱而不疏。处方：槟榔、三棱、莪术、苏子、清半夏、石菖蒲、黄芩、红藤、鸡血藤、地龙、竹茹、枳实、厚朴。服药1周，经如期而至；下月月经提前，继服1周，经亦如期。

刘某，女，18岁，无极县东辛庄人。初诊时间：2008年7月13日。患者每每痛经，现经闭3月，恶心。舌苔偏腻，脉滑急，弱而尺脉尤甚，肝脉不弦反滑。夫木失疏泄则痛经，肾精不足复加痰阻则月经不能来潮。此中痰阻滞，肝肾亏虚。处方：枳实、厚朴、槟榔、三棱、莪术、黄芩、败酱、红藤、地龙、石菖蒲、合欢皮、赤芍、茵陈。3剂后经至，未痛经。

闫某，女，24岁，住石家庄市城角庄。初诊时间：2008年12月3日。患者结婚1年，自8月15日流产至今未来月经，咽有痰，月经色黑，食则吐，晕，罢极失准。后苔腻，脉滑著，肝脉亦滑，尺脉弱。为痰火伤木水。处方：黄芩、清半夏、远志肉、焦神曲、藿香、浙贝母、败酱、竹茹、槟榔、白鲜皮、旋覆花、桔梗、苏子、枳实、厚朴。2周愈。

王某，女，29岁，北京市人。初诊时间：2010年10月30日。患者月经提前7天，淋漓10天，痤疮，嗜睡。脉细滑，肝脉亦然（痰伤肝也），脾脉盛，尺脉欠。脉滑为痰，痰盛而脾实，土实则风木不及，土实侮木是也。木受痰伤，疏泄不及，经血淋漓，淋漓则伤血，故见脉细；血伤精亏，故见尺脉不足；痰盛而水欠，火动于中，夹痰上达而见痤疮。消痰热泻土实乃为治疗关键。处方：瓜蒌、清半夏、浙贝母、黄芩、败酱、红藤、防己、枳实、厚朴、槟榔、三棱、莪术、竹茹。4剂后泄泻稀而臭秽，血乃止；2周痤疮近消；3周症消。

陈某，女，44岁，无极县店尚村人。初诊时间：2011年5月14日。患者经闭数月。舌苔腻，脉滑急、细，肝脉滑而不弦，尺脉欠。苔腻、脉滑为痰，痰阻而肝不得疏泄（肝脉滑而不弦是也），故经血不下。处方：山药、沙参、鸡血藤以养血，清半夏、苏子、竹茹以化痰，生麦芽合竹茹以繁木，合欢皮、赤芍、丹皮以活血。2剂经至。

刘某，女，16岁，无极县王家庄人。初诊时间：2011年8月14日。患者经闭6个月。舌苔中部腻（此中焦痰浊），脉滑急，弦见于脾脉之位。中焦痰浊既生，肝来疏泄，疏之不克，土乃见弦。处方：生麦芽、红藤、鸡血藤、竹茹、当归、赤芍以助木之疏泄，黄芩、清半夏、苏子、厚朴、瓜蒌以除痰浊，合欢皮、丹皮以助气血之流通。4剂经至，但痛经，继服调畅经血之方。

### 7. 甲状腺肿、甲亢案

《金匮真言论》云："东风生于春，病在肝，俞在颈项。"甲状腺乃胃经、胆经所过，故土家痰阻，木家郁亢，可害及甲状腺。

靳某，女，36岁，无极县西两河村人。初诊时间：2006年6月25日。患者两目外突，头昏蒙，两手拘急而颤，健忘，善饥。舌苔白腻，脉滑数。曾在省二院就诊，诊断为甲亢。中医证属痰阻滞，木火盛，肾水亏。处方：黄芩、败酱、白头翁、白鲜皮、半夏、瓜蒌、土贝母、藿香、石菖蒲、茯苓、竹茹、蒲公英、生石膏。服药1周，手拘急而颤减；2周，舌苔已净，脉数减，手已颤，目畏光，流泪；调方，继服3周，诸症均不明显，停药。

郭某，女，42岁，无极县北马村人。初诊时间：2006年9月3日。患者两目外凸1年余，曾在省二院就诊，经T3、T4等检查，诊断为甲亢，现觉两小腿难受，月经后期，疼痛，多血块。舌苔白腻，脉滑，尺部滞，以右侧为著。此为肾虚，痰瘀阻于下，火炽于上。处方：枳实、厚朴、白芍、石菖蒲、半夏、苏子、郁金、乌药、沙参、败酱、红藤、竹茹。服药1周，舌苔净，尺脉已不滞，两小腿难受减；继服2周，诸症已不明显，遂停药。

郝某，女，22岁，家住石家庄市中华北大街。初诊时间：2010年6月7日。患者甲减而肿，声音不畅、不彻。月经后期7～10天，稍痛，大便不畅。此为痰伤肝，水亏。处方：黄芩、茵陈、竹茹、生麦芽、桔梗、冬瓜皮、沙参、瓜蒌、浙贝母、地龙、石菖蒲、清半夏、山楂、苏子。服药3周后，声渐清澈；原方加减，2月近愈。

朱某，女，24岁，石家庄市化肥厂职工。初诊时间：2010年12月22日。患者月经后期23天，大便日一行。脉滑急，尺脉弱。此为水亏兼痰火。处方：山药、桔梗、生地黄、玄参、沙参、赤芍、红藤、鸡血藤、丹皮、瓜蒌、浙贝母、炒山楂、苏子、怀牛膝。服药3天后月经来潮。

李某，女，39岁，家住石家庄市振四街。初诊时间：2011年1月19日。患者月经错后半月，至今未来。3月2日复诊，述原症大减，经如期，腰痛。宗前法，服药1周症减，2周愈。3月9日复诊，脘痞近消，腰稍痛，右侧稍重，脉滑急，木见复，土实减。此为痰伤水，肝脉弱。处方：瓜蒌、清半夏、浙贝母、合欢皮、红藤、苏子、赤芍、地龙、鸡血藤、炒麦芽、山药、丹皮、黄芩。1周症减，2周愈。

### 8. 痛经案

调治月经诸疾，当明行经之理。经所下者，血也，血者肝所主；经下之理，肝行疏泄之职也，当人肾中渐实，则肝遂行疏泄，此五行之消也。是故水谷入胃，渐次以下，下乃肾之部也，下渐积而充盛，肾家于是乎实，既实，肝乃行疏泄之职，以消肾家之实，于是二便乃排，此五行递次以消之常理也。今之行经，理亦如是。设若肝之疏泄受碍，所余之经血不能顺畅得下，痛经遂作矣。明乎此，则疏泄肝胆，乃治疗痛经之要道。

陈某，女，19岁，无极县固汪村人。初诊时间：2006年7月16日。患者经期必痛，痛甚则手足凉，素日白带多，腹部如囊裹水，时便秘。脉滑急，弱尺甚。此为肝肾虚而痰湿下滞。处方：黄芩、合欢皮、丹皮、半夏、苏子、石菖蒲、地龙、鸡血藤、枳实、厚朴、茵陈、槟榔、苍术。服药1周，便秘减；随证化裁，继服2周，月经至，未有明显疼痛。

许某，女，25岁，无极县柴城村人。初诊时间：2006年7月2日。患者痛经，不孕，月经前后不定期，间或痛经。药后孕。2008年4月5日复欲要二胎来诊，继宗原方：清半夏、苏子、丹皮、槟榔、合欢皮、厚朴、茯苓、石菖蒲、郁金、川牛膝、怀牛膝、竹茹。服药2周，6月1日家人告曰：已孕。

齐某，女，21岁，无极县店尚村人。初诊时间：2006年8月5日。患者痛经，或月经后期。兼见：咽塞，吐痰，脘两侧疼痛，头昏蒙不清，易怒，胆小害怕，小腿不适。脉细滑，尺脉弱。此痰伤肝肾。头昏蒙不清者，胆受痰困，不中不精也；易怒，胆小害怕者，胆伤之征也；咽塞，痛经者，痰性阻滞也。处方：远志、石菖蒲、半夏、苏子、地龙、郁金、枳实、厚朴、合欢皮、射干、竹茹、怀牛膝。服药1周，愈；10月15日又发，继宗前方治愈。2007年7月28日复因恶心、脘痞来诊，诉：痛经愈。

成某，女，43岁，无极县人。初诊时间：2006年11月11日。患者痛经，量多，乏力，厌油腻，腰痛，腹痛，白带多。舌苔腻厚，脉弦细滑。此为血虚，痰火，引肝亢。处方：枳实、厚朴、败酱、红藤、三棱、莪术、黄芩、半夏、槟榔、苏子、石菖蒲、竹茹。服药1周，仅劳后腹痛；2周，腹痛消失，舌苔近净，腰痛减；继服3周，经期未痛，余症近消。

赵某，女，22岁，住石家庄市红滨路。初诊时间：2007年6月8日。患者痛经甚，月经提前5～6天，大便日一行，现已经净。苔稍腻，脉滑急，弦，稍细，尺脉弱。此为肾虚，痰阻。处方：石菖蒲、鸡血藤、地龙、清半夏、黄芩、浙贝母、槟榔、红藤、合欢皮、丹皮、竹茹、赤芍、桔梗、苏子。服药后2天，又见少许红；1周后，脉弦减；调方继服15剂后，经至，未痛；经净后调方，继服1周而愈。

王某，女，32岁，平乡一中职工。初诊时间：2008年11月28日。患者经常语误，注意力下降（痰盛而肝不罢极，胆不中精），痛经，量少而黏，经色暗（痰为土实，木难疏泄），面黄不泽，口腔溃疡半年，反胃，发胖，大便原溏而秘（痰热阻滞），现经过七天。后苔腻，脉滑，左尺脉弦滞，右尺脉弱。为痰滞，体虚。处方：清半夏、川贝母（碎）、黄芩、红藤、败酱、瓜蒌、槟榔、三棱、莪术、白鲜皮、竹茹、桔梗、苏子、枳实、厚朴。1周后，倦，纳呆，厌油腻，痰阻滞之象昭然。原方去红藤、败酱、三棱、莪术、枳实，加茯苓、山药、藿香、焦神曲、苍术、炒麦芽、槟榔，服药1周经至，痛经减轻，第一天痛，难下，有块而黏，大便日一行。脉浑滑，肝脉亦浑滑，尺脉弱。处方：黄芩、鸡血藤、红藤、槟榔、赤芍、清半夏、川贝母（碎）、地龙、瓜蒌、合欢皮、厚朴、茵陈、竹茹、桔梗、苏子。服药2周，梦飞，左胁痛，易怒，口腔溃疡，食不下，面黄，大便可。后苔偏腻，脉沉滑，肝脉亦沉滑，尺脉弱。此缘痰减而肝欲复，肝气升使然。处方：清半夏、藿香、焦神曲、茯苓、败酱、浙贝母（碎）、竹茹、炒麦芽、槟榔、黄芩、桔梗、苏子、枳实、厚朴。1周后，梦多，不飞反堕，久行足跟痛，左肩痛，项及后头痛，手足凉，大便日一行。为中焦痰火，肝肾弱。原方加石菖蒲、合欢皮。6周后，面黄但已亮，苔净，项肩酸，多梦。原方去藿香、柴胡、败酱、枳实，加夜交藤、山药、鸡血藤、合欢皮、丹皮。2周后，痊愈。

按：《内经》云："上盛则梦飞，下盛则梦坠。"痰浊瘀滞于肝，肝欲疏泄而不得，有向上攻冲之势，故梦中而飞；用药凉降，疏通其滞，肝疏泄渐佳，故梦堕。

曹某，女，26岁，无极县南池阳村人。初诊时间：2009年8月2日。患者痛经剧，量多，月经前期5天，时觉头昏蒙痛，不任久立。脉滑洪急，尺脉不足，肝脉弱而不畅。此脉乃痰火阻滞，郁伤肝肾。处方：瓜蒌、黄芩、清半夏、败酱、红藤、赤芍、苏子、石菖蒲、槟榔、三棱、莪术、丹皮、茵陈、大黄。服药1周，原以为未效，8月30日复因月经提前10天来诊，云：本次经未痛，但前期更多，故来诊。告：痛经用活血药，前期无忧，停药当复。

张某，女，20岁，无极县黄台村人。初诊时间：2011年8月20日。患者痛经甚，抽搐，恶心，便秘。舌红，舌苔后部一块腻，脉滑急，肝肾脉亦滑。肝肾居于下，舌脉所见，乃痰积于肝肾。肝伤则疏泄不畅而血滞，肾伤则胞中阻滞而作痛。处方：合欢皮、赤芍、红藤以畅肝，黄芩、清半夏、苏子、瓜蒌、竹茹以化痰，枳实、厚朴、槟榔以导滞。4周后经至，未痛。12月17日复发，仍宗前。

### 9.腹痛、腹胀、腹凉案

腹包六腑，为人之天。天行健则人安和，天行失度则人疾病。故六腑之疾虽多，要在其运行失度。明乎此，则于失度之因，细细推究，而后因机取宜，则效不神亦难矣。

孔某，女，56岁，河北工业职业技术学院职工。初诊时间：2006年6月2日。患者大便频，细而难下，晨脐周冷痛，如厕后减。脉弦硬，右滑洪。此为痰困肝。处方：半夏、乌药、薤白、藿香、槟榔、三棱、莪术、竹茹、焦神曲、炒莱菔子、白芥子、枳实、厚朴、苏子、桔梗。1周矢气多，大便下秽，去乌药，加大黄、陈皮；2周后，脉硬减，右洪减，大便次数已少，脐周偶不适，去薤白、白芥子、炒莱菔子，加党参、茯苓、浙贝母；4周后痊愈。

按：晨脐周冷痛者，乃因该时木旺，当行疏泄而不克，故乃作痛。大便后症状减轻者，为确有积滞。药后便下秽浊，积滞去则病退。

郭某，女，30岁，住石家庄市建明小区。初诊时间：2007年6月15日。患者左脘腹痛无定处，后腰畏凉，腰酸，易怒，经量多，唇干。脉滑数，弦见于右。此为痰火引木。处方：瓜蒌、前胡、清半夏、黄芩、败酱、丹皮、合欢皮、焦神曲、茯苓、白芍、竹茹、浙贝母、桔梗、苏子。服药1周后右弦减；调方继服，第2方服药3天后，脘胀而后泻，泻后舒；服药2周后，脉数减；服药3周后，无不适，继服1周而愈。

按：右脉为金土之部，滑者有痰，所以见弦者，木脉弦，痰浊生于土则木当疏之，疏泄则痰浊消矣。今乃疏而不克，木反遭痰浊之壅郁，故见弦滑。今之中医学诸书，虽讲弦滑脉为痰，而不云其所以然，故令学者不明其机理也。

于某，男，37岁，住石家庄市裕华路。初诊时间：2007年8月17日。患者小腹两侧痛，阴天加，发则嗳气，咽塞，风吹则左腿不适，3个脚趾木，大便可。苔偏滑腻，脉滑，偏沉实。此为痰滞于下，实肾。处方：清半夏、乌药、薤白、石菖蒲、远志肉、槟榔、三棱、莪术、竹茹、藿香、炒莱菔子、桔梗、苏子、枳实、厚朴。服药1周后，小腹两侧痛减，咽塞减，脉实大减；2周后，嗳气减，脚趾木减；4周后，小腹阴天方觉坠胀；9周愈。

按：肾脉沉，沉而实者肾家实也。阴天水盛，肾者水脏，故阴天加重。半夏、薤白、三棱、莪术祛其邪阻，通则痛减而趾木亦消。

王某，男，21岁，天勤会计师事务所职工。初诊时间：2007年9月7日。患者小腹胀，频欲如厕，尿频、夜加，寐可，腰酸胀，矢气，大便日一行。苔偏腻，脉滑急，尺脉沉（石）。此为痰热，肾水不升。处方：瞿麦、前胡、浙贝母、黄芩、汉防己、木通、车前子、地龙、芦根、败酱、茵陈、桔梗、苏子。1周减，6周愈。

按：肾者水脏，其脉沉（石），水实于下则小腹胀，水实则木欲疏泄之，故频欲如厕，尿频，夜则肾实更甚而阳入，故症状加。瞿麦、木通等泄其水，茵陈等繁木以耗水，贝母等以化痰，是其治也。

李某，男14岁，无极县齐洽村人。初诊时间：2007年4月21日。患者去年泄泻，治疗后泻止，时腹痛，涕多，烧心，胸痛。脉滑浑，数。涕者，痰也；泻止留痰浊，痰食积滞，故胸腹皆痛。处方：枳实、厚朴、瓜蒌、清半夏、苏子、黄芩、焦神曲、炒麦芽、竹茹、藿香、石菖蒲、槟榔。3周愈。

按：泄泻者乃人之正气所以疏泄痰浊也。率而止泻，大肠乃不传导，金不得肃，故腹痛，大肠与肺相表里，上影响肺金故胸痛，痰无法下出，转而上行，故涕多，枳、朴复其肃降，槟榔导其阻滞，半夏、瓜蒌化其痰浊，故病愈。

卢某，女，33岁，无极县西两河村人。初诊时间：2006年5月27日。患者主因小腹疼痛，经期延长（恒10余天）来诊，此时月经已经7天。舌苔白腻，脉沉滑，稍弦，尺脉弱。此为痰热下滞。处方：枳实、厚朴、黄芩、黄柏、赤芍、槟榔、三棱、莪术、半夏、苏子、茵陈、大黄。服3剂后白带多，此为痰出。随之少腹疼痛大减，腰酸痛，月经已净，去三棱、莪术、槟榔、大黄，加败酱、白芍、鸡血藤、柏叶、茜草，继服2周痊愈。

按：月经多，通常使用补塞之法，但不识病机则虽塞而不止。该患者痰浊积滞于下，故见脉沉滑，木欲疏泄而不尽畅，故经延长而脉弦。因其势而导其滞，故用槟榔、三棱、莪术等，化其痰乃用半夏、苏子、黄芩辈。故药后白带多而病减。感叹当今之中医，常受西医对症处理之影响，唯知逆治之法，不谙顺治之策。故终生难有出奇之效。

谷某，女，43岁，无极县赵正寺村人。初诊时间：2007年3月10日。患者主因小腹扎（刺）痛来诊。兼见：左小腿疼痛，肩痛，月经提前，头痛，带血块，易醒，难再寐。脉滑实，偏沉，左尺弦。此为痰积滞于内，气血不通使然。处方：枳实、厚朴、焦神曲、生麦芽、槟榔、三棱、莪术、合欢皮、清半夏、石菖蒲、苏子、竹茹。服2剂后大便增多，日达4次，偏稀，尔后症状大减，共服药2周，痊愈。

按：患者症见多处，但关键在于小腹部痰滞。何以知之？脉沉滑实而尺弦是也，故导其下滞而头痛、不寐等亦愈。

龙某，女，28岁，河北省三院妇科护士。初诊时间：2011年11月18日。患者产后百日，脘痛，小腹疼而欲如厕，奶欠，原脘痛，尾骨疼，肩难受。脉急滑弦，偏细。为痰火郁，血少。处方：黄芩、瓜蒌、浙贝母、清半夏、桃仁、竹茹、橘核、当归、槟榔、丝瓜络、焦神曲、藿香。1周诸症减，3周愈。

按：产后多虚，患者又见脉细，奶少，但治疗之关键不在大补而在祛其痰浊，盖痰浊阻则血不生。方主要用黄芩、瓜蒌、浙贝母、清半夏以化痰浊，痰浊去则血得以化生。

梁某，女，68岁，无极县北丰村人。初诊时间：2007年12月15日。患者有痛泻史多年，形瘦，现觉腹中气攻痛，欲泻，胸闷。苔偏白腻，脉弦滑，欠收藏，弱而尺脉尤甚。证属肝木乘土。处方：甘草、黄芩、藿香、前胡、苏叶、石菖蒲、白术、白芍、白扁豆、山药、清半夏、桔梗、苏子、焦神曲。1周减。2008年12月20日复因胸闷来诊，观其形已显著变胖，腹泻未复发。

按：形瘦者肉少，肉少者土不足，土不足而脉弦、攻痛者，土虚而木来乘也。脉滑、苔腻者，兼夹痰浊也，尺弱者，泄泻使然。重用甘草者，崇土以泄木也。今之中医方剂诸书，恒言甘草调和诸药，不知甘草为五行要药之一，诚屈甘草之才也。

吕某，女，30岁，北京市人。初诊时间：2010年4月10日。患者左腹胀，哺乳3月，奶过多，易怒，喜食白菜、萝卜。肝脉过，弦滑急，尺脉欠。肝木主升，升而太过，奶多而下致水亏。予：知母、清半夏、桔梗、厚朴、丹皮、浙贝母、败酱、茯苓以生金而平木，瓜蒌、苏子以化痰，川牛膝以引血下行。1周减，3周愈。

按：上之病案为肝木太过，肝木表现为下行疏泄，故见泄泻。本案肝木亦过，但为木之升与郁，郁则腹胀、易怒；升之太过则奶过多，喜食白菜、萝卜者，木过，喜用此金性物以和之也。试观大白菜，生长于秋，色白性凉，凡植物多禀木性，木性向上而开散，故见植物之枝叶恒呈开散状，但大白菜秋金天凉方能生长，其叶不外散反内收，是金收之性昭然也。

吕某，女，49岁，无极县东丰村人。初诊时间：2010年4月17日。患者小腹痛，频欲大便，大便下坠甚，脘灼，纳呆。舌苔腻滑，脉沉伏而滞，肝肾脉弱。脉属痰积于内，故见小腹痛；痰浊当下不下，故见频欲大便、大便下坠甚；痰积于内，胃气不降，故纳呆而脘灼。处方：枳实、厚朴、槟榔、三棱、莪术、乌药、薤白、石菖蒲、清半夏、苏子、生麦芽、竹茹、白芥子、藿香。1周减，2周愈。

**10. 便秘案**

肾主闭藏而司二便，但藏亦有度，不可过藏，藏之太过，是谓肾实。正常生理状态下，后天摄入之物，化而成精，下归于肾，肾充之后，肝则继之而盛，肝主疏泄，将多余之精排出体外。此多余之精，或谓之浊。设若肾盛而肝不疏泄，则前为癃，后为秘。故凡便秘，总因藏之太过。究其藏而不泄之因，有肝失疏泄者，有金不肃降者，有血不濡润者，有痰浊困阻者，今之便溏不爽者多属此类。有火炽于内，升多降少者，则承气类也。今人治疗便秘，唯知大黄，是离却中医之纲而就西医之法也，胶柱鼓瑟，效之低下，自难免也。

张某，女，30岁，无极县牛辛庄人。初诊时间：2006年7月2日。患者习惯性便秘多年。现兼见：泛酸，健忘，头昏蒙，小腿夜间乏而烦，月经量少。舌苔偏黄腻，脉滑弦，急。此为肾虚痰热。处方：黄芩、半夏、桔梗、苏子、大黄、枳实、厚朴、槟榔、败酱、竹茹。服药1周，舌苔减；2周，脚已不乏、烦、便秘减；调方，3周后诸症皆不明显；继服2周巩固疗效。

白某，女，85岁，住石家庄市城角庄。初诊时间：2008年6月11日。患者乏力，行走则喘，左手木，右足灼热，曾昏仆，大便7～15天一次。舌胖，有齿痕，苔腻，脉滑，关偏实，尺脉弱。为痰实水亏。处方：石菖蒲、黄芩、瓜蒌、焦神曲、三棱、莪术、地龙、浙贝母、清半夏、竹茹、桔梗、苏子、枳实、厚朴。服药2周后，大便3～4天一次，乏力，喘减，2年前颈部受伤后左手硬，舌涩而觉硬。舌淡胖，苔腻，脉滑，关实减，尺脉弱。为痰瘀水亏。处方：赤芍、地龙、地鳖、鸡血藤、石菖蒲、黄芩、槟榔、合欢皮、川贝母、桔梗、苏子。4周后，大便一两天一次，舌涩减，自觉力增，喘大减；8周痊愈。

吕某，女，19岁，无极县中学学生。初诊时间：2008年10月19日。患者习惯性便秘，2～3天一行，初硬后溏，排下不爽，脘痞。脉滑著，尺脉稍弱而带弦。此痰火阻于中下焦。处方：清半夏、苏子、枳实、厚朴、前胡、炒麦芽、黄芩、败酱、槟榔、三棱、莪术、竹茹。1周后大便一两天一行，稍欠畅；2周后脘舒；3周后涕增，大便每日一两次，愈。2009年2月1日便秘轻度复发，仍宗上方，1周治愈。

张某，女，31岁，无极县西高村人。初诊时间：2008年12月20日。患者便秘年余，3日一行。脉滑沉，弱，肝脉亦然。此为肝肾虚，痰滞。处方：枳实、厚朴、火麻仁、清半夏、苏子、生麦芽、槟榔、瓜蒌、黄芩、大黄、桔梗、竹茹。服药1周，2009年2月15日复因脘难受来诊，诉：药后便秘即愈，未再复发。

袁某，女，25岁，无极县西南丰村人。初诊时间：2011年7月24日。患者便秘，数日或10日一行。脉滑数，肝脉亦滑。此痰伤木，木失疏泄。处方：黄芩、生麦芽、赤芍、红藤、鸡血藤、竹茹以繁木，枳实、厚朴、杏仁、败酱、苏子、火麻仁以肃降。1周后大便日一行。

### 11. 带状疱疹案

带状疱疹病发于皮，关乎金；疹出起疱，内有黏液，病常见灼痛，关乎土家湿热、痰热，以胸胁多见，则内涉于木（肝布胁肋）。

吕某，女，66岁，藁城市张村人。初诊时间：2009年7月17日。患者有带状疱疹，左胸腋疼痛灼热，健忘，膝痛，咳，便秘，数日一行。苔腻，脉滑甚，肝肺脉皆然，尺脉弱。此为上焦痰热，肾水亏。处方：黄芩、冬瓜皮、浙贝母、丹皮、薄荷、瓜蒌、桔梗、前胡、苏叶、蝉蜕、茵陈、大黄。5剂痛消，便畅；2周愈。

李某，女，43岁，冶金学院职工。初诊时间：2010年4月7日。患者肩部、手部带状疱疹，痒。舌苔略腻，脉滑浑弦，左脉为反关脉。此为痰热外溢所致。处方：黄芩、冬瓜皮、苏子、秦皮、丹皮、蝉蜕、土茯苓、黄柏、瓜蒌皮、川贝母、大腹皮、茵陈、红藤、桔梗、前胡。1周症状大减，前方加减而愈。

### 12. 乳痛、乳腺炎、乳腺增生案

夫乳乃肝胃所主。肝主生，婴儿出于母腹，赖此生气，一也；乳中精汁，赖肝升之气以聚，赖肝条畅之气以疏泄之，二也。夫胃者，后天之本，水谷精微，皆赖胃以四达而养人。至若乳汁，尤赖胃土之精以供应。是乳房诸疾，虽关乎多脏腑，而尤关乎肝胃者也。

刘某，女，40岁，无极县郭吕村人。初诊时间：2006年7月22日。患者两乳疼痛而胀，胸中懊恼，健忘，白带量多，有异味，多梦。脉滑甚，数，尺脉弱。此为胃中痰热，郁肝伤肾。处方：瓜蒌、丝瓜络、黄芩、沙参、丹皮、地龙、赤芍、

枳壳、厚朴、半夏、石菖蒲、败酱、茵陈、红藤。服药 1 周，乳房胀痛减；调方，继服 3 周，诸症皆消。

谷某，女，40 岁，无极县东门营村人。初诊时间：2006 年 10 月 28 日。患者因乳房胀痛在县医院及省二院诊断为乳腺增生。兼见：腰酸，经色黑。脉滑急，尺脉弱。此为肾虚，痰阻。处方：瓜蒌、半夏、桔梗、前胡、茯苓、白芍、厚朴、玄参、苏子、神曲、丹皮、竹茹。服药 1 周，症减；3 周痊愈。2008 年 6 月 21 日复因不寐来诊，乳病未复。

吴某，女，38 岁，河北灵寿人。初诊时间：2007 年 6 月 29 日。患者乳腺增生 7 年，疼，咳血（支气管扩张），有黄痰，腰酸痛，经后血块，经初下坠，大便每日 2 ~ 3 次。后苔腻，脉浑滞，尺弦。此为痰郁。处方：红藤、浙贝母、清半夏、前胡、瓜蒌、丝瓜络、地龙、白及、竹茹、焦神曲、茯苓、厚朴、桔梗、苏子。服药 1 周后，口内若无皮感，后苔腻减，脉浑滞减；2 周后，乳痛减，痰减少，未出血，口内无皮感已消；3 周近愈。

张某，女，23 岁，无极县小石家庄人。初诊时间：2007 年 4 月 3 日。患者月经淋漓不尽，1 周愈后迄今正常。2008 年 1 月 5 日复因两乳胀痛甚来诊。脉滑沉，尺脉弱，时促，便秘，数日一行，脘痛，恶心。此痰积伤肾。处方：瓜蒌、清半夏、苏子、黄芩、败酱、红藤、枳实、厚朴、槟榔、三棱、莪术、茵陈、桔梗、丝瓜络。服药 1 周，便秘近愈；随症调方，3 周诸症皆消。2008 年 5 月 24 日因婚后半年不孕来诊，B 超提示无成熟卵泡。

雷某，女，32 岁，无极县人。初诊时间：2008 年 12 月 20 日。患者有乳腺炎，乳痛胀，乳头出血，膻中觉闷，胸闷，月经后期，耳痛，腰痛。脉浑急，尺脉弱，肝脉亦滑。此痰火伤肝肾。处方：瓜蒌、败酱、黄芩、桔梗、柏叶、地榆、川贝母、红藤、丝瓜络、茵陈、生麦芽、大黄。1 周乳头已不出血，3 周痊愈。

武某，女，41 岁，市公安局职员。初诊时间：2009 年 4 月 10 日。患者有宫颈炎，乳腺增生疼痛，因腰椎间盘突出而腰及下肢疼痛，健忘，头身诸处时痛。中后苔腻，脉濡滑细，尺脉不足，肝脉欠畅。为血虚，肝不畅。处方：瓜蒌、秦皮、合欢皮、丹皮、赤芍、浙贝母（碎）、地龙、清半夏、石菖蒲、厚朴、茯苓、竹茹、桔梗、苏子。1 周后，乳痛减，腰及下肢无不适，大便可，原方去地龙，加清半夏、鸡血藤。

刘某，女，35 岁，就职于安全厅培训中心。初诊时间：2009 年 9 月 9 日。患者有乳腺增生，经行乳痛，面赤，月经量少，着凉时关节不适，寐可。舌红，脉滑细弱，尺著。为痰火，木水亏。处方：清半夏、瓜蒌、赤芍、鸡血藤、黄芩、丝瓜络、地龙、川贝母、红藤、山甲珠、合欢皮、生麦芽、丹皮、沙参、桔梗、苏子。1周右髋疼痛；2周左少腹难受，左腋及乳偶痛，随症加减；1周后，左少腹已舒，口干如火烧，原方去生麦芽，加上枳壳、秦皮；1周后，症状大减；继服1周痊愈。

### 13. 奶少案

夫奶者，水谷之精也。生于中土，凭肝升之气由经络上达而聚于乳房。乳房者，肝胃所主，是故乳房之疾病，鲜有不关肝胃者矣。当今之人，营养本已偏盛，既孕，则又习惯于加强营养，既乳，则又多奉膏粱厚味。倘运化排泄之力不及，木之疏泄不胜，鲜有不造成积滞壅阻者矣。

高某，女，24岁，无极县张村人。初诊时间：2007年6月17日。患者产后月余，奶少。脉急滑，稍沉郁，左浑。此为气虚而郁。处方：柴胡、升麻、瓜蒌、山药、葛根、生麦芽、丝瓜络、党参、茵陈、地龙、黄芪。1周奶增，2周基本正常。

刘某，女，27岁，无极县东门营村人。初诊时间：2007年9月16日。患者产后40天，奶少，乳房不胀，背凉，恶露尚存。后部之舌苔腻黄，脉滑，稍弱而尺著。此痰热蕴结，阳热不得外达，故背凉；津气不得上达于乳，故奶少。处方：黄芩、藿香、石菖蒲、苍术、清半夏、前胡、桔梗、苏子、柏叶、败酱、茵陈、黄芪、大腹皮、地榆。服药1周恶露尽，奶增；随症调方，3周后奶足，背不凉。

裴某，女，31岁，藁城市磷肥厂职工。初诊时间：2009年3月15日。患者哺乳4个月，奶少，头晕，白带多。脉浑滑，尺脉、肝脉弱。此为痰滞，肝肾亏。处方：柴胡、生麦芽、桔梗、瓜蒌、山药、丝瓜络、茵陈、葛根、升麻、党参、当归。1周奶增。

张某，女，27岁，藁城市秦家庄人。初诊时间：2010年6月26日。患者2007年10月7日症见舌觉肿厚，语言不利，经少，腰及下肢酸，头不清，干咳，纳呆，健忘，经治痊愈。现产后30天，奶少，关节疼痛，身凉，不寐。舌红，苔腻，脉滑弦，肝脉滑欠弦。此为痰火痹阻，肝不足以疏泄。乳者，肝胃经所布，肝血不畅行于此，故奶少；肝不畅于节，故关节痛；肝血不足以藏魂，故寐差。处方：红藤、赤芍、丹皮、黄芩、合欢皮、鸡血藤、地龙、生麦芽以条畅肝胆，山药补肾以壮肝之母，瓜蒌化痰火，石菖蒲化浊而畅通经络。1周奶增；5周奶足，症消。

### 14. 肛门难受案

肛门，或称魄门，魄自与肺相关，盖肺主魄，合于大肠，大肠主肃降，然金之降离不开风，风者木也，是金木相借以成其用也。故金不肃降、肝木不疏泄皆可致肛门难受。

牛某，女，60 岁，无极县西两河村人。初诊时间：2006 年 12 月 23 日。患者小腹不适，肛门难受，难以名状，坐则尤甚，乏力。舌苔偏黄腻，脉滑，尺脉弱。此因痰滞肾虚。处方：半夏、苏子、槟榔、三棱、莪术、枳实、厚朴、地榆、神曲、败酱、红藤、黄芩、竹茹。服药 1 周，小腹不适减；调方继服 3 周，大便频数，诸症大减；调方继服 1 周以善后。

高某，女，46 岁，无极县人。初诊时间：2007 年 3 月 25 日。患者腰 4、5 椎间盘突出，肛门憋，晕，头拘急，下肢乏力，恶心。苔白略腻，脉滑弦，数，尺脉欠，肝脉过。此为痰火肝亢。处方：瓜蒌、黄芩、白芍、丹皮、龙胆草、地榆、土贝母、清半夏、桔梗、生石膏、白鲜皮、竹茹。服药 1 周，晕消，恶心减；随症调方，服药 9 周，肛门觉舒。

谷某，女，43 岁，无极县东门营村人。初诊时间：2009 年 12 月 19 日。患者肛门下坠，经色黑，脉滑急，肝肾脉弱。脉属肝肾亏虚。肾虚则生肝无力，肝虚则疏泄不利而见坠胀，试观湿热痢疾病人，肛门下坠皆因湿热困木，疏泄不得而发，若肝木条畅，当升则升，当降则降，肛门自无坠胀。处方：川续断、红藤、鸡血藤、赤芍、清半夏、苏子、狗脊、丹皮、厚朴、竹茹。1 周坠胀消。

### 15. 肛裂、痔疮案

血不濡下，肛为之裂，考肛裂者，粪常干硬；血郁于下，成瘀而痔生，观痔核之内，尽死黑之瘀血。

卢某，女，24 岁，无极县西两河村人。初诊时间：2007 年 1 月 6 日。患者肛裂，痔疮，头发稀，大便带血。舌苔腻，脉滑细，尺脉弱。此为肾虚血亏，痰阻。处方：地榆、玄参、鸡血藤、赤芍、当归、地龙、黄芩、苏子、半夏、红藤、败酱、竹茹、沙参、厚朴。2 周愈。2009 年 12 月 12 日因咳 7 天来诊，前病未复发。

按：痰浊侮木，肝血乃伤；痰浊乘水，肾家乃虚；痰浊下滞，痔疮乃作。半夏等化痰，当归等和血，沙参等益肾。所以不用熟地黄等补肾者，滋腻助痰也。

张某，女，42 岁，无极县田庄人。初诊时间：2007 年 9 月 1 日。患者有内痔，每于便后出血，胆区及心下隐痛，腿软。脉滑洪急，尺不沉。此为痰火肾虚。处方：黄芩、焦神曲、生麦芽、瓜蒌、败酱、清半夏、苏子、丹皮、白鲜皮、茯苓、竹茹。随症调方，1 周减；2 周后不再出血。2012 年 10 月 7 日因腰痛、晕来诊，1 周减。

吴某，女，20 岁，中医学院学生。初诊时间：2009 年 9 月 18 日。患者曾因肛门脓肿而手术，现肛瘘，大便不畅，经有血块。脉滑洪，尺稍弱，肝脉不畅。属痰火伤肝，肾亏。处方：黄芩、瓜蒌、丹皮、浙贝母、清半夏、败酱、竹茹、赤芍、槟榔、苏子、红藤、槐角、地榆、冬瓜仁。1 周症减，4 周近愈。

### 16. 酒后涕多案

痰涕一家，生于中土，上达于肺而可出于鼻矣。是涕之病，关乎脾肺者也。悲则肺实，涕于是乎出；凉则肺实，涕于是乎流。明乎此，则涕之治疗，庶可有其纲矣。

王某，男，29 岁，无极县牛辛庄人。初诊时间：2006 年 10 月 21 日。患者主因涕多来诊，诉：每当酒后加重，故每每耻于赴宴。兼见：腰酸，下肢乏力，舌苔白腻，脉滑数，尺脉弱。时脘痛。此因痰生中土，随火而上，达于肺，出于肺窍。酒为水谷之悍气，性易上升，与痰同类，故得酒加重也。处方：黄芩、半夏、石菖蒲、苏子、桔梗、前胡、苏叶、神曲、茯苓、厚朴、败酱、竹茹。服药 1 周减，2 周愈，隔 3 周酒后复发，仍宗前方治愈。

### 17. 遗尿、梦游案

肾水主封藏，肝木主疏泄，遗尿者，肾封藏不固而肝疏泄失度；肝藏魂而主谋虑，胆中正而主决断，肝胆病则魂不安而谋乱，决断不确而致梦游。故遗尿、梦游者，调之木水。

周某，男，10 岁，鹿泉人。初诊时间：2006 年 8 月 11 日。患者遗尿 8 个月，夜间"撒癔症"而坐起，并非清醒，或行为异常，或梦游。苔腻，脉滑细急，肝不足，尺脉弱。证属痰伤肝肾。处方：山药、泽泻、石菖蒲、黄芩、生麦芽、柴胡、半夏、浙贝母、竹茹、苏子、桔梗。1 周后未再遗尿，苔腻减；2 周后梦游消失；3 周后痊愈。

齐某，男，14 岁，无极县牛辛庄人，初诊时间：2011 年 2 月 5 日。患者梦中遗尿频发，素日嗜辛，夜寐则双手紧紧抱胸，夜热，盗汗。舌苔中后部腻，脉滑急，肝肾脉皆弱。分析：苔腻、脉滑为痰，急则有热。素食辛辣，热蕴于内，入夜则阳入于阴，蒸腾肾水，化作汗出，是以盗汗，阳加于阴使然。味过于辛，木家伤损，判断失确，梦寻厕而致遗尿，入夜阴长而木得助，欲复与痰热争而抱胸。处方：清半夏、苏子以化痰，川续断、山药、炒莱菔子、竹茹、山楂、合欢皮以补益肝肾，焦神曲以和中。1 周后未再遗尿。2012 年 6 月 3 日来诊，云：1 年遗尿 3 次。

### 18. 阴吹案

物有壅滞而后腐败，腐败而生秽浊之气，故阴吹之病，多由痰热郁滞而发。

侯某,女,35 岁,沧州人。初诊时间:2006 年 9 月 1 日。患者阴吹,下肢拘急,面褐色斑遍布,大便不爽,右目觉不适,记忆力减退。苔黄腻,脉滑,肝稍弦,尺脉弱。证属痰热,肝肾亏虚。肝疏泄不及则郁滞而生浊气。处方:半夏、浙贝母、败酱、石菖蒲、苏子、桔梗以化浊,炒麦芽、竹茹、黄芩、鸡血藤、红藤繁木以复疏泄之能而制痰浊,焦神曲和中以消痰源。1 周,苔黄腻减,面稍生光,记忆力觉增;2 周,斑大减,阴吹愈。

或问:患者尺脉弱,肾虚也,何以不用补肾之品?曰:肾主闭藏,不利于疏泄,可致痰浊阻遏加重,治痰浊则肾不受伤,和中而肾精自有生化,患者年方盛,又未婚,祛邪则肾虚自复。

### 19. 副乳案

足少阳胆经循行于腋,肝有邪,其气流于两腋。故腋部副乳胀痛,责在木家郁滞。

张某,女,50 岁,无极县东中铺人。初诊时间:2007 年 6 月 2 日。患者两腋下有软包膨出,自觉胀痛,其痛连乳。兼见:脘反酸,头痛,身胀,口苦,多梦。舌苔腻,脉弦滑,右关弦甚。夫乳者,肝胃经所布,口苦身胀者,肝亢;脘反酸、右关弦者,土受克。治当化痰平肝,健胃。处方:黄芩、清半夏、前胡、瓜蒌、竹茹以化痰,贝母化痰且合川楝子、厚朴、茯苓、郁金、石菖蒲以平肝(色白,味辛,性平或凉者可助金而平肝),藿香以助胃。服药 1 周,反酸消;随症调方,2 周后右关脉弦减,腋下觉舒,包见小;继服 3 周痊愈。

### 20. 乏力案

力来源于气,气生于脾土,强力来源于肾。肾实则自过其度,肾虚则畏惧退缩,视轻如重,故乏力之疾,轻则在脾,重则在肾。

马某,男,32 岁,河北省第二建筑工程有限公司职工。初诊时间:2006 年 11 月 17 日。患者下肢乏力,咽痛,大便日一行。苔滑而黄腻,脉弦滑急,弱而尺脉尤甚。此为肾虚,木亢。处方:浙贝母、牛蒡子、山豆根、射干、山药、丹皮、茯苓、清半夏、竹茹、桔梗、苏子。1 周后,乏力减,咽痛大减,食则饱,旋饿,脉急减;2 周后,晨下肢乏力;3 周后,食则饱,旋饿已愈;4 周后,诸症近愈。

黄某,女,42 岁,陆军指挥学院职工。初诊时间:2007 年 1 月 12 日。患者膝及下肢沉,乏力,目疲难睁,晨痰,头昏蒙,易怒,尿灼时作。脉滑急,略洪,尺脉弱,木不及。此为肝肾虚,痰火在下。处方:浙贝母、红藤、白茅根、清半夏、石菖蒲、地龙、车前子、竹茹、桔梗、苏子、茯苓、白芍、玄参。1 周后,下肢沉，乏力减，目疲难睁减，尿灼减，脉洪减；2 周后，下肢已有力，尿已复，脉已不洪；3 周痊愈。

谷某，女，41 岁，无极县东门营村人。初诊时间：2007 年 3 月 18 日。患者疲倦，乏力，下肢烦，乳偶胀，经色暗，咽塞。脉滑急，尺脉弱。此为肾虚气亏，痰热上浮。处方：清半夏、苏子、浙贝母、黄芩、茯苓、焦神曲、败酱、炒麦芽、红藤、竹茹、石菖蒲、扁豆、山药。服药 1 周，脉见缓；随症调方，3 周后觉有力，目仍酸，乳已不胀；前后共服药 6 周，痊愈。

王某，男，29 岁，无极县东南丰村人。初诊时间：2007 年 3 月 18 日。患者乏力，倦，痰多。2005 年 7 月 24 日曾因仰卧则"挨狐狸压"（不能说话，不能动弹）来诊。当时舌苔白腻，脉弱。诊为气虚夹痰，阻滞心脉。当时用药：党参、山药、清半夏、苏子、丹皮、丹参、石菖蒲、苏木、川芎、地龙、桔梗、竹茹。服药 1 周，未再"挨狐狸压"；继服 1 周痊愈。2006 年 1 月 7 日复发，仍以上方化裁治愈。今再来者，仍属气虚，夹有痰湿，仍宗上方治愈。

张某，女，53 岁，无极县东丰村人。初诊时间：2007 年 5 月 26 日。患者乏力，气短不接续，阵汗，面黑。舌苔腻而剥，脉滑急，浑，力度不一，尺脉弱。此为冠心病，中痰实心。处方：黄芩、瓜蒌、薤白、清半夏、苏子、桔梗、石菖蒲、焦神曲、生麦芽、厚朴、竹茹、党参、丹参。服药 1 周，气短减；随症调方，3 周后大减。12 月 8 日感冒后 8 天不愈，吃西药后复发，仍宗上方治愈。2008 年 2 月因心悸来诊，进屋嗅及煤炉之气味，遂仆地而厥，急掐按内关穴，后被救护车接走，病竟稳定。2008 年 12 月 13 日复因胸闷来诊，宗上方治疗 2 周，感觉良好。2009 年 12 月 12 日复因屡次感冒来诊，心悸、胸闷等未再发作。

吕某，男，62 岁，无极县吕村人。初诊时间：2009 年 6 月 19 日。患者双下肢乏力，烦，寐差，多醒，脘不适，纳呆，头晕。苔腻黄，脉滑偏细，尺脉弱。脉滑，苔腻黄，乃中有痰火，故见纳呆，脘不适；土病而血气不生，故见细脉，纳呆，乏力；化源既乏，肾家无养，故尺脉弱。处方：黄芩、清半夏、红藤、鸡血藤、苏子、夜交藤、败酱草、柏子、瓜蒌、地龙、焦神曲、竹茹。1 周减，3 周愈。

### 21. 多梦案

肝藏魂，心藏神，神魂安谧则梦少，神魂飞扬则梦多。故多梦之由，有肝亢者，心火上烈者，有肝受扰者，要在神魂不宁。

白某，女，39 岁，石家庄市检查院职工。初诊时间：2006 年 11 月 7 日。患者多梦，健忘，腰痛，大便 1 ～ 2 日 1 次，不干。脉滑，寸脉过，尺脉欠而弦。

此为上有痰热，肾虚。处方：石菖蒲、清半夏、楮实子、地龙、远志肉、川牛膝、竹茹、桔梗、苏子、秦艽。1周后，多梦减，大便畅，尿急痛；2周后，多梦大减，尿已不急，腰痛减，大便畅；继服1周痊愈。

张某，女，21岁，河北保定人。初诊时间：2008年10月15日。患者大便不畅，多梦，面生疹，头不适。苔偏腻，脉滑著、细，尺脉弱，肝脉亦滑。为痰热，阴血亏。处方：丹皮、秦皮、败酱、冬瓜皮、蒲公英、沙参、瓜蒌、浙贝母、清半夏、玄参、白芍、夜交藤。1周后大便已畅，善太息，梦减，面疹少，口苦，口臭，前方减秦皮、蒲公英、沙参、玄参、白芍，加焦神曲、炒莱菔子、苏子、厚朴、桔梗；2周口味减轻，随症加减。

### 22. 痰伤肾（土实乘水）案

肾为水，痰为土实，土克水、乘水，故痰证之人每每伤肾。痰溜于肾，是为肾家之邪，肾实是也。肾家既为痰伤，日久精气因虚，遂见肾虚之症状。肾藏志，有痰伤肾而见健忘者；肾主生殖发育，有痰伤肾而见不孕、不育、阳痿、早泄者；肾主藏，有痰伤肾而见亡精者；肾其华在发，有痰伤肾而见斑秃、落发、秃顶者；肾开窍于耳，有肾虚而见耳鸣、耳聋者……凡此种种，不一而足，然其机理，总在痰浊伤肾，土实乘水。

吕某，女，38岁，无极县北丰村人。初诊时间：2007年2月24日。主症：脘胀，小腹胀，头晕，右耳痛，左肩痛，腰腿酸痛。舌暗，脉细滑急，尺脉欠。夫脘腹胀痛而脉滑，痰也；痰初生于脾胃，是以脘胀；继而下溜，乃见腹胀；下则伤肾，故见腰、腿、耳痛；肾家既虚，水津枯涸，脉见细也；脉见急者，水少而火相对盛，血少又引发应激性的脉急；其痹痛既因痰阻，又因血少。处方：黄芩、瓜蒌、前胡、桔梗、清半夏、竹茹以化痰，石菖蒲、苏子化痰而益肾水，桑枝、鸡血藤、地龙以通痹养血。服药1周，脘舒，耳痛愈；随症调方，4周症状大部分消失。2008年7月5日复因晕、悸、脘痞、痛来诊，仍宗上法治愈。

靳某，女，62岁，无极县店尚村人。初诊时间：2007年3月25日。患者双下肢疼痛，难行，大便不畅，夜觉头鸣响，面赤，血压170/100mmHg。苔腻，脉滑急实，尺弦实。此为中痰伤肾。处方：枳实、厚朴、三棱、莪术、槟榔、红藤、鸡血藤、清半夏、石菖蒲、地龙、川牛膝、威灵仙、大黄、竹茹。服药2周，大便畅而腿疼减；随症调方，共服5周痊愈。

按：尺脉弦实者，痰令肾实也。肾者主藏，大便不畅，藏之太过，方用大黄、枳实等大队推荡之品，肾邪下则病去矣。

靳某，男，45岁，无极县西东门村人。初诊时间：2007年4月15日。患者有肾及输尿管结石，伴有积水，觉左腹难受，腰憋痛。脉滑，稍沉滞，尺弦实。此为痰伤肾实。处方：乌药、薤白、清半夏、苏子、石菖蒲、槟榔、鸡内金、厚朴、黄芩、金钱草、枳实、橘核。1周减，2周症状消失。

魏某，男，31岁，无极县里家庄人。初诊时间：2007年3月25日。患者睡中时时惊醒，兼见腰痛。脉滑，尺脉弱。此痰伤肾，故而惊。处方：狗脊、川续断、清半夏、苏子、石菖蒲、地龙、鸡血藤、山药、杜仲、茯苓、厚朴、怀牛膝。服药1周，脉微见弦，肝来复，痰得制，故腰痛减；继服1周，诸病若失。

马某，男，38岁，无极县马村人。初诊时间：2007年7月7日。患者主因酒后诸事皆忘来诊。虽饮酒少量，不醉亦然。兼见：便秘，腰背或疼痛，下肢沉，健忘，虽多食但不长肉。后部舌苔腻黄，脉浑滑，尺脉弱。夫尺脉弱、腰腿疼痛者，肾虚也。脉滑浑，苔腻者，痰也。痰生于中土，是为土家之实，土实则或乘水，或侮木，今之见，乘水也。酒为谷之精，生成于湿热环境之中，是亦为土实。肾虚而遭土实伤斫而致健忘。治当化痰生金。药用：黄芩、藿香、石菖蒲、厚朴、枳实、薤白、丹皮、合欢皮、竹茹。生金之品，或色白，或凉降是也。然茯苓、白扁豆不用，以其便秘也。服药1周，舌苔净；随症调方，第8剂药后先见疼痛加剧（菖蒲、厚朴、丹皮等金降之品一则降下痰浊，二则生水，痰浊初降而致下阻更甚，故疼痛短暂加重），继而痛减；第6周初服药后泄泻，继服泻止，疼痛乃消（泄泻者，痰浊下出也，邪既出，金药转而生肾，故不泻而痛消），酒后已不忘事。盖服后之泻，金降使然，金降生水，肾家得复，志乃恢复，腰腿痛乃止。

李某，男，50岁，无极县东丰庄人。初诊时间：2007年8月25日。患者半夜烦而难寐，必坐起让人捶背。脉滑，弱尺甚。此为痰火上扰，肾水亏虚。夜半阳入于阴，水不任阳热之煎熬，故难受。处方：旋覆花、白芍、黄芩、丹皮、白鲜皮、瓜蒌、清半夏、桔梗、芦根、地龙、夜交藤。服药1周。2008年12月28日复因高血压来诊，云：当时愈。现血压150/100mmHg，仍宗上方，1周晕减，2周后血压130/85mmHg。

郑某，女，41岁，藁城市冯白露村人。初诊时间：2007年11月25日。患者觉头"呼呼"作胀，脘有气充，白带色赤，双下肢乏力。舌苔腻，脉滑，急，尺实而弦。此为痰火实肾也。处方：黄芩、清半夏、苏子、石菖蒲、枳实、厚朴、槟榔、三棱、莪术、红藤、竹茹。服药1周，头胀减，带色不赤；随症调方，7周愈。

刚某，男，56岁，河北师范大学教师。初诊时间：2007年12月21日。患者右足跟痛，血压150/100mmHg，脘痞，健忘，腰时痛。脉浑滞，略弦，尺脉弱。此为痰滞肾虚。处方：石菖蒲、川牛膝、地龙、生牡蛎、清半夏、白芥子、络石藤、竹茹、厚朴、浙贝母、桔梗、苏子。服药1周，足跟痛减；随症调方，2周后血压140/90mmHg，脘痞大减。随访1年血压未高。

朱某，男，22岁，住无极县城。初诊时间：2008年7月19日。患者时觉脑中一片空白，多梦，难寐，昼不精（脑不清亮）。脉滑急，尺脉欠。此脉乃痰火、肾虚。痰阻而肾水不足以上潮，故脑中空白；水亏不足以涵阳，则寐难；水不上潮而火夹痰浊蒙于上，故昼不精。处方：黄芩、清半夏、瓜蒌、桔梗、白鲜皮、苏子、败酱、藿香、茵陈、大黄、夜交藤。1周减，5周愈。

刘某，男，36岁，无极县郭庄人。初诊时间：2008年8月16日。患者每年暑季皆发斑秃，经治可愈，血脂高，血压115/95mmHg，两脚凉，头昏蒙。后部苔腻，脉浑稍滞，尺脉弱。血脂、血压之高，乃痰使然，痰为土实，季节至此，土盛也，肾家本虚，复因土盛克水，毛发失于润养，故发斑秃。处方：石菖蒲、黄芩、槟榔、厚朴、茯苓、焦神曲、生麦芽、清半夏、苏子、地龙、红藤、瓜蒌。2剂后泄泻，每日4次，继服不泻；2周后血压120/90mmHg；4周近愈。

赵某，男，23岁，无极县东陈村人。初诊时间：2008年9月20日。患者耳背，雀盲，腰痛，精子活力A14.36%，A+B31.49%，精索静脉曲张，便溏。脉滑，脾脉洪，尺脉弱。便溏、脉滑者，痰也；痰为土实（脾脉实），土实乘水，肾家因虚（尺脉弱、腰痛、健忘），肾主耳，故见耳背；肾水不潮，目失滋养，故雀盲；肾主生殖发育，故精子活力差。处方：黄芩、清半夏、桔梗、瓜蒌、败酱、石菖蒲、郁金、苏子、厚朴、茯苓、竹茹、红藤。2周腰已不痛；4周耳背减，雀盲减。

卢某，女，79岁，藁城市西里村人。初诊时间：2008年9月21日。患者脘硬，右腹疼痛，或晕，得嗳气则减，腰酸，下肢或乏力，形丰。苔腻，脉滑，肝脉亦滑，偏沉，尺脉实。夫年近八旬，肾家多虚，此肾脉独实，确实少见。当据脉拟方，治以化痰导滞：枳实、厚朴、槟榔、三棱、莪术、清半夏、苏子、黄芩、石菖蒲、地龙、红藤、竹茹。1周减，3周愈。

按：老人肾多虚，然未必无实证。盖实者邪阻也。少年肾方盛实，然未必无虚证。医者当知常达变，不可拘于年龄而定肾之虚实也。

申某，女，50岁，邯郸人。初诊时间：2008年10月10日。患者长夏耳聋，现稍复，鼻之准头黄黑，头不清，咽有痰，耳鸣；下肢行不利，大便每日一两行，头偏干，月经提前5天。脉滑，尺脉弱，左尺稍紧。为土乘水。处方：黄芩、石菖蒲、远志肉、浙贝母、丹皮、白鲜皮、厚朴、天麻、郁金、地龙、竹茹、桔梗、苏子。药后原来上午耳鸣，现在改为下午耳鸣；继宗上方，嘱其服后下午耳鸣当减，减则可停药。

按：患者痰阻上下。上见咽有痰，头不清，下见便干，腿不利。此方将痰上下分消。远志肉辈以使痰吐出，厚朴辈以使痰下出。痰体为阴，下降为顺而易，故药后上痰出而减，上午木旺而疏土，是木可制痰也。痰不足以壅耳矣，故上午减，下午耳鸣者，病缘痰伤肾虚，下午土盛阴盛，阳渐入里，壅肾更甚，故耳鸣改为下午。

张某，女，79岁，藁城市西里村人。初诊时间：2009年5月3日。患者脘痞（中痰阻），头胀（脑属肾，痰伤而肾虚），下肢乏力（肾主腰脚），气短（肾不纳气），便难下而不干（痰阻而肾虚，二便失司），夜烦难寐（水亏，阳不入阴）。苔腻，脉滑急，尺脉弱。此为痰火，肾虚。处方：瓜蒌、焦神曲、炒麦芽、清半夏、苏子、黄芩、地龙、夜交藤、败酱、红藤、竹茹。1周脘痞，头胀减；3周除仍气短外，诸症皆消。

### 23. 痰伤肝肾案

痰生中土，为水谷所变，故为土家之邪，邪气盛则实，病属土实。气有余则制其所胜而侮所不胜，土所胜者水，所不胜者木，故痰浊之证，病位在中焦，痰浊实土，则每致侮木乘水，是为痰伤肝肾。

魏某，女，36岁，无极县东陈村人。初诊时间：2007年5月19日。患者目（肝之窍）不欲睁，头痛，难入寐（肝藏魂），经色如土，经期延长（肝主疏泄），腰痛（肾所主），头昏蒙（不中不精）。脉滑急，略洪，尺脉欠，左关脉不弦。此为痰伤肝肾。处方：黄芩、败酱、清半夏、桔梗、瓜蒌以化痰，石菖蒲、丹皮以益肾，秦皮、红藤、生麦芽、夜交藤、竹茹以繁木而化痰。服药1周，寐可，目睁自如，头痛减；随症调方，3周愈。

李某，男，34岁，无极县赵正寺村人。初诊时间：2007年3月10日。患者头蒙，晕，头顶疼痛，健忘，目跳。脉弦，稍沉硬，左尺脉欠。痰伤肝则目跳、晕、蒙，伤肾则健忘，肝肾伤则顶痛。处方：黄芩、藿香、清半夏、苏子、石菖蒲、败酱、焦神曲、生麦芽、贝母、地龙、茵陈。服药1周，顶痛及头晕消；随症调方，3周愈。

李某，女，33岁，无极县北丰村人。初诊时间：2007年3月17日。患者罢极失准，遇事当时不知所措，头昏蒙，自己无端恐惧，无缘无故胆小，不任久视，阵发腿软。苔偏腻，脉细滑，肝脉不弦，尺脉弱。遇事当时不知所措者，肝虚而谋虑失职也；头昏蒙者，胆不中不精也；自己无端恐惧，无缘无故胆小者，胆虚也；不任久视者，肝虚则目弱也；阵发腿软者，肾虚则骨不坚硬也。此为肝肾亏，夹痰。处方：黄芩、生麦芽、茵陈、山楂、焦神曲、前胡、白芍、藿香、石菖蒲、桑寄生、川续断、瓜蒌、竹茹。服药1周，蒙减，苔近净；随症调方，继服2周近愈；而后生气，蒙又发，宗上方，再愈。

按：川续断色青黑，青则入肝，黑则入肾。诸补肝肾之品实伐脾胃，今之土实者，非正气多也，乃痰邪也，故加神曲辈以护土。

高某，男，42岁，无极县人。初诊时间：2007年5月5日。患者头昏蒙，嗜睡，健忘，耳鸣，阳弱，腰及下肢乏力，脘痞灼。苔腻，脉浑，尺脉欠。夫头昏蒙嗜睡者，肝气不升也；健忘、耳鸣、腰及下肢乏力者，肾虚也；脘痞灼者，痰火也；阳弱者，宗筋不盛，肾不作强也。处方：清半夏、苏子、炒莱菔子、石菖蒲、茯苓、枳实、厚朴、黄芩、丹皮、败酱、前胡、竹茹。服药1周，苔腻减，不嗜睡，脘痞灼减；随症调方，3周愈。

张某，男，49岁，无极县田庄人。初诊时间：2007年4月7日。患者脘痞，呕恶，懊恼，两下肢乏力，大便不调，健忘，蒙，脑袋迟钝，阳弱。夫脘痞，呕恶者，中有痰也；两下肢乏力，大便不调，健忘者，痰伤肾也；懊恼，头昏蒙，脑袋迟钝者，痰伤肝也；阳弱者，肝肾虚也。处方：瓜蒌、黄芩、清半夏、苏子、焦神曲、生麦芽、炒莱菔子、厚朴、藿香、竹茹、前胡、石菖蒲。服药1周，呕恶减，脘舒；随症调方，3周后诸症皆减。

刘某，男，43岁，河北师范大学职工。初诊时间：2007年10月5日。患者头少有清醒，晕，咽如物堵而不畅，四肢乏力，走路不稳，写字时手腕无力，易入寐，但晨反头不清，身觉气血不畅。苔腻黑，脉滑，弱而尺脉尤甚。此为痰伤肝肾。处方：黄芩、藿香、石菖蒲、败酱、地龙、生麦芽、川贝母、威灵仙、川芎、鸡血藤、茵陈、红藤、桔梗、苏子。1周四肢觉有力，3周晕减，8周近愈。

按：晨时肝木升，肾虚则木乏生助之源，痰阻则升清乏力，痰浊反上，故晨头反懵。方用麦芽、茵陈辈以助木升，菖蒲、苏子化痰而益肾，地龙、川芎等以通气血。

王某，女，34岁，无极县小陈村人。初诊时间：2007年6月23日。患者月经淋漓1月未尽，目不能上视，视则头难受，肛门处不适，腰痛，恶风寒。舌苔偏腻，脉滑急，稍沉，尺脉弱。此痰火，肾肝亏虚。脉滑急者，痰火也；

痰火动血，黏滞而难尽，故经延而不止；经延而致血亏，肝血少故不能视；肝肾亏虚，故肛门难受，腰痛。处方：黄芩、败酱、红藤、瓜蒌、柏叶、地榆、桔梗、秦皮、白鲜皮、赤芍、茵陈、生麦芽、茯苓。随证略作加减，3 周后症减，7 周诸症皆消。2011 年 7 月 23 日复因咽憋来诊，前病未复发。

赵某，女，41 岁，河北医科大学职员。初诊时间：2007 年 9 月 28 日。主症及机理：不寐，每日用安眠药维持已数年——此肝不藏魂，水不涵火也；注意力不能集中，头脑转弯慢，用脑则难受——此肝木虚弱，罢极失准也；发枯焦而疏，未长长即落——此水不生木，肝血不足也；咽中有痰，口腔溃疡，唇干裂，易上火——此水亏不上济，痰火滞于上也；两手皮色黄甚，显然异于他处——痰为脾实，现象四肢也。舌苔黄腻，脉浑急，尺脉弱，肝脉无弦意。此为痰伤肝肾。询之，曰：自幼多吃甜食，自 1990 年以后乃恶甘、恶肉食。处方：清半夏、川贝母、地龙、生麦芽、瓜蒌、远志肉、石菖蒲、黄芩、桔梗。服药 1 周，寐有好转；随症调方，7 周后停安眠药，唇干裂大减。

贾某，女，36 岁，无极县贾庄人。初诊时间：2008 年 5 月 3 日。患者头昏蒙，脘胀而凉，脑子算不清账，腰痛夜加，健忘，足跟痛，咽觉如烟而下咽时噎。苔中后部腻，脉滑而右关见弦，肝肾脉弱。 此痰伤肝肾。有痰故脘胀；痰侮肝胆，胆不中精故头昏蒙；肝不谋虑故算不清账；痰乘肾则肾虚；肾虚则健忘、腰痛、足跟痛；肝主颠颢，故觉咽塞而如烟。处方：黄芩、清半夏、苏子、焦神曲、生麦芽、瓜蒌、槟榔、三棱、莪术、枳实、厚朴、竹茹。服药 1 周，脘减，随症调方；9 周痊愈。2008 年 10 月 11 日复因足跟痛、脘腹憋来诊，仍宗上方治愈。2011 年 12 月 18 日因 4 夜不寐来诊，前病未复发。

安某，女，53 岁，住石家庄市建胜路 26 号。初诊时间：2008 年 5 月 21 日。患者头不清，目不欲睁，两膝及腰疼痛，右下肢乏力，髋部按之痛，夜晚脘胀，健忘，面玄黄（玄为水色，黄为土色，此水土之病）。苔略腻黄，脉滑甚，尺脉弱，木欠反滑。为痰热肾虚。处方：黄芩、清半夏、川贝母、川牛膝、鸡血藤、石菖蒲、地龙、瓜蒌、竹茹、炒莱菔子、川续断，桔梗、苏子。2 周后头减轻，目已欲睁，咳而出痰，继而有涕，髋膝仍不适。处方：黄芩、清半夏、川贝母、石菖蒲、郁金、白芍、鸡血藤、地龙、川续断、竹茹、茯苓、桔梗、苏子。继服 1 周，症近消而停药。

陈某，男，38 岁，无极县固汪村人。初诊时间：2009 年 1 月 18 日。患者足脚凉（肾之病），脘痞（脾之病），阳弱（肝之病，宗筋痿），早泄（肾之病，精不藏），头昏蒙（肝之病，罢极失准，不中不精）。脉滑大，肝脉亦然，尺脉弱。

此为痰湿，肝肾亏。处方：石菖蒲、黄芩、生麦芽、瓜蒌、清半夏、苏子、薤白、吴茱萸、败酱、红藤、竹茹。1 周脘舒；3 周诸症皆减，但阴部潮湿；4 周愈。

## 24. 痰伤肝（肝胃不和）

观中医学诸书，多称脉滑，主痰食，又云脉弦滑主痰。然滑与弦滑何以皆主痰耶？则诸书又未明言。余考其理：滑脉诚为痰浊，此痰浊又为早中期之痰。盖斯时之痰，混乱于脉中，如秋水之河，裹挟泥浆，滚滚而下，故见滑脉。但痰浊为土家之邪实，土家既实，木自来疏，疏而不彻或疏而不克，乃见土木之交争，故见弦滑之脉。若医不加察，见弦即予平肝、泻肝，此误也。盖当此交争之际，痰盛而木受挫，当见肝脉失去弦象或弦而不足，是为土实侮木。若见脾脉弦滑，当为痰浊引来肝木，临床当予明辨。"谨守病机"，斯之谓乎！

裴某，女，18 岁，无极县裴里村人。初诊时间：2007 年 3 月 18 日。患者手极易冻伤，易肿胀，两中指及右侧食指指甲渐渐消脱。月经乱，或隔月方至。后苔腻，脉弦滑数。此为痰阻于内，阻滞血行，疏泄不畅，肝受其伤，其爪不华。处方：石菖蒲、清半夏、苏子以化痰浊，黄芩、生麦芽、当归、茵陈、桑寄生以繁木，佛手、桑枝、地龙以通调疏泄，鸡血藤养肝血以通经。服药 1 周，苔腻减，脉不数；2 周后，指甲不再继续消脱；3 周后月经按时来潮，指甲见恢复。

李某，女，38 岁，无极县王吕村人。初诊时间：2006 年 12 月 9 日。患者满面黑斑，多梦，易醒，左胁痞满，不能吃馒头等硬食，恶心、油腻之物概不能吃，咽塞，便秘，尿频，尿中白细胞 300 个 /HP，红细胞（+）。苔黄腻，脉浑弦急，尺脉欠。咽塞、左胁痞满、多梦、易醒缘肝郁；面斑乃血不畅；肝郁疏泄不利，故难任硬食、恶心、厌油腻、便秘、尿急。证属痰热郁木。处方：枳实、厚朴、黄芩、藿香、焦神曲、生麦芽、清半夏、前胡、石菖蒲、柏叶、苏子、竹茹、败酱。服药 1 周，纳增，恶心减；随症调方，3 周后大便稍爽，苔腻厚减，尿已不频急；4 周后斑减退；第 7 周阴中下白膜，包裹血块如血豆腐，继而下紫血，症乃大减，纳增，已可进油腻，胁、咽皆舒。

按：方用半夏、藿香等以化痰，麦芽、竹茹、黄芩以繁木制土，木乃疏泄，痰浊向下而出。

刘某，女，57 岁，无极县牛辛庄人。初诊时间：2007 年 4 月 8 日。患者坐则觉身肿，手胀，面肿，觉身子大，头昏蒙，目昏。脉滑沉实，肝脉弱。此痰盛而积滞，肝虚而不疏。处方：黄芩、生麦芽、槟榔、三棱、莪术、枳实、厚朴、前胡、石菖蒲、茵陈、柴胡、鸡血藤。服药 1 周，2008 年 11 月 2 日复因头沉、咳嗽来诊，诉：当时服药 1 周后症状大减，遂停药。今兼见：多梦、目昏、病机如前，仍宗上方愈。

按：木虚则气血不畅，故坐则觉身肿，方用麦芽、茵陈、柴胡、黄芩等以繁木，鸡血藤以活血，三棱、莪术等以导滞，血畅则愈。时当春木旺，故效速。后发咳嗽，症与前虽殊，但木虚不能宣肺，病机同，治无别。

魏某，男，46岁，辛集市人。初诊时间：2007年5月19日。患者目累则昏糊，脘时觉有气顶，上撞心，健忘，西医检查发现血黏度增高，胆囊壁厚。脾胃脉滞，肝脉欠。痰伤肝则目病，故见倦而昏糊；肝气不舒，蕴积于下，久则欲上，冲击中痰故觉上顶；血黏度高者，血疏泄不利，肝病也。此痰实，木不胜疏。处方：柴胡、生麦芽、枳实、厚朴、焦神曲、清半夏、苏子、槟榔、茵陈、竹茹、石菖蒲、败酱、鸡血藤。服药1周症减，随症调方；继服3周愈。

杨某，男，51岁，无极县郭吕村人。初诊时间：2007年9月1日。患者头昏蒙痛，脘不适，当胸之任脉难受（询之，未觉烧心、反酸，故不能确定为反流性食道炎），目昏，大便不调。脉滑浑。夫头昏蒙痛者，肝受痰蒙，谋虑、罢极之功能受限也；目昏者，肝受痰伤也；大便不调者，痰伤肝胆，疏泄失职也。处方：黄芩、生麦芽、柴胡、枳实、厚朴、清半夏、苏子、藿香、石菖蒲、竹茹。服4剂，泄泻，症减。本人见泻遂找当地医生，服止泻药，服后症状复如初。余告曰：泄泻是痰欲外出，不可止。继服，症减，2周愈。

王某，女，19岁，住无极县城。初诊时间：2007年9月15日。患者先指间关节肿，继见左肩背疼肿，月经提前7天，数学成绩下降。脉滑急细，尺脉、肝脉弱。《内经》曰："肝有邪，其气流于两腋。"夫肩之病，主责于肝。今痰浊留于内，肝胆木受侮则肩病。肝主谋虑，胆为中精之官，中精者，中正、精明也。今肝受侮故见数学成绩下降；肝主筋，诸筋者，皆属于节，故有指节之痛；肝脉绕阴器而主疏泄，肝病则月事失常。处方：黄芩、鸡血藤、合欢皮、柴胡、败酱、生麦芽、红藤、前胡、苏子、茵陈、当归。随症加减，服药4周，肩痛消，月经如期；继服2周，痊愈。

郑某，女，59岁，晋州市塔上村人。初诊时间：2008年6月1日。患者膝痛，胆区胀痛，脘时痛，易怒，晨口苦，血压180/100mmHg。舌苔中后部腻，脉弦稍硬，浑滑。有痰故脘痛、苔腻，侮木故见膝、胆之痛，口苦，易怒。处方：黄芩、枳实、厚朴、清半夏、苏子、金钱草、石菖蒲、败酱、焦神曲、生麦芽、瓜蒌、竹茹。药后大便增（痰从下出），胆偶痛，3周后便下如水2次（痰浊下也），血压150/70mmHg，诸症皆减。

郑某，男，32岁，无极县马圈村人。初诊时间：2008年11月14日。B超提示：

肝大，胆囊增大。11月9日化验：谷丙转氨酶82.9U/L，γ–谷氨酰转肽酶863U/L，颠顶（肝脉所会）疼痛，后半夜难寐（肝亢，至其旺时，上升而不能下潜），易怒，烦，或脘胀。此为肝亢，痰火。处方：茯苓、丹皮、白鲜皮、白芍、川楝子、郁金、菊花、桑叶、枳实、厚朴。1周寐好转；2周脘舒，颠痛消；5周后乡人告知：化验正常。2009年5月31日因多梦来诊，原病愈，未复发。

肖某，女，42岁，石家庄市水产管理处职员。初诊时间：2012年10月17日。患者面晦，疲劳，经少，头昏蒙不清，右头痛，后背痛，颧黄斑，习惯性便秘10年，大便7天一行。检查结果：甘油三酯1.75mmol/L，谷丙转氨酶51U/L，谷氨酰转肽酶78U/L。苔略腻白，脉滑急洪，肝脉亦滑急，但有弦。证属痰火伤木。处方：清半夏、瓜蒌、浙贝母、丹皮、赤芍、红藤、合欢皮、火麻仁、槟榔、栀子、竹茹、桔梗、苏子、枳实、厚朴。2012年12月6日复查结果：甘油三酯1.30mmol/L，谷丙转氨酶20U/L。诸症消。

按：甘油三酯高者，痰也；肝功受损者，痰伤肝也；颧黄斑、便秘者，肝不疏泄、血中痰浊外溢也。半夏、贝母等以化痰，红藤、合欢皮等以繁木。此便秘，痰浊治以降，故用枳朴等。

## 25. 痰伤心肾案

痰生中焦，遇温、得木气则升，遇凉、得金气则降。升可上达于心，达于心是子病累母；降则下溜于肾，溜于肾是土实乘水。上腾于心则心实，所谓"食气入胃，浊气归心"是也；下溜于肾则肾伤或致肾虚，所谓土实乘水是也。医者治病恒不求根本，不探源流，见心病则唯知活血，见肾病则但知补肾，病本难除者有之，补而不效，反生变证者有之，于是，心中愈惑，不加自尤，更是埋怨中医之学，荒唐甚矣！

任某，女，45岁，无极县高陵村人。初诊时间：2008年6月29日。患者心悸而觉动，动及后头，腰右下肢疼痛，或欲呕恶，脉浑结，土脉实，尺脉弱。此中痰实心伤肾。处方：桂枝、清半夏、苏子、石菖蒲、黄芩、藿香、厚朴、赤芍、郁金、竹茹、槟榔、三棱、莪术。服药1周，悸减，脉已不结，调方；2周腰下肢减；4周痊愈。

按：呕恶者，中有痰浊，上实心则心悸而脉浑结，下伤肾则尺脉弱而腰腿痛，半夏等以化痰，桂枝等以护心，苏子化痰而益肾，不用玄参等以补肾者，水药不利心火而闭痰也。

张某，男，24岁，无极县黄台村人。初诊时间：2008年7月5日。患者脘痞硬，头昏蒙，腰下肢乏力，便溏，心悸，阳弱。苔后部腻，脉弦滑大，重按无力。脘痞者，痰阻使然；痰火实心，故脉大，火性膨胀是也；痰盛则土实，土实则乘水，肾主腰脚，故见腰及下肢诸症。处方：旋覆花、瓜蒌、清半夏、苏子、桔梗、丹皮、白鲜皮、黄芩、厚朴、炒莱菔子、红藤、竹茹。1 周脘舒，随症调方；2 周悸减，5 周痊愈。

按：痰伤心肾，重在降浊，降则心不实而金水生。故方用旋覆花等。

梁某，女，68 岁，住石家庄市城角庄。初诊时间：2008 年 11 月 12 日。患者夜晚下肢及心烦，昨晚难寐，不耐远行，腰痛，大便一两天一次。中苔腻，脉滑洪，肾脉不沉。为痰火实心，水亏不济。处方：夜交藤、地龙、牡蛎、红藤、清半夏、浙贝母、丹皮、赤芍、瓜蒌、鸡血藤、天花粉、桔梗、苏子。1 周腿烦及心烦减轻，寐好转。

按：痰火交炽于上则心实，心实则火不下煦，方以交通心肾为法。丹皮赤色入心，色白而凉则降，主生殖而益肾，牡蛎以蛰藏心火，天花粉以水上济，水火既济，人则安康。

杨某，男，44 岁，无极县柴城村人。初诊时间：2009 年 1 月 10 日。患者心脏支架术后，便秘，夜尿频至 6 次（水不上济），梦多（火亢于上），阳弱（阳不下达），纳呆，脘胀。苔腻，脉滑而尺脉沉。处方：清半夏、焦神曲、炒麦芽、枳实、厚朴、夜交藤、竹茹、黄芩、地龙、火麻仁。3 周后大便每日 1 次，夜尿最多 3 次，余症皆减。

按：纳呆、脘胀、苔腻、脉滑者，痰阻中也；中痰致升降之路阻，心火不得下煦，水则寒于下而不上腾，故脉沉而尿多。半夏等以化中焦痰浊，夜交藤以蛰降心火，地龙以交通上下。痰浊化则中路遂通，心肾交则水火既济。或问：何不效仲圣肾气丸之义，用桂附以温下耶？曰：患者脉洪，上之火方炽，加以热药，或如添薪，若加大地黄用量载而下之，又恐滋腻之品助痰，用附子又有"半蒌贝反乌头"之论调，故取平和之夜交藤。

杨某，女，65 岁，无极县东河流村人。初诊时间：2009 年 3 月 1 日。患者脘痛，食后更甚（中痰），胸闷太息（心），多梦，寐差（心肾），行难，尿频（肾）。脉滑洪，尺脉弱。此为痰伤心肾。处方：瓜蒌、败酱、黄芩、丹皮、清半夏、桔梗、苏子、红藤、枳实、厚朴、竹茹。1 周脘痛减，3 周胸舒，5 周愈。

陈某，男，75 岁，无极县固汪村人。初诊时间：2011 年 2 月 19 日。患者去年 8 月腰痛，后渐渐累及左小腿，小腿麻痛，面赤。脉滑洪，弦以尺脉为著。患者曾经多方治疗，或予补肾，或散寒湿，效果均差。分析：脉滑洪为痰火，痰火中阻，心阳不下，肾水寒痰反盛于下，是以尺脉弦甚。处方：清半夏、瓜蒌以消降痰浊，丹皮、红藤以蛰降心火，石斛以救所伤之阴且以除痹，狗脊、威灵仙以除痹浊，防己、地龙以通经脉。4 剂后疼消，仍麻，调方再服；2 周后症大减，行可达 1 华里。2012 年 2 月 25 日复因面瘫 12 天来诊，前病未复发。

刘某，男，48 岁，无极县张段固村人。初诊时间：2011 年 11 月 26 日。患者太息，言则气短，酒后则悸，左肘疼，骶尾疼。后半部舌苔腻，脉浑滞，肝肾脉皆弱。甘油三酯 3.16mmol/L。血黏稠度高，微循环差。患者有肾结石。分析：脉浑滞、血脂高、血黏稠者，此乃痰实心所致；太息者，心受痰困而心肾不交也；酒可助痰，故酒后加重；《内经》云"肺心有邪，其气在于两肘"，故左肘疼痛；心实则不能下交于肾水，故肾水病而见骶尾部疼痛；肾结石乃痰浊聚于肾所成。处方：黄芩、清半夏、苏子、石菖蒲、瓜蒌、竹茹化其痰浊，红藤、地龙、赤芍、苏木、丹皮、鸡血藤通心脉而去其滞，山药以补肾。2 周减。

陈某，男，61 岁，无极县固汪村人。初诊时间：2012 年 2 月 11 日。患者干咳，黏痰，食则痞，胸闷，难寐而不实，夜尿多，耳背，血压 190/100mmHg。舌苔腻，脉滑洪，尺脉亦然。分析：痰阻中则痞，脉滑，苔腻，食则助痰故见食则加重；痰上输于心，故见胸闷、脉行不畅、血压高；痰实则乘水，水上则心火不得藏，故不寐而夜尿多，耳背。处方：瓜蒌、败酱、黄芩、清半夏、旋覆花清降痰火，丹皮、冬瓜皮、白鲜皮敛藏心火，藿香、焦神曲和中。1 周减；3 周寐 5 小时，血压 140/90mmHg。

苗某，男，51 岁，无极县王家庄人。初诊时间：2012 年 4 月 14 日。患者烦，头觉"呼呼"冒火，腰痛，血压 200/150mmHg，面赤，下肢肿。舌苔腻，脉浑滞，尺脉欠。苔腻、脉浑者，痰阻于中，心火不得下，肾水不得升，故觉头"呼呼"冒火、心烦、下肢肿、腰痛，此火水未济也。火壅于脉故血压升高。处方：瓜蒌、桔梗、清半夏、枳实、厚朴降其痰浊，丹皮、红藤、赤芍降其心火，地龙交通上下。1 周症减，3 周血压 140/110mmHg。

### 26. 痰伤肝肺案

《素问·经脉别论》云"饮入于胃，游溢精气，上输于脾，脾气散精，上归于肺。"食气既由脾胃而达肺，生于脾胃之痰亦可达肺。脾胃者土也，肺者金也。土生金是其生理，土致金病是为"传"，此其病理也。土病侮木、传金，是为痰伤肝肺也。

张某，女，20 岁，无极县小西门村人。初诊时间：2007 年 8 月 11 日。患者尿不畅，而见小腹、尿口憋胀痛，鼻塞，大便溏而不爽，舌苔后部腻。此痰伤肝肺。"前阴者，宗筋之所聚""肝脉……绕阴器"，肝主疏泄，痰性黏滞，伤肝而疏泄难畅，故见尿不畅、憋胀痛、大便溏；痰伤肺窍，故见鼻塞。处方：桔梗、苍耳子、败酱草、白茅根、苏叶、清半夏、苏子、石菖蒲、地龙、木通、茵陈。随症调方，2周后偶有灼痛；3周后尿畅，痛近消；7周诸症皆消。

刘某，女，29岁，无极县东两河村人。初诊时间：2008年9月13日。患者流产后面生黑斑，白睛有血丝，目干涩不适，难寐，多梦。舌苔偏腻，脉滑，右寸洪盛，肝脉弱。夫苔腻、脉滑者痰，痰伤肝则血为之浊，魂因之不藏，窍因之受病，痰浊外溢皮毛则斑生。此痰火伤肝肺。处方：旋覆花、白鲜皮、前胡、丹皮、桔梗、清半夏、瓜蒌、黄芩、败酱、秦皮。1周寐好转；2周目舒，白睛血丝减；3周愈。

王某，女，43岁，住石家庄市西二环。初诊时间：2008年12月31日。患者脘痞，着凉则胀，右胸疼，鼻涕内流，头晕，大便一两天一次。脉滑，肺脉盛，肝脉亦滑。为痰火伤肺肝。处方：浙贝母、桑叶、清半夏、苏叶、白鲜皮、生石膏、桔梗、丹皮、白芍、焦神曲、厚朴、竹茹、苏子。1周症减，胸闷，前方进退；2周愈。

按：肺脉盛而滑者，痰热使然。色白之药入肺，石膏性凉而色白，清肺热之力甚雄，但此患者乃痰与热合，治疗时当主以清化痰热，故用贝母、桔梗等。

翟某，男，39岁，无极县大户村人。初诊时间：2010年5月30日。患者咽憋而出气难，久立腰痛，晨反胃。舌苔腻，脉弦滑，急，肝脉反滑。夫脉滑、苔腻为痰，痰上而阻肺，故咽憋而出气难；气既不畅，则引木而欲疏之，疏而不遂，木郁乃脉弦、肝脉滑；晨时木旺，上行欲疏泄，故见反胃；肺金受痰，生水不足，肾家因亏，故见腰痛。处方：瓜蒌、海浮石、远志以涌吐痰浊，因其上行之势而出之；前胡、桔梗、苏叶以肃肺，清半夏、竹茹、石菖蒲、藿香以化痰浊，射干、地龙以通之。1周减；2周后口唇起燎泡，咽不憋，出气仍觉粗；调方继服1周愈。

按："其高者，因而越之。"患者咽部之痰当以涌吐为法，海浮石、远志善引痰上出，用之为因势利导之法也。

李某，男，28岁，无极县牛辛庄人。初诊时间：2011年1月8日。患者咳，痰，脘胀，食旋即饥，频欲大便而不得。脉弦浑，脾脉实。脘胀者，脾脉实，风木又欲来疏，故尔；咳者，木击金则鸣；大肠欲下泻土实故见频欲大便，然土实之体，下泻毕竟不畅，故虽欲大便而不得畅。处方：海浮石、瓜蒌、紫菀、生麦芽以从上而疏泄痰浊，桔梗、藿香、厚朴、苏子下泄其痰浊以助金，杏仁、前胡以调肝肺。1周减，3周愈。12月10日因腹痛来诊，前病未复发。

### 27. 痰伤肺肝肾案

《素问·经脉别论》曰"饮入于胃，游溢精气，上输于脾，脾气散精，上归于肺"，故痰浊在中焦，每每上渍于肺，常见之咳嗽、吐痰多缘此也。然痰浊又常常不限于渍肺，或同时侮肝、乘水，遂共伤数脏，医者当临证详审，知其来路，治疗乃能进退有据，先后得法，则伤脏虽多，获效犹可冀矣。

田某，女，41岁，无极县曹家庄人。初诊时间：2008年7月27日。患者胸脘满闷，咳痰难出（按：痰阻肺也），腰及两下肢酸痛难行（按：肾主腰脚），项拘，健忘，经乱，淋漓不尽而带血块（按：妇科之疾，多缘肝肾，淋漓乃疏泄不畅），大便初硬后溏而难下（按：肾为胃之关，司二便，亦疏泄不利），膝下蹲难而不适（按：膝合于筋，合于肝）。脉滑，肺脉盛，肝脉不弦，尺脉弱。处方：瓜蒌、黄芩、清半夏、桔梗、槟榔、火麻仁、苏子、厚朴、焦神曲、竹茹、枳实。1周胸脘减，3周愈。

按：苏子等可益肾，盖籽类藏精而主生殖发育，桔梗等色白可助肺，黄芩等可助肝，之所以不用地黄类补肾者，滋腻者助痰也。肾之补，可直接补，玄参辈是也，可间接补，金药是也，因肾者水脏而金能生水也。

安某，男，28岁，无极县东河流村人。初诊时间：2008年9月7日。患者脘痛及胆区，背痛（肺），大便频数（肺），身酸（肝），手麻（肝），寐虚（肝肾）。脉滑著，浮洪，尺脉欠。处方：前胡、白鲜皮、苏子、苏叶、生石膏、瓜蒌，化痰以利肺，竹茹、黄芩、枳实化痰以繁木，败酱以利肝肺，清半夏以化痰。2周，背痛消，大便泄泻3天，每天1～2次，肺已肃，痰火从大肠而降，去前胡、白鲜皮、生石膏，加浙贝母、红藤、丝瓜络以畅木；2周身酸、手麻减。

景某，女，62岁，西柏坡电厂职工。初诊时间：2008年6月18日。患者晨起鼻如感冒状不适，咳嗽，左髋部酸，头迟钝不清，耳如堵，血压150/90mmHg，大便日一行，量少不畅。后苔略腻，脉滑，尺脉欠，左关脉不弦。为痰火实肺，肝肾亏。处方：黄芩、清半夏、败酱、柴胡、生麦芽、川续断、狗脊、石斛、炒莱菔子、竹茹、前胡、石菖蒲、川贝母、桔梗、苏子。2周晨起鼻不适减轻，左髋酸减；6周胸中痒，咳嗽减轻，上午头不清减，耳不通减轻，舌苔净，血压120/80mmHg。

按：痰火实肺，土金皆实则伤肝木，金实则不能生水。桔梗等以肃金，柴胡、麦芽等以繁木，金清则生水矣。

刘某，男，37岁，无极县西中铺人。初诊时间：2008年11月21日。患者咽有痰，头昏蒙，两下肢胀，乏力，胃脘嘈杂，阳弱，早泄，难寐，睡不实。脉滑，肺脉过，尺脉弦，肝脉浑。为痰伤肺、肝、肾。处方：浙贝母、瓜蒌、黄芩、炒杏仁、清半夏、石菖蒲、焦神曲、竹茹、茯苓、生麦芽、地龙、桔梗、苏子、枳实、厚朴。3周胃脘嘈杂稍减轻；5周胃脘已舒，诸症均减，咽中仍有痰，随症调适，善后。

郄某，男，67岁，无极县田庄人。初诊时间：2010年4月4日。患者阵咳而厥，腰痛难抱小孩，血压160/100mmHg。舌苔腻，脉弦，右关以下著，脉滑，弱尺脉著。脉滑为痰，痰为土实，母病及子，是以肺金病咳，痰浊侮木，肝木受激惹，血压升高而木病，故见脉弦；木病伤肺，击金而鸣；肝亢则厥，气之升降失常使然；金病不能生水，肝亢而耗肾水，土实则乘肾水，肾家乃亏，故见腰痛。处方：苏叶、桔梗、杏仁、前胡以调肝肺，使肺得以肃降、治节，厚朴、清半夏、浙贝母以化痰降浊，焦神曲、藿香以调理中焦，炒莱菔子、丹皮以生肾水，山药以补肾。1周腰痛减，未再厥；3周咳近消。

### 28. 痰伤肺案

《内经》谓"饮入于胃，游溢精气，上输于脾，脾气散精，上归于肺"，是脾胃之痰上渍于肺者甚多矣。然五行相关，痰为土实，制之者肝木，受制者肾水，且上奉者非独肺，更有心脉。况疾病之变化多端，并非仅由脾及肺之一端；即便仅此一端，所表现出的咳嗽、吐痰等症，患者亦常以为非病而不予就诊，故痰伤肺之证虽多，病例则少，现聊举数例。

郑某，女，33岁，矿区职工。初诊时间：2008年8月22日。患者面生痤疮，瘦，月经提前7天，落发，鼻塞失嗅（痰壅肺使然），刷牙则出血，大便日一行。脉滑弦。为痰火伤肺。处方：丹皮、白鲜皮、冬瓜皮、黄芩、清半夏、旋覆花、白头翁、茯苓、辛夷、浙贝母、芦根、桔梗、苏子。3周出血已少，痤减，鼻嗅复。2009年2月27日复因紧张则肘膝软、胸闷胀、难寐、健忘来诊，诉前病未发。

蒲某，男，23岁，无极县小石家庄人。初诊时间：2008年12月20日。患者多涕，感冒不断，发则鼻塞而难愈，历时数年。脉滑弦，急，尺脉稍欠。处方：前胡、苏叶、焦神曲、生麦芽、炒杏仁、桔梗、清半夏、苍耳子、瓜蒌、黄芩。1周后未再感冒，卧时鼻塞及涕减，见蒸汽则加重（蒸汽乃湿热，合于土，合于痰）；3周愈。

按：肺开窍于鼻而合于皮，肺家受病，则风邪犯金。凡植物之叶，主呼吸者，合于人之肺，苏叶色紫白，入肺之良药也。

卢某，女，22岁，无极县西两河村人。初诊时间：2011年3月11日。患者流产后4月，大便不畅，久咳而欲呕。舌苔腻，脉浑，尺脉弱。苔腻为痰，痰渍肺而咳，肺与大肠相表里，故金不肃而便秘。肺伤久不能生水，母病累子是也，故见流产而尺脉弱。处方：清半夏、苏子、桔梗、竹茹、瓜蒌以化痰，丹皮、厚朴、败酱以生金，山药以助水。1周减，3周愈。

贾某，女，81岁，住无极县电讯局宿舍。初诊时间：2011年4月9日。患者咳，咽憋，大便急而遗。脉弱而尺脉尤甚，此水亏，金伤。木击金则鸣，故见咳。金凉降而与肝之疏泄相合，故疏泄向下，加以肾水不藏，乃见便遗。处方：半夏、苏子以化痰，山药、五味子、党参以补肾，薏苡仁、白鲜皮、白芍以平肝之亢，白鲜皮、白芍以助金，焦神曲以和中。1周减，4周愈。

### 29. 痰伤心、肝、肾案

痰居中焦，属土。上传致心病者，子病累母也；旁致肝病者，土实侮木也；下致肾病者，土实乘水也。

肖某，男，72岁，唐山人。初诊时间：2008年11月5日。患者脘觉热及后背，大便干，2～3天不定，耳聋。中苔腻，脉急滑弦，偏浮洪，尺不藏，右脉弦。为痰火伤心肝，肾亏。处方：浙贝母、白鲜皮、丹皮、茯苓、前胡、白头翁、生石膏、清半夏、瓜蒌、厚朴、焦神曲、竹茹、败酱、桔梗、苏子。3周，耳聋及脘热均减轻，声浊，仍予前法。

按：脉洪弦者心肝俱过，治以降金为大法。故用贝母、丹皮、石膏等，盖金生则可制木之亢，金生则泄火之气，金生则生肾之水。

董某，女，56岁，住城角庄。初诊时间：2009年3月4日。患者卧则心悸，胸闷（心），腰痛，健忘，尿痛（肝肾），大便日一行。为子宫切除术后，血糖7.0mmol/L。苔偏腻，脉滑，尺脉弱，左关脉不弦。处方：清半夏、藿香、石菖蒲、黄芩、苏子、竹茹、浙贝母、生麦芽、瓜蒌、桔梗、橘核、乌药、川续断。1周后症减。

马某，男，59岁，无极县北牛村人。初诊时间：2009年2月22日。患者尿不利，两侧下肢乏力（肾病），两上肢麻，昼不精，多梦，寐差（肝病），心前区憋闷不适（心病），脘痞（痰）。脉滑弦，肝脉亦滑，尺脉弱。处方：黄芩、合欢皮、枳实、厚朴、清半夏、苏子、石菖蒲、红藤、夜交藤、地龙、竹茹。1周减，4周愈。

田某，女，57岁，无极县户村人。初诊时间：2009年2月28日。患者腰骶痛，不寐，目晨黏，难睁（按：此眵多使然，痰也，参见余著《痰证论》），脘痞，后背不适。脉促，尺脉弱。此为肝脉郁。处方：瓜蒌、黄芩、败酱、青半夏、苏子、焦神曲、生麦芽、秦皮、夜交藤、川贝母、竹茹、石菖蒲。1周寐好转，4周诸症皆大减。

刘某，女，44岁，保定唐县人。初诊时间：2009年4月3日。患者面赤，左头痛，失眠（难睡易醒），腰及左腿痛，以前有腰椎间盘突出症，激动则心跳加速、休克。苔偏白腻，脉滑急，肝脉郁，尺脉不足。月经第一天量多，第二天尽，脘胀，易激动，嗳气，大便2天一行，干。为痰火郁肝，伤肾。处方：黄芩、石菖蒲、瓜蒌、玄参、浙贝母、焦神曲、藿香、地龙、竹茹、清半夏、丹皮、山药、夜交藤、芦根、桔梗、苏子。1周后，寐已佳，则昼神清，面赤减，左头痛痊愈，大便仍干，乳痛，尿如不尽。原方去芦根，加上厚朴、丝瓜络以善后。

### 30. 痰实心案

痰居中焦，属土。痰致心病者，子病累母之谓也。

魏某，男，58岁，无极县里家庄人。初诊时间：2009年3月1日。患者自腊月二十五始心悸，太息，纳呆，脘痞，大便不调。舌苔腻，脉浑弱。纳呆、脘痞者，中脘痰阻；上实心脉，故心悸，脉浑。处方：瓜蒌、石菖蒲、丹皮、枳实、厚朴、焦神曲、炒麦芽、清半夏、桔梗、竹茹、黄芩。1周症减。

按：胸中之病，发为太息者，因脏气不足也。何以气不足？有肺不能主气所致者，西医所谓通气障碍，此人所易知；然有心脉所致者，人或不知。观人长跑之后，多有气短、太息，是宗气之乏也。心脉乃宗气之所，心受痰浊，宗气不足，动则气短、太息。以西医所观，动脉中浑浊，血气交换障碍，于是内脏、细胞乏气。瓜蒌善治胸中之病，故仲景以瓜蒌薤白半夏汤治疗胸痹。此方乃以瓜蒌等清肃胸中之痰，以神曲等调治中焦之痰，前以治痰之标，后以治痰之本也。

梁某，女，45岁，无极县店尚村人。初诊时间：2010年10月24日。患者多梦，不寐，面赤，多食。舌红，苔腻，脉弦滑急。脉滑、苔腻者，痰也；舌红、面赤、脉急者，痰随胃之大络上达于心，心家因实；火热盛则消谷，故见多食；火热盛，神不得静谧，加以痰扰，睡眠乃差。处方：清半夏、败酱、浙贝母以化痰热，丹皮、冬瓜皮、知母、白鲜皮、沙参生金消火而助神之蛰藏，生牡蛎、夜交藤、柏子仁以助心神之藏谧，竹叶以清心。1周减，3周愈。2011年4月9日复发，仍宗上方，2周愈。

张某，男，74岁，河北师范大学职工。初诊时间：2006年8月11日。患者有糖尿病二十年，心脏病十余年，现头昏蒙，乏力，晨不精，寐易醒，多梦，夜尿多。脉滑急，左脉弦。此中焦生痰，累及心脉。处方：瓜蒌、浙贝母、败酱、焦神曲、黄芩、生牡蛎、茯苓、清半夏、竹茹、白芍、丹皮、苏子、桔梗。1周后，夜尿减少，但觉两脚无力，如踩棉花，盖心火上阻，不得交泰，上方去败酱，加旋覆花；3 周后，脉弦减；4 周后，寐稍安，仍脚软，头稍晕；8 周后，身已不热，此法继续调理 4 周后，诸症近消。

张某，女，27 岁，无极县贾庄人。初诊时间：2011 年 9 月 24 日。患者心前痛如刺，痤疮，悸，脘痛，或彻夜难寐。舌苔腻，脉浑数，力度不均，肝脉不畅。舌苔腻、脘痛为痰浊，痰浊生于脾土，上则滞心脉（子病累母），故见浑脉，力度不均；心受痰浊阻滞，故不通而作痛、悸；痰扰神而胃又失和，故不寐。处方：瓜蒌、石菖蒲、厚朴以化痰，神曲以和中，丹皮、桂枝、赤芍、苏木、红藤以通心脉，枳壳以宽胸。1 周减，4 周愈。

### 31. 痰伤肺肾案

脾胃者土也，肺者金也。土可生金，土病亦可及金。痰生于中土，辗转至肺而成肺家痰证，是为"母病传子"。脾胃为土，土克水，当土家邪盛，可克伐肾水，是为土乘水。今痰浊在脾，可上传肺而下乘肾，使之俱病。

雷某，男，26 岁，无极县人。初诊时间：2009 年 8 月 22 日。患者咳嗽，痰多，腰酸，健忘，每喝酒则发作或加重。脉滑，尺脉弱。夫脉滑为痰，痰在中焦，上渍于肺，故令人咳；痰为土实，土实伤肾水，加以肺金受邪，金不生水，必致肾虚；肾藏志、主腰脚，故见腰酸、健忘。酒为水谷之悍气，为水谷之精，最能实土，土实则乘肾水、侮肝木、累及母火、传病于子，今酒则加重者，正因母病传子、土实乘水也。处方：山药、石菖蒲、黄芩、瓜蒌、前胡、茯苓、厚朴、清半夏、苏子、苏叶。1 周减，2 周愈。

朱某，男，23 岁，无极县西两河村人。初诊时间：2012 年 5 月 12 日。患者咳嗽，痰多，大便每日 2～3 次而溏，气短。脉滑数，寸盛，尺脉弱。咳嗽、痰多，肺家实也，故见脉滑数而寸盛，肺家痰火壅阻，金不生水，可致肾虚，尺脉乃弱。处方：瓜蒌、藿香、前胡、厚朴、杏仁化痰而降浊，清半夏、桔梗、苏叶、茯苓化痰而以金生水，山药、苏子以补肾。1 周减，2 周愈。

按：余著《痰证论》曾指出，便溏者，痰也。中痰传其子，上则伤肺而咳嗽、吐痰，下则伤大肠而便溏，瓜蒌、杏仁等以肃在上之痰，藿香、半夏等以降在中之痰，厚朴、苏子以降痰于下，当知攻下不可过猛，以其尺脉弱也。

### 32. 痰伤心肝案

就心与脾而言，乃火与土之关系也。火乃土之母，土乃火之子。脾土有痰浊之邪，是土家实也。土实可致心病，是子病累母。当今营养偏盛者众多，由此导致冠心病者甚多，即属此理。肝属木而脾属土，若痰浊内盛于脾，或可伤及于肝木，是为土实侮木。

王某，男，69岁，上安电厂职工。初诊时间：2009年2月4日。患者因心脏病现已安装心脏起搏器，现晨目胞肿（肝开窍于目），流涎，大便头干。脉浑滑促，肝脉不畅，脾脉实。处方：瓜蒌、清半夏、川贝母、槟榔、地龙、石菖蒲、炒麦芽、黄芩、合欢皮、竹茹、炒山楂、苏子、桔梗、枳实、厚朴。1周症减。

尹某，女，42岁，平乡人。初诊时间：2009年2月13日。患者心口憋而身胀，太阳穴疼痛，血压150/85mmHg，易怒，难寐，宫颈增生，月经提前7~10天。苔腻黄，脉急数，土弦，尺脉欠，肝脉弱。为肝火夹痰实心而胃不和。处方：黄芩、败酱、浙贝母、瓜蒌、夜交藤、清半夏、槟榔、酒大黄、竹茹、藿香、炒麦芽、川贝母、桔梗、苏子。2010年6月11日因稍劳则踝憋、无力、头迟钝、白带多复诊，服药2周愈。

李某，男，33岁，无极县东门营村人。初诊时间：2011年2月26日。患者食则痞，不寐（肝魂不藏），心前区或痛，昼不精。脉弦滑急，肝脉亦滑。夫脉滑为痰，痰为土实，土实则伤肝，伤肝则魂不安，故见肝脉滑而不寐；木伤则不精，此譬如天上阴霾盛而风不刮，故昏蒙不清；痰浊阻滞而血行不畅，心难以主血脉，故见心前区痛。处方：清半夏、桔梗、藿香、黄芩、瓜蒌以化痰，枳实、厚朴、槟榔以降浊泻土，生麦芽、合欢皮、竹茹以繁木，焦神曲以运中。1周寐好转；2周心前区安，痞消；4周愈。

王某，男，37岁，邯郸人。初诊时间：2012年11月21日。患者手抖，头摇，喝酒则咬牙，鼻塞带血，右小腹胀，血压172/120mmHg，血脂高，前列腺肥大。苔可，脉滑洪，木欠畅而过。处方：半夏、瓜蒌、浙贝母、丹皮、沙参、白头翁、地龙、赤芍、石菖蒲、川楝子、焦神曲。1周减，8周症近消。

### 33. 痰伤心、肝、肺案

土居中州，旁养四脏。《素问·五运行大论》曰："备化之纪，气协天休，德流四政，五化齐修。"当脾土和常，则德流四政——土养四脏。然若脾土痰邪壅盛，亦可旁及四脏，为害多多。若土家痰实，累母则心病，侮木则肝病，传子则肺病，乘水则肾病。

黄某，女，67岁，住石家庄市振头四街。初诊时间：2009年2月25日。患者咳一冬天（肺），昨夜加重，寐差，夜醒多次（肝魂不藏），口干，血压200/100mmHg，服用降压0号。脉洪（心）滑弦，尺不沉。为心火夹痰伤肝肺。处方：炒杏仁、苏叶、紫菀、款冬花、麻黄、白果、浙贝母、瓜蒌、苏子、清半夏、桔梗、前胡、生麦芽、黄芩。1周后，咳大减，右手指动不已，原方加减，诸症皆减。

按：木击金则鸣，咳因木金不和，瓜蒌、贝母化痰热而降心火，苏叶、白果以调金，麦芽、黄芩以调木，杏仁、前胡以调金木，火不乘金则肺金收，木生正风则金不震。

杨某，女，20岁，河北中医学院学生。初诊时间：2012年12月12日。患者咳血（心），胸闷，气短，呼吸不畅，咽部多痰（肺），大便每日2~3次，经期乳胀（肝胃），背紧，手足凉，手心易汗，心悸，乏力。脉数稍洪，肝脉过，肺脉盛。处方：瓜蒌、半夏、浙贝母、桔梗化痰清心肃肺，百合、菖蒲平肝，藕节、白及、柏叶以止妄动之血，知母、苏叶、桑叶以保肺。2周减。

### 34. 痰伤心、肺、肾案

《素问·经脉别论》曰："食气入胃，浊气归心，淫精于脉。"——土病累母也；"饮入于胃，游溢精气，上输于脾，脾气散精，上归于肺。"——土病传子也。尝见肥胖之人，腰腿继而发病，此土实乘水也。有余者泻之，不足者补之，倘步骤分明，先后有序，病脏虽多，瘥之有望。

李某，女，75岁，邯郸钢铁总厂职工。初诊时间：2009年4月8日。患者面玄而萎黄（黄者土生痰，玄者病在肾），气短，欲太息（心肺受病），多梦，左头及目不适，右下肢有受伤史，时疼，少食则饱，大便可。苔腻黄，脉洪大滑，尺脉弱，肺脉浮大弦。属痰火实心肺，肾虚。处方：瓜蒌、清半夏、前胡、浙贝母、败酱、白鲜皮、丹皮、焦神曲、黄芩、苏子、桔梗、霜桑叶、冬瓜皮、厚朴。1周症减，前方加减；3周气短大减；头昏蒙，目不欲睁，项拘，头昏蒙者，为痰火上扰，目不欲睁者，为水亏火旺，不养清窍，项拘者，为阳亢于上，阴亏于下，道路不通，仍与敛降痰火、滋水涵木之品；6周愈。

按：凉降为治疗大法。金凉降则痰得以肃，火凉降则水得以煦而水火既济。

王某，女，38岁，住石家庄市裕华西路。初诊时间：2009年3月27日。患者心悸，期前收缩，短气，咳嗽，月经淋漓9天始尽，腰酸，去年12月行子宫肌瘤切除术。苔偏腻，脉滑急，尺脉稍弱，肝脉不畅，肺脉浮。属痰郁伤心肺，肾虚。处方：桃仁、红藤以调心，炒杏仁、桔梗、黄芩以调肺，瓜蒌、川贝母、清半夏化痰而调心肺，石菖蒲、苏子、丹皮以调心肾，苏梗、枳壳以畅气机，地龙以通上下。1周后，面赤，疲倦，余症减轻，前方加减。停药后于2009年7月15日因心悸前来复诊一次。

赵某，女，50岁，住深泽县城。初诊时间：2010年12月18日。患者心悸，胸闷，嗜睡（痰火蒙心使然），鼾声大而干渴（痰火伤肺），下肢沉（肾虚）。肺脉见洪（洪则心火盛，痰火伤肺使然），尺脉弱（肾家亏虚是也）。处方：丹皮、白鲜皮、冬瓜皮、知母、沙参、桔梗以生金消火（火得金则消耗），山药以生肾水，芦根生水以消火，瓜蒌以化痰热而清胸。1 周减。

丁某，男，60 岁，无极县西验村人。初诊时间：2013 年 5 月 25 日。患者胸闷，下午小腹疼，寐少。舌苔腻，脉弦滑洪大，左尺脉弱。西医诊断提示阻塞性肺通气障碍，肺气肿，肺心病。分析：脉滑为痰，痰生于脾而上升于心肺。阻于肺则气不得肃降，是为金不生水，久则肾虚，故见尺脉弱；阻于心则阳气不降而上浮，故见脉大；心肺俱实，故见胸闷；心肾难交，故寐少；下午主降，痰浊下与下寒相搏，故见腹痛。处方：瓜蒌、丹皮、石菖蒲以降心家之痰，黄芩、桔梗、沙参以降肺家之痰，枳实、厚朴、清半夏、藿香以降中痰之本源，苏叶以肃肺。1 周苔腻、胸闷减，3 周症消。

### 35. 胸腔积液案

袁某，男，45 岁，无极县西南丰村人。初诊时间：2008 年 3 月 1 日。患者脘痞，阳弱，足凉，午后颧赤，低热，检查发现胸腔积液。苔白，脉浑，尺脉弱。此上有痰火，下肾阳亏。处方：清半夏、苏子、瓜蒌、白芥子、炒莱菔子、枳实、厚朴、桔梗、黄芩、吴茱萸、焦神曲、竹茹。服药 1 周，未再低热；随症调方，4 周积液已无；7 周愈。

按：胸腔积液，由结核导致者为多，此属中医之痰浊，辨证施治，愈之不难。故当今之结核病，与古之所谓痨病不相同也。

### 36. 脂肪肝案

脂肪肝之病，总因营养过多，是为膏粱厚味，酿生痰浊，痰浊为土实，土实而侮木，发为此病。

王某，男，22 岁，无极县正村人。初诊时间：2007 年 7 月 28 日。患者因脘胁不适，在县医院检查，发现脂肪肝，肝功能：胆红素 30.29μmol/L，直接胆红素 13.18μmol/L，并见尿黄，脘胁痞满，大便不畅。舌苔略腻，脉滑实，肝脉有郁象。此痰浊侮木。处方：枳实、厚朴、槟榔、三棱、莪术以泻土实，清半夏、苏子以化痰浊，焦神曲、藿香和中化浊，生麦芽、竹茹繁木以制土。服药 1 周，痞满减，尿黄亦减；随症调方，至 8 月 25 日复查：胆红素 22.8μmol/L，直接胆红素 5.4μmol/L；继服 4 周，已无不适，告患者再次复查，若结果正常，则停药。

张某，男，30 岁，无极县田庄人。初诊时间：2007 年 11 月 25 日。患者形体丰腴，大腹便便，脂肪肝，右胁憋胀，头晕，耳鸣，食后脘痞，难寐。关脉洪，尺脉欠。处方：清半夏、败酱以清化痰热，三棱、莪术、厚朴、枳实、槟榔以泻土，生麦芽、黄芩、生山楂、竹茹以繁木，焦神曲以和中，苏子、炒莱菔子以益肾。

随症调方，服药1周麻减；4周后胁近愈，体重减2千克。

# 七、痹证案

## 1. 腰腿疼痛案

耿某，女，59岁，无极县司家庄人。初诊时间：2006年7月16日。患者腰痛及双膝，兼见目昏，大便干，2日一行，易饥，曾发厥，不知人。舌苔腻，脉弦滑，尺脉弱。证属痰引肝亢。处方：黄芩、藿香、败酱、红藤、龙胆草、秦皮、地龙、麦芽、生石膏、天麻、半夏、大黄。服药1周，唯上台阶时膝痛；调方，继服2周痊愈。

按：木亢则气血上，上则下虚，石膏等以金制木，木平则气血下充。

陈某，女，68岁，郑州人。初诊时间：2007年2月9日。患者右下肢疼、麻，腰椎骨质增生，椎间盘膨出。兼心热，口无味，大便日一行。脉弦滑近涩滞。此为痰滞。处方：地龙、秦艽、威灵仙、川芎、川贝母、川牛膝、白芍、王不留行、路路通、狗脊、赤芍、竹茹。服药1周后，右下肢疼麻减，心热、口无味减；2周后，右下肢已不疼，继服1周而愈。

陈某，男，62岁，河北无极人。初诊时间：2007年4月6日。患者腰椎3、4节膨出，腰4增生，腰疼及骶，兼大便晨急，血压高，消化道溃疡。苔后部腻，脉滞，尺脉弱。此为肾虚，痰滞。处方：鸡血藤、红藤、赤芍、合欢皮、石菖蒲、丹皮、川续断、清半夏、川牛膝、川芎、郁金、威灵仙、竹茹、川贝母、桔梗、苏子。服药2周后，泄泻如沫状，舌苔近净，脉已不滞；调方继服1周，诸症皆减。

按：痰从中土下乘肾水，泄泻则痰出。

张某，男，38岁，铁道学院职工。初诊时间：2007年1月26日。患者腰痛，背拘，背欲捶，冬日加。脉滑，略弦，右滞，尺脉欠。此为痰滞，肾虚。处方：瓜蒌、石菖蒲、薤白、红藤、地龙、狗脊、鸡血藤、威灵仙、秦艽、络石藤、竹茹、桔梗、苏子、远志肉。1周后，背欲捶减；2周愈。2012年11月14日来诊，尿酸496μmol/L，左踝疼，左下肢拘，原腰痛未复发。1周减，7周近愈。

袁某，男，58岁，无极县西南丰村人。初诊时间：2004年4月18日。患者腰酸痛，难以猝立。舌苔后部腻，脉滑急，弦，弱尺甚。考虑肝肾亏虚，痰滞。处方：独活、威灵仙、桑寄生、木瓜、苍术、地龙、鸡血藤、清半夏、枳实、苏子、狗脊、石菖蒲、竹茹。3剂症消。2007年2月24日复因该病来诊，仍宗原方治愈。

按：腰酸痛痊愈多慢，该患者3剂症消，甚少见。

许某,女,42岁,无极县北合庄人。初诊时间:2007年4月29日。患者腰痛甚,难以转侧,翻身困难,猝然头晕痛,脘痛,月经有血块,白带多。脉滑数,尺脉沉,肝脉滞。此痰火郁滞,肾实。处方:黄芩、白芍、薏苡仁、瓜蒌、清半夏、川贝母、苏子、败酱、枳实、厚朴、焦神曲、炒莱菔子。服药1周,腰痛减,晕减;随症调方,第2周,服药后泄泻2天,诸症大减;继服2周,诸症若失。

按:肾脉沉,沉之太过,疼痛剧烈,是为肾实,枳朴以泻之,肾邪祛而病减。盖肾嗅腐,泄泻必致腐嗅减轻,所以泻肾也。

卢某,女,36岁,无极县牛辛庄人。初诊时间:2006年10月14日。患者右腰痛胀,及骶、髋,月经延长至10天,左上肢疼痛,难以伸直。脉弦急,滑,尺脉弱。此为血因痰瘀。处方:鸡血藤、桑枝、威灵仙、丹皮、赤芍、川芎、苍术、地龙、青风藤、石菖蒲、茵陈。1周减,2周愈。2007年2月11日病又反复,仍宗上方治愈。

按:上下皆痛,咎在木不疏泄,复木之疏泄,气血畅则病愈。

陈某,女,60岁,无极县店尚村人。初诊时间:2007年3月17日。患者几乎整个脊柱疼痛,左小腿憋,头晕,胆区憋,反酸,便秘,寐差,咽塞。中后部舌苔黄腻,脉滑实而尺弦。诸症虽多,总属痰火阻痹。处方:瓜蒌、贝母、前胡、清半夏、苏子、桔梗以化痰,三棱、莪术、枳实、厚朴、败酱以泻肾,黄芩、竹茹以畅木。服药1周,舌苔见薄,反酸减,晕减,便秘减;随症调方,2周后寐佳;4周痊愈。

按:虽年届六旬,但证见肾实,泻肾何疑?

任某,女,33岁,河北获鹿人。初诊时间:2007年8月10日。患者腰背酸,下肢乏力、麻,头昏蒙,脘、心难受,食虽多而不饱,多梦,多汗,脱发,大便日1～2次,不畅。脉滑急,沉,尺脉弱,左尺略弦,肝脉弱。此为痰火,肝肾亏。处方:瓜蒌、浙贝母、清半夏、黄芩、焦神曲、炒麦芽、川续断、败酱、茵陈、前胡、茯苓、竹茹、桔梗、苏子。服药1周后,腰酸减,食虽多而不饱的症状减轻;3周后,腰背酸减,落发减;5周痊愈。

付某,男,35岁,无极县店尚村人。初诊时间:2007年10月7日。患者腰憋胀痛,阳弱。苔腻,脉滑弦弱。为肾虚痰阻。处方:狗脊、秦艽、独活、石菖蒲、苍术、威灵仙、络石藤、地龙、厚朴、半夏、苏子、竹茹、乌药、炒莱菔子。3周,大便每日3～4次,腰酸,下肢不任立,阳弱,脉滑弱而尺脉尤甚;随症加减,7周近愈。2008年5月3日复发,仍宗上方治愈。

郑某,男,36岁,藁城市白露村人。初诊时间:2008年3月15日。患者膝痛,腋疼，头昏蒙，罢极失准，大便溏而不爽。苔偏腻，脉滑，肝脉弱。此为痰伤肝。处方：黄芩、麦芽、柴胡、红藤、鸡血藤、合欢皮、苏子、半夏、神曲、槟榔、茵陈、秦皮、川续断、竹茹。2周，膝痛减，变天甚；4周，大便转畅；6周愈。12月27日复因咽塞、头晕来诊，仍宗上方治愈。

按：膝者筋之府，筋合于肝；肝有邪，其气流于两腋；头昏蒙者，胆为痰蒙，失其中精；罢极失准者，肝失其职。本病咎在木家，故方用大队木药。

马某，女，64岁，住无极县城。初诊时间：2008年2月23日。患者骶痛，下肢疼痛，健忘，难寐，耳背，白带多，易恐，猝闻声则悸。脉滑，尺脉弱。白带、脉滑，此痰也；痰伤肾虚，故易恐；肾水上济不及，故难寐，阳不入于阴也。处方：石斛、白芍、石菖蒲、鸡血藤、玄参、地龙、怀牛膝、川牛膝、狗脊、威灵仙、秦艽。随症加减，服药1周，寐好转；3周，余症皆减。

按：病在肾虚，故多用补肾之品。

翟某，女，31岁，石家庄市中国银行职工。初诊时间：2008年12月24日。患者产后腰痛，原胃脘不适，大便日一行，稀，已断奶，腿乏力，寐差。苔偏腻黄，舌暗，脉滑而木不起，脉弱而尺著。为肝肾亏、痰。处方：黄芩、石菖蒲、茯苓、厚朴、竹茹、狗脊、鸡血藤、川续断、川牛膝、地龙、秦艽、清半夏、桔梗、苏子。1周月经将来时则腰痛；2周已有力，醒后难再寐，月经提前，腰痛减轻；4周腰近愈，寐仍差，继宗上方善后。

## 2. 颈椎病、肩周炎案

肝之俞在颈项，肝有邪，其气流于两腋。故颈椎之病，肩部之疾，多关肝木。若水亏血少，痰浊阻遏，则颈肩疼痛。

邱某，男，65岁，无极县牛辛庄人。初诊时间：2006年9月17日。左肩及上肢剧痛3天，身热。脉弦滞，有沉郁之象。此为痰瘀阻经。处方：威灵仙、桑枝、丹皮、赤芍、红藤、败酱、鸡血藤、川芎、石菖蒲、半夏、黄芩、茵陈。服药1周，脉滞郁减；随症调方，继服1周，热愈，痛减但肩一块疼痛；继服2周，症状已不明显，停药。

裴某，女，35岁，无极县东陈村人。初诊时间：2007年1月6日。患者颈肩、右上肢疼痛，兼见嗳气，口干，面赤，腰痛难转侧，健忘，难寐，脘闷。脉沉近伏，滑。内有痰积，肝虚而疏泄不畅。处方：丹皮、赤芍以散郁，鸡血藤、威灵仙、桑枝、川芎以通畅经脉，石菖蒲以化浊，茵陈、生麦芽以繁木，地龙、葛根、夜交藤以通上下。服药1周，脉沉减，口干轻，寐好转；继服3周愈。2011年12月3日复因脘胀来诊，前病未复发。

张某，女，25 岁，无极县田庄人。初诊时间：2009 年 4 月 12 日。患者婚 2 年，寐差，肩部累，腰痛，大便日一行。脉弦滑急，细，尺脉欠。为血少水亏而痰热阻滞。处方：当归、鸡血藤、赤芍、丹皮、石斛以济血水，合欢皮、地龙、桑枝以通痹阻，败酱化痰热，麦芽、茵陈以繁木。1 周，寐已佳，胸腰段疼，肩疼，阴天加重；3 周胸腰段仍稍疼，肩痛减轻。

李某，男，53 岁，无极县东丰村人。初诊时间：2009 年 8 月 16 日。患者颈椎 5、6 节前缘增生，咽灼痛。苔腻，脉弦滞，尺脉弱。证属痰阻，肾水亏而不能上济，上之阳火失济，故而灼痛。处方：山药、丹皮、黄芩、瓜蒌、败酱、清半夏、苏子、地龙、葛根、芦根、冬瓜皮、红藤。1 周痛消，脉亦不滞。

按：肾水亏乏则阳热偏盛，阳热夹痰上升，阻而痹痛。山药、丹皮等以益肾水，葛根、芦根以升水上济，瓜蒌、黄芩以化痰浊。水火济，气血通，则病已。

### 3. 头痛案

头乃诸阳之会，清明之地，位于人之最高处。明此关键，则病有常理焉：风性上扰，颠高之处，唯风可到，是故头之病，关于风者常见也；肝主风，人有常和之风气，若此风气不达于颠，可致头病，此或因痰土之实而木受侮；或因肾水亏乏，肝不得生而木虚；或水不上济，火性上炎，乃见火上焚灼则人头病；阳气上达于头，若阳气亏虚，上达无力而头病；脑为髓海，五行属水，髓海空虚可致头病；髓海邪扰，头亦疾病。详此诸端，头病之由，得大概矣。

李某，男，39 岁，无极县曹家庄人。初诊时间：2006 年 6 月 30 日。患者两太阳穴处疼痛，头晕，难入寐，易醒。苔白偏腻，脉滑实，尺脉弱。此缘肾虚痰阻。处方：黄芩、柏子仁、夜交藤、栀子、知母、半夏、牡蛎、瓜蒌、桔梗、茯苓、厚朴、地龙、竹茹。服药 2 周，头痛、头晕仅在辰时加；调方继服 2 周，舌苔已不腻，头晕消，寐改善，左太阳穴偶痛；调方继服 1 周痊愈。

按：方用柏子仁、知母等以益肾水，夜交藤、牡蛎等以蛰藏阳气，瓜蒌、半夏等以化痰浊。头痛、头晕仅在辰时加者，水不潜藏，得木时乃加也。

谷某，女，40 岁，无极县人。初诊时间：2006 年 7 月 8 日。患者侧头痛，下午 4～5 点时腿肿，两下肢乏力，健忘，时脘痛。舌苔腻，脉滑甚而急。询之，素日喜食甘。此为痰阻而肾受邪。处方：半夏、石菖蒲、茯苓、厚朴、神曲、麦芽、丹皮、合欢皮、郁金、山药、沙参、竹茹。服药 1 周，舌苔腻减；2 周，诸症痊愈。

按：苔腻、脉滑甚，痰阻也。下午四五点时腿肿，两下肢乏力者，斯时气降，邪随之伤肾也。痰体为阴，以降为顺，故用半夏、厚朴。

高某，女，50 岁，无极县人。初诊时间：2006 年 10 月 17 日。患者头痛多年，右侧为甚，每服止痛片维持。每日至少服 1 次，每次 1 ~ 2 片。兼见：下肢乏力，劳则疲，健忘，脘痞。脉滑数，尺脉弱。此痰火肾虚。处方：白芍、川芎、郁金、半夏、前胡、瓜蒌、桔梗、丹皮。服药 2 周，疼痛次数减，每周疼 2 ~ 3 次；调方，继服 1 周，仅疼 1 次，已经 2 周未用止痛药；继服 1 周，未再头痛，停药。

陈某，女，33 岁，石家庄市振二街人。初诊时间：2007 年 3 月 9 日。患者头痛，难随意低头。兼上唇燎泡，面赤。脉滑急，左偏洪。此为火夹痰上。处方：蒲公英、败酱、黄芩、浙贝母、白芍、生石膏、生麦芽、丹皮、茵陈、大黄、桔梗、苏子。2 周后，唇燎泡愈，面赤消；4 周治愈。2010 年 12 月 31 日因右食指指尖麻来诊，诉前病未复发。

按：何以头痛而难随意低头？盖痰热上冲，故见面赤。用石膏、大黄、贝母等以清痰火，但诸寒凉之品，贯于下达，故用茵陈、麦芽等以升之，使凉药上达。

张某，女，44 岁，住荣盛家园小区。初诊时间：2007 年 3 月 9 日。患者右前头痛。兼右耳鸣，寐易醒，醒后难再寐。脉滑急，略弦细，左关脉不弦。此为阴血亏，痰滞。处方：浙贝母、石菖蒲、黄芩、竹茹、秦皮、远志肉、地龙、鸡血藤、楮实子、丹皮、前胡、桔梗、苏子。服药 2 周后，头已不痛，寐可，右耳鸣；调方继服 2 周而愈。

刘某，女，64 岁，住石家庄市槐北路。初诊时间：2007 年 5 月 25 日。患者近 1 个月头痛而拘、麻。兼怔忡，胃觉饿，时汗出。后苔略黄腻，脉滑弦洪，略实。此为中上焦痰火。处方：瓜蒌、薤白、清半夏、黄芩、石菖蒲、红藤、丹皮、焦神曲、竹茹、败酱、厚朴、浙贝母、桔梗、苏子。服药 1 周后，头痛、拘、麻大减，脉减；调方继服 2 周而愈。

邢某，女，24 岁，石家庄市南焦人。初诊时间：2006 年 10 月 20 日。患者侧头痛，头昏蒙，学习则甚，脘痛，易怒，大便时干。脉滑，稍洪弦，左尺脉弱。此为痰火，肝亢。处方：黄芩、龙胆草、清半夏、浙贝母、藿香、白芍、生甘草、败酱、生白术、瓜蒌、石菖蒲、竹茹、苏子、桔梗。1 周后，头痛、头昏蒙减，脘已不痛，上方去龙胆草、生甘草、生白术，加知母、生石膏、丹皮；2 周后，时头热，大便已不干；3 周痊愈。

温某，男，31 岁，河北宁晋人。初诊时间：2006 年 10 月 27 日。患者头痛，晕，项背拘，耳鸣，面黄，脱发，站立欠稳，大便不畅。脉滑浑实，尺偏实。此为痰实肾。处方：清半夏、石菖蒲、远志肉、三棱、莪术、槟榔、竹茹、苏子、桔梗、生麦芽、柴胡、生大黄、茵陈、川贝母。1 周后，头痛、头晕减，拘减，脉浑减，尺实减；2 周后，头痛已不著，项背拘减，站立已稳；4 周后，头未痛，仍耳鸣；6 周痊愈。

按：耳鸣、站立不稳，莫作肾虚，脉实而沉，肾家实也。肾实则以三棱、莪术等以泻之，复用茵陈、柴胡、麦芽等木药以消耗水实。

裴某，女，40 岁，无极县东门营村人。初诊时间：2007 年 5 月 13 日。患者太阳穴疼痛，目昏，健忘，耳背而胀，月经错后 5 天，量少，下肢胀。脉滑，偏洪实，尺脉沉，肝脉郁。此为痰伤肝肾。处方：黄芩、藿香、清半夏、佩兰、桔梗、前胡、败酱、石菖蒲、茯苓、生麦芽、茵陈、栀子、竹茹。服药 1 周，目昏减；随症调方，2 周后头痛减；4 周痊愈。2009 年 11 月 28 日因不寐来诊，前病未再发。

田某，女，68 岁，住石家庄市滨河小区。初诊时间：2007 年 10 月 12 日。患者头痛，头皮如痹，欲搔抓，大便 1 ~ 2 日一行。苔偏腻，脉弦硬，滑。此为痰热，肾虚。处方：黄芩、败酱、红藤、赤芍、丹皮、瓜蒌、浙贝母、地龙、郁金、地鳖、茵陈、石菖蒲、桔梗、苏子。1 周后，头皮如痹，搔后减轻；2 周头痛减轻；8 周痊愈。

杨某，男，72 岁，住石家庄市自强路。初诊时间：2007 年 11 月 16 日。患者头痛，面赤，痰多而黏，右上肢疼，尿频，寐而数醒。苔滑腻，脉滑，浮大，弦。此初冬，脉见浮弦，为痰热盛而收藏之气不令。处方：黄芩、浙贝母、丹皮、白鲜皮、石菖蒲、葛根、冬瓜仁、生牡蛎、清半夏、瓜蒌、竹茹、桔梗、苏子。1 周头攻痛减，面赤减；2 周痰已少；4 周愈。

按：方用贝母等以清化痰热，牡蛎等以藏之，白鲜皮以收之。用葛根者，阴津上则阳易降也。

张某，女，37 岁，无极县牛辛庄人。初诊时间：2008 年 2 月 5 日。患者头额痛，腰痛，小腹痛，恶心，脘胀，黄白带下，大便干。脉滑数，尺脉弱。为痰火伤肾。处方：黄芩、地榆、半夏、苏子、藿香、败酱、冬瓜仁、火麻仁、石菖蒲、瓜蒌、土贝母、竹茹。1 周头额痛减，脘已舒，随症加减；2 周头痛近愈，腰劳后疼；3 周腰偶痛，带已少，大便畅，头阵痛；原方进退，继服 1 周。2009 年 10 月 18 日复因他病来诊，诉前症未复发。

卢某，女，40 岁，无极县西两河村人。初诊时间：2008 年 3 月 29 日。患者头胀痛，蒙，面赤，悸，月经先期 4 天，大便不畅。苔偏腻，脉滑数，尺脉弱。此为痰火，肾虚。处方：黄芩、半夏、桔梗、前胡、瓜蒌、丝瓜络、败酱、枳实、厚朴、火麻仁、竹茹、苏子。1 周，苔腻减，脉数减；3 周，头胀痛减；5 周近愈。2009 年 1 月 10 日复因咳，痰多，血压 160/120mmHg 来诊，仍宗上法治疗，

4 周后血压 140/90mmHg，症消。

刘某，男，25 岁，无极县古庄人。初诊时间：2008 年 5 月 3 日。患者后头及太阳穴疼痛，服止痛药已 1 年，难寐，寐不实。舌苔偏腻，脉浑滑，尺脉弦。证属痰滞。处方：黄芩、佩兰、藿香、石菖蒲、大腹皮、柴胡、清半夏、瓜蒌、前胡、茵陈、生麦芽、葛根。2 周停止痛药，4 周愈。

朱某，男，40 岁，无极县北丰村人。初诊时间：2008 年 11 月 22 日。患者头昏蒙，痛而晕，项背如感冒状，咽痛，健忘，血压 160/100mmHg。脉滑急，肺脉盛，肝肾脉不足。处方：旋覆花、白头翁、黄芩、桑叶、瓜蒌、桔梗、清半夏、白鲜皮、石菖蒲、丹皮、红藤、竹茹。1 周头疾愈，3 周项背舒，血压 120/80mmHg。

卢某，男，15 岁，无极县西两河村人。初诊时间：2008 年 12 月 20 日。患者颠顶（肝脉会于颠）痛 1 年，易怒（肝主怒）。脉滑，右关实，尺脉欠，肝脉亦滑。此为痰土之实，木受其侮。处方：瓜蒌、清半夏、前胡、桔梗以化痰，黄芩、生麦芽、柴胡、秦皮、茵陈以繁木，苏子化痰而益肾，地龙以通经。1 周痛近消，仍蒙；2 周愈。

田某，男，35 岁，省国家安全局职员。初诊时间：2008 年 10 月 22 日。患者酒后头痛而不寐，右侧头痛，服止痛片不效，下肢易麻，难入寐，大便日一行，急。脉滑洪，尺脉欠。为痰火肾虚。处方：黄芩、败酱、川贝母、清半夏、白鲜皮、瓜蒌、竹茹、茯苓、前胡、石菖蒲、浙贝母、桔梗、苏子。2 周头不适，寐好转，下肢麻已不著，大便已不急；3 周寐佳，头近愈。

按：酒为水谷之精，最易助痰火，痰火盛则肾水受乘，于是水不涵火而不寐，痰火阻滞而腿麻、头痛。

赵某，女，78 岁，住城角庄。初诊时间：2008 年 10 月 29 日。患者太息，觉额跳痛，头项畏冷而痛，时大声哼哼，耳背，阵汗，阵冷，大便日一行。舌淡，苔腻，右脉弦滞，左脉弦滑。属痰滞，木亢，水亏。处方：黄芩、白芍、郁金、清半夏、浙贝母、瓜蒌、石菖蒲、丹皮、合欢皮、夜交藤、竹茹、苏子、川芎、桔梗。1 周后，诸症减，额、项痛，畏冷热，脉弦减，大便每日 2～3 次；原方加减，2 周后，额、眉上痒痛，下肢肿，已不哼哼。

按：痰滞、木亢、水亏，治当生金。盖金生则土消耗，金生则木受克而不亢，金生则水旺。色白属金，性凉属金，方中多属金药。白芍味酸则入木，色白性凉则属金，是木中之金药，平肝木而有"用间（间谍）"之效。

孟某，女，57 岁，无极县柳见村人。初诊时间：2009 年 7 月 26 日。患者颠痛，目昏，脘痞，腰及下肢乏力，餐后血糖 18mmol/L，空腹血糖 10mmol/L。舌苔腻，脉滑急，尺脉弱。夫脘痞、苔腻、脉滑者痰，尺脉弱、腿乏力者肾虚。此痰伤而肾虚。处方：瓜蒌、清半夏、藿香、苏子以化痰浊，黄芩、炒麦芽、竹茹以繁木而制土实，焦神曲以和中，山药以补肾。服药 3 周，12 月 19 日因心悸、多汗来诊，前病未发，血糖正常。

吕某，男，48 岁，藁城市张村人。初诊时间：2009 年 11 月 21 日。患者从摩托车上摔下，头内疼痛 10 余天，恶心，大便少。舌苔中部腻，右脉紧，左脉弦滑。瘀血与痰浊交结，阻滞经脉，不通而痛。处方：赤芍、丹皮、红藤化其瘀血，石菖蒲、槟榔、三棱、莪术通其郁闭，清半夏、苏子、枳实、厚朴、竹茹、藿香化其痰浊，地龙通其经脉。1 周减，3 周愈。

刘某，女，48 岁，无极县张段固村人。初诊时间：2012 年 9 月 15 日。患者头痛，便秘，易怒。舌苔白腻，脉滑浑，尺脉弱，肝脉郁。尺脉弱属肾虚，舌苔白腻、肝脉郁者及痰郁木，木郁因肾虚而上头，气血失其条畅而痛，情志因郁而怒。处方：瓜蒌、清半夏、桔梗、槟榔、藿香、石菖蒲、厚朴以降浊化痰，黄芩化痰且助赤芍、红藤以调畅肝木，山药、苏子以补肾，地龙、苏木以通经。2 周愈。

### 4. 类风湿案

类风湿之病，西医责其免疫失常，即：原本作为人体正常的吞噬细胞，本应只是对外来的异物、人体内的败亡组织细胞发挥吞噬作用，现在反倒对自体正常组织产生此吞噬免疫反应。夫免疫者，譬如掌管赏罚，判决罪过以定刑罚之事也。国司此者，大理寺、中正之责也。在人则胆肝司其事。所谓"中正之官，决断出焉""将军之官，谋虑出焉"。今将军清醒冷静，司狱眼明心亮，则决断无误，断其曲直，判其是非，定其赏罚。当赏者乃能得赏，当罚者乃能得罚。今胆既失职，若司狱昏昏，将军无谋，则决断必误，赏罚难确，当赏者不获赏，当罚者未得罚，遂致贤愚不分，良劣错判，诛戮无罪，刑罚无辜，故令正常组织受自身戕伐。即或立功、犯罪者所受赏罚，亦必过当：或小错而大罚，或无过而受刑，或小功而大赏。以是而观之，免疫之病，位在肝胆者的矣。观类风湿之病，每在关节，而诸筋者，皆属于节，是病在筋也；筋者，肝胆主之，以此推演，理何难明？

左某，女，45 岁，隆尧人。初诊时间：2007 年 11 月 2 日。患者类风湿，手变形，上肢不能转，行难，全身乏力，大便日 1～2 次。苔腻厚，脉滑数，尺不沉，肝脉欠。此为痰伤肝肾。处方：白芍、黄芩、生麦芽、柴胡、藿香、石菖蒲、络石藤、青风藤、伸筋草、木瓜、秦艽、竹茹、威灵仙、川贝母、桑枝、桔梗、苏子。5 周症减。

　　么某，男，74 岁，河北师范大学职工。初诊时间：2007 年 11 月 2 日。患者有类风湿二十余年，手变形而颤抖不停，手腕疼痛，下肢无力，伸展不利，平地行走艰难而需扶持，脘胀痛，厌食。苔黄腻，脉弦硬，滑数。此为痰伤肾虚而肝亢。处方：竹茹、黄芩、清半夏、浙贝母、桔梗以化痰，焦神曲、槟榔、藿香、薏苡仁以崇土而泄木气，炒麦芽引药归木，石菖蒲化浊而生金制木，炒莱菔子、苏子以益肾，秦艽益肾而除痹。1 周脘已不胀痛，厌食减，脉弦硬减；2 周下肢觉有力，已不需扶持；6 周症大减，停药。2008 年 3 月 7 日又诊，手已柔软，乏力，纳增，但不长肉，不喘，脾脉弦甚，尺脉欠沉，加白芍、薏苡仁、甘草、生白术，4 周手未颤，两手腕疼，晨起下肢伸展不利，纳可。

　　按：患者痰浊痹于节而肝木亢，木亢当崇土以泄木气，藿香等既崇土又化浊，待痰浊减，乃重用甘草、白术。初不用甘草者，以其不利于痰浊也。

　　张某，男，71 岁，无极县东辛庄人。初诊时间：2008 年 4 月 26 日。患者有类风湿数十年，先后用十余种药物治疗无效，现腕、踝肿胀，肩串痛，下蹲、行走困难，勉强骑车少时。舌苔偏腻，脉滑洪，右关脉弦，尺脉弱。证属痰引木制，疏而不得，肾虚。处方：佛手、桑枝、地龙、黄芩、红藤、败酱、青风藤、石斛、苍术、厚朴、合欢皮。3 周后腕肿减；50 剂后其他症状皆减轻，但关节疼肿、行走困难无明显变化；服完第 51 剂后，踝肿消，关节疼痛骤然大减；继服 3 周，骑车行 20 里路来诊，下蹲自如，每 2 日 1 剂；继服 3 周活动自如，虽阴雨天亦无不适，病愈。11 月 9 日轻度复发，仍宗原方，6 周治愈。经此治疗，原本之满头白发，竟多半变黑。中医称发为血余，类同草木，今调肝竟获乌发之效，意外之功，诚始料未及，益信岐黄之理论，精妙之至也。

　　贾某，女，56 岁，无极县郭吕村人。初诊时间：2009 年 6 月 13 日。患者多关节疼痛，腿难屈伸，血沉 50mm/h，类风湿因子阳性。舌红，苔腻，脉滑著，脾脉实，急，肝肾脉弱。此为痰热伤肝，肾家亏虚。处方：黄芩、生麦芽、合欢皮、红藤、青风藤、鸡血藤、赤芍、地龙、苍术、清半夏、苏子、茵陈。5 周后症状大减，唯阴天时膝难受。

　　闫某，女，56 岁，石家庄新城小区。初诊时间：2011 年 11 月 23 日。患者全身疼，腰及下肢甚，寐可，疼而发热，体温 38° 左右（ESR67mm/h，类风湿因子 101IU/mL，C- 反应蛋白 51.4mg/L）。后苔腻，脉滑洪，土盛，右尺弦硬欠藏。此为痰火伤水，水亏。处方：清半夏、黄芩、赤芍、苏木、瓜蒌、川贝母、地龙、青风藤、桑枝、佛手、红藤、石菖蒲、石斛、桔梗、苏子。2 剂后发热，手足肿，前方去苏木、川贝母，加鸡血藤、知母、秦艽、桂枝。2011 年 12 月 7 日复诊：足肿近消，上半身疼减，ESR46mm/h。加减治疗 8 周后，症大减。

蒋某，女，14 岁，家住石家庄市城角街。初诊时间：2012 年 6 月 20 日。患类风湿，手指疼痛，现已经伸不直，右肋弓下疼，额生痤疮，大便秘结，3～4 天一行，ESR46mm/h，月经隔月一至。苔腻黄，脉滑而肝脉亦然，且欠弦。此痰热伤肝木。处方：清半夏、瓜蒌、浙贝母、藿香以化痰浊，黄芩、赤芍、红藤、桑枝、茵陈以繁木，大黄、栀子以泻土实。1 周减，3 周手指已可伸直，疼痛消，至 2012 年 10 月 31 日共治疗 5 周，症愈，ESR16mm/h。

按：诸筋者，皆属于节，故关节之病，多关乎木，此痰土侮木，故泻土而繁木。

### 5. 咽塞、咽痛、梅核气（慢性咽炎）案

《内经》曰："地气通于咽。"咽为水谷之道路，人之隘处也，因其为水谷之道，故关乎脾胃土，因其为隘处，故尤为疏泄之难点。当人痰生于中，蕴结而不下，随肝气逆于上，关隘于是乎阻，则咽炎之疾生矣。是故前贤有半夏厚朴汤之创设以治疗本病，理在疏泄而降痰，堪为大法。然人若不明其所以然，难称明哲，恐不免于困惑者矣。

贾某，男，20 岁，无极县贾庄人。初诊时间：2006 年 10 月 1 日。患者咽塞，进食则胃胀，稍受凉则泻。舌红，苔腻，脉滑急，尺脉弱。脉滑急而苔腻者，中焦痰热也。痰热为土实，故进食则胃胀，痰得热则升，升则上塞于咽而见咽塞；凉则下降而作泄泻，泄泻则肾虚。处方：半夏、桔梗、贝母、败酱、厚朴、瓜蒌、前胡、神曲、竹茹、藿香、黄芩、石菖蒲。1 周愈。2007 年 2 月 4 日复发，仍宗上方治愈。

按：此有痰热，药当清化，但不可过凉，凉则泄泻，肾将更虚，肾虚则上之热难消。诸药稍凉，外加芳香化浊之品，则无大泻之虞。是故藿香化浊而醒脾，土家之正药也。

王某，男，27 岁，河北内丘人。初诊时间：2007 年 6 月 1 日。患者咽堵。脉急滑弦，尺脉欠，木过。此为中痰，肝亢，肾亏。处方：黄芩、瓜蒌、射干、浙贝母、清半夏、竹茹、地龙、远志肉、炒麦芽、桔梗、苏子、枳实、厚朴。服药 1 周后，咽堵大减；调方继服 1 周而愈。

按：咽部之所以塞者，痰堵使然。痰生于中，下降为顺，但高处亦有痰，"其高者，因而越之"。故用远志等使痰上而出。至于中焦之痰，则用枳朴以降之。此分消痰浊之策也。

刘某，男，23 岁，无极县郭吕村人。初诊时间：2007 年 5 月 13 日。患者

咽塞，颜颡疼痛，吐黏痰，或涕，便秘而不干，数日一行，难下。苔略腻，脉弦滑，尺脉欠。此为痰引肝亢，肾虚。处方：清半夏、黄芩、瓜蒌、桔梗、前胡、败酱、枳实、厚朴、龙胆草、竹茹、槟榔。服药1周，痰涕消，颜颡疼痛急减；2周，大便每日一行，诸症皆消。

按：痰为土实，土实则引木来疏之，木性上行，上则痰塞于咽。上而不下，大便因秘。治此不必大泄、猛降以致木伤，因制痰尚须木也。是知见弦则平肝，或非高见也。

辛某，女，22岁，河北医科大学中医系05级学生。初诊时间：2007年3月16日。患者咽中有痰，兼涕多，龈肿，耳如蒙，痛经，大便2～3日一行。脉滑略洪，右尺脉弱。此为痰火，阴血亏。处方：黄芩、浙贝母、远志肉、石菖蒲、清半夏、栀子、前胡、茵陈、地龙、红藤、败酱、射干、桔梗、苏子。服药2周后，咽痰减，涕已不多，仍耳鸣，时身痒；调方继服2周，身已不痒；继服2周，诸症近消。

按：痰乃水谷所化，水谷所以养肾也。化痰而使水谷归正，则肾得养。此女正当三七，肾气虽减，不必急于补之，水谷归正，肾自得养。

陈某，女，21岁，河北医科大学中医系05级学生。初诊时间：2007年11月2日。患者咽如有物堵，痰难，胸闷，晨腰痛，痛经，大便日2～3次，溏。脉滑浑，偏实，急，尺脉沉。此为痰阻、实肾（梅核气、咽炎）。处方：清半夏、瓜蒌、薤白、黄芩、败酱、浙贝母、槟榔、三棱、莪术、竹茹、焦神曲、桔梗、苏子、枳实、厚朴、生姜。2周减，6周愈。

按：痰浊实肾，脉实而痛经。故用三棱、莪术等以泻肾实。

李某，男，26岁，无极县东辛庄人。初诊时间：2007年9月15日。患者咽塞甚至如气不能出1月，脘痞，心胸难受，看电视如针扎眼。舌苔后部黄腻，脉滑弦急，尺脉弱。此痰火肾虚。中焦生痰，故脘痞；火夹痰上，故心胸难受；足少阴肾经循喉咙，夹舌本，今受痰火壅阻，故咽塞如气不能通；肾水亏，目失所养，故难耐强光。处方：远志肉化痰而益肾，黄芩、清半夏、苏子、瓜蒌、浙贝母以化痰热，射干、地龙、石菖蒲化浊以通之，厚朴、槟榔、大黄、竹茹以降浊，焦神曲以促中焦之运化。服药1周，咽塞大减，随症调方，3周愈。

田某，男，43岁，无极县七级村人。初诊时间：2010年3月21日。患者咽痛频发，发前先见胸闷、呵欠，上肢麻或颤，头如裹。脉滑，肝肾脉弱。脉滑者痰，痰伤木、水，肝肾故虚；肾虚则木亢而上；肝虚则痰难疏泄而出，阻于咽喉，而见咽痛；病前先见胸闷者，肝木夹痰上行，欲疏泄而不得，阻于胸而见胸闷；既而痰上至咽而病作矣。处方：黄芩、苏子、清半夏、竹茹以化痰，山药、川续断以补肾、肝，合欢皮、生麦芽、山楂、鸡血藤以调肝。1周减，3周愈。

任某，女，51岁，黑龙江人。初诊时间：2009年4月24日。患者甘油三酯4.3mmol/L，血糖6.55mmol/L，咽如堵，痰塞，咽红肿痛，头昏糊不适，下肢沉，大便每日1～3次，有未尽之感，胃脘疼，左胞肿。苔偏腻，脉弦洪滑，尺不藏。为痰火引风。处方：黄芩、射干、秦皮、川贝母、瓜蒌、清半夏、浙贝母、防己、地龙、芦根、丝瓜络、竹茹、旋覆花、桔梗、苏子。1周咽堵、痰塞减轻，腹辘辘欲便；2周胃脘痛，左胞肿，大便每日2次，畅。

### 6. 三叉神经痛案

李某，男，48岁，无极县齐洽村人。初诊时间：2007年7月28日。患者三叉神经痛，时感冒而左头面痛如闪，脘不适，晕，背沉。脉弦滑弱，时止。此为痰痹，气虚肾亏。处方：瓜蒌、薤白、清半夏、石菖蒲、桔梗、藿香、茵陈、蝉蜕、党参、佩兰、浮萍、前胡。随症调方，1周减，6周诸症皆愈。11月3日，复因心律失常来诊，宗上方化裁，3周治愈。

### 7. 肢体肿胀案

肿与胀有别，肿者为水，胀者为气；肿者属阴，胀者属阳；肿者偏凉，胀者偏热；肿者按之凹陷而慢起，胀者按之随手即起。

陈某，男，57岁，无极县固汪村人。初诊时间：2006年8月20日。患者左膝外伤后，半月板及部分滑膜切除后月余，现肿胀。舌苔白腻，脉弦硬浑急。此因手术损伤脉络，经络之运行不畅，复因术后之瘀血阻滞于内，遂致水津停留，酝酿成痰。处方：丹皮、赤芍、川牛膝、川芎、郁金、鸡血藤、当归、合欢皮、地龙、竹茹、白芍、木瓜、半夏、苏子。服药1周，脉见缓和；2周肿胀减；加减服药，5周痊愈。2010年11月27日复因身痒来诊，前病未复发，1周痒大减。

刘某，男，59岁，无极县营里村人，初诊时间：2008年2月24日。患者下肢肿，大便日一行。脉滑，寸盛，尺脉弱。此为肾虚，痰滞。处方：吴茱萸、桂枝、白芍、地龙、合欢皮、丹皮、炒莱菔子、苏子、鸡血藤、赤芍、怀牛膝、茵陈、瓜蒌、茜草。服药1剂后肿大减；1周后，踝又略肿，晨胞肿；2周后痊愈。

陈某，女，35岁，无极县西东门人。初诊时间：2008年3月15日。患者外踝、小腿胀肿，下肢乏力，经可，腰疼，经痛，血块多，大便日一行。苔白腻，脉滑数，略洪。此为痰火，肾亏。处方：地榆、薏苡仁、白芍、瓜蒌、玄参、牡蛎、半夏、川牛膝、怀牛膝、沙参、红藤、鸡血藤、益母草、丹皮。1周肿消，苔净；调方继服 2 周而愈。

王某，女，26 岁，无极县店尚村人，初诊时间：2008 年 4 月 6 日。患者脚肿，哺乳 3 月，乏力，奶可，肩凉。脉滑急细，尺脉弱。此为火，痰滞，肾亏。处方：丹皮、白鲜皮、赤芍、鸡血藤、红藤、地龙、麦芽、合欢皮、石菖蒲、当归、茵陈、白芍、苏子。3 周愈。

王某，男，75 岁，城角庄人。初诊时间：2009 年 4 月 15 日。患者双下肢肿，无力，凉，头胀热，反酸，面部小丘疹，BP：180/80mmHg。苔黄腻，脉洪弦滑，稍硬，尺稍弱。属痰火，肝旺，肾亏。处方：浙贝母、夜交藤、清半夏、败酱、茯苓、丹皮、瓜蒌、苏子、桔梗、地龙、白鲜皮、郁金、旋覆花、白头翁。1 周腿无力减轻，两下肢肿凉减轻，血压 175/75mmHg；2 周诸症均减轻，宗前法进退。

郝某，女，47 岁，住石家庄市工农路。初诊时间：2009 年 5 月 6 日。患者经前 1 周两腿稍肿，多梦，身觉累，胃脘痞胀，食不下降，健忘，耳鸣，罢极失准。脉滑弱沉，左关及尺脉弱。为痰火，木水亏。处方：黄芩、清半夏、炒山楂、炒麦芽、瓜蒌、赤芍、川续断、竹茹、鸡血藤、槟榔、桔梗、苏子。1 周腿肿减轻，药后泻 1 次，面斑；2 周面斑减轻；3 周下肢肿消，随症加减。

孙某，男，60 岁，邢台平乡人。初诊时间：2009 年 5 月 15 日。患者下肢肿，脚肿胀，食则痞，头昏蒙，大便可。舌红，苔腻，脉滑急，左关亦滑，尺脉弱。为痰火伤木，水亏。处方：清半夏、黄芩、川贝母、地龙、槟榔、防己、竹茹、败酱、石菖蒲、焦神曲、藿香、桔梗、苏子、枳实、厚朴。1 周诸症均减轻，大便日 2～3 次；2 周症状大大减轻，前方加减。

武某，女，60 岁，石家庄市第二印染厂工人。初诊时间：2010 年 5 月 12 日。患者腰及下肢沉、肿，膝肿，健忘，夜尿 5 次，上热阵汗，足凉，面玄黄。脉沉滑，肝脉、肾脉弱。此为肝肾亏，夹痰。处方：黑附子、肉桂、吴茱萸、生地黄、黄芩、丹皮、苏子、冬瓜皮、败酱、红藤、夜交藤、白茅根、桔梗。1 周后，下肢沉、肿减轻，夜尿减少，原方加减而愈。

## 8. 痛风案

张某，男，40 岁，无极县牛辛庄人。初诊时间：2008 年 6 月 22 日。患者痛风年余，两足疼痛。苔腻，脉滑洪实，尺脉欠。化验：尿酸 449.80μmol/L，$\gamma$-谷氨酸转肽酶 137U/L，甘油三酯 2.79mmol/L，谷丙转氨酶 63U/L。此痰火中阻，肾虚。处方：黄芩、败酱、清半夏、苏子、石菖蒲、红藤、槟榔、瓜蒌、前胡、川贝母、合欢皮、丹皮、竹茹。2 周症减，3 周后疼痛未再发作，7 周后化验正常。

董某，男，41 岁，无极县南苏村人。初诊时间：2009 年 5 月 16 日。患者右腰痛，健忘，头不清，久坐脚肿，大便日一行。苔腻，脉弦，尺脉弱。为痰滞水亏。处方：石菖蒲、川牛膝、半夏、苏子、地龙、狗脊、石斛、合欢皮、丹皮、竹茹、鸡血藤。1周腰痛减轻，脚肿减轻，困；2周仍困，脚已不肿，前方加减。

相某，男，40岁，住石家庄市九中街。初诊时间：2009年6月6日。患者原手麻愈，两手腕背侧、尺侧一条线疼，耳鸣，大便每日两行。苔腻，脉滑沉实，尺脉欠，左关不起。为木水亏，痰滞。处方：黄芩、红藤、半夏、苏子、石菖蒲、地龙、桑枝、鸡血藤、麦芽、合欢皮、茵陈、藿香、苍术。1周耳鸣减轻。2012年1月18日复诊，咳，髋骶疼减，久立疼加，痰多，原方加减，服药3周。

郝某，女，47岁，石家庄市工农路人。初诊时间：2009年5月6日。患者月经提前1周，两腿稍肿，乏力，多梦，健忘，耳鸣，脘痞不下。处方：黄芩、清半夏、炒山楂、炒麦芽、瓜蒌、赤芍、川续断、竹茹、鸡血藤、槟榔、苏子、桔梗、枳实、厚朴。1周症减，药后泻一次；前方加减，8周愈。

### 9. 骶尾部疼痛案

孟某，女，57岁，无极县牛辛庄人。初诊时间：2006年9月16日。患者无明显诱因骶尾部疼痛，坐下困难，腰及下肢疼痛，颈部每年至此季节疼痛，面色黧黑。脉滑，左尺脉弱。考虑瘀血痰浊阻滞，肾虚。处方：川牛膝、地龙、鸡血藤、赤芍、川芎、葛根、合欢皮、丹皮、石菖蒲、半夏、苏子、川续断。服药1周，症减；继服1周痊愈。

邱某，男，40岁，无极县牛辛庄人。初诊时间：2007年11月18日。患者无明显诱因骶尾部疼痛，尿不畅，下肢疼痛，咽塞有痰。舌苔偏黄腻，脉急滑，尺脉弦紧。此痰生中焦，下降胞中，循冲、任、督三脉而流窜，尿因之而不畅，痰循经至咽则痰而塞，至督而尾骨痛。处方：黄芩、石菖蒲、射干、远志肉、地龙、清半夏、苏子、瓜蒌、槟榔、三棱、莪术、生麦芽、竹茹。服药1周，尿稍畅，尾骨疼痛减；随症加减，8周诸症皆愈。

### 10. 臀髋疼痛案

梁某，男，47岁，住石家庄市支农路。初诊时间：2006年10月13日。患者左臀痛5个月，头胀，血压170/105mmHg。脉弦甚，滑硬。此为肝郁，痰。处方：独活、苍术、麻黄、白芍、威灵仙、石菖蒲、络石藤、地龙、茯苓、秦艽、藿香、厚朴、苏子、桔梗。1周后，症减，上方去秦艽，加生麦芽、白术；继服1周后，症近愈。

丁某，女，59岁，无极县北丰村人。初诊时间：2008年2月17日。患右髋以下疼，右手冷，麻差，咽干。中后苔腻，脉滑甚，上盛。为痰火痹。处方：黄芩、红藤、丹皮、白鲜皮、旋覆花、半夏、苏子、地龙、石斛、竹茹、芦根、夜交藤。1周症大减，咽痰，随症加减；2周愈。2011年10月23日复因脘难受来诊，前病未复发，宗前方，2周愈。

### 11. 关节痛案

诸筋者，皆属于节，属者，连也。是故关节之病，位在肝、胆、筋。然筋木之病又有多端：或湿侮，或痰阻，或土实，或木虚，或金凉克木，或水寒实筋，临床应细细推究。

柳某，女，22岁，河北医科大学中医系04级学生。初诊时间：2006年8月18日。患者受凉后膝、踝关节疼，腕亦疼，手心热，大便黏，2～3天一次。脉弦、滑、急，肝肾弱。此为痰侮肝肾。处方：秦艽、青风藤、威灵仙、苍术、黄芩、合欢皮、羌活、独活、鸡血藤、桑枝、清半夏、石菖蒲、苏子、桔梗。2周后，症减，继服；4周后，关节疼大减，大便黏减，1～2天1次。脉滑，稍急，尺脉欠。处方：独活、苍术、威灵仙、秦艽、石斛、竹茹、石菖蒲、川续断、鸡血藤、白芍、五加皮、苏子、桔梗。6周后诸症近消，继服1周而愈。

袁某，男，28岁，无极县西南丰村人。初诊时间：2007年10月27日。患者两脚踝疼，口干，脘痞，夜加重，大便日一行，有时干，口渴，饮水不解。脉滑弦，尺脉欠，稍急。为肾阳虚夹痰。处方：怀牛膝、生地黄、芦根、天花粉、山药、肉桂、附子、桔梗、鸡血藤、石菖蒲、茵陈、苏子、竹茹、玄参。3周后脚踝痛减，阳弱，早泄，足冷，随症加减；4周阳弱早泄减，脘痞减；8周足凉大减，口干渴不解好转，腰痛；10周因食韭菜又加重，小腿拘；前方进退，13周近愈。

### 12. 周身疼痛案

天地有风畅行四野，而宇内得其和；人有肝胆调畅气血，气血得以畅达周身而身困和适。风不行则宇内病，血不畅则身因痹，痹则疼痛作矣。

刘某，女，32岁，石家庄人。初诊时间：2007年2月9日。患者产后2月，周身酸痛，遇风则加，四肢胀，大便偏干。脉滑急近滞，弱，尺甚。此为痰火阻滞，肾虚。处方：鸡血藤、石菖蒲、地龙、黄芩、瓜蒌、浙贝母、生麦芽、清半夏、茵陈、丝瓜络、红藤、桑枝、桔梗、苏子。服药3周后，上身已不痛；调方继服2周，手胀减；继服1周，诸症近消。

郝某，女，37岁，无极县张段固村人。初诊时间：2007年12月8日。患者腰、背、上肢、小腹疼痛，乳痛，多关节疼痛，经多。脉滑，弱而尺脉尤甚。此痰阻而肝肾亏。肝不疏泄则身多疼痛。处方：红藤、鸡血藤、赤芍、丹皮、瓜蒌、石菖蒲、黄芩、地龙、桑枝、合欢皮、丝瓜络。1周减，随症调方；3周愈。

王某，女，57岁，于河北中医学院工作。初诊时间：2008年2月19日。患者肩疼，先左后右，左下肢凉、抽筋，血糖偏高。苔偏腻，脉弦硬滑。为痰郁木。处方：红藤、地龙、鸡血藤、赤芍、石菖蒲、茵陈、竹茹、瓜蒌、川贝母、炒山楂、桑枝、槟榔、桔梗、苏子。10天后便秘而干，前方进退。20天后复诊，便已畅，C5～6、C6～7增生，压迫神经，苔略腻。为痰火阻痹。处方：红藤、地龙、赤芍、川贝母、威灵仙、鸡血藤、桑枝、瓜蒌、石菖蒲、秦艽、沙参、败酱、茵陈。6周症大减。

杨某，女，25岁，无极县店尚村人。初诊时间：2008年3月15日。患者产后中风，身凉、痛、麻两月余，恶心，面不华。苔略腻，脉滑浑细，尺弦弱。此为阴血亏，痰阻。处方：黄芩、藿香、石菖蒲、苍术、厚朴、红藤、陈皮、大腹皮、半夏、桔梗、苏子、桂枝。1周后，恶心减；2周后，苔净；5周诸症大减。

贾某，女，56岁，无极县田庄人，初诊时间：2008年3月29日。患者全身疼痛，关节及背疼，形丰，血压180/120mmHg，大便每日一两次。脉滑沉，尺稍弦，木郁。此为痰滞。处方：鸡血藤、石菖蒲、半夏、苏子、槟榔、红藤、合欢皮、枳实、厚朴、黄芩、茵陈、地龙。1周，全身疼痛减，下肢疼；4周近愈。

朱某，男，26岁，无极县朱家庄人。初诊时间：2008年10月26日。患者胸腰段脊椎疼痛，晕。脉滑，尺脉弱，肝脉亦滑。此肝肾亏而痰侮肝之脉也。处方：狗脊、威灵仙、独活、瓜蒌、清半夏、苏子、白芥子、红藤、石菖蒲、苍术、青风藤。1周减，2周愈。2009年5月2日复发，仍宗上方治愈。

张某，女，40岁，正定人。初诊时间：2009年3月27日。患者全身痛，怵劳动，大便不畅3日，已不晕，胃脘不凉，脉滑沉，尺脉弱，左关不弦。为木水亏，痰滞。处方：黄芩、红藤、败酱、藿香、川贝母、地龙、合欢皮、瓜蒌、丝瓜络、清半夏、竹茹、生麦芽、桔梗、苏子。1周，大便日一行，欠畅，身痛减轻；2周全身已不疼，鼻疮结痂，怵劳，大便量少；4周左关见弦象，懒动；5周大便欠畅，症消；6周愈。

范某，女，37岁，无极县西东门村人。初诊时间：2009年11月21日。患者腰腿酸痛，乳房疼痛，夜尿频。脉滑急，肝脉亦然，尺脉弱。滑急为痰火，肝脉见滑，痰伤肝木，条畅不得，痹阻而痛，尺脉弱则肾虚，肾虚则腰腿疼痛。处方：黄芩、败酱、瓜蒌、丝瓜络、清半夏、桔梗、苏子、地龙、红藤、合欢皮。

2周症减，4周症状全消。

陈某，男，58岁，深泽县大五头村人。初诊时间：2011年3月26日。患者左小腿胀，左上肢疼，肩胛疼，闻水声则尿出不禁，血压150/100mmHg。舌苔腻，脉浑滞，肝肾脉皆弱。苔腻者内有痰，痰阻滞则脉浑滞，脉中气血不畅、痹阻而见周身疼痛、血压高。肝弱则难以承受刺激，肾虚则难以藏水，故闻水声则尿出。处方：清半夏、苏子、厚朴、竹茹以化痰，红藤、地龙以导滞，山药、赤芍、鸡血藤、合欢皮、楮实子、川牛膝、丹皮以补益肝肾。1周小腿胀减，2周闻水声尿不遗。

### 13. 腰椎增生、椎管狭窄案

腰者，肾之府，转摇不能，肾将惫矣。是故腰椎之病，总属肾家。

段某，女，45岁，河北永年人。初诊时间：2006年9月29日。第4～5腰椎膨出、增生、狭窄，行走则右腰疼，右下肢间歇性跛行。后苔腻白，脉濡滑，尺脉弱。此为肾虚，痰壅。处方：清半夏、前胡、川续断、竹茹、鸡血藤、狗脊、秦艽、地龙、石菖蒲、郁金、茯苓、络石藤、桔梗、苏子。1周，脉见弦，稍急，腰疼减，上方去清半夏、前胡、茯苓，加制川乌、甘草、怀牛膝；继服2周后，右下肢间歇性跛行减；又2周，诸症近愈。

李某，女，59岁，辛集人。初诊时间：2006年11月4日。患者腰、左下肢疼麻，大便数而不稀，寐差，脘痞，血压180/120mmHg。脉滑洪，尺脉弱。此为肾虚痰热。处方：浙贝母、桔梗、半夏、石菖蒲、地龙、鸡血藤、怀牛膝、秦艽、地榆、红藤、败酱、竹茹。1周左下肢麻减，脉洪减，去怀牛膝、地榆，加瓜蒌、苏子；2周后下肢疼减，寐好转，脘痞减，大便每日2～3次，苔略腻；3周下肢疼大减。

刘某，男，51岁，无极县刘家庄人。初诊时间：2007年4月1日。患者腰椎有骨刺，腰痛难转侧。苔腻，脉滑弦，尺脉欠。此为痰伤肾。处方：狗脊、独活、威灵仙、络石藤、鸡血藤、青风藤、清半夏、石菖蒲、苏子、秦艽、川续断、竹茹、路路通。服药1周，苔腻减；随症调方，4周后腰痛大减；共服6周，症状基本消失。

魏某，男，42岁，无极县中河流村人。初诊时间：2007年5月26日。患者腰椎间盘突出多年，椎管狭窄。腰及右下肢疼痛，足底麻木，行走不到200米，血压160/100mmHg。舌苔腻，脉硬，右关弦。病起于痰，久而肾虚，进而肝郁不舒。处方：枳实、厚朴、槟榔、三棱、莪术、清半夏、苏子、藿香、石菖蒲、地龙、竹茹、枳实。服药1周，右关弦硬减，苔腻减，足底麻木减；随症调方，2周后，血压降至 135/95mmHg；6 周后血压 120/90mmHg，足底麻近消，腰及右下肢症状皆不明显。

田某，男，51 岁，无极县户村人。初诊时间：2007 年 8 月 12 日。患者腰 4～5 椎间盘突出症 10 余年后，不能远行（活动范围只限于 100 米以内），阴天加。后苔略腻，脉弦紧，右甚。此为痰滞。处方：独活、威灵仙、苍术、地龙、防己、路路通、制川乌、甘草、鸡血藤、川牛膝、石菖蒲。随症调方，服药 1 周觉舒；3 周后可行 150 米；4 周后可行 200 米以上；继服 1 周停药。

张某，男，59 岁，无极县东河流村人。初诊时间：2008 年 3 月 15 日。患者腰椎间盘突出症，椎管狭窄。扶杖勉行数步，头昏蒙，胸闷，便秘，大便 4 日一行。脉滑数。证本为痰热肾虚，但肾水亏而导致心火实，当先主治心火。处方：丹参、苏木、桃仁、川芎、赤芍、清半夏、瓜蒌、苏子、地龙、石菖蒲、鸡血藤、竹茹。服药 1 周，头昏蒙及胸闷减。去丹参、苏木、桃仁、川芎、赤芍，加黄芩、威灵仙、红藤、槟榔。服药 2 周，可弃杖行走数步；随症调方，3 周后徒步可行 50 米。

王某，女，68 岁，住无极县城。初诊时间：2008 年 6 月 14 日。患者白内障术后，腰椎管狭窄多年，现腰酸沉，两下肢疼痛，右甚，右脚麻，难寐，白带多，血压 180/120mmHg。苔略白腻，脉弦滑实。此为痰湿郁滞膀胱之经。处方：清半夏、苏子、红藤、鸡血藤、独活、狗脊、威灵仙、苍术、川牛膝、竹茹、地龙。1 周麻减，寐改善，白带少；5 周痊愈，下肢不疼，血压 136/78mmHg。

张某，男，61 岁，无极县东辛庄人。初诊时间：2008 年 10 月 11 日。曾患腰椎间盘膨出，现增生、狭窄，两髋疼痛，不任久行、久立，迈步腿难分开，脘痞，左手麻。苔略腻，脉急弦，洪，脾脉实，尺脉弱。此为痰火伤肾。处方：独活、苍术、威灵仙、苏子、石菖蒲、秦艽、厚朴、地龙、鸡血藤、竹茹。2 周脘愈；3 周髋痛减；5 周后，但左小指略麻；6 周后迈步舒展。

李某，女，77 岁，住鹿泉大河。初诊时间：2008 年 12 月 19 日。患者左下肢不适，痛剧，大便 5 日不行。苔偏腻黄，脉滑洪。为痰火在上，致下不通畅。处方：知母、石斛、大黄、夜交藤、地龙、川贝母、红藤、败酱、竹茹、防己、赤芍、丹皮、桔梗、苏子。1 周脉洪减轻，苔黄减轻，上方减知母、大黄、防己，加石菖蒲、川牛膝、威灵仙、火麻仁；2 周腰及下肢痛大减，纳少；3 周右膝乏力，纳已佳，随证调治而愈。

马某，男，70 岁，无极县马村人。初诊时间：2009 年 5 月 10 日。患者腰椎管狭窄，冠心病，两膝、小腿疼痛，骑车可，行不足 200 米，进食则欲如厕，烦则欲如厕（按：此病在肾，因肾主腰脚，肾司二便），血压210/80mmHg。舌苔腻黄，脉滑洪弦硬，左尺脉弱。详此脉证，乃上有痰火，下之肾亏。处方：黄芩、瓜蒌、川牛膝、石菖蒲、防己、地龙、鸡血藤、石斛、红藤、王不留行、竹茹。2周后右下肢疼痛减；3周后膝舒，血压190/80mmHg；7周后行可达1公里。

秦某，男，74岁，无极县小石家庄人。患者2008年9月13日因冠心病、心绞痛来诊，治疗8周愈，至今未复发。现右下肢疼痛，行不足10米，经西医诊断为椎管狭窄，兼咽部痰多。舌苔腻，脉滑甚而洪，右脉弦，脾脉实。夫脉滑、苔腻为痰，年老肾家本虚，痰盛土实更加伤肾，故见此症。处方：清半夏、苏子以化痰，海浮石涌出在上之痰，狗脊、石斛、鸡血藤、独活、石菖蒲以除痹，防己、威灵仙、红藤以通经，川牛膝、丹皮以补肾。1周痛减，3周行20米，6周行100米。

李某，男，52岁，无极县东丰庄人。初诊时间：2009年4月4日。患者腰椎间盘突出合并椎管狭窄，左下肢疼痛，面玄，懊恼。苔腻，脉滑急弦洪，尺脉弱。处方：防己、威灵仙、石菖蒲、地龙、黄芩、红藤、鸡血藤、川牛膝、半夏、苏子、槟榔、厚朴。服药1周后，诸症近愈，懊恼亦大减；2周而愈。

### 14. 腰椎间盘突出（膨出）症案

李某，女，57岁，石家庄市振三街人。初诊时间：2006年11月17日。患者劳则腰及下肢痛，目眵多，口中不清，嗳气，右胁不适，大便日一行。苔白腻，脉滑洪，尺脉欠而弦。此为上痰热，下肾虚。处方：黄芩、浙贝母、败酱、红藤、地龙、狗脊、鸡血藤、夜交藤、秦皮、白鲜皮、竹茹、桔梗、苏子。1周后，腰及下肢痛减，眵减，已不嗳气，尺脉已不弦；2周后，诸症近愈。2012年2月10日又诊，嗳气，咽有痰，侧头木，夜尿多，耳鸣；4周症近消。

李某，男，40岁，河北省农业厅职工。初诊时间：2006年12月1日。患者腰痛，双下肢凉，左膝肿，乏力，颈不适，目疲。中苔腻，脉滑急，略沉实，尺脉弱，右尺略弦。此为痰热伤肾。处方：清半夏、石菖蒲、茯苓、败酱、红藤、鸡血藤、竹茹、桔梗、苏子、黄芩、地龙、川贝母、远志肉。1周后，中苔腻减，脉急减，已不沉实，左尺弦减；2周后，腰痛减，双下肢凉减，仍疲乏；4周后，双下肢凉近消；6周后，腰痛及下肢凉近愈，但久坐腰痛；7周愈。

刘某，女，40岁，河北工业职业技术学院职工。初诊时间：2006年9月29日。患者腰痛，脘难受，变天加，月经提前15天，乏力，大便日一行。后苔腻黄，脉滑实，尺弦。此为中痰伤肾。处方：石菖蒲、黄芩、清半夏、焦神曲、藿香、炒莱菔子、竹茹、桔梗、苏子、浙贝母、地榆、枳实、厚朴。1周后，腰痛减，脘难受减，苔腻黄减，尺弦减；2周后，腰痛大减，脘近愈，脉滑实减；4周后，月经提前4~5天；7周痊愈。

杨某，男，40岁，石家庄市公安局职工。初诊时间：2007年1月4日。患者腰痛6年，右腿憋胀，脘痞，健忘，纳可，大便每日2~3次，晨多。苔略腻黄，脉滑沉，木不畅，尺脉欠。此为痰火郁肝，肾虚。处方：石菖蒲、黄芩、清半夏、秦艽、威灵仙、三棱、莪术、薏苡仁、川贝母、茯苓、藿香、地龙、生麦芽、枳实、厚朴、竹茹、桔梗、苏子。3周症大减。2007年3月9日复因腰背不适，头面胀，脘痞来诊，脉滑实，急，略沉滞。宗上方，2周愈。

魏某，男，44岁，河北无极县人。初诊时间：2007年1月26日。患者腰痛，两下肢烦，小便难出，大便头硬。苔黄腻，脉滑急弦，尺脉弱，左略浑。此为肾虚，痰滞。处方：白茅根、地龙、秦艽、威灵仙、石菖蒲、远志肉、防己、败酱、金钱草、清半夏、枳实、厚朴、竹茹、桔梗、苏子。1周后，腰痛减；2周近愈。

马某，男，58岁，住西效城市花园。初诊时间：2007年1月10日。患者腰4~5椎间盘脱出，椎管狭窄，腰3~4椎间盘膨出，腰痛，易扭腰。脉滑实急，略浑。此为痰伤肝肾。处方：黄芩、石菖蒲、三棱、莪术、槟榔、清半夏、藿香、独活、威灵仙、竹茹、桔梗、苏子、枳实、厚朴、地龙。1周后，腰痛减；3周后，腰痛大减，脉实减；继服1周近愈。

魏某，男，56岁，土地局职工。初诊时间：2007年1月28日。患者腰3~4椎间盘突出，腰4~5椎间盘膨出并狭窄，腰痛，屈伸难，大便日一行。后苔腻，脉关以下弦涩。此为痰瘀下阻。处方：秦艽、地龙、狗脊、鸡血藤、赤芍、地鳖、丹皮、红藤、清半夏、黄芩、石菖蒲、川贝母、苏木、桔梗、苏子。1周后，苔腻减，脉涩减；2周后，腰痛减，涩转滑；3周后，诸症大减。

权某，女，42岁，石家庄市检查院职工。初诊时间：2006年11月15日。患者腰酸痛，健忘，下肢上楼时乏力，大便难下。后苔黄腻，脉滑，尺脉弱。此为木不疏，肝肾亏，痰湿。处方：川续断、黄芩、地榆、茯苓、浙贝母、柏子仁、玄参、败酱、石菖蒲、柏叶、茵陈、竹茹、桔梗、苏子。2周后，腰酸痛大减，苔近净；至2007年1月12日仅见腰酸，下肢上楼时乏力，兼健忘，月经淋漓半月，大便难下。后苔黄腻，脉滑，尺脉弱。调方继服4周而愈。

潘某，女，44岁，无极县黄台村人。初诊时间：2007年3月31日。患者腰与下肢交替疼痛。兼见：胸闷，心悸，寐差，醒后难再睡。脉沉滞，弱而尺脉尤甚。此为腰椎间盘突出兼冠心病。处方：威灵仙、川牛膝、桑寄生、狗脊、怀牛膝、地龙、鸡血藤、厚朴、茯苓、郁金、竹茹、赤芍、夜交藤、党参。1周腰腿痛减，加瓜蒌、薤白，去桑寄生、怀牛膝，继服2周，症状消失。

田某，男，42岁，无极县户村人。初诊时间：2007年4月21日。患者腰及右下肢疼痛，在县医院经CT检查诊断为腰椎间盘突出症。兼见健忘。脉弦滞，右尺脉欠。此为痰滞肾虚。处方：黄芩、石菖蒲、红藤、鸡血藤、狗脊、地龙、合欢皮、桑枝、川芎、茵陈、川续断。1周，疼痛从腰下移至骶；随症调方，继服2周，疼痛下至右小腿，继服1周愈。

翟某，男，43岁，无极县南汪村人。初诊时间：2007年6月25日。患者右下肢疼痛，难以猝起。脉弦浑滞，尺脉弱。曾在县医院行CT检查，诊断为腰椎间盘突出症，骨质增生。大便2日一行。此为痰滞肾虚。处方：半夏、石菖蒲、苏子、枳实、厚朴、鸡血藤、威灵仙、狗脊、丹皮、合欢皮、竹茹、地龙。服药1周，脉弦浑减，已不滞，起立稍顺；2周，症大减；3周痊愈。

刘某，男，40岁，无极县南汪村人。初诊时间：2006年6月25日。患者腰及右下肢疼痛，足部憋胀，乏力，酸楚，行走不能超过100米。舌苔黄腻，脉弦浑实。在省三院行CT等检查，诊断为：腰椎间盘突出症，椎管狭窄。证属痰阻肾虚。处方：半夏、苏子、石菖蒲、三棱、莪术、槟榔、大黄、地龙、鸡血藤、竹茹、威灵仙。服药1周，脉弦、苔黄减；调方，继服1周，足已不憋；服药5周，诸症大减，行走逾200米而无不适。

王某，女，47岁，石家庄市人。初诊时间：2007年4月13日。患者有腰椎间盘突出症多年，下肢沉酸半年，兼脚及下肢肿，多梦或悸，善太息，乏力。后苔黄腻，脉滑偏沉，尺脉弱而弦。此为肾虚，痰瘀。处方：清半夏、川牛膝、怀牛膝、赤芍、丹皮、地龙、地鳖、川芎、郁金、石菖蒲、红花、鸡血藤。服药1周后，脚肿减，苔已不腻；调方继服3周后，尺脉见复；继服2周，诸症近消。

魏某，女，63岁，无极县牛辛庄人。初诊时间：2007年3月31日。患者左下肢疼痛而烦。在县医院经CT检查诊断为腰椎间盘突出症。脉弦涩，左尚有滑意。处方：川牛膝、鸡血藤、赤芍、王不留行、丹皮、合欢皮、威灵仙、川芎、石菖蒲、独活、白茅根、竹茹。随症调方，3周脉涩减，症大减，4周痊愈。

张某，女，33岁，无极县田庄人。初诊时间：2007年1月13日。患者腰痛，左下肢冷，健忘，便秘，下唇溃疡，面生痤疮，白带多。此为痰火，肝肾亏。处方：鸡血藤、丹皮、红藤、石菖蒲、地龙、苏子、秦艽、狗脊、清半夏、防己、竹茹。随症调方，服药3周，腰痛减，溃疡、痤愈；5周痊愈。

魏某，男，38岁，无极县里家庄人。初诊时间：2007年2月21日。患者因腹中难受，自觉辘辘有声来诊，大便难而溏。舌苔黄腻，脉滑，左脉弦。证属中焦痰阻。仲圣所谓水走肠间之痰饮是也。处方：清半夏、苏子、焦神曲、炒麦芽、枳实、厚朴、陈皮、茯苓、藿香、黄芩、苍术、竹茹。服药1周大便畅；2周腹中舒，但舌脉仍未大为改观，嘱其继服。患者自以为病愈，未再服药。至7月，觉腰痛，渐渐下移至左下肢，在县城经CT检查诊为腰椎间盘突出症，于7月7日复来就诊。此属中痰下降而未彻出，留滞于腰。前方去枳实、厚朴、陈皮，加独活、石菖蒲、地龙、红藤。服药1周，腰痛已不明显，疼痛下移至小腿；随症调方，2周疼痛下移至腨；3周疼痛下移至踝；继服1周，症状近消，停药。按：此案乃痰下溜伤肾之典型病例，病始缘于中焦之痰，下降而伤他处。随其渐降，病乃向愈。凡病从中转至四肢，则病却，反之则加重，此可验证也。

王某，女，60岁，住石家庄市平安南大街。初诊时间：2007年7月23日。患者腰5骶1髓核向左方突出，腰4～5膨出，腰痛及左小腿半月，大便欠畅，干，3日一行。苔略黄腻，脉弦，滑数，尺脉欠。此为痰火伤肾。处方：独活、秦艽、川牛膝、威灵仙、地龙、石斛、青风藤、鸡血藤、槟榔、石菖蒲、竹茹、川贝母、桔梗、苏子、枳实、厚朴。服药1周后，大便较畅，脉数减；5周愈。

赵某，男，33岁，河北无极人。初诊时间：2007年7月27日。患者腰5骶1髓核向中央偏右方向突出近1月，脘痞，口腔溃疡不断，大便不畅。脉滑，稍沉弦，尺脉弱。此为痰滞，肾虚。处方：清半夏、独活、威灵仙、槟榔、川牛膝、狗脊、地龙、鸡血藤、竹茹、秦艽、川贝母、桔梗、苏子。服药2周后，溃疡近愈，脘痞减，大便已畅；5周愈。

高某，女，41岁，石家庄市留村人。初诊时间：2007年11月16日。患者腰椎间盘突出，腰痛及左下肢，左胁痛，胸痛，喘，目难睁，健忘，经乱，带黄。苔黄腻，脉滑急，弱而尺脉尤甚。此为痰火，肾虚，木郁。处方：清半夏、黄芩、瓜蒌、浙贝母、郁金、鸡血藤、石菖蒲、地龙、枳壳、槟榔、竹茹、威灵仙、秦艽、桔梗、苏子。1周，左胁痛、胸痛减，目难睁减，苔黄腻减，脉急减；2周，诸症大减。

刘某，女，34岁，无极人。初诊时间：2008年3月15日。患者腰及下肢疼，月经后期，大便日一行，溏。脉滑急，尺脉弱，稍弦、细。此为肾虚，痰火。处方：狗脊、石斛、鸡血藤、独活、威灵仙、防己、红藤、地龙、川牛膝、石菖蒲。服药3天后经至；3周后，腰及下肢疼减。

张某，女，50岁，无极县田庄人，初诊时间：2008年3月23日。患者腰椎间盘突出，骨质增生，腰酸，左下肢疼，大便 2～3 天一行。脉沉滑实，尺脉弱，木不起。此为痰积，肝肾亏。处方：独活、威灵仙、桑寄生、狗脊、鸡血藤、半夏、石菖蒲、苏子、黄芩、防己、路路通。1 周腰酸减；4 周后，诸症近消，仅变天时腰不适。

翟某，女，70 岁，无极县苌家庄人。初诊时间：2008 年 3 月 16 日。患者腰椎间盘突出，骨质增生，腰疼及双下肢，健忘，头痛，或昼困而夜不寐，目抽。脉弦硬滑。此为肝亢，水亏，有痰。处方：黄芩、半夏、白芍、薏苡仁、茯苓、丹皮、鸡血藤、红藤、威灵仙、王不留行、防己、路路通、石菖蒲。1 周后，寐好转，目抽减，动则喘；调方继服，4 周后大减。

张某，男，55 岁，无极县小石家庄人，初诊时间：2008 年 3 月 8 日。患者腰及右下肢酸痛，间歇性跛行，面赤，血压 150/90mmHg，大便日一行。苔腻，脉滑大，尺脉弱。此为痰火，肾虚。处方：黄芩、半夏、苏子、独活、狗脊、威灵仙、地龙、鸡血藤、防己、白芍、川续断、竹茹。4 周诸症大减。

王某，男，38 岁，无极县小石家庄人。初诊时间：2008 年 12 月 7 日。患者腰椎间盘突出，右下肢疼麻而凉。舌苔偏腻，脉滑实，肝脉亦然，尺脉弱。此为痰阻滞而木不畅，血气不利，肾家虚，故痰下犯之。处方：独活、威灵仙、桑寄生、狗脊、石菖蒲、地龙、槟榔、防己、红藤、路路通、竹茹、鸡血藤。1 周凉、麻减，2 周麻消，5 周痊愈。

张某，女，58 岁，无极县东河流村人。初诊时间：2008 年 11 月 15 日。患者腰 5 骶 1 椎间盘突出、钙化，并有冠心病，腰及左下肢疼痛，难以平卧，太息，头胀，胸闷。苔腻，脉沉浑，尺脉弱。此为痰滞，肾虚。处方：独活、威灵仙、秦艽、石菖蒲、地龙、丝瓜络、红藤、瓜蒌、清半夏、防己、赤芍、合欢皮、竹茹。1 周太息、头胀减，2 周后已可平卧，5 周后多行方疼，6 周疼痛下至踝，7 周愈。

张某，女，39 岁，石家庄市振头人。初诊时间：2009 年 4 月 3 日。患者有腰椎间盘突出症，腰疼，颈不适，大便日一行，面色滞而有斑，以前腹痛。苔稍腻，脉滑浑急，弱而尺脉尤甚。为痰滞水亏。处方：黄芩、浙贝母、地龙、竹茹、瓜蒌、赤芍、石菖蒲、独活、威灵仙、丹皮、白鲜皮、防己、狗脊、桔梗、苏子。2 周腰骶硬痛，寐可，经前腹胀。处方：黄芩、独活、威灵仙、狗脊、玄参、鸡血藤、地龙、川贝母、红藤、竹茹、丹皮、川牛膝。3 周腰骶疼痛减轻，右髋疼；4 周双下肢胀及足，髋疼减轻；5 周髋疼近愈。

高某，女，44 岁，晋州于家庄人。初诊时间：2007 年 3 月 28 日。患者腰椎间盘突出症，现髋及右下肢憋痛，右上肢亦憋痛。中后苔腻，脉滑，尺脉弱。
处方：川牛膝、狗脊、威灵仙、秦艽、独活、鸡血藤、赤芍、合欢皮、半夏、苏子。随症调方，4 周后，肢体憋胀大减。

王某，男，64 岁，无极县店尚村人。初诊时间：2009 年 4 月 11 日。患者腰椎增生，腰 4～5 椎间盘轻微突出，左髋疼痛，麻至大趾，大便每日一两次。苔偏腻，脉滑弦洪，尺脉弱。为水亏，痰火。处方：茯苓、白芍、知母、半夏、石斛、威灵仙、红藤、苏子、败酱、地龙、鸡血藤、防己。1 周髋疼，大趾麻愈，头昏蒙，随症加减；2 周愈。

胡某，女，44 岁，石家庄市二监狱职工。初诊时间：2009 年 4 月 22 日。患者腰椎 4～5 节膨出，觉凉，右臀拘，畏凉，胃脘满，大便日一行，嗳气，顶秃。脉滑急，尺脉欠，左关郁。为上痰火，下水亏。处方：清半夏、石菖蒲、山药、竹茹、焦神曲、黄芩、吴茱萸、败酱、炒麦芽、狗脊、川贝母、桔梗、苏子、枳实、厚朴。5 剂后背拘减，脘胀，大便黏如油，白带多；2 周右臀愈，仍凉，大便日三行，食则背不适，胃中觉有气；3 周后背愈，胃脘有气减轻，有滞闷感，形体畏冷；前方进退，4 周愈。

范某，女，58 岁，无极县西东门村人。初诊时间：2009 年 6 月 12 日。患者腰 4～5 椎间盘突出，腰酸痛，小腿酸甚，腹胀大。脉滑土实，尺脉弱。此为痰，土实乘水。处方：黄芩、石菖蒲、清半夏、苏子、鸡血藤、狗脊、威灵仙、地龙、防己、竹茹、红藤。1 周减，3 周愈。

安某，男，47 岁，无极县中河流村人。初诊时间：2009 年 10 月 10 日。患者有腰椎间盘突出症 5 年，腰痛，左下肢酸、麻、胀，胸闷，恶心。脉滑弦，尺脉弱，肝脉反滑。证属痰痹肾虚，肝胃不和（土见弦象，木见滑象）。处方：独活、威灵仙、清半夏、苏子、瓜蒌、生麦芽、石菖蒲、厚朴、吴茱萸、藿香、竹茹。1 周减，4 周愈。

### 15. 强直性脊柱炎案

杨某，女，24 岁，河北医科大学中医系学生。初诊时间：2006 年 10 月 6 日。患者面黄，高二时患强直性脊柱炎，今复发，夜着凉风而得，居处湿，全身大、小关节痛，腰、背痛，纳呆，脘不适。苔白腻，脉滑数而弱，尺脉弱甚。此为痰湿伤肝肾。处方：石斛、狗脊、羌活、独活、秦艽、石菖蒲、藿香、清半夏、厚朴、焦神曲、白术、薤白、苏子、桔梗。1 周后，脘已舒，上方去羌活、厚朴、清半夏，加制川乌、甘草、威灵仙；2 周后，脉数减；4 周后，面黄减，关节痛减，着凉后仍痛；5 周后，右前臂近肘出一片疹，此为伏痰欲出，调方为：秦艽、吴茱萸、浮萍、地龙、蝉蜕、生麦芽、茵陈、党参、山药、白芥子、石菖蒲、藿香、桔梗、苏子；继服 2 周，诸症大减。

贾某，女，32 岁，石家庄市行唐人。初诊时间：2009 年 2 月 18 日。患者为强直性脊柱炎，肩时痛，活动障碍，右股骨头坏死，咽痛，月经量少，上半身汗多，ESR：76mm/h。舌胖嫩，有裂纹，脉滑洪实，尺脉弱，左关不弦而浑滑。为痰湿伤水木。处方：秦艽、威灵仙、白茅根、合欢皮、五加皮、独活、青风藤、鸡血藤、苏子、桔梗、生麦芽、地龙、白芍、川续断、竹茹。1 周后，咽痛愈，言服药后恶心，原方加减；2 周咳嗽，上半身已无汗；3 周手掌及足痛，面赤，鼻准黄，上肢已不疼；4 周嗜睡，两肩疼；6 周肩痛减轻，气色明润，足底痛，脚拘紧；7 周诸症近消，足痛，手足心热，效不更方，仍遵前法；8 周足痛减轻，经时小腹冷痛；9 周小腹痛减轻；10 周小腹冷痛，感冒后咳嗽，处方：山药、清半夏、黄芩、浙贝母、石斛、冬瓜皮、秦皮、丹皮、瓜蒌、竹茹、石菖蒲、炒杏仁、白芍、桔梗、苏子。于 2009 年 10 月 14 日因右股骨头、下肢疼痛发作，足底、左肩、膝盖外侧痛前来就诊。原方加减，1 周后症状稍减；继服 1 周，症状消失。

李某，男，17 岁，家住邢台市。初诊时间：2010 年 12 月 8 日。患者为强直性脊柱炎，汗多，多关节痛，腰背强，晨加。苔腻，脉滑数弦。处方：清半夏、浙贝母、青风藤、苍术、生白术、红藤、麻黄、鸡血藤、石菖蒲、白芥子、赤芍、地龙、苏子。随症调方，4 个月后，症大减。

顾某，男，39 岁，住石家庄市燕港怡园。初诊时间：2011 年 8 月 24 日。患者有强直性脊柱炎 20 年，痛，头晕，血压 165/110mmHg，阳弱，早泄，虹膜炎。舌红，中苔黄腻，脉滑，肝脉过，尺脉不足而欠藏。此为痰伤肝肾。处方：鸡血藤、红藤、黄芩，秦艽以调肝，半夏、瓜蒌、地龙、槟榔、浙贝母、苏子、桔梗以化痰，山药、丹皮、狗脊以补肾。2 周头已不晕，痛大减，血压降至 142/95mmHg；随症调方，3 周症消，血压 135～140/85～90mmHg，以静顺丸补肾善后。

## 16. 肢体痹证案

仲圣鉴别痹证与中风，曰："或但臂不遂者，此为痹。"人有一肢或一处疼痛、麻胀、酸楚、冷凉者，均属气血之阻，故为痹。然痹之原因，不独风、寒、湿、痰邪阻滞、虚而不荣者时时有之。

敦某，女，53 岁，石家庄市振三街人。初诊时间：2006 年 11 月 10 日。患者面黄，两下肢疼，右上肢疼，关节不利，眩晕，心悸，嗜睡，下颌时颤，血压偏高。苔偏黄腻，脉滑洪，肝过，尺脉弱。此为肾虚，痰火。处方：浙贝母、黄芩、石菖蒲、红藤、败酱、丹皮、鸡血藤、地龙、远志肉、瓜蒌、竹茹、桔梗、苏子。1 周后，已不嗜睡，心悸减，脉洪减；2 周后，诸症大减。

李某，男，50 岁，无极县东丰庄人。初诊时间：2007 年 3 月 10 日。患者右肩疼痛，咽痰，咳，后半夜烦。苔偏腻，脉细弦，尺脉弱。此为阴血亏，肝失养而肩痛。《内经》所谓"肝有邪，其气流于两腋"。处方：沙参、党参、焦神曲、生麦芽、丹参、赤芍、丹皮、地龙、鸡血藤、红藤、茵陈。服药 1 周，咽痰大减，烦减。随症调方，3 周愈。2009 年 10 月 17 日咽灼复发，仍宗上方治愈。

付某，男，39 岁，无极县店尚村人。初诊时间：2007 年 3 月 31 日。右膝冻伤后 9 年，时发右腿冷凉，健忘，易上火，麻差，头脑不够用。脉弦滞，弱而尺脉尤甚。夫久病及肾，肾必虚；痹之既久，必有痰瘀；痰瘀阻滞，故见是症。处方：黄芩、瓜蒌、桔梗、怀牛膝、吴茱萸、川牛膝、鸡血藤、赤芍、郁金、地龙、竹茹、独活。服药 1 周，头脑不够用减，滞脉转滑；随症调方，继服 5 周愈。5 月 19 日扭伤后又稍反复，仍宗上方治愈。

支某，女，66 岁，住石家庄市平安南大街。初诊时间：2008 年 2 月 29 日。入夜下肢痛，全身不适，腰痛，目昏，大便日一行，便干，龈肿，舌疼，头痛，纳差，口苦。舌淡，苔腻，脉滑，木略郁，尺脉欠。既往有糖尿病、脂肪肝病史。为痰侮木，肾虚。处方：黄芩、清半夏、茵陈、竹茹、生麦芽、神曲、鸡血藤、川贝母、红藤、瓜蒌、地龙、苏子、桔梗。3 周腰痛减轻，口已不干，前方进退。

齐某，男，40 岁，无极县牛辛庄人。初诊时间：2008 年 2 月 23 日。患者下肢乏力，尿急，大便不调。苔腻，脉滑洪数，尺脉弱。为肾虚痰火。处方：黄芩、丹皮、牡蛎、白芍、瓜蒌、桔梗、半夏、苏子、茯苓、芦根、竹茹、红藤、冬瓜仁、槟榔。1 周苔净，诸症近愈。

朱某，男，36 岁，无极县西两河村人。初诊时间：2008 年 3 月 21 日。患者两下肢抽筋，大便急。脉滑稍沉，尺脉弱，肝脉弱。为痰伤肝肾。处方：黄芩、败酱、半夏、苏子、藿香、瓜蒌、厚朴、麦芽、神曲、茵陈、川续断、白头翁。1 周愈。

张某，男，51 岁，在白求恩军医学院工作。初诊时间：2008 年 3 月 28 日。患者左下肢麻，便溏，日 1～2 次，血脂高，心率缓。舌中后苔黄腻，脉缓滑。为痰浊滞木伤肾。处方：川贝母、清半夏、白芥子、石菖蒲、黄芩、藿香、竹茹、威灵仙、路路通、王不留行、秦艽、川牛膝、厚朴、桔梗、苏子。服药 1 周后，症状大减，麻木范围变小。

张某，女，40岁，无极县牛辛庄人。初诊时间：2008年4月13日。患者上下肢疼麻，面斑，经期延至8天，有血块。脉弦滞涩，左脉尚留滑意。此为痰瘀交阻。处方：赤芍、丹皮、清半夏、桔梗、当归、鸡血藤、地鳖、合欢皮、佩兰、地龙、益母草、茵陈、红藤。随症加减，服药1周，下肢疼消，脉滞涩减；5周愈。

刘某，女，54岁，无极县西南丰村人。初诊时间：2008年5月4日。患者糖尿病，血糖8.5mmol/L，冠心病，指、趾麻，倦欲寐，便秘3天而难下，咽下不顺。脉浑滑急，尺脉弱，肝脉欠。此痰瘀，肝肾亏。处方：丹皮、赤芍、合欢皮、郁金、黄芩、石菖蒲、地龙、红藤、败酱草、瓜蒌、生麦芽、竹茹。1周秘减，咽舒；2周，指麻减；5周，症状消。9月7日复见手麻，仍宗上法治疗，5周愈。

高某，女，41岁，无极县小西门村人。就诊时间：2008年9月20日。患者2006年10月21日曾因痛经兼气急，心悸，健忘来此就诊，服药2周，痛经愈，气急大减。现右髋酸胀，罢极失准，痛经。脉滑甚，急，尺脉弱，肝脉亦滑。此为痰伤肝，肾虚。处方：枳实、厚朴、黄芩、红藤、地龙、清半夏、败酱、苏子、石菖蒲、槟榔、鸡血藤、威灵仙、川续断。1周减，4周愈。

李某，女，52岁，上安电厂职工。初诊时间：2009年2月18日。患者右膝及双肩疼，健忘。头阵阵发木，面无华，大便每日一两次，子宫切后6年。苔略腻，脉沉滑，肝脉弱，左尺脉弱。处方：合欢皮、赤芍、木瓜、鸡血藤、地龙、桑枝、苏子、川贝母、桔梗、红藤、生麦芽、川续断、茵陈、竹茹、焦神曲。1周后，觉有痰咳出；2周后，痰已无，右膝及双肩疼，头不适，目难睁。

梁某，女，69岁，城角庄人。初诊时间：2009年1月7日。患者左手及上肢难受，健忘，下肢疼，大便欠畅，日一行。脉滑浑，尺脉弱。此为痰滞，木不疏，水亏。处方：瓜蒌、石菖蒲、地龙、丹皮、赤芍、合欢皮、川芎、苏木、地龙、地鳖、苏子、桔梗、生麦芽、桑枝、鸡血藤。1周症减；前方加减，服至2月25日，诸症大减。

闫某，女，65岁，住工农路。初诊时间：2009年2月18日。患者四肢疼，足亦疼，偶烧心，血糖6.8mmol/L。苔略白腻，脉弦滑偏洪。处方：赤芍、郁金、白芍、红藤、鸡血藤、白术、生甘草、地龙、苏子、桔梗、石菖蒲、丹皮、夜交藤。1周后症减，前方加减；3周愈。

靳某，女，35岁，无极县郝庄人。初诊时间：2009年7月25日。患者产后受风，右半身疼痛，健忘。苔中部腻，脉沉滑，肝肾脉弱。脉为痰瘀阻滞，肝肾亏虚。

处方:红藤、赤芍、丹皮、合欢皮、地龙、石菖蒲、生麦芽、茵陈、藿香、大腹皮、清半夏、苏子、鸡血藤。2 周症减，4 周愈。

刘某，女，53 岁，无极县西汉村人。初诊时间：2010 年 2 月 27 日。患者身不适如中风，口热如喷火，不寐。舌苔腻，脉滑著，弦。脉舌皆为有痰，痰阻滞而热郁。处方：黄芩、丹皮、败酱、赤芍、红藤、清半夏、合欢皮、地龙、竹茹。1 周减，寐已可，2 周愈。

王某，女，56 岁，晋州人。初诊时间：2010 年 2 月 20 日。患者就诊时两手麻，手心及上肢疼，夜著，大便日一行。脉促弦，弦滞，尺脉欠。为心脉痹阻，水亏。处方：红藤、鸡血藤、桑枝、半夏、佛手、合欢皮、木通、地龙、赤芍、黄芩、苏子、沙参、丹皮、苏木。1 周脉促减轻，两手麻减轻。

王某，女，45 岁，石家庄王村人。初诊时间：2010 年 10 月 13 日。患者双手胀麻，肩背疼，头晕。脉浑滑，尺脉弱。属痰滞肾亏。处方:佛手、桑枝、赤芍、红藤、鸡血藤、丹皮、地龙、合欢皮、瓜蒌、石斛、生麦芽、山药、苏子、桔梗。1 周症减，4 周愈。

### 17. 中风后遗症案

秦某，男，49 岁，辛集市人。初诊时间：2006 年 7 月 28 日。患者去年患小脑梗死，左半身乏力、动作不利，左部面瘫半月，大便秘结。后苔滑腻，脉滑，左滞，尺脉弱。此为痰瘀交阻。处方:鸡血藤、地龙、地鳖、水蛭、赤芍、川芎、清半夏、川贝母、石菖蒲、远志肉、柴胡、茵陈、黄芩、桔梗、苏子。1 周后，口已近正；2 周后，面瘫近愈，左上肢乏力，脉滞减；44 周后，仍乏力，咽有痰，腹胀气；6 周后，左上肢已有力，手欠灵活，下楼欠稳；8 周后，脉滑减；继以此法调理 2 月后，诸症近愈。

司某，女，74 岁，石家庄市轴承设备厂职工。初诊时间：2006 年 12 月 15 日。患者 3 月 22 日脑出血，现下肢乏力，口黏，龈肿。苔略腻黄，脉滑，弦尺著，心脉太过。此为心火夹痰，肾虚。处方:丹皮、黄芩、白头翁、白鲜皮、蒲公英、败酱、沙参、浙贝母、竹茹、桔梗、苏子、清半夏、旋覆花、川贝母。1 周后，肢轻松；2 周后，症大减。

吴某，男，47 岁，国税局职工。初诊时间：2007 年 1 月 26 日。患者右侧多发性脑梗死 30 天，流口水，口略喝，左下肢乏力，行走尚可，大便日一行，血脂高。脉滑欲涩，弦，尺脉弱。此为痰瘀阻滞。处方:清半夏、地龙、石菖蒲、地鳖、鸡血藤、川贝母、远志肉、川芎、红花、桃仁、茵陈、桔梗、苏子。2 周后，涩滞转滑，口水少；3 周诸症大减。

刘某，女，56 岁，藁城市马圈村人。初诊时间：2007 年 3 月 17 日。患者两次脑梗死以后，全身不能动，不知二便，不能言语。脉滑，弱而尺脉尤甚。此为痰瘀在肾。处方：赤芍、丹皮、石菖蒲、地龙、地鳖、水蛭、川牛膝、清半夏、苏子、鸡血藤、黄芩、竹茹、川芎。服药 1 周后，体温略高，为 37.7℃；3 周后下身已能动。

刘某，男，51 岁，辛集市人。初诊时间：2007 年 5 月 12 日。患者右半身不遂月余，觉无力，特来调治。苔黄腻，脉滑数，尺弦。此为痰瘀交阻。处方：黄芩、石菖蒲、清半夏、川贝母、瓜蒌、苏子、红藤、地龙、地鳖、王不留行、赤芍、川芎、苏梗。服药 1 周，上半身无力减；随症调方，继服 5 周，全身症状均减，行走觉有力。

吕某，男，56 岁，无极县吕吕村人。初诊时间：2007 年 8 月 26 日。患者双侧脑基底动脉梗死后 3 月，晕甚，行如醉，咽中痰多，尿急而遗尿。舌苔偏腻，脉滑弦硬。此为痰瘀互结于肝肾。处方：红藤、地龙、黄芩、石菖蒲、清半夏、苏子、生麦芽、丹皮、赤芍、川贝母、竹茹。随症调方，2 周后晕大减，不遗尿；5 周后走路大为改善。

赵某，男，65 岁，河北省马桥人。初诊时间：2008 年 3 月 9 日。患者血压为 160/90mmHg，面瘫后眼肿，脑血栓，乏力，纳少，左半身麻，有糖尿病病史。苔腻，脉弦滑硬。为痰郁木亢。处方：黄芩、浙贝母、石菖蒲、清半夏、地龙、焦神曲、炒麦芽、远志、槟榔、竹茹、瓜蒌、桔梗、苏子、枳实、厚朴。1 周苔腻减，原方加减。

齐某，女，44 岁，无极县牛辛庄人。初诊时间：2008 年 8 月 16 日。患者曾因猝仆住院治疗，诊断为左侧脑梗死。现头猝痛、阵胀。中部舌苔腻，脉滑，弱尺甚。夫脑为髓海，脏属肾，肾家亏虚，痰阻于此，瘀塞使然。处方：山药、清半夏、苏子、石菖蒲、赤芍、茯苓、冬瓜仁、厚朴、郁金、鸡血藤、丹皮、竹茹。1 周减，仍头昏蒙；4 周症消。2010 年 6 月 19 日因五更泻来诊，1 周愈，诉前病未发。

董某，男，54 岁，藁城市张村人。初诊时间：2008 年 10 月 4 日。患者脑梗死后 15 天，左半身不遂，行走困难，左手颤动不已，尿频。脉滑土实，尺脉欠，肝脉不弦。此为痰瘀交阻，肝木不疏。处方：黄芩、石菖蒲、红藤、丝瓜络、鸡血藤、地龙、地鳖、赤芍、清半夏、苏子、槟榔、竹茹。1 周尿频减；3 周左手颤减，行走较利；5 周诸症皆大减。

王某，男，76 岁，无极县正村人。初诊时间：2008 年 11 月 15 日。患者脑梗死死后月余，足迈不开步而不能行走，语謇难出而不清。苔腻，脉滑甚，尺脉弱。此为痰阻血瘀，肾亏。处方：石菖蒲、黄芩、清半夏、苏子、川贝母、焦神曲、生麦芽、合欢皮、茯苓、炒莱菔子、竹茹。1 周舌苔近净；2 周症大减，已能迈步行走；4 周言语较流利，迈步较自如。

刘某，女，43 岁，晋州人。初诊时间：2009 年 4 月 5 日。患者腰痛，下肢憋烦，背痛，善太息，胸闷，月经后期或闭经，白带多，大便 2 天一行。脉浑滞，尺脉弱，肝脉弱，不弦。为痰瘀木水亏。处方：瓜蒌、桃仁、赤芍、石菖蒲、丹皮、鸡血藤、红藤、桂枝、山药、怀牛膝。1 周太息、胸闷减轻，腰痛减轻，下肢乏力；3 周下肢症状减轻，乏力，头昏蒙胀困，宗前法进退。

司某，女，34 岁，无极县司家庄人。初诊时间：2009 年 5 月 23 日。患者脑梗死后 8 年，头昏蒙痛而晕，落发而稀疏。舌苔偏腻，脉滑急，细，左尺脉欠。此痰瘀阻滞而肾虚血少。处方：丹皮、赤芍、白芍、红藤、鸡血藤、清半夏、苏子、沙参、山药、竹茹、石菖蒲、当归。2 周晕蒙减，头痛消；3 周诸症若失。脑梗死之病，本难获效，此病之效速，出乎意料，或因其年轻，元气尚壮旺。

闫某，女，42 岁，平山人。初诊时间：2009 年 8 月 26 日。患者右半身不遂，疼痛难动，脑梗死 1 月，大便 12 天一行，血压 160/120mmHg，血脂高。脉滑急，偏洪，右浑弦而郁。为痰滞水亏。处方：黄芩、赤芍、红藤、川贝母、清半夏、石菖蒲、地龙、地鳖、水蛭、丹皮、竹茹、苏木、桔梗、苏子。9 月 16 日血压降至 130/100mmHg，9 月 30 日，右下肢渐觉有力，前方加减。

张某，男，56 岁，无极县柴城村人。初诊时间：2009 年 10 月 24 日。患者脑出血后 70 天，左半身麻，活动不利，行走艰难，左上肢肿。舌苔偏腻，脉浑洪。病本痰阻，既阻而血瘀，痰瘀交阻，经脉不通。处方：瓜蒌、川贝母、黄芩、竹茹、败酱以化痰浊，红藤、地龙、石菖蒲、鸡血藤、桑枝以通经脉，丹皮、赤芍以化瘀血。2 周舌苔净，左上肢觉痛，但肿减，此为瘀血见化，痰浊见除；4 周后下肢觉有力，可行走。

### 18. 颈神经炎案

付某，女，56 岁，住石家庄滨河小区。初诊时间：2007 年 12 月 21 日。患者患有风吹后左头，面颈部疼，曾泻下黑水，脘不适。苔腻黄，脉滑浑，近滞涩。为痰滞血脉。处方：吴茱萸、白芥子、黄芩、石菖蒲、威灵仙、红藤、藿香、前胡、茵陈、川芎、白鲜皮、川贝母、桔梗、苏子。2 周痛减；随症加减，8 周近消。

### 19. 项腰强案

智某，女，40 岁，无极县北苏人，初诊时间：2008 年 4 月 5 日。患者项强，头昏蒙，失眠，痰多，腰难受，带多，大便日一行。脉滑急，肺过，肾不藏，肝脉弱，左尺脉弱。此为肺痰火，肝肾亏。处方：瓜蒌、前胡、桔梗、贝母、白鲜皮、芦根、厚朴、茯苓、败酱、鸡血藤、红藤、牡蛎、夜交藤、葛根。4周，诸症大减。

谷某，男，45岁，晋州市雷陈村人。初诊时间：2009年7月11日。患者腰僵硬，下肢不适，健忘，早泄。脉滑著，尺脉弱。此痰阻复加肾虚，致令肝失滋养，筋于是不柔。处方：狗脊、山药、楮实子、炒莱菔子、石菖蒲、苏子、茯苓、鸡血藤、竹茹、络石藤、川续断、地龙。1周减，3周愈。2011年4月16日复发，仍宗上方治愈。

### 20. 网球肘案

网球肘又称肱骨外上髁炎，人患此疾者不少，但大率采用按摩等法治之，用汤药者不多，但中医治疗诸法原本相通，按摩之理即用药之理。理既相通，皆可奏效。

陈某，男，46岁，石家庄市建筑公司职员。初诊时间；2012年2月22日。患者右侧网球肘，右侧肱三头肌疼。舌苔腻，脉弦滑。苔腻、脉滑为痰，痰为土实，引木来疏，疏而不克，故见弦滑。此为木土交争，不通而痛。处方：清半夏、浙贝母、瓜蒌、桔梗以化痰，丹皮、桑枝、红藤、赤芍、鸡血藤、银花藤以通散痰郁，地龙以通隧道。1周症减。

# 八、怪证案

### 1. 行走气上窜案

谭某，男，60岁，住石家庄市长安区。初诊时间：2006年9月15日。患者咳痰，脘腹、胆区胀，走路则气上窜至胸，或头短暂不知事，脑中一片空白。耳鸣眩晕，下肢无力，纳差。苔稍白腻，脉弦滑数，尺脉弱。此痰引动肝木。行走则引发肝动，盖肝、风主动也。肝气亢则气循胁而上窜，气厥逆则头不知事。处方：半夏、天麻、浙贝母、瓜蒌、石菖蒲、焦神曲、败酱、竹茹、茯苓、丹皮、地龙、桔梗、苏子。2周头不知事未再发作，眩晕减，气胀，下至脐部；调方继服，1周痊愈。

### 2. 全身如气胀案

李某，女，30岁，河北清河人。初诊时间：2006年11月24日。患者由吾之乡镇卫生院中医弟子领来就诊。症见：全身如气胀，腹胀甚，嗳气，头昏蒙，腰酸，下肢不适，经少。脉滑数，尺脉弱。此上有痰火，下有肾虚。处方：浙贝母、黄芩、旋覆花、丹皮、茯苓、清半夏、瓜蒌、竹茹、厚朴、败酱、红藤、桔梗、苏子。嘱弟子回去后循此思路以调理，若有不效，请告我知。

### 3. 瘢痕丘疹（瘢痕疙瘩）案

李某，男，25岁，无极县齐洽村人。初诊时间：2007年4月28日。患者右颈、颊车、胸部满布瘢痕疙瘩，大小不一，大者如枣，其疙瘩稍遇蚊虫叮咬或搔抓、刺破必发，兼见腰痛、阳弱。脉滑洪，尺脉弱。证本痰火肾虚，引发肝急，反应过度，局部拘急，遂成瘢痕。处方：黄芩、瓜蒌、白鲜皮、冬瓜皮、秦皮、清半夏、桔梗、前胡、苏子、石菖蒲、竹茹、丹皮、薏苡仁、白芍。服药2周，脉已不洪，瘢痕未再生；随症调方，共服6周，瘢痕未生，原瘢痕明显见萎缩，腰痛愈，阳弱恢复。

罗某，男，22岁，河北师范大学学生。初诊时间：2007年9月14日。患者胸前瘢痕疙瘩，口周痤疮，面赤，大便日一行。舌尖红，苔偏黄腻，脉弦、滑、洪。此为痰火引木。处方：白鲜皮、冬瓜皮、黄芩、瓜蒌、浙贝母、茵陈、白芷、大黄、清半夏、败酱、桔梗、苏子。服药1周后，痤疮近愈，脉滑洪减；随症调方，继服，共服4周，痤疮愈，瘢痕疙瘩明显萎缩。

### 4. 食则涕出案

胡某，男，26岁，河南周口人。初诊时间：2007年6月10日。患者食则涕出，公餐甚尴尬。兼见：鼻干塞，晨口干苦，脘胀，晨乏力而腰难直，阴湿。涕者，痰也，食则土实，痰则得助。处方：黄芩、瓜蒌、清半夏、苏子、败酱、桔梗、槟榔、三棱、莪术、枳实、厚朴、竹茹。1周减，2周愈。

### 5. 仰卧难寐案

来某，男，37岁，辛集市人。初诊时间：2007年4月28日。患者形体肥胖（体重88kg），近年来睡觉不能仰卧，仰卧则憋醒。兼见：阳弱，腰痛。舌苔腻，脉滑实，尺脉弱。此为中焦生痰，实心伐肾。处方：枳实、厚朴、三棱、莪术、槟榔、清半夏、苏子、石菖蒲、黄芩、瓜蒌、大黄、竹茹。1周大减；随症调方，继服3周痊愈。

### 6. 醒则便急案

钱某，男，34岁，无极县东陈村人。初诊时间：2007年3月17日。患者醒则大便甚急。脉滑，尺脉欠。此为痰，肾虚，肝急。处方：黄芩、白头翁、败酱、苦参、瓜蒌、清半夏、川楝子、焦神曲、生麦芽、白芍、山药、甘草。患者未复诊，待随访。

### 7. 山根部酸楚案

周某，男，41岁，无极县西南丰村人。初诊时间：2007年6月2日。患者主因山根部酸楚来诊。兼见：右肩部疼痛，恶心。苔偏腻，脉弦硬滑，尺脉欠。此为中有痰积，肾虚，引动肝木，痰随风上，扰于山根部。处方：黄芩、藿香、前胡、清半夏、桔梗、苏子、石菖蒲、茯苓、厚朴、竹茹。服药 1 周，山根酸楚近消，恶心减；随症调方，3 周诸症皆消。

### 8. 目内眦黑案

雷某，男，20 岁，无极县人。初诊时间：2007 年 2 月 24 日。患者主因目内眦黑来诊，兼见额部憋。苔偏腻，脉滑急，尺脉弱。考虑脾肾虚，有痰。处方：黄芩、清半夏、苏子、石菖蒲、藿香、苏叶、杏仁、党参、焦神曲、炒麦芽、竹茹。服药 1 周，额舒；2 周后目内眦黑减轻；3 周后，黑近消，停药。

### 9. 小腹灼热案

王某，女，74 岁，无极县西两河村人。初诊时间：2012 年 5 月 19 日。患者小腹灼热而难受，食则如厕。舌苔后部腻，脉滑。此为土实及肺，肝脉不畅。滑者痰，痰生于中土，而上输于肺，故见土实及肺脉；土实则木当疏泄，故食则如厕；但土家实，木疏而不克，故见木郁。处方：清半夏、苏子、桔梗、竹茹以化痰，枳实、厚朴、槟榔、旋覆花以降浊。降须凉也，故加丹皮、败酱、沙参。1 周减，5 周愈。

### 10. 感冒则心前区疼痛案

邱某，男，22 岁，无极县牛辛庄人。初诊时间：2007 年 3 月 10 日。患者感冒则心前区疼痛，寐少，睡不实。苔略腻，脉数弦滑。患者先有左下腹疼痛，肾虚为本，水亏则肝风盛而火易炽，感冒则风内入，风火相煽，心火燔灼而见疼痛，火扰而不下潜则寐少。证属心火夹痰，肾虚。处方：瓜蒌、丹皮、赤芍、败酱、红藤、白芍、黄芩、白茅根、地龙、牡蛎、清半夏、竹茹。服药 1 周，寐可达 7 小时，心前区疼痛等症状消失；继服 1 周，未再发作。

### 11. 痰溢皮表丘疹案

付某，男，53 岁，无极县店尚村人。初诊时间：2007 年 4 月 7 日。患者头、项、背部起丘疹，大如豆或如枣核，色不红，质地稍软。后部苔腻，脉滑弦，弱。此为痰溢于表。处方：前胡、秦皮、白鲜皮、冬瓜皮、清半夏、苏子、黄芩、藿香、佩兰、蝉蜕、茵陈、桔梗。服药 1 周，疹破许多，流出黏液；继服 1 周，上半身均出该疹，大部分破裂，而后疹渐渐减少；3 周愈。

邱某，女，23 岁，家住无极县。初诊时间：2011 年 3 月 18 日。患者后背、肩胛痒已半年，头屑多，大便 2 天一行，或干。舌尖红，苔黄腻，脉滑细急。此为血少，痰火外溢皮肤。处方：冬瓜皮、秦皮、浮萍、白鲜皮、瓜蒌、蝉蜕、黄芩、浙贝母、藿香、槟榔、栀子、前胡、杏仁、苏子、红藤、厚朴、桔梗。服药 5 次后痊愈。

### 12. 耳鸣如脉搏案

邱某，男，58 岁，无极县牛辛庄人。初诊时间：2012 年 5 月 6 日。患者不寐，耳鸣与脉搏一致。西医检查：双颈动脉弥漫性增厚、斑块。脉滑洪弦，尺脉弱。脉滑者痰；洪者，痰火伤心脉；尺脉弱者，肾水亏。处方：白鲜皮、冬瓜皮、败酱、丹皮以降心火，清半夏、桔梗以化痰，柏子仁、山药、沙参以补肾水，夜交藤、磁石、芦根以交通心肾。服药 1 周，夜寐 5 ~ 6 小时；3 周愈。

### 13. 行房疼痛案

李某，女，23 岁，无极县郝庄人。初诊时间：2007 年 6 月 3 日。患者主因行房疼痛来诊，兼见小腹疼痛，痛经。舌苔黄腻，脉滑急，双侧反关脉。此为痰火下滞。处方：枳实、厚朴、清半夏、石菖蒲、乌药、黄芩、败酱、红藤、地龙、竹茹。服药 1 周，行房已不痛；随症加减，2 周后小腹已不疼痛，乃停药。7 月 8 日，小腹疼痛又作，宗上方 2 周愈。

张某，女，32 岁，无极县人。初诊时间：2008 年 11 月 23 日。患者行房小腹疼痛而欲如厕，面斑，食凉则难受。脉滑欲滞，洪。此因痰火阻滞，血行欠畅，故见此脉；行房触及肝魂，木欲疏泄痰火而不克，交争而疼痛。处方：瓜蒌、败酱、红藤、瓜蒌、桔梗、浙贝母、丹皮、沙参、冬瓜皮、白鲜皮。1 周减，2 周愈。

赵某，男，39 岁，无极县东陈村人。初诊时间：2008 年 6 月 8 日。患者素日不觉腰痛，每行房则觉腰痛，昼日精神萎靡，耳鸣，胸闷，夜卧心悸。脉洪滑实，尺脉弱。此痰火，土实而肾水亏乏，房事泄肾，故见疼痛；肾水不上潮，故昼日萎靡；火失水济，亢而脉洪、心悸、胸闷。处方：黄芩、丹皮、焦神曲、炒麦芽、枳实、厚朴、败酱、槟榔、地龙、竹茹、瓜蒌、夜交藤。5 周症减，7 周愈。2010 年 7 月 18 日因耳鸣、寐差、阳弱来诊。

龚某，女，41 岁，无极县东朱村人。初诊时间：2012 年 3 月 18 日。患者性交疼，欲要二胎，颠顶冷，诊为霉菌性阴道炎，宫颈糜烂。脉滑，关弦滞，尺脉欠。此为痰滞水亏。处方：沙参、玄参、赤芍、丹皮、红藤、半夏、苏子、鸡血藤、知母、石斛、合欢皮、吴茱萸。1 周减，6 症近消。

### 14. 麻木案

田某，男，38 岁，辛集市人。初诊时间：2007 年 6 月 23 日。患者左背麻木，耳鸣，大便每日两行，不畅。苔黄腻，脉滑洪，寸盛。考虑为痰火伤肝。处方：黄芩、瓜蒌、清半夏、败酱、贝母、金钱草、鸡内金、桔梗、前胡、枳实、厚朴、竹茹。服药1周,左背麻木大减;2周大便亦畅,脉已不洪;4周痊愈。

卢某,男,69岁,无极县西两河村人。初诊时间:2008年12月20日。患者两下肢麻,或寐差,咽塞,有痰而难出,泛酸,大便不调。脉滑洪,略弦,尺脉稍欠。脉滑泛酸,痰生于中;吐出不畅,塞于咽,气机阻,气下不畅,大便不调,下肢遂麻。麻之理,一如屈肢而拘急,肢体乃麻,应先出其痰。处方:远志肉、海浮石、地龙、石菖蒲、黄芩、瓜蒌、川贝母、清半夏、桔梗、生麦芽、茵陈、丝瓜络。1周,痰出爽,但觉小腿胀,去远志肉、茵陈、海浮石、丝瓜络、川贝母,加厚朴、苏子、焦神曲;2周,麻近消,小腿憋,下移至足;嘱其继服1周,憋除而停药。

### 15. 食则小腹疼痛案

李某,男,17岁,住无极县城。初诊时间:2007年7月7日。患者食则小腹疼痛,凉则尤甚,或发泄泻,兼见鼻塞,时咳。脉滑甚,尺脉弱,左脉弦。此中焦生痰,渐次而下,下则泄泻,下既不畅,积滞于小腹,食入则助痰,小腹更实,故见疼痛。处方:枳实、厚朴、清半夏、苏子、藿香、陈皮、焦神曲、炒麦芽、石菖蒲、茯苓、竹茹。随症加减,1周减,4周愈。

### 16. 项强案

范某,男,36岁,无极县西东门村人。初诊时间:2007年2月25日。主症:项强,发则阵冷,甚则发颤。兼症:腰痛,难寐易醒,脘痞,大便不畅,脉滑,尺脉弱,后部苔腻。夫强者,筋急;项者,阴阳升降之隘口,今因痰阻,升降自是不畅,复因肾虚失涵、痰阻激惹,肝由之而亢逆,筋因肝急遂强,肝亢于上遂发冷颤。治当化痰以除其阻,通经以缓其急,终则培肾以获全功。处方:黄芩、炒麦芽、清半夏、苏子、川贝母、石菖蒲、地龙、焦神曲、枳实、厚朴、竹茹、鸡血藤。服药1周,脘痞消,大便畅,苔净,寐改善;随症调方,6周后症近消。

### 17. 鼾而呼吸暂停案

王某,男,50岁,无极县市庄村人。初诊时间:2007年4月14日。患者由妻陪同来诊,告曰:夜寐鼾声甚大,致呼吸停止,有顷,或恢复,或竟憋醒,乃至数分钟一醒,且不能仰卧。因夜寐如此,昼乃昏沉困倦。兼见:耳如塞而背,咽中多痰,血压170/110mmHg。观其面,色黑,切其脉,滞而右关弦,肝脉反滑,舌苔腻黄。此痰滞于肺,木来疏之,疏而不克,交争于气道。处方:黄芩、瓜蒌、清半夏、败酱、石菖蒲、远志肉、薤白、苏子、地龙、生麦芽、前胡、枳壳、竹茹。服药1周,胸部出癣,大如巴掌,呼吸暂停次数减少;随症调方,3周后,鼾声变低，咽痰大减；7 周后血压 110/80mmHg；12 周后，但觉胸闷，鼾声甚少，呼吸如常。2008 年 6 月 28 日复发，仍宗上法治愈。

### 18. 少纳即饱案

雷某，男，24 岁，无极县人。初诊时间：2007 年 7 月 22 日。患者少纳即觉饱，久坐则腰难受，发油污。脉滑急，尺脉弱。此为痰火肾虚。痰火在内，食入助痰，肾虚难耐土家之实，故见是证。处方：焦神曲、炒麦芽、炒莱菔子、茯苓、厚朴、清半夏、苏子、石菖蒲、槟榔、黄芩、藿香、竹茹。服药 1 周减；随症调方，4 周愈。

### 19. 晨流清涕案

卢某，女，35 岁，无极县房家庄人。初诊时间：2007 年 7 月 22 日。患者晨起流清涕，额痛，至八九点钟则自愈。月经错后一月。脉滑，尺脉弱，左脉反关。分析：此缘痰阻，涕者痰也，余著《痰证论》已有论述。痰为土实，易招致木来疏之。其人肾虚，水不涵木，而肝易亢，如同冬季无雪则春季温热则速之理。但此肝木虽来之急速，底气自是不足，故晨时肝来虽急而势力毕竟不足。痰欲疏而未尽，故见额痛、清涕，至八九点钟，肝得其时，气势乃盛，痰得以疏，故痛、涕皆止。涕为津液谷气所化，今一直上流而不下达，故月事不至。治当化痰，宣降，调肝。处方：黄芩、藿香、生麦芽、柴胡、败酱、苏叶、桔梗、前胡、石菖蒲、苍耳子、瓜蒌、清半夏。服药 1 周，月经至；经尽，调方继服 2 周痊愈。

### 20. 胃脘收缩案

张某，男，41 岁，无极县东陈村人。初诊时间：2007 年 7 月 14 日。患者自觉胃脘收缩，饿时尤甚。兼见头内疼痛，腰酸，面色玄。脉滑近浑，尺脉弱。余未明机理，但据脉象，当为痰滞，肾虚。处方：茯苓、厚朴、焦神曲、白扁豆、山药、藿香、炒麦芽、白术、清半夏、苏子、竹茹、甘草。服药 1 周，似有加重，但头痛减；略调其方，3 周后减；5 周痊愈。

### 21. 胃脘胀气案

李某，男，58 岁，无极县齐洽村人。初诊时间：2007 年 7 月 7 日。患者自觉胃脘胀气，夜间尤甚，兼见尿频，便溏。舌苔偏腻，脉滑，右关弦。患者自述经检查有股骨头坏死、前列腺炎、胃炎、脂肪肝等病。处方：瓜蒌、清半夏、枳实、厚朴、焦神曲、炒麦芽、藿香、前胡、陈皮、浙贝母、竹茹、石菖蒲。服药 1 周减；随症调方，3 周近愈。患者停药后自己服用治疗股骨头坏死的药，服后症状又加重，复宗前方治愈。

崔某，女，48岁，无极县林业局职工。初诊时间：2012年9月23日。患者脘部气上顶，兼见烦，耳鸣，项硬。脉滑洪弦，脾脉亦弦。此为痰火引肝。处方：清半夏、瓜蒌、苏子、桔梗以化痰热，桔梗、沙参、知母、丹皮生金消土且制肝，黄芩以平肝亢而化痰热。1周减，2周愈。

### 22. 锁骨上窝疼痛案

贾某，女，63岁，无极县西东门村人。初诊时间：2007年7月28日。患者锁骨上窝疼痛，痛则欲如厕，早晨及上午加重，兼见腰如物顶压。脉滑浑略滞，肝脉弱，脾胃脉实。心电图显示：波形Ⅰ、Ⅲ导联背离。此为痰痹，木不疏泄。脾胃脉实者，痰也；锁骨上窝乃胃经所过，痰循经滞留此处，木欲疏之，而欲如厕；晨及上午乃木盛之时，故见症状明显。处方：黄芩、瓜蒌、薤白、石菖蒲、清半夏、桔梗、红藤、苏子、鸡血藤、桂枝、地龙、郁金、丹皮。服药1周，土实及症状稍减，随症调方；6周后疼痛仅见于饭后；9周后痊愈。

### 23. 但欲屈身案

李某，女，39岁，无极县西两河村人。初诊时间：2007年8月11日。患者但欲屈身，心悸，气急，咳，经少，健忘，多梦，不寐。舌苔腻，脉滑急，细，尺脉弱。此肝肾虚，夹痰火。肾虚则健忘、尺脉弱；肝血虚则魂不静谧而不寐、多梦；肝肾虚则阴血上济不足；心火亢复因痰扰而悸；中虚则喜屈。处方：黄芩、前胡、桔梗、瓜蒌、清半夏、浙贝母、苏子以清化痰热而生阴。服药1周，悸咳均减，加山药、丹皮、冬瓜仁以养阴津；继服3周痊愈。

### 24. 小腹憋至大腿案

杨某，男，25岁，无极县中河流村人。初诊时间：2007年8月18日。患者觉小腹有气，憋至大腿根部，尿频，脉洪滑，尺不沉。此为痰火肾虚。处方：黄芩、败酱、瓜蒌、桔梗、前胡、白芍、清半夏、厚朴、焦神曲、牡蛎、白鲜皮。服3剂后泻，症减，继服不泻；随症调方，2周愈。

### 25. 抬腿无力、打软案

付某，女，53岁，无极县七级村人。初诊时间：2007年8月18日。患者自觉走路时抬不起腿，行走时"打软腿"（行走或站立时突然腿失稳，欲跪仆于地），健忘，背如中风。脉滑，尺脉弱，肝脉不弦。肝主筋，肾主骨，筋束骨，束骨不利，故"打软腿"。《素问·脉要精微论》曰："膝者筋之府，屈伸不能，行则偻附，筋将惫矣；骨者，髓之府，不能久立，行则振掉，骨将惫矣。"此即近屈伸不能，行则振掉。证属痰伤肝肾。处方：川续断、茯苓、苦参、苍术、清半夏、冬瓜皮、茵陈、黄芩、山药、白芍。随症加减，4周愈。

### 26. 全身颤动案

王某，女，43 岁，无极县北丰村人。初诊时间：2007 年 8 月 18 日。患者全身小幅度颤动不已，目昏。苔后部腻，脉滑近滞，肝脉弱，尺脉欠。脉乃痰滞，肝虚风动。处方：鸡血藤、合欢皮、丹皮、生麦芽、黄芩、焦神曲、当归、白芍、茵陈、清半夏、苏子。随症调方，3 周后唯中午、夜间颤；6 周后但夜间两下肢略微颤。

### 27. 胸腹棕斑案

郜某，女，30 岁，建设银行职工。初诊时间：2007 年 6 月 22 日。患者胸腹有棕斑，大如榆钱，经少，大便或秘。脉弦滑，稍沉，尺脉弱，木反缓。此为肝肾弱，痰滞。处方：前胡、瓜蒌、清半夏、白鲜皮、秦皮、冬瓜皮、生麦芽、黄芩、浮萍、蝉蜕、藿香、茵陈、桔梗、苏子。服药 1 周后，斑变浅，苔腻减；2 周后，腹斑近消，大便正常；3 周痊愈。

### 28. 头顶灼热案

杨某，女，37 岁，无极县店尚村人。初诊时间：2012 年 4 月 28 日。患者颠顶灼热，头晕而晨加，目胞肿胀。舌苔黄腻，脉滑，尺脉弱，肝脉太过。分析：尺脉弱者，肾水亏乏；肾水亏虚，不足以涵木则木亢；木亢则向上升而生火，故见颠顶灼热；苔黄腻、脉滑乃木火夹痰热。处方：瓜蒌、桔梗、清半夏以消其痰热，丹皮、白鲜皮、知母、生石膏以生金而制肝木之亢，旋覆花以降其亢逆之气，藿香崇土而泄肝木之气，山药以生肾水（按：生水不用地黄类者，因病夹痰热，不宜滋腻），芦根升水而消上亢之火。1 周减，2 周愈。9 月 16 日因不寐复诊，2 周愈。

### 29. 脐下黑斑案

杨某，男，16 岁，河北师范大学附属中学学生。初诊时间：2007 年 8 月 10 日。患者脐下黑褐斑，冬则斑消，夏则发，大便日一行。苔腻，脉洪滑。此为痰热外溢。处方：黄芩、浙贝母、白鲜皮、秦皮、冬瓜皮、浮萍、蝉蜕、瓜蒌、猪苓、茵陈、丹皮、桔梗、苏子。服药 1 周后，斑色变浅；调方继服 1 周，后未再来诊。疗效存疑。

### 30. 出生即发热案

刘某，男，9 个月，河北邯郸人。初诊时间：2007 年 6 月 29 日。患儿出生后即发热不断，现体温 39℃，手足凉，大便稀，次数多，色黄，哭闹剧。苔偏腻，脉滑。此为气虚，痰湿。处方：黄芩、藿香、薄荷、炒麦芽、蝉蜕、茵陈、党参、扁豆、柴胡、桔梗、苏子。服药 2 周后，上午不热，下午 3 点左右热，大便近正常；

4周后，中午热，夜偶热，声嘶哑;8周愈。2008年3月7日又诊，易感冒，鼻干，不欲食，为痰火积热。处方：黄芩、瓜蒌、焦神曲、炒麦芽、川贝母、炒山楂、败酱、竹茹、藿香、桔梗、苏子。1周愈。2012年8月10日又诊，小腿易骨折，语或欠清，纳呆。1周减，调理10周，诸症近愈。

### 31. 头摇案

陈某，男，18岁，无极县固汪村人。初诊时间：2012年4月28日。患者头猝摇，时时眨眼，脉缓滑，肝脉亦然。患者形丰，体重90kg。分析：肥人多痰，膏粱厚味酿生故也。痰为土实，土实侮木，木失调畅，时欲伸之，故发摇动；肝木伤则目不适而眨眼;脉缓滑者，土性使然;肝脉缓滑者，土实侮木也。处方：柴胡、生麦芽、茵陈、合欢皮以繁木，清半夏、苏子、黄芩、槟榔以化痰浊，红藤、赤芍以畅木性。1周减，2周愈。

### 32. 食菜变音案

刘某，女，56岁，河北邢台人。初诊时间：2007年11月16日。患者咽不任菜，食则变音，健忘，心口内痛，干咳，阵汗，绝经3年。后苔腻，脉滑弦，急，尺脉弱。此为痰火，肾虚。处方：黄芩、川贝母、远志肉、石菖蒲、清半夏、茯苓、地龙、竹茹、炒莱菔子、焦神曲、厚朴、白鲜皮、桔梗、苏子。3周减。

### 33. 口内两侧白膜案

袁某，男，36岁，无极县西南丰村人。初诊时间：2007年10月20日。患者口内两侧腮部顺上下齿之间部位各生一条白膜，宽如韭菜叶，酒后加，口苦，上胸或胀。脉滑，右弦，急。此因该处痰积使然。处方：黄芩、藿香、枳实、厚朴、败酱、焦神曲、炒麦芽、陈皮、清半夏、瓜蒌、桔梗、茵陈。服药1周愈；停药1周又发少许，仍宗上方治愈。

### 34. 胃病难行案

张某，女，55岁，无极县东关人。初诊时间：2007年11月11日。患者3年前患胃炎、十二指肠炎，后渐渐出现两下肢乏力，行走艰难。现脘难受，食后加重，头不清，目不欲睁。舌苔腻，脉滑而脾脉洪，肝脉郁，尺脉弱。此痰火伤其肾、郁其肝。痰实于中土，故食后加重；痰下伤肾，故下肢难行；痰伤于肝，故头不清而目难受。处方：枳实、厚朴、清半夏、苏子、黄芩、鸡血藤、藏珠、石菖蒲、焦神曲、藿香、红藤、竹茹。服药1周，脘减；随症调方，4周后行走显著改善。

### 35. 项黑案

付某，男，13岁，无极县店尚村人。初诊时间：2007年10月28日。患者项及颈侧皮色黑如涂漆、熏烟，脘难受，咳，时有咽痛。脉滑数。据脉考虑为痰火。处方：丹皮、白鲜皮、秦皮、黄芩、枳实、瓜蒌、桔梗、生麦芽、败酱、茵陈、红藤、蝉蜕。服药 4 周；12 月 3 日其母来诊，付某随同，见皮色变浅；12 月 13 日因脘胀痛来诊，皮色尚未完全恢复正常。

### 36. 舌胀大、语不便案

陈某，男，20 岁，无极县固汪村人。初诊时间：2007 年 9 月 15 日。患者怪证，先觉舌大而语不流利，继觉左腮变大，懊恼郁怒，太息。舌苔中后部腻黄，脉滑数，右弦。此痰火郁结，然时在金秋，脉见弦数，非顺也，故见滑数之脉；火合于心，上阻于窍，故舌胀大而语不利；痰火郁结，故懊恼而郁怒。处方：黄芩、瓜蒌、清半夏、浙贝母、桔梗、槟榔、三棱、莪术、枳实、厚朴、藿香、大黄、竹茹、蒲公英。随症调方，3 周后腮方舒，已不太息；共治疗 13 周方愈。

张某，女，27 岁，藁城市秦家庄人。初诊时间：2007 年 10 月 7 日。患者舌觉肿厚，语言不利，经少，腰下肢酸，头不清，干咳，纳呆，健忘。苔腻，脉滑右弦，左尺脉弱。此为痰火上阻，故舌觉肿厚，语言不利；肝肾亏而不上潮，则谋虑不及、健忘。处方：瓜蒌、射干、清半夏、前胡、桔梗、黄芩、败酱、苏子、槟榔、厚朴、陈皮、竹茹、石菖蒲。服药 1 周舌愈，调方再治他症。

### 37. 夜半大便案

张某，男，30 岁，无极县田庄人。初诊时间：2007 年 10 月 6 日。患者夜半必大便，否则腰痛，阴天加，泄泻后则腰轻松。舌苔腻，脉滑略浑，尺脉欠。此痰伤肾。痰为土实，肾水受乘，夜半肾水得时，欲抗其制，故而如厕，欲痰下出使然。若排而不出，痰仍肆虐，肾之府于是疼痛；若泄泻之后，痰浊下溜，乘水之邪减，故减轻。治当因势利导。处方：苍术、藿香、石菖蒲、清半夏、苏子、槟榔、枳实、厚朴、三棱、莪术、焦神曲、炒麦芽。服药 1 周减，随症调方，2 周愈。

### 38. 小腿瘙痒案

卢某，男，26 岁，无极县牛辛庄人。初诊时间：2007 月 9 月 23 日。患者每年从麦收后至冬则两小腿瘙痒，搔抓而破皮，遂流黄水，酒后加重。舌苔腻，脉滑甚，弦，尺脉欠。去年春曾因胃病在我处治疗，病愈。分析：患者久有脾胃之疾，痰浊内蕴，故脉滑，苔腻；麦收后属长夏，脾土主时，痰浊在内，流走于血分，外溢而作痒，搔抓破后浊物虽出而不尽，故病仍不已。此痰溢肌肤。处方：黄芩、苦参、地榆、藿香、石菖蒲、独活、苍术、清半夏、茯苓、白鲜皮、冬瓜皮、茵陈、厚朴、陈皮。服 1 剂后，吐泻，疑而问余，告曰：痰浊外出，勿恐，继服不吐泻，症大减；随症调方，3周愈；后脘觉不适，调方继服1周，愈。

### 39. 舌如烫案

张某，女，51岁，河北省调查总队职工。初诊时间：2008年1月18日。患者觉舌之前半如汤火烫，口干，目干如糊，健忘，两下肢乏力。脉细滑，右尺脉不沉，肝脉滞，左尺脉弱。患者接近闭经，此阴血亏，痰湿阻。夫痰生于脾，足太阴脾经连舌本，散舌下，当其生痰，循经上泛，滞于舌，心之窍不通，故觉火热。处方：鸡血藤、当归、红藤、沙参、川贝母、地龙、芦根、泽泻、玄参、夜交藤、瓜蒌、桔梗。服药1周，舌烫感减，下肢力增。

### 40. 脑梗死后腿颤案

丁某，男，68岁，无极县正村人。初诊时间：2011年9月18日。患者脑梗死后下肢颤，烦，焦虑，每日西药维持，寐差，食则如厕，血压160/100mmHg，诸症午后加重。舌苔腻，脉滑弦，脾脉弦硬，尺脉欠沉。夫脉滑为痰浊，痰浊壅滞致令脑梗死，脑梗死缓解而痰浊犹在，故血压仍高，气血为痰浊所壅遏，不畅而升压也。肝主疏泄，痰浊壅而肝欲疏之，故见脉弦硬而食则如厕，肝疏而不得，急而作颤，焦虑因生，魂不得宁，是以不寐。处方：清半夏、桔梗、藿香、厚朴祛其痰浊，丹皮、赤芍、郁金开其壅遏，夜交藤、牡蛎化痰而助魂藏。2周西药减半，血压140/95mmHg，焦虑减；3周寐已可，食则如厕消；4周精神好转；8周诸症皆消，血压140/90mmHg。

### 41. 畏风、畏日光案

王某，女，28岁，无极县西两河村人。初诊时间：2008年3月15日。患者畏风，畏日光，见日片刻即眼胞肿如铃铛。苔略腻，脉滑，略急洪，左关脉不弦。舌苔、脉象为有痰，急洪者火盛，此为痰火外溢，得风、得日则胀。处方：黄芩、瓜蒌、桔梗、前胡、丹皮、蝉蜕、浮萍、秦皮、贝母、白芍、茵陈、冬瓜皮。3周愈。

### 42. 夜卧翻身不断案

马某，男，39岁，无极县马村人。初诊时间：2008年3月29日。患者夜卧翻身不断，大便日一行。苔偏腻，脉滑近滞，左脉弦。此为痰滞。处方：黄芩、藿香、石菖蒲、半夏、桔梗、苏子、麦芽、神曲、合欢皮、丹皮、丹参、苏木、苏梗。1周减，2周愈。2012年6月23日复因头蒙痛来诊。

### 43. 夜阳举不收案

梁某，男，43岁，无极县东池阳村人。初诊时间：2008年5月17日。患者从夜至晨阳举不收，腰及两下肢胀，足跟不欲站立，口腔溃疡，多梦。脉滑，尺脉欠，肝脉过。此病初本痰，故脉滑，痰激发肝木，故多梦，阳举不收，（注：

前阴者，肝所主；其刚举责之宗筋，更主责于肝也）肝阳昼则上而外，故口腔为之溃疡；夜则潜于内下，故阳举而多梦。肝主疏泄，刚举之下，必多敦伦（"刚举"指阴茎勃起，"敦伦"指夫妻性生活，阴茎持续勃起的情况下，必多夫妻性生活），房事之伤，肾家必虚，故见下肢、足跟之症。处方：郁金、生牡蛎、白芍、清半夏、苏子、黄芩、败酱、川楝子、厚朴、黄柏、丹皮、薏苡仁。1周阳举不收即愈；随症调方，3周后诸症皆消。

### 44. 食则如厕案

吴某，女，58岁。初诊时间：2008年7月18日。患者咳嗽，无痰，卧则痰出，寐差，食则如厕，胃脘痞闷，难下，腰酸，乏力，先发热，头不清。脉滑偏洪急，尺脉欠，木郁。此为痰火，肾虚。处方：黄芩、前胡、藿香、焦神曲、大腹皮、陈皮、远志肉、瓜蒌、清半夏、苏叶、炙杷叶、茵陈、桔梗、苏子。1周咳嗽愈，寐可，乏力，气短，腰酸，胃脘痞闷大减；前方加减，3周头胀不清，耳不清，难寐，多梦，食则如厕愈，已有力，脉滑略洪，尺脉欠，木郁。为痰火肾亏。处方：黄芩、焦神曲、浙贝母、茯苓、郁金、生牡蛎、柏子仁、夜交藤、芦根、地龙、竹茹、鸡血藤、清半夏、桔梗、苏子。5周愈。按：痰火壅于上，痰性下趋，火性上炎，站立之时，上下不得，故无痰；卧则痰易上，故痰出；痰阻于中，食入而迫其下，下而肾虚不能藏，故如厕而出。2009年8月21日诊：吃西瓜后脘痛复发，胃脘硬痛，久坐易累，头闷胀，大便日一行。脉滑浑，右尺弦，木欠畅。为痰滞欲下。处方：茯苓、石菖蒲、藿香、清半夏、炒莱菔子、橘核、焦神曲、浙贝母、竹茹、吴茱萸、桔梗、苏子、枳实、厚朴、生姜。

王某，男，57岁，河北新乐人。初诊时间：2008年9月12日。患者脑梗死5年，有陈旧性心梗，善太息，大便每日3次，食则如厕。脉急弦滑，弱而尺脉尤甚。为痰痹。处方：瓜蒌、丝瓜络、清半夏、石菖蒲、丹皮、地龙、苏梗、茯苓、厚朴、枳壳、合欢皮、黄芩、桔梗、苏子。1周大便干，次数减少，血压120/80mmHg，膝不适，脚乏力，舌淡，苔略腻，前方减苏梗、枳壳，加黄芪、红藤、怀牛膝、竹茹。2周膝脚已有力，胃肠及太息减，苔偏腻，舌淡，脉滑，急弦减，弱而尺脉尤甚，为痰痹，肾虚亏。处方：瓜蒌、薤白、清半夏、黄芩、地龙、丝瓜络、石菖蒲、丹皮、厚朴、茯苓、扁豆、山药、浙贝母、桔梗、苏子。3周仍太息，他症减。4周心疼欲发作状，他症消，太息。5周胸闷两次。复诊时间：2009年3月20日。药后舒，未发，秃顶，大便可。苔略腻，肝脉稍欠畅，尺脉弱。为肾亏痰滞。处方：瓜蒌、石菖蒲、茯苓、丹皮、清半夏、山药、丝瓜络、浙贝母（碎）、竹茹、地龙、桔梗、苏子。1周后，夜渴已消，原方去丝瓜络，加黄芩、生麦芽而愈。

刘某，女，32岁，无极县里家庄人。初诊时间：2008年10月25日。患者食则如厕，脘胁偶痛。苔偏腻，脉滑，土洪，尺脉欠。此为痰热中积而伤肾。处方：黄芩、瓜蒌、川贝母、败酱、红藤、夜交藤、焦神曲、竹茹、生麦芽、苏子、清半夏。服药1周，脾脉微见弦，前部苔已不腻；随症调方，2周食则如厕愈。

### 45. 酒后头痛案

李某，男，24岁，无极县东丰村人。初诊时间：2008年12月6日。患者酒后则头痛，恶心，脘凉。脉弦滑，尺脉弱。病缘中焦痰阻，肾虚。酒乃水谷之悍气，湿热之性，与痰同类。入胃则悍气上脑，脑为髓海，属肾家，肾家本虚，痰与酒气上扰，阻滞而发疼痛。处方：枳实、厚朴、黄芩、藿香、焦神曲、石菖蒲、桔梗、苏子、竹茹、陈皮。1周大减，2周愈。

### 46. 猝发脑失能案

张某，女，56岁，无极县齐洽村人。初诊时间：2008年6月7日。患者头猝难受而不能站立，并同时失去记忆，移时乃复。脉滑甚，沉实，肝脉不弦。此痰积，肝脉不得条畅，气不得升使然。处方：黄芩、藿香、远志、石菖蒲、槟榔、三棱、莪术、枳实、厚朴、焦神曲、生麦芽、竹茹。服药1周，未再发作；随症调方，3周愈。11月8日因遇事则不知所措，难寐来诊，仍宗上方，1周减。按：西医不能诊断其为何病，但病当与脑有关，以中医而言，肝气主升，会于颠而主谋虑，胆主决断，为中正、中精之官，此不中、不正、不精、谋虑失职之病，当主责肝胆。

### 47. 面痒指胀案

李某，女，19岁，无极县曹家庄人。初诊时间：2008年6月29日。患者两小指憋胀，面痒，内似含针尖大之小痤，脉滑细，弱而尺脉尤甚，肝脉不畅。此脉乃气血亏虚夹痰之象。血亏虚复有痰阻，故不通，不通则胀，阳因痰郁而痒。处方：鸡血藤、红藤、当归、佛手、桂枝、赤芍、地龙、木通、丝瓜络、合欢皮、茵陈。1周减，3周愈。

### 48. 梦中恶心出物案

谷某，女，39岁，无极县西郝庄人。初诊时间：2008年7月19日。患者梦中恶心，并时常有物自口中呕出。寐不实而易醒，头昏蒙不清，罢极失准，两乳房疼痛，月经先期，多血块，大便不畅。舌苔腻，脉滑著而脾脉实，有洪急之象，肝脉弱。脉滑洪、苔腻者，痰火也；痰火在中，浊气也。便不畅故不得下，因反上逆，故梦中恶心、出物；肝弱则头不清，魂不藏则寐易醒，谋虑不及则罢极失准，疏泄不畅则便秘而乳疼。处方：枳实、厚朴、黄芩、败酱、红藤、鸡血藤、焦神曲、生麦芽、藿香、石菖蒲、竹茹。1周，梦中不恶心、出物；2周头昏蒙减；3周诸症皆不明显。

### 49. 脘懊恼及阴案

孙某，女，33岁，无极县赵正寺村人。初诊时间：2008年7月26日。患者脘懊恼则阴痒，痛经，健忘，大便不畅。脉滑洪，尺脉欠。此痰火中生，下及肝肾，肝肾主胞，热盛夹痰溜，故痒。处方：枳实、厚朴、黄芩、槟榔、三棱、莪术、清半夏、苏子、石菖蒲、败酱、红藤、茵陈。1周减，2周愈。2009年10月17日因下肢凉后胀来诊，知前病未复发。

### 50. 行房龟头失觉案

吴某，男，46岁，深泽县人。初诊时间：2009年3月1日。患者有外伤史，左腘时痛，行房时龟头前半部无知觉，急躁易怒，目不清，大便不畅，脘痛。脉弦滞近涩，尺脉弱。此痰瘀水亏。处方：黄芩、败酱、枳实、厚朴、三棱、莪术、槟榔、藿香、焦神曲、炒麦芽、竹茹、地龙。1周减，2周愈。

### 51. 脘痞不堪行案

陈某，女，45岁，无极县西东门村人。初诊时间：2008年6月7日。患者脘痞，不堪行走，行则痛痞加重，暮不能食，食则夜痞痛，难卧，经胃镜检查，诊为出血性胃炎。脉滑实，左脉细，肝脉郁。此痰实郁木。木既郁矣，食后动则引动风木，风木与痰、食交争，故痞痛加重；夜则气归于内，复加饮食，土实更甚，郁更甚而人不堪行。处方：枳实、厚朴、大黄、槟榔、三棱、莪术、焦神曲、生麦芽、炒山楂、炒莱菔子、藿香、竹茹。1周，可暮食；2周，大便畅；3周，食后可行，可暮食。

### 52. 食后舌硬案

石某，女，50岁，无极县小石家庄人。初诊时间：2008年8月30日。患者每饭后则舌僵硬而拘紧，罢极失准，动则颈部憋胀，健忘，腰及下肢酸痛。舌苔偏腻，脉浑滑，尺脉弱。此痰证。痰阻而见脉浑，苔腻；食后痰更甚，阻滞加重而见舌僵硬、拘紧；痰伤肝木，疏泄不及则罢极失准；动则肝木之风生，欲行疏泄、调畅而难遂，壅滞而见颈憋；健忘，腰及下肢酸痛乃肾虚使然。处方：黄芩、石菖蒲、茯苓、厚朴、桔梗、清半夏、旋覆花、焦神曲、炒麦芽、竹茹、红藤、丝瓜络。1周减，3周愈。

### 53. 脐痛案

张某，女，34 岁，无极县人。初诊时间：2008 年 8 月 24 日。患者脐痛，时有臭分泌物溢出，两大趾麻胀，腰酸，健忘，阴痒，腹胀痛。脉滑偏实，尺脉弱。此为肾虚，中有痰滞。因其痰滞，故脐腹胀痛；痰阻经气不畅，故大趾麻胀；肾虚，故见腰酸，健忘；因其痰溢，故见分泌物。处方：川牛膝、怀牛膝、红藤、鸡血藤、清半夏、苏子、石菖蒲、乌药、桔梗、藿香。1 周后腹疼痛但局限于小腹，2 周后腹痛消失，3 周后趾麻减，4 周脐舒，5 周愈。

郭某，女，23 岁，曲姿减肥中心职工。初诊时间：2011 年 4 月 29 日。患者脐痛时作而痛欲厥，数日一发，月经或闭，大便每日一次，来诊时腹痛又发，屈身卧床。诊断为痰积血少。先行按摩，后处方：当归、赤芍、丹皮、橘核、乌药、薤白、槟榔、清半夏、三棱、莪术、山药、苏子、石菖蒲、桔梗。服药 1 周后，未脐痛。

### 54. 全身皮黑案

张某，男，18 岁，无极县牛辛庄人。初诊时间：2008 年 8 月 24 日。患者全身皮色黑而不光泽，黑皮肤起皱裂。舌苔腻，脉滑急。此为痰火溢于肌表。譬如阳光蒸腾地上之湿浊，使之上升成为乌云。处方：清半夏、桔梗、瓜蒌、前胡、黄芩、冬瓜皮、白鲜皮、厚朴、陈皮、大腹皮、藿香、茵陈。3 周后但余项后、两胁黑，余处近正常。

### 55. 阴干疼案

何某，女，31 岁，无极县角头村人。初诊时间：2008 年 7 月 6 日。患者阴干疼而畏行房，胸背憋，头顶蒙痛，上肢、腰痛，健忘，心悸，月经后期，量少。后部舌苔腻，脉滑急，偏细，尺脉欠，偶促。分析：脉细者血少，尺脉欠者肾水亏，阴血不濡，则阴干，复受刺激则痛；心悸、脉促、胸背憋者，血不济养，心神病也；头顶蒙痛者，阴血上济不足，复因痰阻（苔腻、脉滑）也；上肢、腰痛者，血虚不荣，复加痰阻也。处方：瓜蒌、石菖蒲、清半夏、苏子、黄芩、败酱、红藤、地龙、丹参、合欢皮、丹皮、赤芍。6 周症大减，9 周诸症消。2009 年 2 月 14 日因咳来诊，前病未复发。

### 56. 动则腰"苏苏"案

陈某，女，67 岁，无极县西两河村人。初诊时间：2008 年 9 月 13 日。患者动则右腰部觉"苏苏"不已，牵及右胁，致胁下悸动，遇事则心乱不安。舌苔腻，脉紧弦，尺脉弱。舌象为痰，痰郁甚则肝不得疏泄；脉见弦紧，尺脉弱为肾虚；肾主腰脚，故病见于肾；动则阳生，而风欲行疏泄，疏泄不得，与痰滞之痰交争，故觉"苏苏"。处方：清半夏、苏子、石菖蒲、薤白、橘核、乌药、鸡血藤、地龙、苍术、厚朴、竹茹、槟榔。1周，苔腻减；2周腰部症状大减；4周痊愈。

### 57. 阴痒案

张某，女，34岁，无极县人。初诊时间：2008年8月1日。患者阴痒，腹胀痛，脐臭甚，两大趾麻胀。脉滑偏实，尺脉弱。夫脉滑为痰，痰郁则热生，热则痒（诸痛痒疮，皆属于心），郁则痛，郁热在中则脐臭、腹胀痛，不通则趾麻胀。处方：红藤、鸡血藤、清半夏、苏子、黄芩、厚朴、石菖蒲、乌药、川牛膝、桔梗、藿香、竹茹。2周症减，6周愈。

### 58. 掌心不凹案

陈某，男，23岁，无极县固汪村人。初诊时间：2008年9月20日。患者两手胀，掌心变平而不凹。脉滑甚，肝脉亦滑，皮肤呈过敏状态。夫脾主四肢，痰（脉滑）生于脾胃，阻于四肢，故手胀而掌遂不凹，木本疏土，今疏之无力，反受痰困，故肝见滑脉。处方：黄芩、石菖蒲、桑枝、青风藤、佛手、鸡血藤、红藤、清半夏、苏子、合欢皮。2周减，5周痊愈。

### 59. 小腿"苏苏"案

贾某，女，65岁，住石家庄市城角庄南区。初诊时间：2008年6月4日。患者小腿以下有"苏苏"之感，健忘，晨起口苦，血压140/80mmHg。苔黄腻，脉浑滑近滞，涩，尺脉弱，肝脉弱。滞涩则经脉为痰阻，气血受阻而欲通，与所阻之痰争而有"苏苏"之感，痰为土实，土实则木水必亏，水不上济则口苦。处方：黄芩、清半夏、石菖蒲、地龙、浙贝母、藿香、红藤、地鳖、冬瓜仁，竹茹、桔梗、苏子。1周舌苔大减，猝起仍"苏苏"，目额不适，前方加减；2周晨已不口苦，大便每日2次，不稀，寐少，"苏苏"感减；仍以前方进退。

### 60. 舌麻感案

封某，女，36岁，河北工业职业技术学院职工。初诊时间：2008年6月18日。患者舌麻，后背凉，自诉由产后受风而起，头晕，大便日一行。苔偏腻，脉滑，见弦，弱，尺著。为中有痰浊，肝肾弱。处方：清半夏、瓜蒌、藿香、黄芩、茯苓、石菖蒲、狗脊、浙贝母、竹茹、鸡血藤、郁金、桔梗、苏子。1周舌麻减，随症加减。

### 61. 耳塞、叩头如叩鼓案

闫某，男，61岁，住石家庄市城角庄。初诊时间：2008年11月22日。患者耳塞，击头如击鼓，多梦，食无味，牙龈及扁桃体发炎，大便每日一行，欠畅。后苔腻，脉弦滑洪大，左尺脉欠。夫脑为髓海，当属肾家，肾开窍于耳，今痰随火上,肾家不清,故叩头如鼓,肾窍不清,故耳塞,证属痰火水亏。处方:苏叶、炒杏仁、桑叶、白鲜皮、丹皮、浙贝母、败酱、瓜蒌、芦根、清半夏、旋覆花、生牡蛎、夜交藤、桔梗、苏子。1 周诸症减。

郎某,女,58 岁,河北工业职业技术学院职工。初诊时间:2011 年 3 月 25 日。患者晕车欲呕,未呕出而致耳堵,现耳鸣、耳聋 1 周。舌苔黄腻,脉滑弦,肝脉郁,尺脉弱。大便 2 ~ 3 天一行。此为痰火水亏。处方:清半夏、石菖蒲、竹茹、地龙、瓜蒌、赤芍、槟榔、厚朴、浙贝母、藿香、丹皮、苏子、旋覆花、冬瓜皮、桔梗、火麻仁。服药 1 周后症状减轻,大便已每日一次;继服 2 周而愈。

### 62. 小腿后部如风案

张某,女,40 岁,住石家庄市城角庄。初诊时间:2008 年 9 月 3 日。患者腨(小腿肚)部后半夜如有风,大便 1 ~ 3 天一次,月经后期 15 ~ 30 天。苔白略腻,尺肝脉弱。为肝肾亏,有痰。处方:川牛膝、怀牛膝、鸡血藤、红藤、赤芍、石菖蒲、丝瓜络、清半夏、浙贝母、地龙、丹皮、合欢皮、竹茹、桔梗、苏子。2 周经仍未至,腨部近愈;3 周来诊,自诉 10 月 1 日至 14 日月经至,量少而不净,腨部愈。

### 63. 暮则指节疼痛案

张某,男,73 岁,藁城市西里村人。初诊时间:2008 年 11 月 16 日。患者每至暮则双手指节疼痛,至夜 9 时小便不利,脚凉,着热水诸症加,色黑少泽。脉滑洪弦,尺脉欠沉。此缘肾虚,痰热鸱张于外。暮则阳将入阴,水既亏矣,痰热已致难堪,故加之热水则难受,暮则阳入,复煎灼肾水,故症状加。处方:黄芩、瓜蒌等以化痰热,丝瓜络、石菖蒲、佛手、桑枝、白茅根、地龙、清半夏、夜交藤等以通达之。2 周疼痛消,3 周痊愈。

### 64. 头晕、肛坠案

杜某,女,69 岁,石家庄人。初诊时间:2008 年 1 月 11 日。患者血压220/100mmHg 或低至 90/50mmHg,晕痛时作,晕则肛下坠,或便干,或腹胀,目干,寐可,下午如饥。脉弦滑,近涩弱,尺著。为痰致郁。处方:当归、赤芍、川芎、鸡血藤、地龙、瓜蒌、黄芩、川贝母、桃仁、丹皮、红花、竹茹、生麦芽、桔梗、苏子。1 周便畅,肛不坠;随症加减,5 周近愈;6 周腹胀近愈,血压 116/80mmHg,仍稍晕,随症调适。

### 65. 晨指甲疼痛案

刘某,女,35 岁,无极县东中铺人。初诊时间:2009 年 1 月 3 日。患者晨指甲疼痛,头不清,月经提前 9 天,腰酸痛,下肢胀,目酸,白带多。脉滑急,肝脉亦然，尺脉偏弱。此痰火伤肝（肝其华在爪），水亏。处方：黄芩、瓜蒌、清半夏、桔梗、败酱、茯苓、丹皮、白鲜皮、石菖蒲、苏子、秦皮、茵陈。1周指甲疼痛消；继服以治他症，2周愈。

### 66. 遇冷则悲案

邓某，女，27岁，邢台平乡县中学教师。初诊时间：2008年11月21日。患者太阳穴、后头痛，心中冷，胸如拘，夜猝醒，无汗，自觉身冷，恶心，纳呆，全身疼。脉滑，关洪，尺不藏。为痰热于内，伤水。处方：浙贝母、川贝母、败酱、清半夏、黄芩、石菖蒲、地龙、红藤、竹茹、白鲜皮、茵陈、桔梗、苏子、枳实、厚朴。1周头痛及心中冷减轻，胃脘好转；4周全身疼减轻，遇冷则悲（关洪者，心火下至中焦，遇痰而不得再下于肾，致令金水寒于下），脚凉（肾主腰脚，肾性本寒）；5周项憋，腘窝及小腿憋，胸闷，脐周痛。脉滑著，尺脉欠，关已复常，左尺见复。为痰热内阻，肾虚。处方：丹皮、沙参、地龙、鸡血藤、红藤、川贝母、石菖蒲、竹茹、赤芍、清半夏、合欢皮、瓜蒌、夜交藤、山药、桔梗、苏子。7周诸症均减轻，随症加减善后。

### 67. 猝晕濒死感案

李某，女，44岁，在裕华区教育局工作。初诊时间：2008年8月29日。患者猝晕而手足麻，发则有恐慌欲死感，欲如厕，易怒，月经后期不定日，有时淋漓20天，无便意。后苔腻，脉木郁滞，右尺弦硬。处方：防己、槟榔、三棱、莪术、石菖蒲、焦神曲、瓜蒌、清半夏、竹茹、黄芩、合欢皮、川贝母、桔梗、苏子。1周诸症减轻，停服西药，不发作，前方加减；2周目不适，畏光，腰不适，痰减轻，大便好转；3周目好转，见光流泪，后背冷，随证调适。

### 68. 目黏难睁案

杨某，女，52岁，无极县柴城村人。初诊时间：2009年2月8日。患者晨目黏而难睁，必用手掰，颈至腰酸。脉浑近滞，偏沉。此痰滞伤肝，血不畅。处方：红藤、丹皮、鸡血藤、川芎、苏木、丹参、地龙、苏子、合欢皮、生麦芽。1周，目已可自睁。

### 69. 手黄案

姜某，女，40岁，鹿泉大河人。初诊时间：2009年2月6日。患者手黄，面赤，头昏蒙，腰酸痛，小腹胀，月经提前，有时1月两至，易上火。脉缓滑，肝脉亦滑，尺脉弱。为肾虚夹痰火。处方：清半夏、浙贝母、茯苓、玄参、白芍、鸡血藤、丹皮、石菖蒲、狗脊、楮实子、山药、竹茹、桔梗、苏子。1周小腹胀减轻；2周手黄、头昏蒙减轻；4周面赤近消，目不适，稍蒙，手足干，咽不适，耳痒，手黄减轻，小腹胀近愈。后苔腻黄减轻，脉滑细，木尺脉弱。为痰，阴血亏。处方：鸡血藤、冬瓜仁、山药、清半夏、浙贝母、竹茹、石菖蒲、黄芩、红藤、赤芍、地龙、佛手、桔梗、苏子。服药 5 周，月经提前 7 天，晨起咽干，耳痒，带有味；6 周带有味减轻；7 周晨起咽稍干，易上火，大便有不尽感，小腹胀减轻，腰酸，前方加减。8 月 28 日诊，月经提前 2～3 天，小腹胀，腰酸，大便 3 天一行，中后苔腻，脉滑细急，尺脉欠。

杜某，女，50 岁，住石家庄滨河小区。初诊时间：2010 年 10 月 15 日。患者手黄，不痒，罢极失准，腰部发紧。脉滑弦细，尺稍弱。属痰伤肝肾。处方：清半夏、瓜蒌、浙贝母、石菖蒲、炒莱菔子、槟榔、三棱、莪术、防己、藿香、败酱、丹皮。

刘某，女，60 岁，石家庄市振头人。初诊时间 2009 年 5 月 6 日。患者手黄，纳呆，健忘，腰及下肢乏力，大便日一行。脉滑数弦，肝脉过弦，稍郁。属痰火，肾亏，肝郁。处方：黄芩、瓜蒌、清半夏、败酱、丹皮、茯苓、玄参、生地黄、葛根、苏子、焦神曲、佛手、桔梗、地龙、竹茹。1 周后，手黄减轻，肝脉郁减轻，觉心悸，咳；原方加减，1 周后，咳嗽减轻，治以化痰降气导滞之品，诸症大减。

### 70. 不欲食，食无味案

赵某，男，35 岁，无极县东陈村人。初诊时间：2009 年 3 月 14 日。患者不欲食，食无味，多思，头晕，侧头痛。脉滑弦洪。此为痰火实土。脾不和故食无味；痰火既实土，引木来疏而晕，疏而未遂，交争而侧头痛。脉滑者痰，弦者肝，洪者火。此为痰火引肝。处方：黄芩、龙胆草、甘草、藿香、白芍、瓜蒌、败酱、丹皮、白头翁、白鲜皮、竹茹。1 周减，2 周愈。

### 71. 鼻侧跳动案

梁某，女，60 岁，城角庄人。初诊时间：2009 年 4 月 1 日。患者觉胃脘下坠，右鼻侧跳，手肿，食则欲如厕而不得，健忘。苔白腻，右脉滑洪，肝脉不畅，尺稍弱。属痰浊郁肝，肾亏。处方：清半夏、黄芩、槟榔、浙贝母、瓜蒌、焦神曲、三棱、莪术、竹茹、苏子、桔梗、枳实、厚朴、炒麦芽、败酱。1 周后症减，前方加减。

### 72. 嗳气不止案

陈某，女，42 岁，保定市人。初诊时间：2008 年 11 月 21 日。患者脘胀难忍，嗳气不止，终日不矢气，咽中痰多，口黏，身灼，喝酒则昏迷。曾辗转就诊于保定、北京多处，历时年余不愈。余诊之，脉弦滞，细，尺脉欠。此中焦痰浊，肾虚，引发肝亢来制，故见嗳气、脘胀；制而不克，痰随之上，故口黏、多痰。此时在秋冬，当生金而消痰，生金既平肝亢，又补肾水。处方：苏叶、桑叶、茯苓、浙贝母、前胡以生金，清半夏、川贝母、石菖蒲、藿香、桔梗以化痰浊，焦神曲以运中化痰，竹茹利胆而平肝亢，川楝子以泄肝气。2周，痰出甚多，诸症减，已不嗳气，每晨5点胃脘胀痛，不矢气，气上顶，头晕蒙而响，吐涎，乏力，手足凉汗，便溏，欲哼哼。脉弦滞细，偏弱而尺著。处方：生白术、藿香、厚朴、茯苓、黄芩、竹茹、川贝母、前胡、龙胆草、瓜蒌、石菖蒲、清半夏、焦神曲。6周诸病愈。

### 73. 掌起脓疱案

赵某，女，79岁，住师范大学西院。初诊时间：2008年2月6日。患者左手起疱如脓，继而脱皮，大便2~3天一次，寐差，头昏蒙不清。脉滑甚，洪。脾主四肢，此为痰火土实。处方：黄芩、大黄、佛手、败酱、红藤、清半夏、瓜蒌、浙贝母、槟榔、火麻仁、冬瓜皮、桔梗、苏子、枳实、厚朴。1周左手只起1个疱，大便每日3次，2周起脓疱1次，3周未起，4周未起疱而脱皮，5周出少许疱，无脓。

### 74. 挨狐压案

李某，男，41岁，住海天阳光园。初诊时间：2009年4月10日。患者有结肠炎20多年，左结肠脾曲处疼，初醒难动，俗称"挨狐压"，少时乃可起，起则腹痛而如厕。舌暗，苔腻，脉滑土实，肝脉滑，尺脉弦浑。大便每日3~4次，不稀。为痰伤肝肾。处方：前胡、炒杏仁、槟榔、三棱、莪术、清半夏、败酱、炒麦芽、石菖蒲、竹茹、大黄、川贝母（碎）、桔梗、苏子、枳实、厚朴。1周后，"挨狐压"愈，左结肠脾曲处疼减，脘胀。原方去石菖蒲、大黄，加藿香、焦神曲以善后。

王某，女，44岁，鹿泉人。初诊时间：2012年12月19日。患者上周一"挨狐压"，太息，或悸，气短，多梦，腰酸，劳累后加，头晕不清。脉滑数洪，木过，左尺脉欠。证属痰火引木亢。处方：浙贝母、清半夏、瓜蒌、沙参、党参、麦冬、丹皮、桂枝、赤芍、生石膏、前胡、黄芩、石菖蒲。1周后腰酸减，心空，脚痒，前方加知母、赤芍、麦冬。1周后头已不晕，太息、悸及气短近消，胸稍闷，经已后期10天未至。晨急如厕，每日一行，凉汗。处方：茯苓、党参、生白术、薏苡仁、石菖蒲、山药、瓜蒌、藿香、黄芩、赤芍、焦神曲、厚朴、桔梗、苏子。

### 75. 恐伤肾案

陈某，女，23岁，河北医科大学中西医结合学院学生。初诊时间：2009年

3月13日。患者夜晚因背后有声响猝觉恐惧，既而尿不尽，足跟痛，心悸，易惊恐，口渴不欲饮，畏凉，纳少，脘不适。苔净，脉沉滑，尺脉弱。为恐伤肾。处方：山药、百合、茯苓、柏子仁、怀牛膝、鸡血藤、川续断、竹茹、焦神曲、炒麦芽、合欢皮、桔梗、苏子。1周后，脉急，口干，但欲漱水不欲咽，大便日2次，稀，尿如不尽。原方去百合，怀牛膝，竹茹，加上白茅根、茵陈、楮实子。1周后，口中唾液多而渴不欲饮，心悸减，足跟痛减，尿不尽减，手凉，大便略稀，遇风则腹痛。再服药1周，诸症减轻，唯难寐，予敛魂收阳之品。

### 76. 多梦呓语案

高某，男，21岁，石家庄汇华学院学生。初诊时间：2009年4月10日。患者寐差，多梦而呓语，冬天胸脘胀，嗳气，头不清。苔略腻，脉滑数，弦而细，肝脉滑著，欠畅。大便一两天一行。为痰火伤肝，肾不藏。处方：黄芩、败酱、瓜蒌、清半夏、浙贝母（碎）、生牡蛎、夜交藤、丹皮、地龙、竹茹、桔梗、苏子。1周后，昼见精，寐差、多梦、呓语皆减，有痤疮少许，胸闷，善太息。原方去竹茹，加白头翁、知母、白芍以善后。2周口周少许痤，嗳气，大便溏，每日2次；3周症减轻；5周嗳气大减，梦话减轻，昼不累，随症加减。

### 77. 痰热致冷案

王某，女，40岁，住桥东区留村。复诊时间：2009年3月20日。患者2007年3月9日曾因饥饿感在此服药1周，今来复诊，云前方服后即愈。现觉晨起手胀，背一块冷，脘难受，目胀，头不清，月经少，怕冷甚，或乳胀，晨冷汗少，大便日一行。舌苔净，脉滑急，稍洪，肝脉欠弦畅，肾脉弱。为痰火郁肝肾，水亏。处方：黄芩、浙贝母（碎）、石菖蒲、竹茹、鸡血藤、红藤、清半夏、瓜蒌、地龙、合欢皮、沙参、赤芍、佛手、桔梗、苏子。1周后非常怕冷的症状痊愈，晨起手胀减轻，原方去沙参，加厚朴、生麦芽以善后。

按：症状一派冷象，药物一派寒凉，道理何在？盖炎炎夏日，或有凉处，或有凉时。当一片乌云遮顶，天气顿觉凉爽。人上焦之痰，乃天之乌云也，痰浊痹阻，阳气遏而不达，故见一块冷凉，但脉之滑急，可证其乃痰热也；肝脉欠畅，可证其乃郁遏也。瓜蒌、桔梗类祛上焦之痰浊，地龙、藤类除其郁遏，病于是得愈。

### 78. 嗜睡，饥则身颤案

王某，男，40岁，无极县市庄村人。初诊时间：2011年6月12日。患者嗜睡，饥则颤。舌苔腻，脉滑洪，肝脉亦然，尺脉欠。分析：脉滑则为痰，洪则为火，痰火内盛，此为土实，肝脉乃伤，肝胆属木，胆为中精，胆既受伤，不中不精，故昏然嗜睡。饥则土实稍减,木欲来复,然土实痰火仍在上,木升疏不得,动于内,故而作颤。处方:旋覆花、清半夏、瓜蒌、苏子、白鲜皮、竹茹降其痰火,冬瓜皮、秦皮清其头目,山药助其肾气,麦芽繁其受伤之木。1周减,2周愈。9月17日复发,仍宗前方治愈。

### 79. 筋短案

郝某,女,66岁,无极县七级村人。初诊时间:2009年3月29日。患者双下肢如短,手指拘,血压190/80mmHg,气短,腰痛累。脉滑,尺脉弱,结。为水亏痰滞。处方:瓜蒌、薤白、半夏、桂枝、丹皮、桃仁、石菖蒲、川芎、苏木、红藤、苏梗、赤芍。1周气短、腰痛减轻;2周后头痛、手足肿减轻,仍以前方进退。

### 80. 挤眉弄眼案

张某,男,9岁,无极县牛辛庄人。初诊时间:2011年5月15日。患者纳呆,挤眉弄眼,咳。脉细滑弱,舌苔偏腻。脉滑、苔腻为食积生痰,故见纳呆;痰生而气血必少,故见脉细弱;今血不上濡,目失滋润,故见挤眉弄眼;气血亏则邪气干犯,故见咳。处方:焦神曲、炒麦芽、鸡内金、炒山楂以消食积,清半夏、苏子、瓜蒌、竹茹以化痰,山楂、麦芽、竹茹以助肝木,山药以扶助正气,秦皮以明目。1周减,2周愈。9月24日复发来诊,宗前方,1周愈。

### 81. 闻水声则遗尿案

陈某,男,58岁,深泽县大勿头村人。初诊时间:2011年3月26日。患者左腨胀,左上肢疼,肩胛疼,闻水声则尿出不禁,血压150/100mmHg。舌苔腻,脉浑滞,肝肾脉皆弱。苔腻者内有痰;痰阻滞则脉浑滞;脉中气血不畅、痹阻而见周身疼痛、血压高;肝弱则难以承受刺激;肾虚则难以藏水,故闻水声则尿出。处方:清半夏、苏子、厚朴、竹茹以化痰,红藤、地龙以导滞,山药、赤芍、鸡血藤、合欢皮、楮实子、川牛膝、丹皮以补益肝肾。1周腨胀减,2周闻水声不再遗尿。

### 82. 喝水则全身胀案

贾某,女,38岁,无极县西两河村人。初诊时间:2009年4月11日。患者2008年10月19日曾因左下肢及右上肢麻疼、腹胀、头不清来诊,经治痊愈。现喝水则全身胀,便秘多年。舌苔厚腻,脉浑滑,肝肾脉弱。此因痰阻于中(苔厚腻、脉滑),气血不得畅行(脉滞),水入则阻滞更甚,故觉全身胀。治疗当导滞。处方:枳实、厚朴、槟榔、三棱、莪术、黄芩、清半夏、苏子、竹茹、大黄、生麦芽、地龙、合欢皮。4周愈。

### 83. 头觉"忽忽"案

董某，男，49 岁，深泽县电力局职员。初诊时间：2011 年 3 月 7 日。患者头中觉"忽忽"作响，腰酸，下肢麻木时作，胸闷，血压 150/116mmHg，心电图 T 波倒置。舌苔腻，脉滑偏洪，肝肾脉弱。脉滑为痰，痰阻于中，上渍于心，心火浮于上而不得下蛰，故见脉洪；火燎于上，故头中觉"忽忽"作响，烈火燃烧则闻"忽忽"作响也；痰火盛于上，故见胸闷、血压升高（心肌收缩力加大、外周阻力加大使然）；脉为痰火阻滞，故痹而见麻木。处方：瓜蒌、旋覆花、藿香、石菖蒲、厚朴、黄芩、苏子降其痰火，枳壳、苏木通其脉道，丹皮消其灼灼之火。1 周症减，3 周症消，血压 110/80mmHg。

### 84. 赘肉案

孙某，女，81 岁，无极县高头乡人。初诊时间：2009 年 5 月 23 日。患者心烦食少，大便 10 天一行，腰痛，乏力欲卧，右面生杏核大赘生物数年。脉滑数，细，少胃气，尺脉弱。为水亏血少，胃衰。处方：神曲、麦芽、白术、党参、火麻仁、槟榔、厚朴、炒山楂、竹茹、瓜蒌、沙参、半夏、丹皮、鸡血藤。5 天赘生物脱落，5 天未大便，前方进退。

按：立方原意，本非治赘肉，且以为此非手术不能治，亦不曾料到赘肉脱落，然药中病机，常有出奇之效。正气在人，神而莫测是也。

### 85. 粪尿混出案

李某，女，43 岁，深泽县电力局职员。初诊时间：2011 年 2 月 20 日。患者重度脂肪肝多年，分析问题迟钝，判断迟缓，健忘，每当小便则大便亦下，便溏，背疼，月经先期，背痛。舌苔后部腻，脉滑弦，稍急，肝肾脉皆弱。分析：脂肪肝属于膏粱厚味所致，为痰浊伤肝，肝为罢极之本，故见分析问题迟钝，判断迟缓，罢极失准，遂见尿粪俱下；肝疏泄不畅，故见背痛。处方：川续断、山药、苏子、合欢皮、炒莱菔子、茵陈、生麦芽、丹皮益其肝肾，清半夏、石菖蒲、厚朴化其痰浊。1 周二便分别明确，2 周背痛消失，3 周头脑渐清晰，愈。2012 年 3 月 4 日因痔疮来诊，脂肪肝为轻度。

李某，女，48 岁，无极县张段固村人。初诊时间：2009 年 9 月 20 日。患者每小便则大便亦出，致令二便不分。兼见：面斑，健忘，目不清，懊恼，两下肢烦，头重如裹。子宫已切除多年。脉滑洪，急，细，尺脉弱。脉滑洪者，痰火，尺脉弱者肾虚，细者肝血不足。此痰火，肾虚血亏。处方：黄芩、败酱、清半夏、瓜蒌以化痰热，秦皮、冬瓜皮、白鲜皮、沙参、鸡血藤、山药、合欢皮以益肝肾。1 周减，4 周愈。

王某,男48岁,无极县王吕村人。初诊时间:2008年3月8日。患者素嗜酒,时有脘痛,纳呆,近2年失眠,每日服用安眠药,渐次增加药量,已然神情呆滞,反应迟钝,现二便频,且粪每随尿出,健忘,难寐,虽服安眠药亦难奏效。苔腻,脉弦滑,尺脉欠。分析:酒家土实痰盛,脉滑是也;土实日久必伤及对宫之肝肾,肾水受土乘则亏,故有尺脉弱而健忘;水亏痰阻则火难下潜,故失眠;水不涵木,则肝亢,木急而疏泄,故二便频频,疏泄亦难正常且不能中正,故粪随尿出。处方:清半夏、苏子、山药、郁金、石菖蒲、瓜蒌、防己、白茅根、竹茹、黄芩。服药1周,二便频减,苔腻减,睡眠好转,乃去防己、郁金,加牡蛎、白芍、合欢皮。服药2周,已停西药,觉脘痛,纳呆,时泻,但已无尿粪混出。此木神渐复其精(精者明也,胆为中精之府)也,欲疏土,尚难胜,故脘又痛,木复则土制,故纳呆,木疏而下则泄泻。处方:清半夏、瓜蒌、浙贝母、地龙、夜交藤、牡蛎、火麻仁、黄芩、苏子、竹茹、藿香、茯苓、焦神曲。服1周后诸症大减,睡眠稍少;随症调方,继服2周愈。2009年6月20日因他病来诊,上症未复发。

### 86. 盛夏无汗案

张某,男,20岁,无极县田庄人。初诊时间:2009年7月4日。患者无汗,现虽盛夏鲜有汗出,背痛,乏力,大便3天一行。舌苔后部腻,脉滑弦,弱而尺甚。此舌脉乃肾虚痰郁,水亏。痰痹,水不得蒸腾而出,故无汗;汗当出不出则背痛,不通则痛也。处方:清半夏、苏子、山药(山药长于地下,得阴气而益肾,然补肾而不腻,以其液滑而无碍于痰)、鸡血藤、石菖蒲(二物开之、通之)、夜交藤(交通心肾,阴阳和合乃作汗)、焦神曲、生麦芽、黄芩、火麻仁(痰郁于下,火麻仁既通且益肾,仁多补肾也)、瓜蒌、杏仁(二物宣通胸阳)。服药1周症减而汗出,2周愈。

### 87. 右半身多汗案

周某,男,38岁,无极县西南丰村人。初诊时间:2009年7月12日。患者右半身多汗,乏力,雨天加,发稀疏。苔偏腻,脉滑,尺脉弱。脉为痰盛,水亏。处方:清半夏、黄芩、瓜蒌、丝瓜络、石菖蒲、地鳖、桑枝、川牛膝、苏子、藿香、竹茹。1周减,2周愈。

按:右半身多汗,其机理尚不十分明朗。或痰湿为阴,右半身亦为阴,阴盛外出而汗多耶?余当此机理不明之时,据脉而治,随即获效。可见,仲景重脉,妙理在焉。

### 88. 食则涕多案

张某,男,48岁,无极县西河流村人。初诊时间:2009年4月25日。患者食则涕出甚多，脘痞而食不下，形体消瘦。脉弦滑急，细，尺脉弱。分析：涕为痰，余在《痰证论》一书中已经申明。患者本为痰证，痰阻于中，故见脘痞；中焦降而不得，转而上逆，从肺窍出，于是涕多；食后中焦更实，故涕尤多；饮食作涕出，不养形体，故见消瘦；水谷失养，故脉细；精不下养，肾家亏虚，故尺脉弱。处方：焦神曲、炒麦芽、藿香、茯苓、清半夏、枳实、厚朴、苏子、白术。2 周后矢气增多，脘痞减；6 周后食时涕少；12 周后症消。

### 89. 热则手拘案

宋某，男，20 岁，晋州市雷陈村人，唐山学院学生。初诊时间：2009 年 7 月 19 日。患者时时低热，已历时七八年，体温为 37℃多，极少超过 38℃。发热则两手拘急难张，难以持物，热过则手尚自如，乏力，脘痞，大便或发轻度泄泻。曾在省内及北京多家大医院就诊，经 CT、核磁共振等多次检查均未确诊。苔偏腻，脉滑，肝肾脉弱。分析：脘痞、脉滑、苔腻、发热，此乃痰热久蕴，痰热为土家之实，土实则侮木、乘水，肝肾皆伤，故其脉弱，热则正与邪争，肝欲复则手拘急，肾肝欲祛邪则泄泻。治当先除痰热。处方：黄芩、秦皮、藿香、厚朴、瓜蒌以祛痰，生麦芽、茵陈、合欢皮、竹茹协黄芩以助肝，石菖蒲、山药化浊而助肾。2 周后体温不再超过 37℃，手未再拘急。

### 90. 噫气案

吕某，男，23 岁，无极县吕吕村人。初诊时间：2009 年 7 月 26 日。患者噫气，手拘而麻，足心痛，发稀疏。脉滑偏沉，脾脉实，肝脉欠畅，尺脉弱。此痰令土实，肝脉疏土不利反郁，土实乘水，故水亏。处方：枳实、厚朴、槟榔、三棱、莪术、清半夏、苏子、黄芩、败酱、瓜蒌、竹茹、大黄。1 周减，3 周手拘而麻愈，噫气消。

### 91. 转头则视物不清案

赵某，男，48 岁，无极县东陈村人。初诊时间：2009 年 8 月 22 日。患者转头则视物不清，但觉头中"忽忽"作响。舌裂，苔偏腻，脉洪滑。洪则为火，滑则为痰，痰火阻滞，舌苔故腻；转头则经脉为之扭曲而不畅，痰阻更甚，气血欲通而难畅，逼迫而"忽忽"作响；血上行不及，目血少则视物不清。处方：瓜蒌、桔梗、冬瓜皮、丹皮、清半夏、秦皮、芦根、黄芩、败酱、红藤、地龙。1 周转头可，大便稍泻（痰火降）；2 周痊愈。

### 92. 性生活后大腿疼痛案

马某，男，40 岁，无极县马村人。初诊时间：2009 年 9 月 19 日。患者2007 年 7 月 7 日曾因酒后诸事皆忘来诊。虽饮酒少量，不醉亦如此。经治而愈。

现会阴部肿痛，大便时疼痛，性生活后大腿必痛，须服用止痛药，3 天乃止。舌苔后部腻，脉滑急，肝脉不畅。此脉乃痰热郁木。处方：黄芩、合欢皮、红藤、赤芍、丹皮、青皮、清半夏、苏子、厚朴、乌药、竹茹、橘核。药后身痒，阴囊、小腹痛，他症乃减。

### 93. 夜卧闭灯身颤案

徐某，女，45 岁，无极县店尚村人。初诊时间：2009 年 8 月 29 日。患者难寐，夜卧闭灯则身颤动，头昏蒙，健忘，罢极失准，食后难下而脘痞，大便不畅。苔偏腻，脉浑滑，肝脉、尺脉弱。此为肝虚，肾虚。阴血亏虚，阳难入于阴，故不寐；肝虚则罢极失准，胆不中不精，故头昏蒙；肝虚则不善疏土，故食后难下而痞满、大便不畅；夜闭灯而卧则阳稍入于阴，阳稍入则肝得助而欲疏痰浊，故见风木之动。处方：丹皮助肾而息微风之动，合欢皮、赤芍、红藤、生麦芽、竹茹、炒山楂以扶助衰弱之肝木，清半夏、苏子、瓜蒌、厚朴以降痰浊。1 周身颤消，寐好转。

### 94. 夜卧受凉脊痛、感冒案

张某，男，40 岁，藁城市朋学村人。初诊时间：2009 年 10 月 3 日。患者夜卧受凉后腰、背、脊疼痛，头皮时觉蠕动，感冒自此不断，下肢不适，身无汗。脉滑弦，尺脉弱。分析：卫气夜行于阴，表阳正虚，夜卧受凉，膀胱经受邪，故见脊、背、腰痛，下肢不适（膀胱经夹脊行于下肢，背为阳，阳受寒侵）；表阳既虚，风寒留滞，与痰（脉滑弦，滑为痰，弦为风寒）相结，故见感冒不断，无汗；头皮蠕动者，风之行也。处方：独活、羌活、狗脊、石菖蒲、苍术、青风藤、山药、地龙、清半夏、鸡血藤。1 周疼痛减，2 周后不再感冒。

### 95. 性交出血案

张某，女，30 岁，住无极县城。初诊时间：2010 年 12 月 18 日。患者每性交辄出血，兼见腰酸，下肢乏力，健忘。脉滑弦，尺脉弱。此盖因肾家亏虚（尺脉弱是也），水亏而肝亢，肝血于是不藏。处方：山药、生地黄、玄参、焦神曲、丹皮、炒莱菔子、合欢皮、鸡血藤、茜草、石斛、女贞子。1 周减，2 周后不再出血。

按：肾主生殖发育，肾虚则生殖器失常，故见此症。

### 96. 夜卧心惊案

张某，女，44 岁，无极县人。初诊时间：2009 年 7 月 19 日。患者手麻，心悸，多梦，夜卧心惊，乏力甚。舌苔腻，脉滑近滞，弦，尺脉弱。滑者痰，痰阻久而滞，气血不畅，故手麻；尺脉弱者肾虚；肾虚而血不足（精血同源，血者水之类），不足以养心则悸，不足以畅行四肢则手麻；肾虚血少则乏力；夜卧则阳归于内，内之阴血既亏，不足以平衡阴阳，故惊。处方：鸡血藤、丹皮、白芍、焦神曲、炒麦芽、山药、茯苓、沙参、清半夏、瓜蒌、当归、地龙。1 周麻消，纳增，身亦有力。10 月 17 日因他病来诊，前症未复发。

张某，男，43 岁，正定北关人。初诊时间：2013 年 4 月 26 日。患者寐中猝颤，面赤，纳少，阳弱。中后苔腻，脉滑，弦洪急，尺脉欠，木过。证属痰火，木亢，水亏。处方：瓜蒌、浙贝母、清半夏、石菖蒲、藿香、黄芩、槟榔、丹皮、焦神曲、沙参、败酱草、厚朴、旋覆花、冬瓜皮、桔梗、苏子。5 月 1 日复诊：症减。前方去败酱、旋覆花、冬瓜皮，加薏苡仁、茯苓、白鲜皮、炒莱菔子。5 月 8 日三诊：面赤减，舌后五分之三及边苔腻，阳弱，寐中猝颤已减。处方：瓜蒌、浙贝母、清半夏、石菖蒲、藿香、白鲜皮、薏苡仁、茯苓、黄芩、白头翁、山药、沙参、桔梗、苏子、生姜。5 月 15 日四诊：寐中猝颤继续减轻。前方加决明子。5 月 22 日五诊：寐中猝颤近消，面赤减，中后苔偏腻，舌头觉硬，脉滑，洪急减，木降近平。处方：瓜蒌、浙贝母、石菖蒲、藿香、白鲜皮、茯苓、黄芩、白头翁、山药、沙参、桔梗、苏子、丹皮、知母、芦根。5 月 29 日六诊：舌头觉硬已消，寐中猝颤消。前方加清半夏、百合。

### 97. 周三头痛案

郭某，女，39 岁，住无极县城。初诊时间：2009 年 9 月 19 日。患者头于戴帽处一圈疼痛而晕，每至周三则发，健忘，下肢酸，寐不实，罢极失准。脉滑濡急，尺脉弱，肝脉欠。夫脉滑濡急为痰火；痰火伤肝肾，故见健忘、腿酸；肝藏魂，肾属水而涵阳，肝肾虚则魂藏不固，阳难涵纳，故寐虚；肝主谋虑，肝虚则罢极失准；肾藏志，病在肾故痛有定时。处方：清半夏、前胡、枳实、厚朴、焦神曲、炒麦芽、黄芩、竹茹、石菖蒲、丹皮、鸡血藤、赤芍、山药。1 周减，4 周愈。

### 98. 夜间饥饿案

兰某，男，45 岁，住无极县城。初诊时间：2009 年 11 月 21 日。患者夜间饥饿频，心中觉空，或悸，多醒，食毕即如厕而溏。舌暗，苔腻，脉滑洪，脾脉盛实，尺脉欠藏。夫脉滑、苔腻为痰；冬令尺脉不沉者，火盛使然；夜则火归于内，燔灼精津，津乏不上济则心空、心悸，欲引精自救，故索食；食入虽救暂时，终助壮火，故病不已；痰火盛，遇食则相激，迫而下则如厕。治疗急当祛其痰火。处方：丹皮、清半夏、白鲜皮、败酱、蒲公英以降其火，半夏合黄芩、瓜蒌、苏子、浙贝母以清痰火，生牡蛎、柏子仁亦助其封藏（柏子仁归肾而藏精，治此食则如厕而精乏；牡蛎有潜藏之性），芦根使其水津上奉。1

周症减，下肢稍痛，病下矣；调方继服，已。

### 99. 喝水心悸案

孙某，男，32岁，无极县北苏村人。初诊时间：2009年10月31日。患者喝水则心悸，兼见嗜睡，脘觉满大，阳弱，早泄，腰稍劳则酸。舌苔黄腻，右脉滑弦急，肝脉滑。肝脉滑者痰伤肝也，故见阳弱、早泄（前阴者，宗筋之所聚，肝主筋也）；右脉滑弦急者，木陷土也，故见脘满大而嗜睡（肝魂困于湿土之中也）；腰不任劳者，筋不支也。处方：瓜蒌、清半夏、败酱、苏子、厚朴祛其痰浊，黄芩、生麦芽、合欢皮、川续断、竹茹繁木以制土，红藤、杜仲以强筋。1周减；2周悸消，脘舒；4周诸症近消。

### 100. 喝水胃痛案

袁某，女，25岁，无极县人。初诊时间：2006年7月21日。症见：喝水则胃痛不适，左少腹时痛，带下，腹胀。后苔腻黄，脉滑急，弱尺甚，右细。证属痰热肾虚。处方：黄芩、山药、石菖蒲、鸡血藤、红藤、败酱、浙贝母、半夏、竹茹、藿香、茯苓、焦神曲、桔梗、苏子、大黄。1周后复诊，自诉大便恶臭，左少腹疼痛减，腹胀及白带均减，查其舌苔黄腻亦减，加三棱、莪术，去鸡血藤、红藤、茯苓。2周后，苔近净，腹痛愈，喝水已无不适。

### 101. 口抽缩案

王某，女，65岁，晋州长营村人。初诊时间：2010年8月28日。患者口抽缩而呕吐，便秘。中后部舌苔腻，脉滑浑，脾脉实及尺。舌脉所示为痰滞中下，脾土痰盛，木欲疏泄而不逮，急而口抽缩（按：脾合于唇，任脉循行于唇，口抽缩者，肝筋急而病在中下）。处方：清半夏、槟榔、三棱、莪术、枳实、厚朴、苏子、石菖蒲、旋覆花、代赭石、竹茹、大黄。初服2剂，口抽缩欲发而未发，未呕吐；3剂后觉舒，大便已不秘；继服1周，发2次，程度已轻，矢气臭秽而多；继服，则不再发作。

### 102. 项、后头难受案

彭某，女，57岁，藁城市西里村人。初诊时间：2010年1月16日。患者后头及项部难受，乃至不能安枕，耳背，膝、右腕疼痛，健忘，舌干，大便晨急，行则心空，血压160/100mmHg。舌苔腻，脉浑滞，近涩，尺脉不足。苔腻、脉浑，乃痰浊为患，痰浊阻滞，故脉滞涩；涩则气血不畅，乃见身痛；气血不畅，项部乃气血关隘通道，故气血不能从项畅达于后头，遂难受而不能安枕；晨时木旺，欲疏泄痰浊而见便急；血压高因阻滞而成；健忘、耳背乃痰浊之土实伤肾使然。处方：黄芩、瓜蒌、清半夏、苏子、石菖蒲以化痰浊，赤芍、丹皮、红藤、地龙、鸡血藤、川芎、桑枝以畅经脉。1 周减，3 周愈。

### 103. 半夜头晕案

范某，女，63 岁，无极县牛辛庄人。初诊时间：2009 年 12 月 19 日。患者半夜头晕，或悸、蒙，腰痛，脚凉。舌苔腻，脉滑数弦，尺脉不足。脉滑、苔腻者痰浊；痰浊为土实，久则伤肾，水亏则腰痛；痰浊为土实，木当疏泄之，今痰盛而木疏泄不胜，土实侮木也；痰浊侮木，水不生木，木亏则晕，晕者，木与痰浊交争也，当此夜半，水既盛，木将生，木与痰浊交争，故晕乃发作；患者脚凉，医皆以为肾阳虚，所谓肾阳者，心火下蛰也，今痰浊既阻，木亏疏泄不畅，则见脚凉。处方：夜交藤、石菖蒲、瓜蒌、黄芩、清半夏、苏子、狗脊、红藤、地龙。1 周症减，2 周晕消。

### 104. 牙齿掉块案

刘某，女，31 岁，无极县牛辛庄人。初诊时间：2007 年 2 月 11 日。患者主因牙齿呈块状脱落来诊，兼见便秘不畅，经期左下腹、右肩疼痛。脉滑弦，急，尺脉不足，肝脉反滑。证属痰火阻滞而肝肾受病。肾主骨生髓，齿为骨之余，故肾虚乃见牙齿掉块；肝受病乃见脘痛、便秘不畅、痛经。处方：瓜蒌、败酱、苏子、黄芩、槟榔、清半夏以化痰，枳实、厚朴以调滞气，丹皮生金而间接补肾。服药 2 周，2010 年 1 月 16 日因头胀来诊，云：药后牙齿未再掉块。

### 105. 食则流涕、10 时心悸案

解某，女，49 岁，无极县北丰村人。初诊时间：2010 年 1 月 17 日。患者每一吃饭则涕出甚多（患者因此不敢在外面就餐、赴宴），罢极失准，健忘，不欲言语，目昏，每至上午 10 点则心悸。舌苔黄腻，脉浑，尺脉弱，肝脉反滑。夫脉滑为痰，滑见于肝脉，痰伤木也；痰本土实，食入则更助土实，故见吃饭则涕多；涕乃痰，"食气入胃，上输于脾，脾气散精，上归于肺"，鼻为肺窍，故见涕多；痰为土实，疏土之责在木，今土实侮木而木疏无力，至上午 10 时，肝气大盛之时，肝木欲疏泄土实，奋起与痰争，肝气主升，痰随木气之升而上干于心，故见心悸。处方：秦皮、生麦芽、合欢皮、赤芍、红藤、竹茹、鸡血藤以助肝木，黄芩、苏子、瓜蒌、清半夏以化痰浊。1 周肝脉滑减，2 周食则涕出已不明显，3 周后 10 时不再心悸，诸症大减。

### 106. 性交腰痛案

米某，男，34 岁，藁城市西里村人。初诊时间：2010 年 1 月 16 日。患者每性交时腰酸，阳萎，脘痞。舌苔腻，脉滑，尺脉弱，肝脉滑甚而不弦。脉滑为痰，肝见滑者，痰伤肝也；当性交时，肝筋为用，因受痰侮，其用难堪；尺脉弱者

肾虚，当性交时，肾将施泻，但肾虚难堪其泻，故见腰痛；肾虚而痛，作强不得，故而痿软。处方：清半夏、藿香、石菖蒲、苏子、黄芩、竹茹以化其痰浊，厚朴、槟榔、陈皮降其气，气下而充肾，通而不作痛，山药补肾家之虚，生麦芽养肝繁木而制土实。2周后愈。

### 107. 痰伤肝木致厥案

石某，女，47岁，无极县刘村人。初诊时间：2010年5月15日。患者头脑不清（痰浊上则失其明），健忘（肾虚），罢极失准（肝为罢极之本），昨日突发手抽，口歪，身不能动，口不能言（痰伤肝木，肝木急而气上致厥），现仍觉头如顶物，右下肢乏力。脉滑急，略洪（痰火上扰），肝脉、尺脉皆不足（肝肾亏虚），肝脉反见滑象（痰侮肝木）。处方：黄芩、生麦芽、竹茹、红藤、鸡血藤、赤芍、川续断、合欢皮以繁木，丹皮、山药以壮金水，清半夏、苏子以化痰。1周头觉舒，手未拘；2周，脑觉清；3周内未再厥，停药。

### 108. 食不任饱案

贾某，男，33岁，无极县西罗尚村人。初诊时间：2010年7月17日。患者食难任饱，饱则胀而难受。腰、下肢酸，易怒。舌苔腻，脉弦滑，尺脉弱，肝脉滞。苔腻、脉滑为痰，痰则引木来疏，故见弦滑；疏而不彻，故见肝脉滞；尺脉弱者肾虚；谷入中则土实，土实则肾水难受制而肝木受侮，故难受。处方：清半夏、石菖蒲、苏子以化痰，赤芍、红藤、合欢皮、生麦芽以繁木，丹皮、山药以助肾，焦神曲以和中。1周减，2周愈。

### 109. 唇黑案

兰某，女，19岁，住无极县城东关。初诊时间：2010年8月8日。患者唇色黑，手足凉，大便不畅，3日一行，数学成绩较差。舌苔腻厚，脉滑近滞，肝脉亦滑。脾合于唇，脾有痰滞（脉滑近滞，乃痰滞之也），则气血不荣于唇，故令唇黑；脾合于四肢，痰滞脾则四肢不得气血之荣，故凉；痰滞者，肝脉受侮（肝脉滑者痰侮肝），气血不得条畅，肝之谋虑不逮，罢极失准，故唇黑之外，又见数学成绩较差。处方：清半夏、苏子、藿香以化痰浊，枳实、厚朴、槟榔、三棱、莪术以导滞，黄芩、竹茹、生麦芽、合欢皮亦条畅木气，神曲以和中。1周唇黑减，脉不滞，舌苔见净。

高某，女，22岁，河北师范大学学生。初诊时间：2012年12月12日。患者上唇五分之三色黑，行经第一天痛经。中后苔腻，脉滑急细，上盛。证属血少，痰火，水亏。处方：清半夏、瓜蒌、浙贝母、火麻仁、黄芩、丹皮、旋覆花、竹茹、藿香、焦神曲、鸡血藤、桔梗、苏子、枳实、厚朴。5周症减。

### 110. 遇凉气则身痒案

杨某，女，45岁，邯郸大名人。初诊时间：2013年2月27日。患者见凉气则身痒，起米粒样疹，右膝遇冷疼，时口腔溃疡，多梦，易怒，大便2～3天一行。脉滑急，木过，土弦，尺脉欠。证属痰火引木。处方：瓜蒌、浙贝母、清半夏、黄芩、白鲜皮、连翘、藿香、焦神曲、赤芍、丹皮、决明子、败酱草、大腹皮、桔梗、苏子、枳实、厚朴。3月29日复诊：身痒已减，前方去连翘，加石菖蒲、陈皮、沙参。

# 九、特殊病例

### 1. 车祸后神经损伤案

孟某，男，39岁，辛集市人。初诊时间：2007年7月21日。患者车祸后颈5～6节段神经受伤，致右半身不遂，右手呈爪形，行走不利。舌苔略腻，脉弦，滞涩，尺脉弱。此瘀血夹痰，阻于经络，肾虚。处方：川芎、赤芍、石菖蒲、清半夏、苏子、红藤、地龙、地鳖、柴胡、丹皮、生麦芽、合欢皮。服药3周，行走觉利。

### 2. 妊娠恶阻案

卢某，女，30岁，无极县西两河村人。初诊时间：2007年8月12日。患者妊娠两月，呕吐，不能进食。脉滑，尺脉弱。处方：黄芩、竹茹、苏梗、瓜蒌、浙贝母、清半夏、桔梗、藿香、陈皮。服药1周，症大减，停药。

贾某，女，29岁，无极县小石家庄人。初诊时间：2009年5月23日。患者孕3月，呕吐，食不存。后部苔黄腻，脉滑洪数，尺脉弱。处方：清半夏、生石膏、浙贝母、黄芩、桑叶、知母、瓜蒌、桔梗、前胡、竹茹、藿香。5剂，嘱：呕吐大减乃停药，不然复来诊。

### 3. 腰椎间盘突出症术后冷凉案

董某，男，42岁，藁城市梅花村人。初诊时间：2007年9月2日。患者腰椎间盘突出症术后1年，右腰至脚冷凉。脉滑，尺脉欠，肝脉弱。此为痰瘀伤肝肾。处方：络石藤、杜仲、吴茱萸、清半夏、苏子、地龙、鸡血藤、苍术、石菖蒲、合欢皮、竹茹、桂枝。随症调方，3周后凉减。

### 4. 泄泻、喜食黏案

刘某，女，65岁，无极县东辛庄人。初诊时间：2013年6月15日。患者泄泻时发，食不化而便下，腹痛。舌苔偏腻，脉滑洪，关弦及尺。血压190/90mmHg，空腹血糖6.8mmol/L。患者诉吃黏物则减轻。分析：苔腻、脉滑、血糖高，此为痰；痰激木易亢，关脉弦者肝木亢，木亢者易升，故见血压高（高压高常为肝亢）；肝亢者若得凉则下行而疏泄，故见泄泻（按：肝升太过易致下之阳虚，阳虚则见凉）；黏滞之物属土，故食黏则木之气得泄（按：木得土则木气泄），故食黏则症状减。处方：清半夏、石菖蒲、苏子、茯苓既化痰且生金制木，黄芩、竹茹化痰而调肝，焦神曲、藿香、白术、薏苡仁崇土以抑木。2周愈。10月19日复发，宗前治愈。

### 5. 化痰药服后发热、心悸案

李某，女，36岁，无极县牛辛庄人。初诊时间：2008年5月24日。患者主因晨恶心来诊，兼见腰活动不利，头昏蒙，健忘。脉滑，尺脉弱，左脉浑。诊为：痰实心，肾虚。处方：黄芩、清半夏、桔梗、藿香、苏子、石菖蒲、瓜蒌、前胡、焦神曲、炒麦芽。2剂后发热，停药1天，再服不热，但心悸，遂停药。

### 6. 车祸后恋亲案

雷某，男，40岁，无极县人。初诊时间：2008年3月8日。患者骑摩托车摔伤，颅内出血，经手术后近半年。阵发性恋家中亲人，须臾不见则急急寻觅，甚至哭闹，罢极失准，善忘，左手足欠利。苔偏腻，脉浑滑，尺脉欠。此瘀血、痰湿滞于内，肾亏。处方：川芎、石菖蒲、合欢皮、黄芩、地龙、地鳖、生麦芽、柴胡、苏子、清半夏、佩兰、赤芍、桃仁、竹茹。随症加减，服药2周，虽寻亲人，但已不哭；继服2周后，于夜间或潮湿天起荨麻疹，已不急觅亲人。

### 7. 糖尿病身麻案

陆某，女，62岁，无极县北苏村人。初诊时间：2008年2月9日。患者有糖尿病多年，空腹血糖16mmol/L，近2年全身麻渐重而致心中难受，坐卧难得少时，不得不停踱步，难寐，大便3～4天一行。苔腻，脉滑弦，尺脉弱，右侧脉反关。此缘厚味生痰，痰痹经脉，气血不畅而麻，因麻而不得坐卧。处方：清半夏、苏子、黄芩、藿香、石菖蒲、槟榔、三棱、莪术、焦神曲、生麦芽、红藤、竹茹。随症加减，至2月29日，血糖降至9mmol/L，身麻减，可少坐数分钟，寐亦好转。

### 8. 恶性葡萄胎术后肝功能失常案

司某，女，24岁，无极县牛辛庄人。初诊时间：2007年12月15日。患者恶性葡萄胎术后行化学治疗，干咳数年，冬加夜甚。舌苔腻，脉滑急，右反关。考虑为痰热，处方：前胡、黄芩、藿香、佩兰、麻黄、苏叶、紫菀、款冬花、山药、瓜蒌。2周后咳大减，2月13日，化疗后肝功能：谷丙转氨酶313U/L，谷草转氨酶114U/L，偶咳，纳呆，恶心。脉滑稍急，尺脉弱。处方：黄芩、藿香、苏子、茵陈、竹茹、山药、败酱、焦神曲、瓜蒌。随症调方，至 2 月 23 日，谷丙转氨酶降至 193.5U/L，谷草转氨酶降至 100 U/L，3 月 14 日谷丙转氨酶降至 43 U/L，谷草转氨酶正常，停药。2010 年 2 月 27 日，怀孕 3 月因咳来诊。2010 年 10 月 2 日谷丙转氨酶 66U/L，谷草转氨酶 42U/L。

### 9. 煤气中毒后行走障碍案

张某，女，55 岁，无极县东丰庄人。初诊时间：2012 年 6 月 16 日。患者中煤气后，步态踉跄，额痛，寐差，罢极失准，尿频，腰痛。舌苔腻，脉滑急，肝脉滑而不弦，尺脉欠。分析：煤乃阴物，所生浊气伤清阳，肝伤则罢极失准，肝魂不得宁则寐差；浊升至额而痛，痹阻使然；伤于头则肾受伐，故见腰痛；肝肾双亏，故见尿频，步态踉跄，肾主骨而关乎稳，肝主筋而主明判是也。处方：清半夏、苏子、石菖蒲以化痰浊，山药、楮实子、狗脊以益肾，红藤、生麦芽、竹茹、黄芩、赤芍、合欢皮以繁木，鸡血藤以畅血行。1 周减，2 周步态见稳。

### 10. 股骨头坏死术后行走不利案

岳某，男，53 岁，河北巨鹿人。初诊时间：2006 年 11 月 10 日。患者股骨头坏死，左髋关节融合术后行走困难，下肢难直，酸，屈伸难，下肢不凉，鼻赤。后苔腻，脉弦滑，尺脉弱。此为肾虚，痰湿，瘀血。处方：川牛膝、怀牛膝、路路通、石菖蒲、王不留行、鸡血藤、川贝母、清半夏、地龙、地鳖、藿香、竹茹、桔梗、苏子、黄芩。2 周后症减。

### 11. 电伤脘痛便秘案

刘某，女，79 岁，无极县西两河村人。初诊时间：2008 年 10 月 26 日。患者手触电而跌伤，遂发便秘，难以排下，便干如羊屎，脘按之则痛，恶心，吐涎，病已 2 月。后苔腻，脉滑甚，数。分析：漏电跌伤，气机紊乱，胃气不降，痰涎内阻，故见滑脉、脘痛；胃气不降则大肠难以肃降，故便秘而燥。处方：焦神曲、炒麦芽、清半夏、苏子、黄芩、败酱、枳实、厚朴、大黄、芒硝（冲）、竹茹。1 周脘痛减，大便通，3 周愈。

### 12. 惊吓后呆傻案

徐某，女，20 岁，无极县北远村人。初诊时间：2008 年 10 月 25 日。患者 8 岁时父亲与人斗殴，头破，受此惊吓，遂见呆傻，表情淡漠，眼光痴呆，问而不答。脉滑急，肝不弦，尺稍欠。此缘恐则气下使然。处方：黄芩、清半夏、槟榔、苏子、前胡、生麦芽、白酒、柴胡、三棱、莪术、竹茹、石菖蒲。3 周言语显著增多，患者竟停药。

### 13. 主动脉畸形狭窄案

安某，女，68 岁，唐山人。初诊时间：2008 年 11 月 24 日。患者主动脉瓣畸形伴狭窄，右房肥大，心中觉堵，多汗。处方：益母草、丹参、红藤、桃仁、地龙、苏木、黄芩、瓜蒌、桂枝、丹皮、石菖蒲、川贝母、桔梗、苏子。1 月症减。

### 14. 胃脘胀大案

袁某，女，45 岁。初诊时间：2009 年 5 月 22 日。患者自觉胃脘胀大，头晕，腰痛，胸闷，咳则痰出，时憋气导致呼吸困难连及肩背，健忘，大便日一行。脉滑浑，尺脉弱。为痰滞水亏。处方：枳实、厚朴、焦神曲、清半夏、桔梗、苏子、黄芩、败酱、藿香、石菖蒲、瓜蒌、前胡、竹茹、槟榔、地龙。1 周脘觉小，大便 2 天一行，前方加减；2 周愈。

按：患者因此病遍诊北京等多家西医医院，皆告之无病，然身有所苦，凿凿有据，似此，岂可仅凭有形（检查、化验等）而言病？彼求诊于余，按其脉，滑浑而尺脉弱，脉滑为痰，尺脉弱为肾虚。其病起于中土而伤及肾水，土盛则脘胀大，壅于上则胸闷气阻，害于清窍而晕，肾水亏则腰痛健忘。余见其脉而述其症，毫厘不爽，四座皆惊，叹余为神，此本中医精妙之在，余焉敢居其功？

### 15. 乳房发育停滞案

赵某，女，15 岁，住无极县城。初诊时间：2012 年 5 月 6 日。患者右乳发育明显小于左乳，月经半年不至，烦，蒙（痰阻，胆失中精。请参看《中医杂志 2005 年第 2 期 "中精之本义及其临床意义"》）。脉滑著，肝脉亦然。夫乳者，肝胃经所布，今痰盛于内（脉滑甚），肝经、胃经（痰生于脾胃）皆不畅通，乳房不得气血充盈，发育因迟。处方：瓜蒌、黄芩、清半夏、苏子以化痰，生麦芽、茵陈、当归、合欢皮以调肝，桑枝、鸡血藤、赤芍、丹皮以通导。1 周经至，量少；3 周烦热大减，乳房明显发育增大。

### 16. 肠切除术后腹胀痛案

卢某，女，47 岁，无极县西两河村人。初诊时间：2009 年 6 月 13 日。患者肠梗阻坏死行手术切除后 2 周，小腹胀痛，不矢气，稍恶心。苔黄腻，脉滑急，尺脉弱，左脉滞。此舌脉乃痰瘀交阻，肾虚。处方：黄芩、藿香、败酱、枳实、厚朴、赤芍、清半夏、苏子、焦神曲、炒山楂、大黄、鸡血藤、竹茹。1 周恶心消，症减；4 周腹痛消。

### 17. 儿疹药母案

王某，女，22 岁，无极县牛辛庄人。初诊时间：2009 年 10 月 17 日。哺乳 10 月，儿全身红疹，药入则吐。拟方令母服药：冬瓜皮、秦皮、丹皮、败酱、白鲜皮、浮萍、佩兰、蝉蜕、桔梗、瓜蒌、前胡。3剂后儿疹消。

按：小儿不任服药，古有儿病乳母服药之法。余多用之，效如桴鼓，但此乃解表药，余初未有信心，担心其母药后转至其儿则解表之力消失，结果非是。药后效果彰彰，孰云小儿不任中药？

### 18. 格林巴利后手颤案

陈某，男，57岁，藁城市西里村人。初诊时间：2009年10月17日。患者格林巴利3年后，手颤，下肢乏力。脉弦滑数而大，尺脉欠藏。此痰火郁木。处方：清半夏、桔梗、苏子、黄芩、郁金、丹皮、前胡、瓜蒌、浙贝母、石菖蒲、厚朴、白术。1周手颤减。

### 19. 多脏器淀粉样病变案

白某，男，38岁，住石家庄华晨小区。初诊时间：2006年8月18日。患者初因腹胀、乏力、腿肿在省二院检查发现肝脾肿大，继而进一步在北京阜外医院检查发现肝、脾、肾多脏器淀粉样病变，但治疗乏善术。转来求余。查：白细胞 $18.5 \times 10^9$/L，中性粒细胞84%，淋巴细胞9.9%，红细胞 $3.21 \times 10^{12}$/L，时腹胀、乏力、肝区不适，下肢肿胀明显，按之久久不起，上楼困难，面有痤疮，血小板8g/L，血中肌酐115.20μmol/L。舌苔后部腻，脉数滑，右脉弦象较著。舌脉属痰引肝木，欲疏而不克。处方：清半夏、黄芩、石菖蒲、焦神曲、藿香、茯苓、川贝母、白芥子、竹茹、槟榔、桔梗、厚朴、苏子。随症调方，服药3周，痤疮愈，肿减；至2006年12月8日肿减，上楼可，但悸，肿稍有，肝区不适消；至2007年1月16日肌酐已正常，但尿素氮升高至10.27mmol/L；至2006年12月29日症状皆消，唯足稍肿，继服药2月，后停药；2009年10月30日复诊：白细胞 $4.7 \times 10^9$/L，中性粒细胞61.9%，淋巴细胞23.25，红细胞 $4.16 \times 10^{12}$/L，症状皆消。

### 20. 晕、悸药后鸡眼脱落案

吕某，女，43岁，无极县人。初诊时间：2010年10月31日。患者主因头晕、心悸来诊，大便黏，脘不适。舌苔腻，脉滑急，尺脉弱。脉滑、苔腻、便黏为痰，尺脉弱者肾虚。证属痰火肾虚。处方：清半夏、桔梗、瓜蒌、石菖蒲以化其痰浊，桑叶、冬瓜皮、夜交藤、白鲜皮以蛰降心火，山药以补肾。药后晕、悸渐消，不料其多年的鸡眼及脚茧一并脱落。

### 21. 行房疲劳数日案

王某，男，藁城市梅花村人。初诊时间：2012年3月4日。患者每行房后，疲劳必达数日，兼见脘痞，腰痛，阳弱，尿无力，耳鸣。脉滑，右尺脉欠而滞。

此脉、症显系肾虚，痰阻。处方：清半夏、黄芩、枳实、厚朴、石菖蒲、竹茹化其痰浊，山药、苏子、丹皮、楮实子益其肾。1 周减，4 周愈。

# 十、药后反应

### 1. 腰椎间盘突出症下后反吐痰

贾某，女，41 岁，无极县西两河村人。初诊时间：2007 年 3 月 4 日。患者腰及双下肢疼痛，足麻，经 CT 检查，诊断为腰椎间盘突出症。兼见健忘，头痛。苔偏黄腻，脉滑数，尺脉欠。此为肾虚，痰热。处方：石斛、狗脊、独活、秦艽、威灵仙、川续断、地龙、鸡血藤、川牛膝、竹茹、苏子。随证略有加减。服药 3 周后疼痛渐渐下移；第 5 周，患者却见吐痰甚多，症状随之减轻；服至 6 周，痰乃减少；服药 7 周痊愈。

按：腰椎间盘突出症固多因于痰，但此痰经治疗多化，或降下，此痰反吐出，颇奇。

### 2. 腰椎间盘突出症药后症状反跳

魏某，男，35 岁，无极县里家庄人。初诊时间：2007 年 3 月 18 日。患者腰及双下肢疼痛，右侧更甚。在县医院经 CT 检查诊为腰椎间盘突出症。中部舌苔略腻黄，脉滑，偏沉弦。此痰伤肝肾。处方：川续断、威灵仙、桑寄生、苍术、鸡血藤、清半夏、石菖蒲、苏子、川牛膝、地龙、白芍、竹茹、路路通、秦艽。服药 3 剂后疼痛加重，身不能动，弯腰甚难；继服，症状乃减；共服 6 周，痊愈。

### 3. 腰痛药后泄泻症减

陈某，男，57 岁，无极县固汪村人。初诊时间：2007 年 5 月 27 日。患者腰痛，继而肩胛痛。舌红，中后部苔腻，脉滑数，略洪弦。证属痰火。处方：瓜蒌、前胡、清半夏、桔梗、苏子、苏叶、黄芩、白鲜皮、丹皮、石菖蒲、茵陈、茯苓。法应祛痰火。服 3 剂后腹痛，而后泄泻，腰痛遂减，肩仍痛；继服 3 周，未泻，腰痛消失。

### 4. 恶心，药后疹出，症减

齐某，女，55 岁，无极县店尚村人。初诊时间：2007 年 3 月 3 日。患者恶心，脘痞，烧心。舌苔中部腻，脉见濡滑之象，略急。病属中焦痰积。处方：枳实、厚朴、清半夏、苏子、藿香、石菖蒲、焦神曲、炒麦芽、炒莱菔子、贝母、前胡、竹茹。服 2 剂后全身出皮疹，眼胞肿，继服疹消，诸症大减；2 周痊愈。2007

年 7 月 7 日吃水果后又发恶心、脘痞，仍宗原方治愈，未再出疹。

按：肝木之性，向上向外。恶心、烧心之病，虽本于痰，但见恶心、烧心则多与肝有关，肝本欲发挥疏土之职故也。肝性上行，故见恶心；肝味酸，上行遂见反酸、烧心之症。若上行而外发陈则痰随之作疹而出，故见疹者，佳兆也。此不同于西药之过敏，西药过敏，或危及生命，此多无碍。西药过敏常在药后随即出现，此出疹则多在用药数剂之后，故为佳兆。因初服药时，药力尚微，不足以托出痰邪故也。其实，西医之过敏反应，按中医之观点，亦当主责于肝。患者初治之时，正当肝木主令，故见疹，数月后复诊，已非肝之主时，故未见疹。

### 5. 臀、腘痛，药后红疹

李某，女，32 岁，无极县齐洽村人。初诊时间：2007 年 7 月 21 日。患者臀、腘疼痛，右上肢乏力，头昏蒙不清，形丰。苔腻厚，脉滑，肝脉郁。考虑为痰郁肝。处方：黄芩、藿香、败酱、红藤、石菖蒲、清半夏、苏子、枳实、厚朴、竹茹。服药 1 周，舌脉好转，随证略加减；至第 3 周，右小腿起一大片红疹，大小约 18cm×9cm，高出皮面，疼痛乃减，但晨时疼仍明显。

### 6. 药后小腿麻感下移

刘某，女，56 岁，无极县西两河村人。初诊时间：2007 年 12 月 8 日。患者两年前因血压低曾晕仆，现右小腿外侧上端细小之血管扩张，约 10cm×12cm，觉麻胀，性冷淡，乏力，健忘，耳鸣。脉滑弱而尺脉尤甚，尺稍弦。此肾虚，痰湿阻滞。处方：鸡血藤、红藤、丹皮、山药、石菖蒲、地龙、赤芍、苏子、黄芩、藿香、茵陈、合欢皮。服药 2 周，觉麻感下移，乏力减；4 周后已不憋胀，血管扩张见轻。

### 7. 脑梗死死后导致药后鼻衄

李某，男，45 岁，无极县周家庄人。初诊时间：2008 年 5 月 25 日。患者 2007 年 12 月患脑梗死死，现觉后头疼，劳则腰部一块疼痛，脘痞。舌苔略腻，脉沉滑，尺脉弱，肝脉不起。考虑本病为土实生痰，进而致血瘀，现土脉又实，予以导滞。处方：枳实、厚朴、清半夏、苏子、黄芩、石菖蒲、槟榔、三棱、莪术、赤芍、郁金、竹茹。药后患者鼻衄，症未减，遂停药。

### 8. 痰伤肝证，药后射精难

仝某，男，46 岁，住无极县城。初诊时间：2008 年 5 月 17 日。患者原有肝炎，现肝区疼痛，头晕，纳呆。苔偏白腻，脉浑滞，肝脉弱，尺稍欠，右脉沉。胆红素 24μmol/L。夫肝主疏泄、条畅，痰浊侮肝，故脉浑滞。处方：柴胡、生麦芽、焦神曲、藿香、石菖蒲、黄芩、败酱、枳实、厚朴、茵陈、竹茹。服药1周，诉射精困难，下肢乏力。余告之曰："方多木药，木药上升，下当更虚，木复自愈，服之勿疑。"继服，肝疼大减，纳增，但觉膝软，随症调方，继服4周痊愈。7月26日连续饮酒后复发，右胁疼痛，γ-谷氨酸转肽酶70U/L，胆红素尚未升高，仍宗上方，5周治愈。2009年6月27日复因寐差来诊，前病未复发。

### 9. 痰伤肾，药后白带

张某，女，34岁，无极县市庄人。初诊时间：2008年6月7日。患者面部长斑，健忘，下肢乏力，经后5天。苔偏腻，脉滑浑，略沉，尺脉欠。此为痰浊伤肾。处方：清半夏、桔梗、茯苓、丹皮、冬瓜皮、石菖蒲、厚朴、鸡血藤、地龙、茵陈、瓜蒌。服药1周，心口如觉悸动，继而白带增多，原月经提前，头痛，现近经已不觉痛；经后调方，继服2周，斑大减，诸症近愈。

### 10. 人流后、不孕，药后下肉皮

韩某，女，23岁，无极县东陈村人。初诊时间：2008年5月10日。患者2006年8月26日曾因痤疮来诊，经治疗1周减，3周愈。现因人流后1年不孕来诊。脉滑甚，急，尺脉欠。考虑为痰浊瘀血（脉滑为痰，手术致瘀），阻而伤肾。处方：清半夏、川贝母、黄芩、苏子、败酱草、红藤、石菖蒲、丹皮、赤芍、槟榔、枳实、厚朴、竹茹、三棱、莪术。服药1周后似要经至，小腹疼痛，困倦，继而经至，下10余厘米长的肉皮。按：流产术后不孕，或因子宫内膜脱落不全所致，药后下此肉皮，或为子宫内膜。

### 11. 乳房切除后上肢肿胀

于某，女，43岁，无极县户村人。初诊时间：2008年3月8日。患者左乳切除术后，左上肢肿甚，周径比健侧大一倍，且硬而粗，宛如硬革囊，手肿如馒，经西医诊断为淋巴管不通，治疗月余无进展。脉急滑，尺脉欠。此为经脉不通，痰水痹阻。处方：黄芩、地龙、桑枝、防己、白芍、木通、白茅根、鸡血藤、红藤、合欢皮、茵陈、王不留行。随症加减，1周胀减，2周手肿消，4周后肿消至腕上3寸许，余处之肿亦减。

### 12. 脚胀，服药胀加

张某，女，60岁，住无极县城。初诊时间：2008年3月15日。患者两小腿胀甚，食后痞。脉滑沉，尺脉实。此为痰邪滞肾，腰脚则病。处方：苏子、清半夏、槟榔、三棱、莪术、枳实、厚朴、石菖蒲、川牛膝、防己、竹茹。服2剂，胀加，再服，胀大减；服药1周，脘痞大减；第2周服后，全身难受，乃不敢复；停药1周，诸症大减；乃继续服药，3周痊愈。

按：胀者，邪阻塞也，方其将通之时，塞如加，加然后冲决而通，故有一过性胀加也。

### 13. 咳嗽短气，胁出疹而愈

高某，男，31岁，晋州市于家庄人。初诊时间：2008年7月12日。患者咳嗽，短气，半夜加重，天热则加重。脉滑，关脉盛，尺脉欠。此脉为中焦痰火阻滞，上伤肺金，渐而肾虚。处方：黄芩、瓜蒌、清半夏、桔梗、前胡、竹茹以化痰热，厚朴、石菖蒲、白鲜皮、丹皮以生金保肺，焦神曲以运化中焦，苏子以化痰助肾。服1剂半，右胁、右大腿根出疹，呈条带、簇状，色红，咳嗽、短气之症乃大减；继服2周，痊愈。

按：天热病加，内有热也；夜半加者，热内蕴也；疹出减者，热痰外泄也。

### 14. 小腹痛，痰出而愈

雷某，男，21岁，无极县人。初诊时间：2008年11月30日。患者先发泄泻，随后变为脐下、小腹疼痛，夜加，有痰，易怒。脉滑弦急。脉属痰引木急。处方：枳实、厚朴、清半夏、藿香、乌药、薤白、焦神曲、炒麦芽、苏子、槟榔、炒莱菔子、陈皮。本欲下之，孰料3剂后吐痰大量，继而症消。

按：先见泄泻，皆因痰也，痰积于内，肝与大肠本欲从下而泄之，然肝盛，下降之力不足，故泄泻而邪留于肠腹，上下不得，故发疼痛。今药虽欲下之（病在脐，下之顺），奈方中之木家诸药，激发肝木之气，上升而将痰迫出，故病愈。

### 15. 咳嗽，肃肺后泄泻

陈某，女，45岁，无极县北丰村人。患者曾于2007年1月20日因心悸，背疼在此治愈。2008年11月29日因感冒后咳嗽、胸闷、目昏、身疼、气短来诊，大便干，2日一行。舌苔中后部腻，脉滑，尺脉弱，肝脉弱。考虑为感冒后肺气不宣。处方：苏叶、桑叶、炒杏仁、前胡、瓜蒌、桔梗、黄芩、焦神曲、生麦芽、苏子、茵陈。服用2剂后泄泻作，日4～5行，质稀，然咳嗽、胸闷竟愈。

按：患者舌苔中后部腻，此痰积于下，药用肃肺、疏肝之品，大肠加胆木疏泄之力将痰浊传导于下，故发泄泻。是知病为本，工为标，病理之机转，恒有难以预料之处。

### 16. 经多，药后反跳

关某，女，41岁，晋州市元头村人。初诊时间：2008年10月19日。患者月经1月两至，量多，现又行经5天，头昏蒙，项强，罢极失准，胃脘满，欲呕，下肢乏力，血压160/110mmHg。后部苔腻，脉滑急，肝脉亦然。此为痰火伤肝，肾水亏虚。处方：黄芩、红藤、秦皮、生麦芽、清半夏、苏子、瓜蒌、鸡血藤、竹茹、柏叶。3剂后，经量反多，继服，经净，血压120/80mmHg；12月13日，乡邻来诊，告：关某月经已正常。

按：痰火下阻而伤肾，经化痰调肝，痰瘀疏泄而出，故月经反多；邪既出，再服，则经自净；痰火阻滞，血行不畅，痰瘀去，血行畅，则血压正常。故中医调人，西医治病，以西医之单向功效打量中医，理不通者多矣。

### 17. 便时肛痛，药后下污血

秦某，女，43岁，无极县南马村人。初诊时间：2009年1月30日。患者原因子宫内膜异位症并卵巢囊肿而将子宫切除，现便时肛及小腹疼痛，脘痞，食则甚，两肩、上肢、膝阵冷，前后心难受，晨指节胀。脉滑急，尺脉弱。脉属痰火壅滞，伤肾水。处方：黄芩、枳实、厚朴、清半夏、桔梗、苏子、焦神曲、槟榔、三棱、莪术、竹茹、大黄。服药2周，前阴下污血，如行经，患者甚奇，症状遂减，肛已不痛；10月24日复发，仍宗上方治愈。

### 18. 屡感冒，药后高热而愈

牛某，男，24岁，无极县人。初诊时间：2009年3月20日。患者半年多来感冒不断，鼻塞不适，咽痛。苔腻，脉滑细，尺脉弱。此缘风邪犯肺，与痰相结，久久不出，金不生水，肾气因伤。处方：白芍、薄荷、瓜蒌、黄芩、秦皮、白鲜皮、山药、党参、败酱、冬瓜皮、茵陈、前胡、苏叶。1周未感冒；2周咽痛消；第3周，服1剂，高热，体温39℃，继服，热退，鼻已不塞；4周后未感冒；续服2周，停药。

### 19. 痰伤肝肾，药后鼻衄

李某，女，45岁，无极县东河流村人。初诊时间：2009年3月28日。患者健忘，头晕、难寐，腰及下肢乏力，频欲如厕而大便难下。脉滑，弱而尺脉尤甚，肝不弦。考虑肝肾亏虚，痰阻滞。处方：败酱、黄芩、沙参、火麻仁、炒莱菔子、清半夏、苏子、红藤、夜交藤、合欢皮、枳实、厚朴、大黄。2剂后右侧鼻衄。

### 20. 药后血压升高

王某，女，55岁，城角庄人。初诊时间：2009年3月25日。患者左下肢疼，疼及小腹，或太息，健忘，大便日一行。脉滑，脾脉实，肝脉欠弦，反洪滑，左尺脉弱。属痰火伤及肝肾。处方：黄芩、瓜蒌、浙贝母、清半夏、槟榔、炒麦芽、威灵仙、苏子、鸡血藤、红藤、地龙、桔梗。1周后复诊，诉药后血压升高至155/90mmHg，下肢却舒，此为欲通，故血压有所升高，无碍；前方加减，再诊，诸症皆减轻，血压140/80mmHg；继服。

### 21. 气短，涌吐后短时加重

魏某，男，33岁，无极县柴城村人。初诊时间：2009年3月28日。患者左股骨头置换术后，气短，动则加重，咳，痰不多。脉滑，尺脉弱。夫气短之疾，初多为邪犯肺家，久久不愈，母病及子，肾家因虚，气不得纳，喘证遂发；脉滑为痰浊阻滞，气短、尺脉弱为肾虚。此时当春季，治当先涌吐其痰浊，借春升之气使邪从上而出。处方：远志肉、海浮石、石菖蒲、生麦芽以涌吐痰浊，山药以培补肾气，清半夏、苏子、竹茹等以除痰浊，地龙以通达上下。1周，诉气短加重；去海浮石、远志肉，加茯苓、厚朴，1周气短近消。

按：初服气短加重者，涌吐后肾家更虚也。痰已出，去远志肉、海浮石，加茯苓、厚朴以生金补肾，故效。

### 22. 腰腿疼痛，药后一过性加重

袁某，男，61岁，无极县西南丰村人。初诊时间：2009年7月19日。患者腰及右下肢疼痛而麻，头不清，耳背，面黑。苔偏腻，脉弦稍硬，尺脉弱。脉乃肾虚而肝郁不舒；苔腻为痰；痰阻滞，肝疏不得，郁阻作痛；肾虚则其窍失聪；肝虚则头脑失精（精，明也）；肾虚痰阻故见腰腿疼痛而麻。处方：郁金、山药、清半夏、苏子、白芍、独活、桑寄生、威灵仙、秦艽、地龙、鸡血藤、怀牛膝、竹茹。初3剂，疼痛反加，患者疑药有误，余曰：无妨，继服当减；继服1周，疼痛减；3周痛消；4周痊愈。

按：病本痰阻肾虚。余用化痰通经、补肾之品，肾既得补，痰阻欲开之际，可见阻塞一过性加重，故疼痛似加重，但当肾家得充，阻塞终开，症状必减矣。

### 23. 冠心病泄泻而减

纪某，男，69岁，晋州市教公村人。初诊时间：2009年8月23日。患者有冠心病多年，胸脘满闷，动则气喘，常用速效救心丸维持。脉滑稍硬，洪。此因食膏粱厚味而发。所谓"食气入胃，浊气归心，淫精于脉"是也。处方：瓜蒌、清半夏、黄芩、川贝母、丹皮、败酱、红藤、苏木、桔梗、茯苓、苏梗、地龙。本非泻下，4剂后却泄泻，日4次，泻后诸症大减，痰浊下行而出使然。

刘某，女，62岁，无极县东辛庄人。初诊时间：2011年3月26日。患者冠心病多年，心律不齐。脉结，脾脉实。两下肢疼痛而胀，便秘，头不清，如箍拘。处方：川牛膝、瓜蒌、丹皮、石菖蒲、清半夏、苏子、地龙、赤芍、红藤、王不留行、苏木、桂枝。1剂泻，每日4次，头乃减，脉结大减。

### 24. 发热，药后咳、泻案

张某，男，5岁，住石家庄桥西区。初诊时间：2010年1月22日。患者咳嗽，

咽中有痰，流黄涕。后苔腻黄，脉洪浮弦，右脉弦，肝脉反滑。此为痰火犯肺。处方：藿香、瓜蒌皮、前胡、苏叶、清半夏、黄芩、炒杏仁、冬瓜皮、桑叶、桔梗、番泻叶、炒麦芽。服药期间热退，咳嗽剧烈，继服则咳嗽减轻，并大泻5次，不甚稀，继服则症大减，原方加减而愈。

### 25. 腰痛加术复发案

齐某，女，41岁，藁城市秦家庄人。初诊时间：2009年10月4日。患者头痛及目，下肢乏力，健忘，悸，罢极失准，晕，腰及下肢疼痛，脘痞。脉滑略腻，肝肾脉弱。脉滑为痰，略滞者为痰欲滞阻。处方：生麦芽、川续断、山药、竹茹以补益肝肾，红藤、鸡血藤、地龙以通调经脉，苏子以化痰，炒山楂、焦神曲以和中。药后1周减；2周后诸症皆近消，唯独晕仍在，余以为晕属风，遂加白术、陈皮以土御风，药后腰又痛，晕仍在，乃悟此肝虚而风动，加白术、陈皮不利于肝肾，乃去之，加狗脊、赤芍，1周愈。

### 26. 痤疮加仙灵脾加重案

张某，女，22岁，无极县东罗尚村人。初诊时间：2010年4月24日。患者痤疮，面赤，月经后期或闭经，落发。脉滑急，细，肝肾脉弱。此为血少，肝肾亏，脾胃痰火。处方：丹皮、当归、鸡血藤、党参、山药以养阴血，赤芍、红藤、冬瓜皮、秦皮以清热，清半夏、苏子、黄芩、竹茹以化痰。1周减；余念其月经不至，乃生殖发育受阻碍，遂加仙灵脾以促其生殖发育，药后痤疮又增，热药使然。

### 27. 输液后癣化脓案

贾某，女，25岁，住无极县城东关。初诊时间：2009年11月21日。患者全身出红色皮疹，如豆大而不等，脱屑。经余治疗2周，上身癣脱落，6周愈。至2010年4月20日扁桃腺化脓，输抗生素治疗，输液后全身癣又发，下肢尤甚，左小腿有两处化脓，按之出脓，如白色糨糊。舌苔腻，脉滑略沉，尺脉弱。分析：患者当初病痰夹热，抗生素多为寒凉之物，痰得凉则降，药后痰下降，至小腿，时当春末，阳气外越，遂发越于外，故见皮疹。处方：冬瓜皮、白鲜皮、丹皮、瓜蒌、合欢皮、茵陈、秦皮、桔梗、浮萍、蝉蜕，因其轻而扬之。3周后癣见脱落；4周后上半身愈，下肢脓消，癣脱大半；继服1周以善后。2010年8月15日复因脘痞来诊，小腿光洁无疹。

### 28. 不食，不便，药后手麻案

陈某，女，77岁，住无极县城。初诊时间：2010年11月20日。患者因心房纤颤住院20天，自住院10余天几乎不能进食，每日仅一碗粥入口，稍硬之馒头类均不能下咽。出院后至今已历 1 月，20 天不大便，虽粥入口亦觉痞塞而不下，口干，不欲饮，四肢乏力，下颌颤动，头觉麻。舌苔腻，脉弦涩，时止。

分析：苔腻为痰，痰生于脾胃，阻而不通，故见便秘、脘痞、不食；痰阻日久，血脉因滞，故见脉涩时止、头麻；痰阻血脉，肝血不畅，木急作风，故见下颌颤动、脉弦。其本在中土之痰阻。处方：焦神曲、炒山楂、炒麦芽以和中，藿香、清半夏、枳实、厚朴、竹茹、石菖蒲、苏子以降中焦之痰浊，赤芍、红藤以活血脉之滞，沙参、火麻仁以降浊通便。2 剂后，患者觉手麻，惧而停药，询余，余告之无妨；再服，大便通下，手麻消，进食增，每日可达 3 碗；继服 1 周，可进食馒头等日常食物，但食后下午 3 点脘不适；略加减，继服 2 周，痊愈。

按：患者因痰致瘀，故见脉涩，痰瘀阻滞，以药通导之，将通之时，其阻力必加，故见手麻，既通之后（大便通下是其明证），手麻则消。午后 3 时，土之主时，土家壅，故该时加重。

### 29. 胸痛，发汗得减

张某，男，39 岁，无极县田庄人。初诊时间：2011 年 9 月 24 日。患者胸刺痛及背，时中风，身冷，咳，痰多。舌苔腻，脉急而滑弦，尺脉欠。脉滑，苔腻是为痰浊，痹阻于胸而见弦象、胸痛、咳痰、身冷。处方：瓜蒌、桔梗、清半夏、藿香、石菖蒲以化痰浊，麻黄、枳壳、苏叶、杏仁、前胡以宣畅肺气。2 剂后汗透全身，症大减。

### 30. 肢体麻，药后颤、悸案

贾某，男，77 岁，无极县西两河村人。初诊时间：2011 年 10 月 23 日。患者两脚、两前臂麻，腰以下无力，耳鸣，面赤，小腹觉硬。舌苔后部腻，脉促而滑浑，尺脉弱。脉滑为痰，痰久阻而浑，脉中浑则气血不畅通，故见促脉；尺脉弱者肾虚；后部苔腻者，痰浊下阻；痰阻于脉，气血不畅，故麻；肾家亏故耳鸣。处方：瓜蒌、石菖蒲化其痰浊，桂枝、红藤、赤芍、苏木、鸡血藤活其血脉，山药、丹皮补其肾，地龙通其经。药后身颤而悸，惊而问余，余告曰：正气来复，与邪争而颤、悸，脉欲通也；继服，颤、悸消，小腹舒，麻大减。

### 31. 阴囊痒，药后肿大案

任某，男，45 岁，无极县张段固村人。初诊时间：2012 年 3 月 24 日。患者阴囊痒，面赤，脉滑著而洪，尺脉弱。处方：苦参、黄柏、黄芩、枳实、厚朴、清半夏、桔梗、白鲜皮、秦皮、藿香、败酱。2 剂后痒消，但阴囊肿大。

### 32. 过敏，喘，手出疹愈案

张某，男，27 岁，无极县西两河村人。初诊时间：2013 年 3 月 23 日。患者过敏性哮喘,每夜 11 点辄发,见风则咳嗽、喷嚏。舌苔中后部腻厚,脉滑急,弦,尺脉亦然。此舌脉为痰浊中阻,渐渐蕴积于肾,肾家既满,肺不得下肃,反受下浊蒸腾侵凌,故发哮喘。处方:枳实、厚朴、石菖蒲、清半夏、苏子以降下蕴之痰浊,远志、海浮石、紫菀以吐在上之痰浊,苏叶、杏仁以肃肺,山药以助肾家正气。4 周后两手手指、鱼际部发出小疱疹,喘遂愈。

### 33. 痰火发疹案

刘某,男,37 岁,晋州市人。初诊时间:2012 年 6 月 2 日。患者两目瞪,头痛,易怒,恶心,自觉两目恍惚。舌苔稍腻,脉滑弦,肝脉太过。此痰火内蕴,引动肝木,木因而亢,故脉见滑弦而木亢。处方:清半夏、石菖蒲、桔梗、藿香以化痰,沙参、丹皮、败酱、赤芍、白鲜皮合桔梗以平抑肝火,川楝子、龙胆草以疏泄肝火,焦神曲合藿香以和中。1 周后头痛、恶心、易怒减;2 周两脚出红疹;3 周红疹遍及腰以下,他症消。分析:方中丹皮、桔梗、白鲜皮等药原欲平肝,但肝火借此出于皮也。盖时当中夏,阳气大盛于外,肝火遂外发出疹。此金性之品喜降,痰体为阴,亦欲下溜,故疹见于腰以下,邪出而病愈,故他症消。

### 34. 药后足心出痰案

陈某,男,43 岁,无极县大汉村人。初诊时间:2012 年 9 月 22 日。患者脘胀,腰、右下肢猝起立时疼痛,稍晕。舌苔后部黄腻,脉滑洪,弦,肾脉、脾脉亦然。苔黄腻,脉滑洪,确为痰热;弦者,肝欲疏泄也;病见腰、下肢者,痰热侵肾家也。处方:清半夏、苏子、枳实、厚朴、石菖蒲顺势以下痰热,狗脊、威灵仙、防己、丹皮以除肾家之痰热,藿香、神曲以理中焦。1 周后足心起疱,泌出白黏状物(询之并无脚气),病乃大减。

### 35. 腰痛痒而愈案

张某,男,55 岁,无极县柴城村人。初诊时间:2013 年 4 月 7 日。患者腰部压之痛,下肢烦,脘痞。舌苔腻,脉滑,脾脉弦,尺脉欠。脉滑为痰,痰生于中故痞,痰郁阻于中,气机不畅故见脾脉弦,尺脉欠者肾家亏,中痰乘机下侵,故见腰痛。处方:枳实、厚朴、焦神曲以和降胃气,清半夏、苏子、藿香、黄芩、竹茹、石菖蒲以化痰浊,山药以助肾家。2 周痞消。腰周围作痒,病痊愈。

### 36. 药后口味变淡案

林某,女,32 岁,水产管理处职工。初诊时间:2013 年 5 月 8 日。患者嗜咸,月经之前头痛,脘难受,大便一两天一行,口黏。中后苔偏腻,脉滑数弦。此为痰火引风。处方:清半夏、瓜蒌、浙贝母、藿香、石菖蒲、败酱草、焦神曲、竹茹、黄芩、桔梗、苏子、枳实、厚朴、生姜。5月15日二诊：稍烧心，大便已畅，寐已佳，醒后已精神，善太息。前方加沙参、丹皮。5月22日三诊：症大减，已不烧心。苔净，脉滑急细，木稍过。此为痰火血少。处方：鸡血藤、沙参、瓜蒌、浙贝母、丹皮、知母、大青叶、石菖蒲、赤芍、黄芩、厚朴、百合、桔梗、苏子。6月5日四诊：干咳。前方加山药、桑叶。现口味变淡，已不嗜咸。

### 37. 药后头晕减，近午头鼓动案

冯某，男，36岁，师范大学职工。初诊时间：2013年3月29日。患者头晕蒙不清，前天中午突然发晕，目黑，鼻准黄而亮，血压150/105mmHg。苔可，脉滑浑，木欠，土弦，左尺脉欠。证属痰伤木，水亏。处方：瓜蒌、浙贝母、清半夏、黄芩、丹皮、赤芍、红藤、地龙、竹茹、石菖蒲、苏木、合欢皮、川贝母、桔梗、苏子。加减共服5周，5月10日复诊：晕近消，近午头觉鼓动，血压130/90mmHg。

### 38. 髋痛，药后腹痛、呕吐案

齐某，男，66岁，无极县牛辛庄人。初诊时间：2006年12月17日。患者左髋疼痛，走路困难，不能抬腿上车。舌苔略黄腻，脉弦滑。此为痰痹。处方：苍术、藿香、石菖蒲、地龙、独活、威灵仙、秦艽、白术、鸡血藤、合欢皮、川芎、竹茹。服药1周，疼痛减，上车、骑车已自如。2周，诸症消失。患者要求再服1周，余告曰：病愈，不必服。患者执意要服。至第3剂，因劳作后回家匆忙，竟自饮下凉药汤，遂发腹痛，恶心，呕吐，在省二院诊断为急性胰腺炎，住院治疗2周始愈。

# 十一、无效案

### 1. 汗出腿冷案

卢某，女，30岁，无极县西两河村人。初诊时间：2007年6月20日。患者两下肢冷，易出汗，汗出辄复冷，大便每日一行。脉滑洪，尺弦。初考虑为痰火内郁。处方：生石膏、知母、鸡血藤、合欢皮、秦艽、败酱、红藤、赤芍、茵陈、生麦芽、清半夏、地龙。服药1周后脉已不洪，尺脉弱，但效不著。后考虑上有虚热，下之肾阳虚。处方：肉桂、制附子、甘草、吴茱萸、秦艽、川牛膝、山药、夜交藤、怀牛膝、生牡蛎。效仍不佳。

### 2. 食管癌案

赵某，男，75岁，发现食管癌2月余，见食即饱，难以下咽，脉浑滑急，

舌苔腻。服 3 剂未觉减轻即停药。（此病自古称绝症，治亦无效，方药从略）

### 3. 眼胞肿大案

陈某，男，无极县固汪村人。初诊时间：2007 年 3 月 17 日。患者原因甲亢而突眼，现两眼胞肿大如铃铛，迎风流泪，或视一为二，晨四五点钟时最重。脉滑急，沉，有郁象。考虑为痰火郁肝，处方：黄芩、秦皮、败酱、丹皮、合欢皮、前胡、桔梗、柴胡、栀子、瓜蒌、茵陈等。随症调方，断续用药至 9 月 1 日。其间虽略有减轻，但终未能愈。

### 4. 牛皮癣案

司某，女，42 岁，无极县里家庄人。初诊时间：2007 年 5 月 20 日。患者全身牛皮癣（中医名称），色红，大如豆，轻微脱屑。舌苔偏腻，脉滑略洪，尺脉弱。兼见头胀，易怒。考虑为痰火外溢。治疗 3 月余，未痊愈。

### 5. 头痛案

李某，男，54 岁，石家庄市广宇通通讯器材有限公司职工。初诊时间：2007 年 4 月 11 日。患者头痛，晕，目模糊，口干不欲饮，脘胀痛，稍站则下肢疼，大便日 1～2 次。脉弦涩，左尚有滑意，左尺脉欠。考虑为痰郁。治疗 4 个月，未痊愈。

### 6. 闭经案

王某，女，32 岁，河北省农业厅职工。初诊时间：2007 年 6 月 15 日。患者闭经 1 年余而见发胖，太阳穴处痛，流清涕，头不清，颃嗓觉堵。后苔黄腻，脉滑急，细，尺脉弱。考虑为痰热阻滞，肾虚。治疗 2 月余，经未至。

卢某，女，42 岁，石家庄市国棉一厂职工。初诊时间：2007 年 11 月 23 日。患者月经 1 年未至，健忘，子宫内膜薄，饮则尿，大便日一行。脉滑，稍弦，尺脉弱，左关脉不弦。考虑为痰火，肾虚，木不疏。治疗 4 周，经未至。

### 7. 遗尿案

王某，男，9 岁，住石家庄市军械工程学院宿舍。初诊时间：2007 年 7 月 6 日。患者每夜遗尿 3 次，难醒，不寻厕，睡深，形胖，多动。脉滑，沉，尺脉弱。考虑为痰热，肝肾亏。治疗 7 周未愈。

### 8. 冠心病案

齐某，男，59 岁，无极县牛辛庄人。初诊时间：2008 年 3 月 29 日。患者有冠心病多年，主因两下肢憋胀、乏力来诊，健忘，面黑，大便不调。苔腻，脉沉浑，肝脉、尺脉弱。考虑为肾虚，痰阻心脉。处方：鸡血藤、郁金、川牛膝、防己，益母草、清半夏、苏子、炒莱菔子、丹参、桂枝、丹皮、赤芍。服后症状略减。5 月 24 日又加重，难寐，梦见死人，宗上方，去防己、丹参、益母草，加竹茹、合欢皮、地龙、川芎、石菖蒲，服 2 剂加重难支，遂入省二院行心支架手术。

### 9. 足凉上行案

范某，男，64 岁，无极县西东门村人。初诊时间：2008 年 4 月 26 日。患者数日前觉两足麻，渐次上移，昨日已上至臀。苔中后部偏腻，脉滞浑，弱而尺脉尤甚。考虑为瘀血，痰湿阻滞，肾阳亏损。处方：黑附子、吴茱萸、怀牛膝、川牛膝、地龙、鸡血藤、赤芍、厚朴、白茅根、郁金、竹茹。药后凉不上行，但亦不下降；随访调治 5 周，无明显变化。

### 10. 腰痛案

耿某，男，39 岁，无极县北苏村人。初诊时间：2008 年 3 月 2 日。患者腰痛 10 年，现酸痛，尿频量少，淋漓难尽，易困，口干燥，秃顶。苔腻黄，脉浑滑，尺脉弱。考虑肾虚痰滞。处方：清半夏、苏子、石菖蒲、白茅根、威灵仙、地龙、瓜蒌、桔梗、鸡血藤、狗脊、防己、竹茹。服药 1 周，脉浑减；随症加减，2 周尿如常，困近消；3 周口干燥减；6 周，头顶生出白色绒毛；服药 9 周，腰仍痛。

### 11. 腰以下乏力案

贾某，男，73 岁，无极县贾庄人。初诊时间：2008 年 3 月 29 日。患者腰以下乏力，背、胸串痛，时觉感冒，服感冒药则舒，但久服则胃脘难受，足凉。脉滑，洪大，按之不足，肝脉弱。考虑为痰火，肾虚，气亏。处方：黄芩、大腹皮、陈皮、丹皮、焦神曲、炒麦芽、藿香、桔梗、前胡、石菖蒲、地龙、瓜蒌、火麻仁。服 3 剂，牙、口、咽痛，大便 5 日一行，5 剂后全身疼痛；随症加减，治疗 9 周，诸症多减，但下肢仍乏力如初，行走困难。

### 12. 龟头拘紧案

武某，男，57 岁，无极县牛辛庄人。初诊时间：2008 年 8 月 2 日。患者自觉龟头拘紧，色紫，尿欠畅。脉弦滑，尺脉弱。考虑痰伤肾。处方：橘核、清半夏、苏子、石菖蒲、合欢皮、丹皮、厚朴、乌药、赤芍、竹茹、红藤。服药 4 周，仍感不适。

### 13. 舌痒案

吴某，女，54 岁，无极县西中铺人。初诊时间：2008 年 9 月 27 日。患者舌痒，拇指痒，健忘，血压 130/100mmHg，阵汗，左足觉累。脉沉滑实，尺脉弱。考虑肾虚夹痰。处方：石菖蒲、瓜蒌、清半夏、苏子、黄芩、生麦芽、地龙、红藤、赤芍、合欢皮、茵陈。治疗 6 周，诸症皆消，唯仍舌痒、拇指痒。

### 14. 布加氏综合征案

贾某，男，34 岁，河北省行唐县人。初诊时间：2008 年 12 月 24 日。患者有布加氏综合征、强直性脊柱炎，肝大脾亢，腹大如鼓而绷急，四肢干瘦，腿脚肿，声低嘶哑，舌觉干，乏力，涕多，大便日一行。苔滑，脉滑急，弱，尺著，肝脉不弦。为痰积，木不疏，水亏。处方：黄芩、槟榔、三棱、莪术、茵陈、竹茹、清半夏、前胡、川贝母、益母草、地龙、生麦芽、山药、桔梗、苏子。1 周夜寐时间延长；2 周腹胀减轻，矢气臭；3 周腹胀大减，下肢肿减轻，纳增，大便每日 2 次，涕多。至 2009 年 2 月 18 日病情反复，下肢肿胀加重，坐则困倦，寐中说梦话，腹胀大而腹皮绷紧，3 日后死亡。

按：病乃鼓胀，病机在于木不疏土，致令中土盛大，然繁木泻土又有不便：患者肾虚，繁木则水竭；患者正虚，泻下则魂飞。诚无办法。

### 15. 手凉案

唐某，女，21 岁，无极县东陈村人。初诊时间：2009 年 9 月 19 日。患者手凉，易冻伤，八月下旬阴雨天则冻伤，月经提前七天，大便不规律。苔厚腻，脉滑细，洪，尺脉弱。属阴血亏，痰火阻。处方：当归、赤芍、桂枝、红藤、丹皮、丹参、佛手、桑枝、细辛、木通、地龙、鸡血藤。患者服药后上火，舌起泡，未再诊。2012 年 12 月 2 日复因痛经来诊，手未再冻伤，仍凉。

### 16. 脐痛案

武某，男，52 岁，藁城市兴安村人。初诊时间：2009 年 9 月 20 日。患者脐痛则腹中雷鸣，腰及下肢乏力，大便 3 日一行。舌苔腻，脉滑急，尺脉弱。考虑中痰阻滞，肾虚。处方：石菖蒲、乌药、薤白、藿香、清半夏、苏子、枳实、厚朴、槟榔、山药。服药 1 周未见效；调方继服 1 周，未来复诊。

### 17. 紫癜肾案

赵某，男，21 岁，无极县东陈村人。初诊时间：2009 年 8 月 15 日。患者有过敏性紫癜，经西医治疗后尿潜血（+++），尿蛋白（++），易感冒，晨喷嚏。后部舌苔腻，脉滑洪。考虑为痰火下侵伤肾。处方：黄芩、清半夏、苏子、浙贝母、枳实、厚朴、山药、槟榔、茯苓、败酱、竹茹。随症加减，治疗 4 个月，症状皆消，但尿中仍有潜血、蛋白。

### 18. 咳嗽案

谷某，男，38 岁，藁城市冯村人。初诊时间：2009 年 8 月 1 日。患者咳，下午加，咽觉憋气，痰少，血压 130/100mmHg，晕。脉滑浑，右关以下实。考虑为痰积于中下。处方：杏仁、清半夏、桔梗、前胡、苏子、石菖蒲、生麦芽、合欢皮、黄芩、槟榔、三棱、莪术。服药1周，后辗转四处治疗1年；2010年7月31日复来就诊，病未愈。

### 19. 精神分裂症

魏某，女，17岁，无极县牛辛庄人。初诊时间：2010年4月10日。患者目睛直视，随意骂人，闭经，体态胖，妄见。苔白腻，脉滑著，肝脉亦然。用化痰药治疗稍减，终不愈，伏天又加。

### 20. 面青案

贾某，女，40岁，无极县西罗尚村人。初诊时间：2011年8月20日。患者面青，鼻头青，目内眦赤，口苦，咽干，但欲漱水不欲咽，立则髋痛。治疗1周无变化，不愿继续治疗。

### 21. 食不停，旋吐出案

张某，男，20岁，无极县张段固村人。初诊时间：2012年6月9日。患者先天智力障碍，不理人言，形瘦，口不停食，食已即饮水，饮后遂呕吐，所食剩无几，喉中痰鸣。治疗2周未效。

# 十二、失治案

### 1. 膈上病，下之案

王某，女，52岁，住无极县城。初诊时间：2008年7月19日。患者脘痞及于右胁，时觉有物上至咽，咽因之塞，大便3～4日一行，便秘，健忘，吐痰。脉滑，肺脉盛，脾脉实，尺脉欠，肝脉郁。余念其中焦痰阻，大便秘结，遂予下之：清半夏、桔梗、枳实、厚朴、槟榔、三棱、莪术、石菖蒲、竹茹、蒲公英、火麻仁、大黄。患者服后心中难受，胸觉痰塞，便溏，痰稠难出。余顿悟仲圣之训，病在膈上，法当吐之，今反下之，痰塞胸中，下不得下，上不得出，是以难受。处方：瓜蒌、桔梗、清半夏、前胡、远志肉、海浮石、石菖蒲、焦神曲、生麦芽、杏仁、苏叶、藿香。服后痰稀易咯，诸症乃减。

### 2. 泻肝不当案

阎某，女，75岁，无极县店尚村人。初诊时间：2010年1月24日。患者病类奔豚，觉脘中气逆上冲心，乃噫气而身躯后挺、角弓反张，自觉如欲死之状，每日发作数次，大便干，3日一行，两胁胀，手麻，阵热，膝痛。舌苔黄腻，脉弦甚，滑数。舌脉之状，乃痰热引动肝木，木气上冲，遂致斯症。处方：黄芩、瓜蒌、清半夏、枳实、厚朴、槟榔、三棱、莪术、苏子、大黄、藿香。服药1周，症状大减，1周仅发1次，余见其脉弦甚，乃去三棱、莪术，加川楝子、龙胆草，不料药后症状再加重，日发数次。

按：脉滑、苔黄腻，乃痰热致肝病，肝木气逆，上冲于胸，遂致如斯。初以清化痰热，疏泄、条畅肝木，故获效；后见脉弦甚，疑其木亢，竟泻肝气，故病见反复。盖当时，痰热盛，肝木亦不示弱，木奋而与痰争，相持难分高下，疏泄助木则病见轻，泻肝木乃加重。

# 五行辨证问答

## 第一问　中医是否抽象难学

问曰：余颇喜中医，曾欲学之，但一读其书，似乎视之不可见、触之不可得，顿觉茫然，莫非我辈非学医之料，才思驽钝，难入岐黄之门？

答曰：非然。岐黄之术，的确妙理高深，然并非深不可测、游移不定而难以捉摸。相反，此理论近则可验之于身，远则可考之于物，情理皆关日用诸物、寻常之象，果能留意，则鲜明简易，似在日常吃饭、穿衣之间，妙理皆借此而昭著。学者但能握其纲领，近取诸身，远譬于物，则明岐黄之道，如在反掌之间。中医的概念也并非皆是视之不可见、触之不可得。譬如阴阳，仰可观于日月，俯可察于水火；再如筋骨，皆可视、可触。这是因为中医理论的产生，原本以解剖为起始，但确实没有仅仅局限于有形之实物，中医除了利用手眼以外，更多地是用心灵感受，这些或许使人觉得视之难见，触之难得，例如经络、穴位。不过，经络可通过练功而感知，穴位可通过刺激而觉察。求得真知，未必仅限于看得见、摸得到的。

## 第二问　中医之纲领

问曰：岐黄之道，纲领何在？

答曰：岐黄之道，乃天人一体之观，即所谓"人以天地之气生，四时之法成"。（《素问·宝命全形论》）学者但能穷究天人之际，则大纲得焉。其养生治病之术，一言以蔽之曰：合于天道而已。其治病之道，大致有两途，一用针，二用药。用针必明经络，用药必知阴阳五行，此岐黄术之纲领也。余之五行辨证，即为了便于学者把握中医纲领，使其明白人是禀五行而成的，临证之际，果能抓住五行这个纲领，则病有易定之部位，证有分行之归属，药有五味之特点，治有着力之靶点，病虽纷纭复杂，医乃一目了然矣。

## 第三问　辨证之简明方法

问曰：余曾留意中医辨证，或六经、或卫气营血，或三焦，各呈一途，均不易把握，有力主脾虚者，有极言火热者，有鼓吹温热者，各呈一技，皆有道理，余则茫然，辨证不知从何入手，诊断但觉纷纭杂乱，有无辨证简易之法，诊断可否清晰明快？

答曰：治病之道，有针有药，至若用针，必明经络，经络之学，歧义尚少，只是今人用针有所缺失耳。至若用药，则歧义甚多。众医家各有所得，遂创不同辨证方法，诸法皆有其长，然亦不免偏颇。就其偏颇而论之，或如盲人摸象，曰绳、曰柱，各持己见，皆以为已尽得全象罢了。余则以为，若想免于一孔之见，不被偏见所迷，必当求《内经》之旨，抓住核心，乃可执简以驭繁，不被偏见所迷。余观《内经》，每将人体比照天地四时，夫天地四时者，阴阳五行是也。是以《内经》全书，从天地四时之思辨出发，提炼阴阳五行之哲理，以之合于人之生理，遂奠定了医学之根基。故从阴阳五行着眼于辨证，则清晰明快，一目了然。举例而言：以年龄而论，小儿为木，故小儿之病，求治于木者多；青年为火，故青年之病，求治于火者多，此年龄之五行也；以部位而论，大腹为土，病在大腹者，求之土；腰脚下部为水，病在腰脚下部者，求之水，此部位之五行也；以色而论，色赤者，病在心火，色黄者，病在脾土，色黑者，病在肾水，此色诊之五行也；以脉之三部而论，左关脉诊肝木，右关脉诊脾土，左寸脉诊心火，此脉部之五行也；以脉象而论，弦脉者肝木病，洪数者心火病，沉迟者肾水病，此脉象之五行也。以此辨之，中医辨证，不亦简明乎？

## 第四问　阴阳与五行

问曰：先生辨证，推崇阴阳五行，然上所例举，乃五行辨证，阴阳之辨证何不言耶？

答曰：阴阳辨证，自是明显，譬如热病为阳，寒病为阴；男人当重其阳，女人当重其阴；上部病属阳，下部病属阴；病在表者属阳，病在里者属阴……此等医者所知，疑义、歧义甚少，故不须余在此论述。而五行辨证昧者甚多，或有欲否定五行者，余念此，乃重点论述五行辨证，至于阴阳辨证，时时渗透于五行辨证之中，故不赘述，即言五行者，阴阳学说贯于其中矣。

# 第五问　五行与病位

问曰：余以为，疾病之有位，如射箭之有靶。西医诊病，甚重病位，每从解剖之组织确定病之所在，从炎症、肿瘤、结核等以定病之性质。反观中医，似不讲病位，或其病位有名称而难定实质所在。如云少阳证、麻黄汤证、痰证、血证等等，遂令初学者捉摸不定，陷入迷茫。先生以为然否？

答曰：不然也。中医亦重病位，中医形成之初，乃从人体解剖出发，见心色红，火亦红，乃知心归于火；见肝色青，木色青，乃知肝归于木；见肺色白，金亦白，乃知肺归于金；见肾色黑，水亦黑（水无光乃黑，水出之处，多见黑色），乃知肾归于水；见脾（当为胰腺）色黄，土亦黄，乃知脾归于土。因悟得木火土金水之五行，乃天地之道，世界之常理，推演于人，乃明五脏之成，为五行之理在人之体现也。其论病，虽异于西医，不求解剖定位精之又精、细之又细，然未尝不求病位也，只是中医所论之病位更参思辨耳。以五脏为核心之病位已定，再进而定其各脏之分属，据病证所发之部区，乃知所关联之脏腑。试观人体内之组织，无非皮、脉、肉、筋、骨五类，五类对应木、火、土、金、水（肝、心、脾、肺、肾），则人体内之所有组织，皆可以五行定病位；试观人体内外之色，无外青、赤、黄、白、黑，则五色分属肝、心、脾、肺、肾矣；试思《内经》中所论：肝有邪，其气流于两腋；膝者，筋之府；诸筋者，皆属于节；腰者，肾之府……如此等等，不一而足——无非在论病位。昔张圣仲景之《金匮要略》，实首开脏腑定位之先河，如呕吐哕下利病之篇，脾土湿邪之证也；肺痿咳嗽上气之篇，肺金之证也。类列疾病于篇首，其病位之义昭著者也。即使论中医之证，亦不离病位。少阳证病在筋膜，病在人之表皮之内、脏腑之外，亦即半表半里；麻黄汤证乃病在表，与肺关联最重；痰证乃病在土，与脾关联最重；血证乃病在血，与肝关联最重……如此等等，莫非病位。故曰某病、某证、脏腑之病位，意在其中矣。有其病位，乃如射箭有靶，治疗有着矣。

# 第六问　人体方位与五行

问曰：余学中医，知人与天地相参，地分五行：东方属木，南方属火，中央属土，西方属金，北方属水。人与地相参，则五行之方位若何？

答曰：人之上部属火，下部属水，左部属木，右部属金，中央属土，此人体部位所以应地之五方也。故知人体所病方位，可知五行所在，求而治之，则病可已。如人之大腹在中，大腹有病，则位在于土，调之脾胃，审机治之，痊愈有望。又，上所论，乃部位之大体也，若细分析之，尚有别论，如"肺心有邪，其气留于两肘；肝有邪，其气流于两腋；脾有邪，其气留于两髀；肾有邪，其气留于两腘"《灵枢·邪客》，此病位之细者也。

# 第七问  人体方位与五行有无不合

问曰：先生言人体之方位，则上部属火，下部属水，则余有疑焉：上部属火，火色赤，气热，然人之头面何以不赤、不热；下部属水，水色黑，气寒，然人之足何以不黑、不寒。是五行之说，莫非牵强乎？

答曰：阳者轻、清、热，火即是；阴者重、浊、寒，水可譬。轻、清、热者每每上升，重、浊、寒者每每下降，故曰：上为火、下为水，此彰彰可见，想必君不疑之。然天地阴阳之所以生机盎然，全在阴阳交泰，水火者，阴阳之征兆也，水火贵在既济。若水在下而不上潮，火在上而不下煦，则世界了无生机，人则势必死亡。故人体在下之水，必须时时上济；人体在上之火，必须时时下煦。水上济火则头面不赤、不热；火下煦水则足不黑、不寒。理在于此。若夫病态则不然。症见头面红赤者，火燎于上而不下煦也，如心病而面赤，戴阳而面红是也；症见足冷而黑者，水寒于下而不上济也，如寒水泛滥之脚肿凉黑之类是也。病至危笃则上火与下寒常常兼见。大致而言，上部之病多火，如牙痛、目赤、口疮等；下部之病多寒（水气寒），如足凉、脚肿、小腿拘挛等。言上为火，下为水，又何疑焉！

# 第八问  望诊与五行

问曰：五行辨证，既称简明，运用望诊，可否知五行之病？

答曰：五行辨证，可用望、闻、问、切四诊之法。譬如望色：面色青，病在木；面色赤，病在火；面色黄，病在脾；面色白，病在肺；面色黑，病在肾。以形而言，大腹便便，病在脾土；摇头身动，病在肝木；烦躁焦急，病在心火；悲情切切，病在肺金；静而冷漠，病在肾水。以此类之，五行自然明了。

# 第九问  脉诊与五行

问曰：脉诊何以知五行病变所在？

答曰：以脉象而言，弦脉属肝，洪数脉属火，柔软脉属土，收降脉属金，沉迟脉属水。以部位而言，左寸属火，左关属木，右寸属金，右关属土，尺部属水。以此详之，定五行病变之部位，自是了然。

# 第十问　脉异常

问曰：先生所言脉象、脉位清晰明了，然有异常者，如脉有太过、不及、反常，譬如左关太过，弦脉不及，左关反滑，右关反弦，如此之类，何以辨之？

答曰：左关太过，木之有余；弦脉不及，木之不足，结合四时辨之。如长夏之时，弦稍不足，因土主时，此为常也；春之时，弦脉不足，木不及也。左关反滑者，土来侮木；右关反弦者，木实乘土。按而知其象，慧然悟其理，此脉诊之要也。

# 第十一问　脉学疑惑

问曰：余读中医诊断诸书，其论脉也，有不合临床之时。如肺脉之浮，中医诊断之书言其为常，余则多见病态；瘀血之脉书中曰涩，而余常见滑脉，此何以故？

答曰：我们先说浮脉，按照中医诊断学所论，脉象为如水漂木，举之有余，按之不足，此为通常之浮脉，但其又云肺脉浮，则误将此种浮脉当作正常肺脉，此误矣。因肺合于秋，秋日之气下降，焉能脉浮？又，验于临床，秋日之常脉皆有下降之象，乃如《素问·脉要精微论》所言"秋日下肤，蛰虫将去"，若秋日反见浮脉（如水漂木之浮），皆为病象。然读《素问·玉机真脏论》，确有"秋脉如浮"之语，初疑《内经》之认识水平：难道医学经典竟有如此差误？再细查文献，乃恍然大悟：浮者，非漂浮之意，即非今日所误解之"浮脉"。《内经》"秋脉如浮"之"浮"，乃疏松细碎之土是也。《管子·地员》言"壤土之次曰五浮"，林圃曰"浮字当读若勃，勃为细碎之意"，《齐民要术》言"和面时所布之干面亦曰勃"。如此，正常肺脉之象即明：浮者，如触摸疏松细碎之土，此正符合"秋日下肤，蛰虫将去"之象。此外，"秋脉如浮"之"浮"不可作漂浮来解者，本篇中对其他诸脏脉象的表述可证：春脉如弦、夏脉如钩等皆是取实物以作譬，即弦、钩等俱是以实物作比方以形容脉象，故《素问·脉要精微论》"秋脉如浮"之浮，是云秋脉触之如疏松细碎之土，又似触兽类之毛，故又云"秋毛"。

至于涩脉，诚多瘀血，但瘀血又不仅见涩脉。当跌仆闪挫，人之脉络受伤，则有脉外之血，此为瘀血，但瘀血之初，脉不涩滞，反恒见滑象，此因血脉伤而引发人体自我保护机制所致。余在拙作《痰证论》中有此论述，学者可参看。

# 第十二问　脉多异常

问曰：常见医者切脉，不正常之脉甚为普遍，岂众人皆病乎？

答曰：寻医切脉者，恒多有不适，此类实为不正常者。其中少数人其实并不打算求治，所以求医生把脉者，不过欲知自身之健康状况，尽管其本人不以为病，但其五行之偏颇自是实情。盖人所禀赋，五行之偏颇者十有九焉，偏颇之极则死，偏颇之甚则病，偏颇轻微者或可言疾，或云不病，或可不治，不治亦有自愈者。中医诊病，异于西医。西医诊病，以医为主，绝大多数情况是以医生的检查、仪器的发现、化验的异常而诊断疾病；中医诊病，以患者自身为主，许多疾患，诊断以患者自身的感觉而定。只要患者有痛苦、不适之处，或有功能之异常，皆属病态。至于医者所见之部分异常，或患者本已适应，不以为患；或其痛未萌，患者尚未觉知；或其苦轻浅，患者不须在意，或自身调节，将欲病愈。疾病与否、是否治疗，有须患者决定者——脉异人不病，理在于斯。

# 第十三问　五行辨证之长处

问曰：辨证之理论，已有许多，如仲景六经辨证、叶氏卫气营血辨证、吴氏三焦辨证等等，今先生之五行辨证有何独特长处？

答曰：诸家辨证，各从一个角度审视疾病，皆有其长，然其偏性亦甚明显。与诸家辨证相比，五行辨证具有涵盖广，简单明晰之特点。以其涵盖广，故内科杂病，几乎无所不包；虽属外科，运用五行辨证，亦多效如桴鼓；妇科、儿科鲜能例外；奇证、怪证，皆在其中。学者果能得五行辨证之法，则面对病患，无奇怪之证矣。

五行辨证又甚简明，易于把握，提纲挈领，临证之际，当可左右逢源，成竹在胸。譬如眩晕一证，现今之教科书多将其分为四个类型：肝阳上亢、气血亏虚、肾精亏损、痰浊中阻。然眩晕何以出现此四类，为何无第五类？辨治中若出现不合此四类者或令后学不知所措。诚能明了五行辨证，则眩晕之辨治自是易如反掌。试举一例：《内经·病机十九条》曰：诸风掉眩，皆属于肝。则眩晕之病位在于肝。肝病若何？据五行之理，肝有太过、不及、他伤（不生、多耗、乘、侮）三类，肝阳上亢者，实为肝木太过也；气血亏虚者，实乃肝木不及也；肾精亏虚者，水不生木也；痰浊中阻者，实为土实侮木也（参见拙著《痰证论》）。此四类之外，当有缺失。何者？寒凉乍至，皮毛受邪，肺家作咳，咳则眩晕，此眩晕即金乘木也；上火之后，头觉眩晕，肝脉不过，此非肝阳上亢，实乃火盛耗木也。若学者拘于讲义中之四个类型，则临证之际，多有迷茫之时，若学者明此五行辨证，乃知眩晕一证，千宗百条，总不离肝木。如此，诊之心明眼亮，并无迷雾障目。

# 第十四问　五行与药

问曰：五行之理论，确实贯穿于《内经》之中，余知之也。然余读《内经》之文，多见其论五行之理，鲜见其言五行之药。夫药，乃论病之最后归宿，终归是要用药（且不言针艾）来治，既未言药，空谈五行，岂不成了空中楼阁，终究缺少实际意义？

答曰：非也。《内经》论五行，言中自有五行药物矣。奈何今人不敏，忽不加察，遂令五行药学，昧于经文之中。实则五行即包含五药。如：东方色青，合于春，其主生。则青色味酸之药归木，春生之药归木，初生芽类药亦归木。譬如茵陈蒿、麦芽，皆为肝木之药；色赤、味苦之品多为心火之药，如桂枝、桃仁、黄连。其他一理可推。总之，有其行即有其物，有其物即有其能，即为该行之药——五行绝非空头理论也。

# 第十五问　五行与药不尽合

问曰：读先生五行分药之理论，甚觉方便，疾病之五行既已辨明，若有相应某行之药，对应用之，自然简单明晰。然余观中药，或难准确分行，或虽属某行，但不尽相合，譬如黄连，色赤固然，但其不热反寒，不合于心火之热性；又如川续断，色非单纯黑色，亦非单纯青色，而是两行之色兼具，将其划分五行，不亦难乎？

答曰：五行之分属，既有所主，又恒不单纯。以所主而言，春则主风、主温，夏则主火、主长（扩张），长夏则主湿、主化，秋则主燥、主凉，冬则主寒、主藏，然春不独风盛，或有雨湿之时；夏不必火热，或有凉寒、冰雹；长夏未必终日闷湿，或有风清之气；秋不必凉燥，或有湿、热之候；冬不尽寒、藏，或有暖、湿之气。

故云某时属某行者，是云其大概、主要趋势、基本特点也，非绝对、纯粹无他也。其实，五行本是各有分司，又有合作、配合。故秋日之凉降，常借助于风——风，春也；夏日之长，常借助于水——水，冬也。五行不单纯，自然者也，药亦如之，病亦如之。譬如脾土之实，或伤本行（土之行）、本脏，乃见脘腹痞满；或实火乃见胸闷、心痛；或侮木乃见目昏、头蒙；或乘水乃见腰酸、脚软。此病源在脾土，兼及他脏也。若土家先实，既而侮其木，又复乘其水，则脾、肝、肾同病，治此者，当泻土化痰之外，兼补肝肾，兼补肝肾者，川续断独长也。至于黄连色赤属心火，然不热反寒凉者，是该药入火而呈水之气也，故黄连为清心之良药也，仲圣之泻心汤即主用黄连。再如白芍，其味酸，当入肝也，然其色白、质重、性不温反凉，是白芍入肝而呈金之性也，故白芍之平肝乃有独特之处。药之特色，在于格物，在于明理。大医手中，药用之妙，皆臻精妙；庸医手中，药用乖违，不独药之特性难以发挥，良药或成鸩毒。故曰：救命、戕生，利害在医，可不慎欤？

## 第十六问　五脏配五行是否牵强、死板

问曰：今世及近世医家，皆以为中医将人体之脏器配以五行，颇似牵强、死板，有不尽相合之处——如谷、果之种类甚多，非限于五，而以五分类，势必强拉硬扯——先生以为然否？

答曰：不然。并非中医强将五脏配五行。事实是，人是受五行大道而生，脏腑禀五行之理而成。即所谓"人以天地之气生，四时之法成"。（《素问·宝命全形论》）如上所说，五行乃天地之大道，乃普遍规律，人在天地之中，自然也受此规律支配，就是说，人是受五行规律支配而生成的，其脏腑自然符合五行规律，不是我们硬要将人的脏腑去和五行相配，而是这些脏腑本来就是按五行而成就的，自然合乎五行规律，具有五行特点。比如春天色青，草木色青，肝脏色亦青；秋天色白，金石色白，肺脏色亦白等。

至于您所说的物品种类甚多，与五行不尽相合，实则是众多物品不呆板地和五行一致，它们在多数情况下合乎五行，但在某些方面、某些情况下又似乎与五行不合，原因主要有两方面：第一是，许多情况下，某物不单是呈现一行之特色，还兼具他行、多行之特色，如花生，其味香则合于土，其色赤则合于火，其物生于土下，则合于水。第二是，某一行之物类甚多，《内经》往往例举其一，未举全尽，尚有许多未予列出。如讲金这一行时，例举的是稻，然而除了稻之

外，尚有其他，如荞麦亦主要属金。盖某一行主时之际，并非是该行"搞单干"（或曰单行），而是有他行或多行辅翼。譬如春季是木行主时，木主风，但春天未必天天刮风，也有下雨之时，这种下雨的气候，不属于木这一行的特点。属五行中之某一行的生物甚多，而非单一。至于五行之间，虽有分属，但密切配合，一如各政府部门之合作。是故春日为木、主风，然春日决非但有风、但有木。设若无水，木何以生？无火，木何以长？故五行绝非单行，单行者死也。若以各行孤立之观点视五行，实则已背离五行大道。由于自己的疏漏和呆板、僵化，本已失掉了五行的灵性，若辈不肯自省，竟反过来指责五行僵化、死板，试问：是五行僵化、死板耶，抑或蒙昧之庸医僵化、死板耶！

# 第十七问　五行与季节发病是否无关

问曰：按照五行与季节相合的观点，春当肝病，肝病当秋甚、春愈，然临床所见，非尽然也，此五行死板之理，难以穷复杂之病变乎？

答曰：春病常与肝有关，此无疑也。《周礼·天官》曰："四时皆有疠疾：春时有痟首疾，夏时有痒疥疾，秋时有疟寒疾，冬时有漱（同嗽）上气疾。"夫春时有痟首疾者，春气在头也（见《素问·金匮真言论》)；夏时有痒疥疾者，因"夏气在皮肤"（见《灵枢·终始》)，"诸痛痒疮，皆属于心"（见《素问·病机十九条》）也。临床所见，春天多发头痛、感冒诸疾，夏天多发皮疹、皮癣等皮肤病。就余所见，凡与肝有关之病，春天实多，譬如眩晕之病属肝，春天发病多于冬天。至于肝病秋甚、春愈，慢性病多数符合此规律，然四时之气皆有太过、不及等，如病属木盛，年逢春气不及，则未必发病，或虽发而病轻微，此等发病似乎乃五行与季节不合，实则更能证实五行与四时的相关性。此外，一年有四时，一日之间亦有四时，晨乃春，午乃夏，暮乃秋，夜乃冬，病之或加、或死，虽有关于四季，然肝病不必非到秋方死，学者若死板对待五行，难免胶柱鼓瑟，而更疑经典矣。此犹不善书法者，虽持狼毫之笔，终难笔走龙蛇。若不责己术之不精，反怨笔之不良，不亦诬乎！

# 第十八问　古老之五行落后否

问曰：五行之理论，有文字可考者，自《尚书·洪范》已具备其理论核心，其实际历史或更为悠久。世易时移，世界在变化，文明在进步，如此古老的理论，能保证其无落后乎？

答曰：若简单地从时间考量，相比于西医，五行之理论，古老则古老矣，落后则非然。虽则世界在变，科技在进步，文明在发展，但这些都没有导致人体超出五行之范围。换句话说，几千年间，人体并没有发生不符合五行理论的巨变。在人体来说，数千年来的身体架构并没有发生质的变化，借用进化理论来说，人类数千年来的进化未见质的巨变——今人的基本状况，一如数千年前：人还是以口中摄入食物和水来养生；还是通过鼻来进行呼吸；人们依然发生着生、长、壮、老、已的五行变化；中医古老的五行理论指导医生诊治，依然有桴鼓之效。古老的中医药物，依照古老的五行理论加以运用，依然能有效地解决当今新发生的各种疾病，包括现代病。从这个意义来说，中医依然是一门朝气蓬勃的新兴学科。可以说，只要人类的进化没有发生巨大的质变，只要人体的基本架构还类同于数千年前，中医的五行理论就不会衰老，也不会过时。

# 第十九问　西医是否更年轻

问曰：听先生所言，余已知中医虽古而不老，充满生命力，然而与西医相比，西医岂不更年轻，更富有活力乎？

答曰：诚然，西医年轻，也很有活力，但若说更有活力则不尽然，因两种医学其道不同，难以比较长短。若非要比较，则可以说，西医长于人之质体的观察和修治，譬如计算机之硬件的调整；中医长于人之无形的功能、感觉、信息的观察和调整，譬如计算机的软件的调理。由于西医解决的是"器"，而器具有不断更新的要求，故西医给人的感觉是日新月异，但又总让人觉得"深入还是欠缺""药物仍是欠灵""效果还是不够"。每当西医有一个新的发现之后，往往伴随着更多的未明和未知。

中医研究的是"道"，而"道"有无始无终，长期有意义的特点，故中医对于不断产生的新事物总是归类于"古老"的"旧理论"，然而就是这样的"旧理论"，竟然每每收到桴鼓之效，让人觉得"老理论有新成效"。其实衡量某种事物的活力，不能机械地计算时间，更不能简单地比较两类不同寿命的事物之间绝对时间的久暂。庄子曾就此有精辟论述，他认为，蝉寿命短，故不知道春秋；龟寿命长，数十年如同一季。评论医学是否更年轻，不能按产生的时间来看，而应当看他的效力和活力。有效力、有活力就是正处青春之时；若失去效力，即使是昨日产生，亦属衰老之物，又何疑哉？

# 第二十问　五行辨证是否见诸经典

问曰：五行辨证既为中医之纲领，历代名家当视之如圭臬，用之如规矩。但典籍所载，却似非然，如仲圣言六经辨证，温病派倡三焦论治，殊不言五行，此作何解释？

答曰：此未参透玄机之言也。凡读经典，能知字外之意者，方称善读经典之明哲也。《内经》既重五行，辨证之际，能无提及五行乎！但该书多言理而少谈方，后人或以为《内经》轻视方药，殊不知五行之理，即用药之理，物之色、味、性即组方之准绳，试举例而言之。

《素问·生气通天论》："阴之所生，本在五味；阴之五宫，伤在五味（按：此言五味养脏、五味伤脏——若某脏虚则可以相应的味来生；反之，若某脏实则可以相应的味来伤）。是故味过于酸，肝气以津，脾气乃绝（按：此言酸太过，则木亢，木亢则乘脾土）；味过于咸，大骨气劳，短肌，心气抑（此言咸太过则肾水盛，水盛则乘心火）；味过于甘，心气喘满，色黑，肾气不衡（此言甘太过则土实，土实则子令母实，而见心气喘满；土实则乘水，故见水之黑色，而肾气失平）；味过于苦，脾气不濡，胃气乃厚（此言苦太过则火盛生土，土实则胃气厚）；味过于辛，筋脉沮弛，精神乃央（此言辛太过则金实，金实则乘木，故筋沮弛；金实则伤心火，故见脉、神之病）。是故谨和五味，骨正筋柔，气血以流，腠理以密，如是则骨气以精。谨道如法，长有天命。"此五味、五行治病之理昭昭然也。

《素问·奇病论》谈脾瘅，云其数食甘美而多肥，令人中满、口甘，发为消渴，此即论膏粱厚味，酿生痰浊，中土之实，发为消渴之机理，继而创名方"兰草汤"以治之。夫兰草以兰为名，兰者属木，木者疏土而制土实，故治脾实之口甘、消渴。

通观《内经》，五行如一红线，贯穿通篇，不胜枚举。

仲圣以六经辨治伤寒，其所创第一名方为桂枝汤。试观桂枝汤之组方，即明五行之理。此病为风寒伤人，风者属木，寒者属水，制风木者取辛味、金药、土药，制寒水者取温热、火药、土药。此五行制克、消耗之理也。桂枝味辛属金，性热属火，正好制风寒之邪，其嗅香，又合于土，土既泄风木，又可制寒水，故取桂枝为君而名之；芍药味酸入木，色白、质重而属金，乃木中之金药，正好入木内而制风木；甘草色黄，味甘，乃土家之要药，土则制寒水，土则消耗风木之气；姜味辛，属金而制风木，性温而胜寒水，色黄而有土性，土则胜寒水而消风木；大枣色黄，味甘而属土，土则泄风木，味辛属金而制风木，性温而胜寒水。诸药相合以制风寒，真乃绝妙之五行运用也。

再观苓桂术甘汤。此治疗水饮侮土之方也。方用属土之术、草以崇土，属火之桂以抗水而泄水，茯苓则渗泄水家之实，如是则水饮得治。

再观大黄黄芩黄连泻心汤。其方治疗"心下痞，其脉关上浮"，是为心实之证（泻心缘于心实也）。用黄连者，泻心家之火（黄连色赤，味苦则入心，性寒则泻火）也；用大黄者，泄中土（大黄色黄带黑，性寒，黄则入土，黑则水色，入土之寒水则泻土也）也；用黄芩者，泻胆家之火（参见拙著《痰证论》），胆木之火泻，则心火断生之源矣。

可见，五行辨证之理，实则渗透于经典之中，奈何我辈蒙昧，未能参透，今笔者于参读经典之际，于五行略有一二之得，故乃笔之于此，欲启后人者也。

# 第二十一问　五行是否残缺——肾无实证

问曰：余尝读中医基础诸书，书谓肾无实证，若是，则水无实。水既然无实，则水实乘火、水实侮土等皆不存在，五行中既然水不存在"实"或曰"过"的问题，岂非五行残缺不全乎？

答曰：《黄帝内经》奠定了中医的基础和框架，是中医的纲领。书中始终贯穿着阴阳、五行这一主线。如果说肾无实证，那就等于说五行学说（中医学说，或曰《内经》理论）是残缺不全的，也就等于说中医是支离破碎、残缺不全的。但事实决非如此，所谓肾无实证，是对中医有意、无意的歪曲。

肾有无实证，其实说起来很简单。我们不妨问一句：肾有邪吗？如果有邪，那么"邪气盛则实"，当然就有实证了。肾之实证有何疑问！

肾既然有实证，那该怎样理解呢？

肾合于寒，凡寒太过，即为肾实。在自然界，当大雪飘飘，寒风凛冽，地冻冰封，堕指裂肤，则为寒盛。与天相应，人觉身寒，腰脚冷凉，宫寒不孕，白带清凉，睾缩精冷，亦为寒盛，即属肾实。或许有人说，你说的这些表现不正是中医基础理论中所谓的"肾阳虚"吗？我可以告诉你，所谓的"肾阳虚"的表现其实正是肾实，只是书中把中医的基本理论绕了个大弯，正好把人们绕糊涂了。所谓肾中之阳，实则为火，是潜藏在水中之火，初始一点微火来自先天禀赋，后天的所谓"肾阳"则需不断地由在上之心火予以补充，故在上之心火不断下降，蛰藏于在下之水，使在下之水得以温煦、蒸腾；同时，在下之水经心火之温煦乃得以蒸腾向上，上济于心火，以使心火不亢，不致燔灼而销铄。这种状态才是人的正常生理状态，是为水火既济，阴阳交泰。所以，所谓的肾阳，其实就是下蛰的心火。不仅出生后的肾阳如此，其实原本先天禀赋中原始的"肾阳"，也是父母的心火下蛰后的产物。究之，"肾阳"即心火下蛰之所成。若心火下蛰不足，则在下之水显示出寒的本性，则出现腰脚冷凉诸症状，这就是实质上的肾实证。既属肾实，怎样治呢？肉桂、附子复加载阳下降之药如牛膝、地黄等，以火加于水，复加茯苓、白术等崇土以制水，则肾实可治。

肾合于水，凡水潦沉蓄，水泛浸渍，即为肾实。在自然界，暴雨注泻，降水过多，遍地水积，沟满壕平，江河涨溢，则为水盛。与天相应，在人之身，水液蓄留，下肢水肿，脚粗如瓮，鞋穿不进，亦为水盛，即属肾实。既属肾实，怎样治疗呢？桂枝、附子以壮火，苍术、茯苓以崇土，木通、瞿麦以泄水，则肾实可治。

肾之实证，有征有验：肾脉在尺部，尺虚者肾虚，尺实者肾实（临床所见，尺脉不足者虽多，尺脉有余者亦有之）；肾色为黑，黑不及者肾虚，黑太过者肾实。

肾既有实证，则为水盛，水盛则侮土，土合于大腹，临床可见大腹痞满，腹水、腹胀；水盛则乘火，故水上凌心，可见心悸、心衰。五行之生、克、制、侮，在此一一应验，分毫不爽。由此可见，中医五行学说根本是系统、全面、整体的，丝毫不存在残缺不全的问题。

# 第二十二问　五行是否残缺——脾无实证

问曰：余尝读中医基础诸书，书谓脾无实证，若是，则是土无实。土既然无实，则土实乘水、土实侮木等皆不存在，五行中既然土不存在"实"或曰"过"的问题，岂非五行残缺不全乎？

答曰：脾其实是有实证的。所谓"脾无实证"，其实是后代医家对中医的误读。根据中医理论，脾属土，土不足之处为脾虚。反之，土有余之处即为脾实之地，如黄土高原即土实之处。脾主湿，天气中湿气不足，风盛而干燥则为脾不足之候。反之，若天气出现湿盛（如大雾弥漫、淫雨霏霏）的情况，即脾实之候；脾主纳谷，当饥馑之岁，食不果腹，受纳不足为脾虚。反之，若美味多多，高粱厚味，纳入太多，则为脾实。脾合于肉，人之身体瘦削，形瘦而骨立，是为脾虚。反之，当人之肉过多（身体超重）即为脾实。

脾之实证并非指脾的正气太过或太多（正气是没有太过之说的），而是指邪在脾的存在或邪对脾的干犯，即所谓"邪气盛则实"。对于脾实之证，《内经》早有多处记载。《素问·玉机真脏论》指出了脾的太过、不及："太过，则令人四肢不举；其不及，则令人九窍不通，名曰重强。"太过即脾实。《灵枢·本神》指出了脾虚和脾实的不同表现："脾气虚则四肢不用，五脏不安；实则腹胀，经溲（二便）不利。"《灵枢·经脉》篇更是列举了黄疸、腹胀等属于脾实的疾病："脾足太阴之脉……是动则病舌本强，食则呕，胃脘痛，腹胀善噫，得后与气则快然如衰（注：这分明是脾实），身体皆重……食不下，烦心，心下急痛，溏瘕泄，水闭，黄疸……盛则泻之（注：这分明是要泻脾实），虚则补之。"

可见，脾实之证，在中医典籍中昭昭可见，历历分明。然后世医家何以暧昧不明，竟出"脾无实证"之论？在余看来，谬误其来有自。在长期落后的政治制度下，统治者骄奢淫逸，荒淫无道，造成国民生计维艰，食难充肠，少有温饱之日。瘦骨嶙峋、饿殍遍野的现实，催生了"脾无实证"的思维，导致了对经典的违迕。

脾既有实证，则必然"气有余，则制己所胜而侮所不胜；其不及，则己所不胜侮而乘之，己所胜轻而侮之"（《素问·五运行大论》）。脾既有实证，其所乘侮，亦未能例外。《素问·气交变大论》指出："岁土太过，雨湿流行，肾水受邪。"就是说，土太过，则肾水受乘。联系到临床实际，若脾土太实，大腹便便，形丰体臃则腰腿不便，活动不利，如今的腰椎间盘突出症、腰椎骨质增生等病多发，和脾实证有着密切的关系。用西医的观点来看，身体超重，腰椎承重太多，腰受损的几率增大，若纤维环破裂，则可引发腰椎间盘突出症；若椎间刺激加重，则可引发骨质增生。中医认为肾主腰脚（按：脚，主要指小腿。人的腰部病变，主要见到腰及小腿的症状。如腰椎间盘病变可见腰痛、小腿麻木等），正因脾实，肾水才会受到累及而发病。正如《素问·至真要大论》所指出，湿气太过即为土实，土实则可能乘肾水："湿气大来，土之胜也，寒水受邪，肾病生焉。""湿淫所胜，则埃昏岩谷，黄反见黑……不得小便……腰似折……胭如结，腨如别。"此即土实乘水导致腰、胭、小腿的病变。

脾既实，则亦可侮木。如肝胆主谋虑、判断、分析、决断，若血脂高、形体肥胖，可继发头脑思路不清、思维迟钝，是为痴呆，为脾实而病及肝胆。治疗当繁木制土，余在拙著《痰证论》一书中已予论述，有兴趣者可参阅。

可见，脾实之证客观存在着。脾实证和他脏之实证一样，同样有着生、克、制、侮的临床病机。堪叹后世医家，不求本源，迷于社会当时的背景，失却中医法典，终致谬误流传，其中教训，发人深省。

# 第二十三问　阳道实，阴道虚是否指脾无实证

　　问曰：《素问·太阴阳明论》曾云"阳道实，阴道虚"，此似乎明确指出了"脾无实证"。因为阴显然指脾，而脾这个"阴"，"虚"才是基本特点。后世医家据此做出"脾无实证"之论，君以为然否？

　　答曰：不然。"脾无实证"是对"阳道实，阴道虚"的曲解。《素问·五脏别论》："五脏者，藏精气而不泻也，故满而不能实；六腑者，传化物而不藏，故实而不能满也。"实（實），其字形乃指货物（钱币）充实于屋下（段玉裁语），指塞，填塞。实又通"至"，亦指壅闭，堵塞。"五脏者，藏精气而不泻也，故满而不能实"，就是说，五脏（按：此处论脾，亦适合于五脏）是藏精气的，贵在精气充满而不是有形质之物的填塞；"六腑者，传化物而不藏，故实而不能满也"，就是说，六腑（按：此处论胃，亦适合于六腑）是传化有形质之物的，填塞而不可充满。五脏与六腑的这种区别就是阴道虚，阳道实。

　　若果胃尽实证，健胃之论从何谈起？若脾尽虚证，何以有"足太阴太过""脾有余"等语。请参见上节脾实之问答。

# 第二十四问　盐益水还是助火

　　问曰：按照中医五行理论，水克火，故每逢火灾，常需水灭，此事验之于自然可谓确确实实。但在人体试验之，或非灵验：夫咸者入水，为补水之品。水既得补，当更加丰沛。何以恒见人吃得过咸，每每上火，是益水之盐，反致火旺。以此观之，是咸味之品，当为补心火之品，然则中医"盐益水"之说，莫非荒诞乎？

　　答曰：盐之益水，彰彰可见。海洋所在，必多咸盐；盐性之壤，恒多潮湿。此盐为水精，善助水之明证也。但人有多嗜咸者，每每上火，道理在于：人之心火必须时时下煦肾水，使肾水不寒；肾水既得心火之温煦，蒸腾化为水气，上而济心火，使心火平谧而不亢烈，此为水火既济，阴阳交泰，如此则身体康健。设若水火之一方偏盛，则既济不成，否而不泰，反成格拒之势，病于是乎生，乃致有死亡之忧。今嗜咸过量，肾水横肆泛滥于下，水势既盛，则火势相对不足，难胜下煦之职，如是，火浮于上，水肆于下，火水不济，故见咽痛、头热等上火之症。此决非咸盐助心火，而是水盛格拒心火。不知斯理，只见在上之火，不见在下之寒水，此非善悟医道之人。

# 第二十五问　无病不可愈否

问曰：人身既然不外五行，疾病亦因五行之偏颇失常。然则用外界之五行调补人之五行，使其无偏，则应无病不可愈。先生以为然否？

答曰：不然。五行在人，有所偏颇，相应地进行调治，病当痊愈。然世间万物有其始必有其终，有其兴必有其衰。衰而至竭，自是不治，此谓天年。常人养生，尽其天年而已，中医调治，尽其天数而已，非使死灰再成木，枯木复成林。病至五行或某一行精气竭绝，调之则无效矣。